2019 年北京市社会科学基金重点项目（项目编号：19YTA007）

2020 年教育部人文社会科学研究规划基金项目（项目编号：20YJA890036）

北京市教育科学"十三五"规划 2020 年度优先关注课题（项目编号：AEEA2020017）

久坐与健康

概念、评估和干预

［中］ 朱为模
［澳］ 内维尔·欧文　　主编

甄志平　主译

人民体育出版社

图书在版编目（CIP）数据

久坐与健康：概念、评估和干预/朱为模，（澳）内维尔·欧文主编；甄志平主译. -- 北京：人民体育出版社，2020

书名原文：SEDENTARY BEHAVIOR AND HEALTH CONCEPTS，ASSESSMENTS，AND INTERVENTIONS

ISBN 978-7-5009-5944-1

Ⅰ. ①久… Ⅱ. ①朱… ②内… ③甄… Ⅲ. ①保健—基本知识 Ⅳ. ①R161

中国版本图书馆 CIP 数据核字（2020）第 272165 号

书名：Sedentary Behavior and Health

版权合同登记号：图字 01-2018-1622

*

人 民 体 育 出 版 社 出 版 发 行
北京盛通印刷股份有限公司印刷
新 华 书 店 经 销

*

787×1092 16 开本 26 印张 533 千字
2020 年 12 月第 1 版 2020 年 12 月第 1 次印刷

*

ISBN 978-7-5009-5944-1

定价：84.00 元

社址： 北京市东城区体育馆路 8 号（天坛公园东门）
电话： 67151482（发行部） 邮编： 100061
传真： 67151483 邮购： 67118491
网址： www.sportspublish.cn
（购买本社图书，如遇有缺损页可与邮购部联系）

编译委员会

主　　译： 甄志平

副 主 译： 李豪杰　陈乐琴　杨三军　杨　光　谭思洁

参译人员 (以姓氏笔画为序)：

于洪军	王　进	王　昊	王　嵛	王海涛	王梓涛	毛杉杉
卢慧慧	付丽敏	华丽君	刘丰彬	刘秋实	闫　海	闫世威
闫世蕃	安娅琦	安莎莎	李　顺	李尚宾	李艳容	李爱华
李晗舟	李超群	杨　瑞	杨至刚	杨兆春	杨秋颖	杨童凯
吴佳慧	邱卫东	宋清佳	张　卓	张　振	张　静	张　繁
张小燕	张伟南	张志新	张培珍	陈　红	陈李芝	陈泽钊
陈菊霞	陈麒先	邵作刚	苗春霞	林淮铭	罗　超	孟昀晨
孟繁斌	赵　峻	赵晨琳	胡良一	贺佩琳	秦　雄	徐　丹
高晓峰	陶　焘	曹玉晗	崔景辉	梁　玉	梁　超	梁瑞明
葛娇娇	董静梅	韩　青	傅　纳	焦伟伟	蓝一青	薛亚奇

编者序

　　生命在于运动。一场疫情让许多过去爱运动的人也变得足不出户，俨然变成了久坐不动一族。最新的研究发现，即使是很短时间的久坐也会对人的健康产生危害，有的学者甚至提出了"久坐是21世纪抽烟"的概念。2015年，我在我们大学组织了一个"久坐与健康"的国际论坛，并在论坛的基础上和内维尔·欧文（Neville Owen）教授一起编辑出版了共含27章的《久坐与健康：概念、评估和干预》一书，是迄今为止这个领域最完整和权威的学术专著。很高兴甄志平教授率团队把它翻译为中文，让更多的中国学者了解这个新的研究方向和进展。《久坐与健康》应成为对运动与健康感兴趣的研究生和学者的案头必读。

译者序

"Sedentary behavior" 一词源于拉丁语 "sedere"，意为 "坐"，另有文献用 "static behavior" 和 "sitting" 作同意表述。国内研究多称为 "久坐行为" 或 "静态行为"，将其视为贯穿于全天不活跃的生活状态，具有累积性效应和长时性特点。科技进步和社会发展使久坐少动成为普遍的生活方式，带来诸多健康问题。因此久坐已被世界卫生组织证实为人类致死和致病的重要危险因素。人们 "习以为常" 的久坐性工作、学习、生活和娱乐方式，可能使自身长期陷于潜在健康风险之中。

新时代伊始，习总书记提出健康中国发展战略，强调人民健康是民族昌盛和国家富强的重要标志，国之发展要完善国民健康政策，为人民群众提供全方位全周期健康服务。其后，国务院印发了《国务院关于实施健康中国行动的意见》，成立了健康中国行动推进委员会，出台了《健康中国行动组织实施和考核方案》，旨在倡导健康文明生活方式，预防控制重大疾病，增进人民体质健康水平，使全民健康理念深入人心，健康生活方式在全国相继推广。在此背景下，久坐行为作为影响健康的重要不良生活方式，开始引起人们的关注。

2015 年我有幸去美国伊利诺伊州立大学厄巴纳-香槟分校（UIUC）应用健康科学学院运动科学系学习，在国际著名运动测量学家、美国运动科学院朱为模院士的实验室从事中美体质学跨文化研究。恰逢朱院士联合美国运动医学学会（ACSM）召开 "久坐与健康" 国际学术交流会议。众多国际知名学者在这次会议上从不同学科背景出发系统论述了久坐与健康的监控、标准、机制、方法等科学问题，使我能够综观而系统地学习到国际生活方式与健康研究的科学理论与研究方法。

朱院士和内维尔·欧文（Neville Owen）教授将会议的精华凝聚提炼编辑成书，即为本译著之原作。本书从久坐行为的概念与背景、久坐行为与健康、久坐行为的测量与分析、久坐行为与亚群及改变久坐行为五个部分全面论述了久坐行为的特征规律与公共健康意义，提出实施跨学科健康教育、建立共享公共信息环境、发展多元测评工具、探索生理生化机制是未来久坐行为研究的发展趋向。细细品读，可发现久坐行为的概念界定、监控测评、科学干预等诸多最新研究成果，恰是我国开展国民久坐行为实施变革的难点，亦是改变国民不健康生活方式的重点。于此契机，萌生将此书译为中文的想法，让国人从中受益。

本书汇聚国际知名研究机构有关久坐的权威论著，科学界定久坐的判别界值；从社会学、医学、工程学、数学、生理学等多学科出发阐释久坐行为与身体健康、久坐行为与各类疾病的关系和规律；结合现代信息技术，梳理久坐行为测量的科学方法与实践工具，分析不同环境下久坐行为干预的可行手段。本书观点鲜明，方法得当，数据真实，结论客观，可作为体育学、公共卫生学及更广泛的健康促进学者开展久坐和生活方式研究的参考。

朱为模院士是美国伊利诺伊大学（UIUC）应用健康科学学院终身教授、博士生导师、世界顶尖的运动测量与评估科学家。内维尔·欧文（Neville Owen）教授是澳大利亚国家健康与医学研究委员会（NHMRC）高级首席研究员，也是斯文伯恩科技大学（Swinburne University of Technology，SUT）城市转型中心的杰出健康科学教授。欧文教授还在昆士兰大学公共卫生学院和莫纳什大学医学系担任名誉教授。感谢两位学术大家授权并指导我和我的团队完成《久坐与健康》的翻译工作！

感谢我在美国学习期间的同学们参与翻译并提出宝贵的意见和建议！难忘在美求学的时光。感恩导师的提携与指导，感恩师母的关爱与帮助，感恩实验室同门的互助与欢聚。和你们相遇、相知是我一生宝贵的财富！

感谢我的科研合作伙伴们在本书的翻译和校译过程中的辛勤劳动！感谢我亲爱的学生们积极参与翻译工作并付出辛勤的劳动！感谢阅读本书的读者们，您的批评和建议是我们不断进步的动力！

精诚所至，金石为开。尽管我们在编译过程中付出了艰苦的努力，但书中仍不免有错漏之处。我们将在使用过程中不断发现问题，使之进一步改善，万望读者指正。

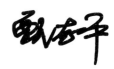

原版前言

人类基因组的自然选择过程注定了人类的日常体力活动是必须存在的，然而我们的生活方式已经和基因组的进化不一致了。目前，我们的生理和生化功能已达到最佳状态，但科学技术进步使我们形成了久坐不动的生活方式，人们在非睡眠的大部分时间都处于坐姿状态。

现在，各行各业都认识到：缺乏体力活动会对健康造成严重的不良后果，而进行体育锻炼有显著的健身效果。最近的研究进一步发现，久坐会带来严重的健康风险。

在工作场所、日常通勤和家中，无论是看电视，还是使用电脑或电子娱乐设备时，人们都长期处于久坐状态。此背景下，新兴的久坐行为科学在确定久坐是一种健康风险方面取得了显著的初步进展。久坐行为这种风险似乎与缺乏体力活动或锻炼不同，且关于久坐的研究还可在公共卫生、职业卫生、临床及社会政策方面开创创新举措。

久坐的不良生活习惯不仅会使人们长期处于亚健康状态，更会引发包括肥胖、动脉粥样硬化、年龄相关性骨折和糖尿病等严重的疾病。此外，久坐行为甚至会导致医疗费用过高等社会问题，并且，随着科学技术的进步，花费在工作、娱乐和日常通勤中的坐姿时间将会不断增加。因此，久坐行为对健康和社会的影响将会是持续发展的，并将受到更广泛的关注。

越来越多关于久坐行为的公共卫生和科学研究及更广泛的社会问题亟待解决。为什么久坐行为与我们与生俱来的基因是不匹配的？人体工程学、设计和工业与信息革命对久坐行为有什么影响？环境变化对人们久坐行为和健康状态的影响究竟又是什么？

本专著由一群最优秀的科学家和专家组成的小组撰写，在他们研究的相关领域里，这些章节无时无刻不在探讨关于久坐行为引发的症结，以及其他相关的问题。本专著共27章，每一章都提供了关于久坐行为和健康的最新和最全面的报道。本专著的独特之处在于其融合并超越了传统生理学、行为学和流行病学的观点，影响本领域之最新发展，可为运动学、公共卫生、预防医学、体力活动、健康行为、健康促进、社会学和人类工程或工业等领域的研究人员、从业者和学提供相关知识，拓展研究视角。

本专著是一个项目的分支。其另一分支是2015年10月于伊利诺伊大学厄巴纳—香槟分校举办的"久坐行为与健康：测量问题与研究挑战"会议。本专著的大部分作者都在这次会议上发表了极具建设性的发言。会后，所有作者就其他演讲者的反馈和在会议上产生的新思想进行反思、回顾、总结和融会贯通。通过会议的协同效应，针对本专著的相应章节及各自的研究领域对久坐行为与健康进行进一步的巩固，由此又产生新的研究机会及实践和改变健康的一些策略，这些可使我们更好地理解为什么应减少，以及如何减少久坐行为。

读者利益

本专著有以下目的：

它将成为一本科研领域的重要参考书，也将成为关于体力活动和非体力活动课程和讲习班的教科书，以及成为公共健康和健康促进课程及研讨会的主要参考书目。

本专著的第一受众人群为传统的运动学和运动科研人员，包括体力活动与健康，体能训练与体育教育的学生，以及致力于公共卫生、物理治疗、职业治疗及人体工程力学方面的专业研究者和学生。第二受众人群是公共卫生和医学的专业人士和学生，包括关注社区健康、肥胖、工作场所健康、健康差异和残疾等方面。第三受众人群是广泛应用行为科学领域的专业人员和学生，如交通和城市规划、环境健康，以及许多其他基于彻底的环境和政策干预、计算机和技术干预来改变行为的领域。

由于久坐行为正迅速成为一个全球性的问题，本专著涉及久坐行为的许多不同方面和影响，不同领域如工业工程环境设计、社会科学、放射学和人类学、测量和统计等的专业人士也将会对此书感兴趣。

本专著的构架

每一章都提供了明确的学习目标，总结了关键概念，以及指出一系列的研究问题来引导读者对特定领域进行深入探讨和研究。本专著由五个部分组成：

第一部分：久坐行为的概念与背景，共六个章节。展望久坐行为研究领域的当代发展，全面阐释久坐行为的生理学影响，描述了科学技术和久坐行为之间的关系，对久坐的进化和工程学特点进行了深入研究。

第二部分：久坐行为与健康，共六个章节。阐明久坐行为和几种主要慢性疾病（尤其是肥胖、心血管病、癌症、糖尿病和腰痛）关系的最新观点。

第三部分：久坐行为的测量与分析，通过五个章节对这个主题进行了全面的探讨。为了正确地了解久坐行为，我们必须能够准确测量并正确地分析相关数据。本部分涉及测量久坐行为的传统及前沿方法。

第四部分：久坐行为与亚群。通过四个章节为儿童、在职成年人、老年人和不同种族的久坐行为设计有效的干预措施，了解了久坐行为的不同人群特征。

第五部分：改变久坐行为，共六个章节。涵盖了基于行为理论和心理学模型的主流干预方法，以及考虑环境、社会、社区、工作场所和技术干预的更广阔视角。

最后，在结语中，笔者对这个新的研究领域做了总结，明确了有前景的主要研究主题、关键性策略及未来方向，并对未来的公共卫生和更广泛的社会诉求提供了建设性意见。

小　结

当前是广泛研究关于久坐行为和健康的最佳时段，久坐与健康的新研究层出不穷，减少久坐带来的健康风险成为重要议题。在此背景下，本专著为人们进行更广泛、更科学的社会生活提供了极具价值的参考线索。

虽然久坐行为目前与我们基因组成的许多方面不相符，但它仍然是一个主要的人类行为，同时也可能成为新的公共健康威胁。研究久坐行为与健康并设计有效的干预措施将在未来几十年成为一个热门领域。我们相信《久坐行为与健康：概念、评估和干预》将为这一新兴领域提供丰富的学习资源和参考。

目　录
CONTENTS

第三部分　久坐行为的测量与分析

第四部分　久坐行为与亚群

久坐行为的概念与背景

第一部分共六章，讨论了久坐行为的关键概念和科学基础。这些章节为本书其他四个部分的内容奠定了基础。本部分重点放在研究综述、机制和久坐行为与健康的广泛背景上。第一章介绍了久坐行为与健康研究的背景。过去的 15 年里，关于久坐行为对健康的影响的研究逐渐增多，特别是从慢性病预防的角度。在第一章中，Neville Owen 提供了关于久坐行为与慢性疾病风险的研究、实践及政策关注视角，他回顾了流行病学、行为学和实验研究的一些关键方面，提出了将行为流行病学和健康行为生态模型的概念作为组织原则，并指明了未来研究的方向。

第二章介绍重力、坐姿和健康。由 Joan Vernikos 提供了重要的内容及背景，深入地阐述了在美国及国际太空项目相关研究中发现的久坐行为与健康的联系。第三章集中于一系列实验研究，这些实验研究已经开始识别减少和中断久坐行为的新陈代谢和其他生物学效果。David W. Dunstan 和他的同事们致力于此类研究设计的关键方面，以及进行久坐行为与健康的实验研究所需的其他方法。他们展示了一些新的研究结果，并就久坐行为对健康产生不利影响的机制提供了一些令人信服的实验。

第四章、第五章和第六章对坐姿的决定因素提供了一个严峻的观点，即久坐可能越来越难以改变。在第四章中，社会学家和设计师 Galen Cranz 提供了一个新颖的视角，讲述了椅子的历史，它的多种表现形式，以及它在使久坐成为人类生活必需姿态中所起的作用。在第五章中，Jorge A. Banda 和 Thomas N. Robinson 阐述了久坐行为的另一个主要环境决定因素——屏幕对儿童的特殊影响。在第六章中，Kenneth A. Goverer 和朱为模从更广阔的角度探讨了坐姿是如何在许多情况下成为默认选择的，以及为什么在许多情况下它不可避免地嵌入日常生活中。

这六章共同为本书的其余部分提供了广泛的背景。然而，笔者必须承认其疏忽之处——没有陈述汽车在现代生活中作为久坐行为的主要来源所起的作用。最近的几项研究发现，坐在车里的时间是久坐行为的重要来源，具有极大的不良健康影响。然而，我们相信，读者在读完本书的第一部分后，会对久坐、久坐的健康影响和背景有许多新的见解，并将获得更广泛的视角，从而建立对久坐行为和健康的更详细的理解。

第一章

关于久坐行为与健康的研究

内维尔·欧文（Neville Owen）

读者将会了解久坐行为研究的科学背景与研究环境，以及其可能对未来慢性疾病预防计划提供的信息参考。通过对本章的学习，读者可学到以下几点：

①了解久坐如何被定义为一种有别于缺乏运动或锻炼太少的行为特征。

②描述当代对"久坐行为与健康"的研究迅速发展的关键特征。

③提供简要的历史观点和概念，以指导久坐行为与健康研究的发展。

④概述行为流行病学研究范畴中久坐行为与健康的研究重点。

"什么是久坐行为？"简而言之，久坐行为可能被认为是坐得过久，其与太少的锻炼截然不同。现有论证表明，一系列关于久坐行为与健康之间存在关系的证据正迅速涌现，此类论证与太空飞行和卧床休息研究的坚实科学基础有关（Vernikos，2004；Vernikos，2011；也可以看第二章）。需要明确的是，"久坐"一词以前被用来描述那些很少或不参与体力活动的人，或者不符合体力活动和健康指南的人（Owen 和 Bauman，1992）。而现在，人们建议使用久坐一词描述长时间坐着的行为，而很少进行体力活动或不符合运动指南的情况则用不活动来表述（Owen，Healy 等，2010；Owen，2012；Healy 等，2008）。

具体来说，久坐行为通常包括在 1.0~1.5 METs 的能量消耗范围内坐或躺（代谢当量 MET：metabolic equivalents；基础代谢率的倍数）。相比之下，体力活动［中等强度到高强度体力活动（MVPA）］比如健步走或跑步等，其代谢当量通常为 3~8。以往那些没有参与过该水平体力活动的人被定义为久坐（Pate 等，2008）。现在，特别是将减少久坐行为建议为体力活动的潜在新元素后（Garber 等，2011），"不活动"一词更适合描述那些不参与 MVPA 的人（Owen，Healy 等，2010）。

一个来自久坐行为研究结果的定义如下：

清醒时，以能量消耗小于或等于 1.5 METs 为特征的坐或躺的任何行为；应用"不活动"一词来描述那些 MVPA 量不足（即符合规定的体力活动指南）的人［即达不到指定的体力活动指南要求（2012，540 页）]。

目前，我们已从能量消耗视角强调了久坐对体力活动与健康的重要性。基于此，对处于清醒状态时的人们的运动情况的客观测量尤为有用。大量人口样本的加速计测定研究表明：美国和澳大利亚成年人平均每天只参加 20~30 分钟的 MVPA，每天坐着的时间却高达 10 小时，把清醒的时间均用在小强度运动上（Healy，Clark 等，2011；Healy，Matthews 等，2011；Owen，Sparling 等，2010）。

当下，减少人们的久坐时间已经成为体力活动与慢性疾病预防举措的一种潜在新策略。当今，久坐行为占据人们每天大量的通勤和休闲时间，在学校、工作场所和家庭环境中，人们进行久坐行为的累计时间较多。即使是那些符合公共卫生建议的人（对成年人来说，每周的大部分天数有 30 分钟的 MVPA，对于儿童和青少年来说，每天 60 分钟）每天也会受到因久坐 7~10 小时而产生的有害代谢影响（Healy，Matthews 等，2011；Salmon 等，2011）。图 1-1 为 2003—2006 年美国国家健康与营养调查（CDC 2011）的测量结果，美国成年人、青少年及儿童是如何分配他们的时间的，也展示了根据加速度计计算的久坐时间、小强度活动时间和 MVPA 时间。

如图 1-1 所示时间比，可发现人们每天大部分时间都在久坐和小强度体力活动中度过，虽然 MVPA 在醒时的时间少于 3%（接近），但迄今为止它一直是公共卫生努力促进体力活动的主要焦点。儿童、青少年和成年人每天都有大量机会减少静坐时间。

久坐时间取代在高强度活动中度过的时间，进而减少了整体能量的支出。因此，用小强度活动代替 2 小时的久坐行为 [2 小时×（2.5 METs-1.5 METs）= 2.0 METs / 小时]将显著增加能量消耗。这将比 30 分钟步行所带来的额外能量消耗要大，我们假设它也可以替代坐着的时间 [0.5 小时×（3.5 METs-1.5 METs）= 1.0 METs/小时]。因此，就简单的能量消耗而言，每天多坐 2 小时，就可抵消步行达到的基本体力活动成效。

久坐现在被认为是一种显著而独特的行为属性，其在多种生活环境中都有体现。然而，将久坐行为作为体力活动和健康状况的新术语，其并不与公认的中等强度运动和剧烈运动给健康带来的益处相抵触或矛盾。相反，在这种背景下理解久坐行为可以拓宽我们对体力活动给健康带来的益处的看法，并为促进人们健康和制定疾病预防举措确定新的目标。

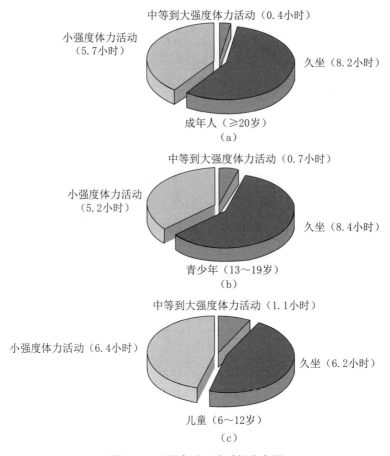

图1-1 不同人群日均时间分布图

注：美国成年人（a）、青少年（b）和儿童（c）如何分配他们的时间，基于久坐时间轻度体育活动和中度到高强度体育活动的平均时间。

数据引自2011年美国疾病控制和预防中心。

第一节 当代久坐行为的研究和概念

久坐行为在体力活动和健康领域有其历史根源。早期对（英国Morris等，1953；美国Paffenbarger等，1997）身体活动度较高与无身体活动的职业流行病学研究进行了体力活动与健康的研究。其研究对象主要是英国的公务员，他们是坐着工作的公共汽车司机和办公桌前的工作人员。相比之下，他们的职业同行（如公共汽车售票员和邮递员）则在大部分工作日都是站着工作。Morris和他的同事（1953）证实，那些运动更多的人患心血管疾病的风险大幅降低，他们认为这一发现体现了体力活动的积极效果。另一种观点是，早期体力活动流行病学研究表明，长期保持职业坐姿会对健康产生有害的影响。Brown 和他的同事（2009）认为，随着人们对久坐行为的研究日益兴起，体力活动与健康领域的专家正从久坐行为视角重新审视其基本的流行病学基础。

了解当前久坐行为研究更广泛的概念和科学背景非常必要。对久坐行为的研究可以追溯到行为主义基础史，特别是与行为选择的社会和环境决定因素的关系，而这些决定因素是由行为经济学和行为流行病学的分支学科形成的。对影响决定久坐时间的环境因素的研究强调了许多与健康相关的行为对个人主动性的限制（Owen 等，2000；Sallis，Owen 和 Fisher，2008），在体力活动与健康的研究中，这是一个重要的考虑因素，自我锻炼或以其他方式选择从事体力活动的概念已占据主导地位（Sallis 和 Owen，1999）。

一、生态模式

久坐行为的生态模型（Owen 等，2011；Sallis 和 Owen，2015）认为环境背景是久坐行为产生的重要决定因素。久坐行为似乎更侧重于由人们所处的环境决定，而非他们的个人特征。行为环境（Barker，1968）是行为发生的社会和物理环境，生态环境则为干预这些环境提供可能性。正如 Wicker（1979，第 4 页）所指出的："行为环境的重要性在于通过促进或要求某些行为，以及阻止或禁止其他行为来限制行为的范围。" 例如，在大多数教室、办公室和交通环境中，久坐是不可避免的。

就个人因素而言，特别是心理因素、个人技能和动机，是影响行为多重因素中的一个组成部分。图 1-2 为健康行为的生态模型提供了一个简化示意图。基于个人职责的策略，鼓励和劝说人们通过他们个人的动机并凭借他们自己的力量改善行为，不太可能成为一种能够有效减少久坐行为的公共卫生方法。

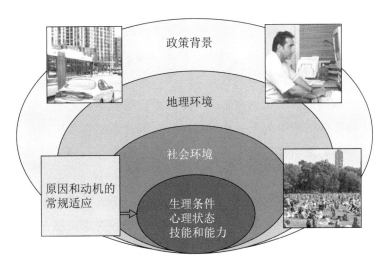

图 1-2 久坐行为生态模型的简化示意图

注：强调对行为的相关影响的广度。数据基于 Owen 等，2011。

二、行为选择理论

Len Epstein 的开创性工作极大地丰富了我们对理解和影响久坐行为而提出的行为流行病学框架（Owen, Healy 等，2010；Owen 等，2000；Owen 等，2011）。他从行为经济学的视角分析了影响选择久坐和体力活动行为的决定因素。确定与选择参加体力活动或久坐行为的相关因素可以为相关干预策略的制定提供有用信息。

行为选择理论（BCT）明确将环境影响纳入其中（Rachlin 等，1980）。Epstein 整合了 BCT 与行为经济学模型在受控实验室环境下进行的研究（Epstein 等，1991；Epstein，1998）。BCT 的应用可能有助于公共卫生策略的制定，因为它可以帮助我们更好地理解个人和环境因素，而这些因素可以影响普通人群中的成年人如何在参与体力活动和进行久坐行为之间分配时间（Epstein，1998）。

对体力活动的研究主要集中在体力活动的个人水平和社会影响上（Sallis 和 Owen，1999；Trost 等，2002）。然而，BCT 的应用框架有可能使我们在公共卫生领域获得更深入的见解，以使我们了解影响人们久坐时间的环境决定因素，特别是如何通过简单的便利设施（如椅子）及其他环境因素来影响我们的行为（Lappalainen 和 Epstein，1990；Rachlin 等，1980）。因此，为减少自然环境中极其常见的久坐行为而采取的个体化干预，可能只会导致这些行为取代其他不太受欢迎的久坐行为。在工业化国家的成年人口中，这些因素可能是较低的体力活动水平和高比率久坐不动行为产生的决定性因素（Salmon 等，2003）。

第二节　久坐行为与健康

现在，运动医学和公共卫生部门都广泛认可：除了体力活动不足外，久坐也会对健康造成严重危害。对于明显健康的成年人而言，为发展和维持其心肺功能，使其肌肉骨骼和神经活动得到适宜负荷的锻炼，《美国运动医学学会运动姿势处方指南》指出："除了经常锻炼外，减少久坐不动的总时间，以及增加在久坐不动期间进行频繁的、短暂的站立和体力活动都对健康有利，即使对于经常参与体力活动的成年人而言也是如此（Garber 等，2011）。

在英国，《开始活动，保持活动》文件讨论了在人的整个生命过程中，为了实现广泛的健康收益所需体力活动的运动量、持续时间、频率和类型。这一国家性文件也说明了减少久坐行为对健康的重要性，其目的是使其适用于从儿童到老年人的不同年龄段的人群，从而使大众认识到减少久坐（坐着）时间的重要性（Davies 等，2011）。

值得注意的是，各国出台的关于建议缩短久坐时间的文件的数量日益增加，并对缩短久坐时间的重要性广为赞同。但是，这些文件并没有确定每天坐多久会对健康不利，也没有明确应多久中断一次久坐行为，或者在中断久坐行为时应进行何种运动强度和类型的身体活动。

随着人们对久坐行为与健康研究的兴趣与日俱增，很明显，有新的研究议程亟待解决，特别是在确定剂量反应关系和长期久坐可能导致不良健康结果的机制方面。

第三节　久坐行为的研究议程

行为流行病学（Sallis 和 Owen 1999；Sallis 等，2000）关于久坐行为的研究还包括久坐行为的测量研究，了解久坐行为的相关决定因素，制定有效的干预措施，并评估环境和政策措施的结果。这项研究的决策和概念基础已经明确表达了久坐行为（Owen，Healy 等，2010），并涉及行为决定因素的生态模型（Owen 等，2011）。这项研究议程的具体内容如下。

①将久坐行为与生物标记和健康结果联系起来；识别出剂量反应的关系和机制。

②对久坐行为进行测量（基于设备和自我报告）。

③描述人群久坐行为的流行率、趋势和变化特征。

④识别多种环境中久坐行为的相关决定因素。

⑤对久坐行为变化进行实地干预实验。

新的证据和行为流行病学框架含义可能应用于人们理解和减少久坐行为（Owen，2012；Owen，Healy 等，2010）。

一、观察性研究和实验结果

AusDiab 的研究（在全国范围内对成年人患肥胖、糖尿病的相关危险因素进行了大量调查）表明人们普遍存在的久坐行为（电视观看时间）与代谢综合征及相关疾病［如胰岛素和葡萄糖代谢紊乱（Dunstan 等，2005；Thorp 等，2010）及不良的视网膜血管指数（Anuradha 等，2011）］有关。澳大利亚的相关研究也发现了看电视的时间和体重增加（Ding，Sugiyama 和 Owen，2012）、MVPA 下降（Lakerveld 等，2012）、风险生物标志物变化（Wijndaele 等，2010）及心血管疾病过早死亡率（Dunstan 等，2010）的预期关系。据估计，25 岁后每多看一小时电视，澳大利亚成年人的预期寿命将减少22 分钟（Veerman 等，2012）。现有研究证实，久坐行为与不良的生物标志物特征和发生重大慢性疾病的风险有关（Hamilton 等，2008；Hamilton 和 Owen，2012；Owen，Healy 等，2010；Thorp 等，2011）。

相关流行病学证据包括对 222497 名中老年澳大利亚人（45 岁及以上研究）的抽样

调查结果。研究发现，日常久坐总时间与全因死亡率风险相关（Van Der Ploeg 等，2012）。来自美国的调查结果表明，对 24 万名 50~71 岁成年人的随访显示（引自美国退休人员国家饮食与健康研究协会），每天看电视 7 小时以上，同时属于高水平的 MVPA（超过 7 小时/周）人群，在休闲时间里因各种原因而死亡的风险增加了 50%，与进行了相同量的运动，但是每天看电视时间少于 1 小时的人对比，前者死于心血管疾病的风险高出了 2 倍（Matthews 等，2012）。

对于那些花大量时间坐着不动的人而言，参加体力活动可能并不一定是有益的。研究表明，饮食与久坐时间的相互作用和心血管代谢风险的生物标志物有关：饮食质量差（Reeves 等，2013）、零食摄入水平高（Thorp 等，2013），再加上看电视时间长，可能会导致更多不良生物标志物的出现。需要对久坐行为与饮食的相互作用进行进一步研究，尤其是确定潜在的协同风险和保护性暴露因素。同时，不良饮食习惯可能严重加剧坐姿对健康的有害影响。

基于加速度计测量久坐时间（Healy, Dunstan 等，2008；Healy, Matthews 等，2011；Healy, Wijn-daele 等，2008）的横断面研究也为我们提供了新的视角。例如，在美国国家健康和营养调查（NHANES）中，久坐时间最短的群体与久坐时间最长的人群相比，腰围宽了 4 厘米（1.6 英寸）（Healy, Matthews 等，2011）。对 NHANES 的加速度计数据的进一步分析表明，癌症幸存者的久坐行为水平较高（Lynch 等，2010；Lynch, Dunstan 等，2011；Lynch, Friedenreich 等，2011）。此外，久坐时间与抑郁症也有相关性（Vallance 等，2011）。

这些来自观察性研究的证据已经初步形成假设，并已在中年和老年的体重超重群体实验研究中得到了论证（Dunstan, Kingwell 等，2012），即比较超重中老年人分别进行长时间不间断久坐行为与短时 2 分钟活动（跑步机）的间断久坐行为对其血糖和血清胰岛素的影响。与进行不间断久坐行为的研究结果相比，在两种活动中断条件下，血糖均降低（轻度：24%；中度：30%），胰岛素降低 23%，且两种活动间的差异无统计学意义，表明这可能与活动的强度无关。对被试者的血液和组织样本的进一步分析表明，这些活动中断条件对血液标志物的影响（Howard 等，2013）与骨骼肌基因表达系统有关（Latouche 等，2013）。

二、测量的发展研究

测量的发展是久坐行为与健康研究中的一个关键因素（Clark, Thorp 等，2011；Clark 等，2009；Gardiner, Clark 等，2011；Winkler 等，2011）。例如，一项使用多种自我报告措施的初步研究表明，看电视的时间可能是整体久坐行为的时间标志（Sugiyama 等，2008）。然而，用加速度计评估久坐时间被证明是有效的，但与看电视时间只有弱相关（Clark，Healy 等，2011）。尽管基于设备的测量正在取得重大进展，但自我报告的方法依然是人口流行病学研究的基本要素（Healy，Clark 等，2011；Troiano 等，2012）。使用 iPAQ 仪器发现，久坐情况的国际差异很大（Bauman 等，2011）。在特定情形研究中，使用适当的自我报告方法对于记录久坐行为的流行程度和变化、制定和评估改变久坐行为的具体措施至关重要（Chau 等，2011；Chau 等，2012；Clark，Healy 等，2011；Marshall 等，2010；Oliver 等，2010）。

三、久坐行为的环境因素

如前所述，久坐行为的生态模型已经设定了一个强有力的环境决定因素议程，多个国家采用自我报告（Kozo 等，2012；Van Dyck 等，2011）和基于设备测量的方法（Van Dyck 等，2010）对久坐行为与环境相关的横断面进行研究，并获取了大量证据。迄今为止已有的研究更多是告诉我们关于久坐行为的相关因素，而不是久坐行为的决定因素（Bauman 等，2002）。有趣的是，已有研究中已报告了邻居步行属性与设备测量的久坐时间的关系，这与自我报告的久坐行为所观察到的结果相反。对于比利时成年人来说，在人们步行程度很高的社区中，加速度计测得的久坐时间更短（Van Dyck 等，2010）。而居住在步行程度较低社区的澳大利亚成年人中，其看电视时间一开始就比居住在步行程度较高社区中的成年人长（Sugiyama 等，2008），并且，此差距在接下来 4 年里一直在扩大（Ding 等，2012）。

一项截至 2014 年末发表的相关综述确定了 17 项研究，并对 89 项此类关系实例进行了检验（Koohsari 等，2015）。其中，在 28% 的实例中发现了显著的关联，56% 的实例中发现了非显著的关联。与地区居民相比，城市居民的久坐时间更短。研究结果表明，城市环境属性与成年人的久坐行为存在一定联系。该综述描述了一项研究议程，其中包括将重点放在测量和概念开发上，通过收集国际证据来提供广泛的环境因素，并通过从前瞻性研究中收集数据来加强逻辑推理。

四、行为改变的控制性干预研究

收集实验证据和现实干预试验结果的研究是久坐行为研究议程的关键要素。目前需进行进一步的人体实验研究（Dunstan，Kingwell 等，2012），特别是在剂量-反应关系和潜在机制方面，确定在工作场所和其他环境中改变长期坐姿习惯的可行性（Alkhajah 等，2012；Gardiner，Eakin 等，2011；Healy 等，2013；Neuhaus 等，2014），以及思考如何更好地减少久坐行为及这样做的益处。在已有的初步研究中，除 Gardiner 和同事（2011）使用信息动机干预的试验外，其余研究都使用了高度可调的工作站，并使人们减少了一个小时或更多在工作场所中的久坐时间。他们还提供证据，表明通过使用行为指导与这些简单的工作场所环境变化相结合，可以进一步减少人们的久坐时间（Healy 等，2013；Neuhaus 等，2014）。

第四节　久坐行为的研究重点

之前，已有11个与久坐行为的人口健康科学相关的研究问题（见下栏）被提出（Owen 等，2010）。其中，部分问题中的研究论证现在可以在研究文献中找到，然而还需要进一步的研究结果来更好地理解久坐行为与健康之间的关系。还需要对测量问题、久坐行为的决定因素，以及在多种情境下减少久坐行为的干预措施的有效性和益处进行讨论。基于设备测量研究的新证据将为不同的运动改善健康研究提供进一步的视角（Healy，Clark 等，2011）。这项研究提供了关于久坐时间的普遍性及其决定因素的新观点。当下，针对改变久坐行为的循证方法研究虽尚处于早期阶段，但进展迅速。

然而，目前久坐行为与健康还有许多地方有待了解。来自未来机械和剂量反应的证据指出久坐行为的有害或有益方面仍没有被完全弄清楚。如果相关证实性证据继续积累，就要进行一项具有挑战性的研究——翻译议程（Dunstan，Howard 等，2012）。关于久坐行为的社会和环境决定因素的新研究证据将会为未来的久坐行为干预实验提供有用信息。未来，我们将看到许多公共卫生活动、环境和政策变化，以及由久坐行为和健康研究提供的临床指导方针。

久坐行为相关问题

①进一步的前瞻性研究是否可以证实久坐行为和死亡率的关系？
②通过对已建立的前瞻性流行病学数据集的再分析，将久坐时间作为一个独特的暴露变量，是否可以确定久坐行为和疾病之间的关系？
③在流行病学、遗传、行为和人口健康研究中，最有效、最可靠的自我报告方法和久坐时间的客观测量方法是什么？
④对于女性来说，其看电视时间的代谢性生物标记关系是否预示着重要的生理或行为性别差异？
⑤在长期久坐的情况下，多大运动量和强度能对人体健康起到保护作用？
⑥什么样的遗传变异因素可能成为久坐的诱因，并且对不良代谢相关因素更为敏感？
⑦在不同的环境（工作场所、家庭、交通通勤）中，不同年龄组（老年人、年轻人）减少或缩短久坐时间的可行性有多大？
⑧如果干预试验引起了久坐时间的显著变化，相关的生物标志物是否会有所改善？
⑨在不同的环境（工作场所、家庭、交通通勤）中，久坐时间长短的环境决定因素是什么？
⑩在建筑环境和体力活动研究中，可以从久坐时间指数中学到什么？
⑪是否可以从自然试验中收集行为、脂肪和其他生物标识物变化的证据（例如，引入高度可调节的工作站或新的社区交通基础设施）？

第五节　总结

本章从久坐行为的定义入手，阐明久坐和不运动的区别。其基本观点是久坐与运动过少是两码事。本章重点介绍了人们对久坐行为研究兴趣的与日俱增，以及基于人群久坐行为使用大规模客观测量设备得出的引人注目的研究结果。这些发现表明，成年人和儿童在他们大部分醒着的时间里是坐着的，与他们平均每天 10 小时的坐姿时间和大约 20 分钟的 MVPA 时间形成鲜明对比。本章以流行病学和公共卫生领域的久坐行为研究为视角，结合相关概念背景，提出生态模型和行为选择理论如何指导久坐行为的社会和环境决定因素研究。本章也对最近的发现和研究重点进行了综述，强调还需进一步研究久坐行为对健康的影响、测量方法发展的关键作用（包括设备和自我报告）、构建关于久坐行为决定因素的证据体系的重要性，以及实验研究的作用和实际干预实验减少人们久坐时间的可行性和效益。

关键概念

①行为环境（behavior settings）：指久坐行为生态模型中，决定人们是否坐着或从事体力活动的主要因素，是其所处环境的属性（例如，在办公室工作通常要求坐着，开车也是如此）。

②行为流行病学（behavior epidemiology）：对健康相关行为的系统研究，涉及健康益处、测量、行为决定因素、干预的证据和对公共卫生政策影响的证据。

③久坐行为的相关因素和决定因素（correlates and determinants of sedentary behavior）：指在干预中需要改变的内容或因素，以减少或中断不同环境下的久坐行为，这是当前研究议程的关键方面。到目前为止进行的许多观测研究都采用了横断面调查，这使人们可推断出久坐行为的相关因素。前瞻性研究设计为某些因素将促使人们进行久坐行为的相关观点提供了更有力的依据。

④实验研究（experimental studies）：最近在实验室的研究中，一小部分受试者有系统地控制自己的久坐时间和休息时间，采用观察性研究方法，提供了关于久坐行为与健康的初步实验证据。

⑤实地干预实验（field-based intervention trials）：少量的实际干预研究已经证明减少久坐时间的可行性，特别是在工作场所中。现在需要进行大规模试验，特别是通过更广泛地使用可调节的工作站来证明减少人们久坐时间的可行性。

⑥观察性研究设计（observation study designs）：关于久坐行为对健康结果重要性的有力证据来自横断面和前瞻性观察性研究。这些研究通常涉及大量人群，要么测量一个时

间点，要么在多个时间点测量。横断面研究有助于人们发现久坐行为与健康的关系，并提出相关假设。研究久坐行为与疾病的后续发展或特定原因潜在死亡率之间关系，可以帮助我们对久坐行为与不良健康结果之间可能存在的因果关系做出更有力的推断。

⑦久坐行为（sedentary behavior）：久坐行为研究网络（2012）将久坐行为定义为人在清醒时进行的具有以下特征的行为，在坐姿或卧位时，能量消耗少于或等于 1.5 METs。因此，"非活动"一词应该用来描述那些在 MVPA 中不足的人（即 MVPA 达不到规定的体力活动指南要求）。

⑧自我报告和基于设备的测量（self-report and device-based measurement）：关于身体活动的流行病学和行为改变的研究（最近关于久坐行为的研究）很大程度上依赖于关键暴露和结果变量的自我测量。自我报告会不可避免地受到社会期望和其他形式的回忆偏差的影响，但却提供了有价值的背景信息。在基于设备的测量中，通常使用加速度计或倾斜仪提供客观的数据，但很少提供有关环境和其他变量的信息。在大多数久坐行为研究中，同时使用自我报告和器械衍生措施是可取的。

研究问题

①为什么长时间坐着的人不能被定义为"不运动"群体？

②针对儿童及成年人分别列举出可诱使他们长时间坐着的环境（在这些环境中他们不太可能进行比较活跃的行为）。

③设计两个专门针对办公室职员的问题，以确定他们每天平均坐着的时间。

④设计三个专门针对送货卡车司机的问题，以确定他们在驾驶过程中休息的次数、时间和体力活动水平。

⑤按可能的重要程度分别为儿童、在职成人和退休的老年人列出以下久坐行为的决定因素：环境的物理特性、他人的习惯性行为、社会规范、健康风险知识及改变动机。

⑥可在实验室中进行一项研究，以确定中断久坐行为可能产生的益处，并阐述你会建议人们在休息时做哪些运动。

⑦列举出反对及支持使用个人激励策略说服人们中断在家里和工作时的久坐行为的理由，再列出反对使用环境变化策略的理由。

⑧在工作场所的现实实验中，能使人们减少和中断久坐行为的最有效的三个因素是什么？

⑨在未来，如果越来越多的证据表明长期久坐不利于健康，你期望办公室和学校环境的设计上有什么变化？

第二章

重力、坐姿与健康

琼·维尼科斯（Joan Vernikos）

通过阅读本章，读者将会认识到重力作用对于维持身体健康的基本生理刺激作用，以及在低重力条件下（如在太空或地球上久坐不动的行为）如何通过共同机制导致类似的不良后果，从而引导我们发现具体有效的解决方法。阅读完本章后，读者应能够做到以下几点：

①了解空间、重力、坐姿和健康之间联系的历史。

②理解重力作为一种普遍的刺激，与人的生理、形态和身体功能的关系。

③了解对于太空环境的地面模拟原理，如卧床实验如何丰富我们对坐姿的各种反应。

④解释用目前的锻炼或活动方式调整坐姿（减少久坐行为）效果有限的原因。

⑤定义和描述失重综合征（GDS）。

⑥解释由重力感知中枢和周边系统调节 GDS 和久坐效应的机制。

⑦讨论丰富重力感知系统的活动和运动的不同之处。

⑧通过研究和技术的发展概述减少久坐行为的可行途径。

生活在地球上，我们的成长和寿命都受到环境的影响。重力和光是宇宙中的两种主要力量，已经成为行为和健康的关键决定因素。关于磁场和能量这两种宇宙力的影响我们知之甚少，因为它们更难被研究。重力和光影响着我们的进化方式，以及我们的生长、发育、外观和生理功能。当地球绕着太阳自转时，昼夜周期大约是 24 小时。我们日出而作，日落而息。在这日夜、明暗、清醒与昏睡交替的日常生活中，我们会体验到地球重力矢量的各种强度变化。

当我们站立时，从头到脚的方向（Gz）会受到重力的影响；在坐的时候对 Gz 感觉不太明显，因为身体的垂直柱与重力相交的长度较短且有支撑。当我们躺下，我们受到的 Gz 将最小化。此时重力线穿过胸前（Gx），对我们的生理影响最小。

我们的姿态与重力矢量随光照移动而改变，单向向下重力不改变。然而，由于所做的事情和运动方式的不同，我们一整天都在改变重力对身体的影响。通过这种方式，我们将 Gz 作为一种间歇性的刺激，使我们的身体系统处于准备和调整状态，以便它们能够对任何需求做出反射性反应。

在电灯泡发明之前，这 24 小时周期的昼夜交替及 Gz 与 Gx 的对比都是非常普遍的。工业化的轮班工作，以及最新的电力能源发展、电器、交通运输、电子设备已经改变了人们在白天活动的需要。在今天这个大部分工作需要久坐的社会中，无论是在通勤路上还是在家中，我们都不再需要基本的身体活动，因此我们的身体已与自然脱节。随之而来的是代谢综合征的健康问题，包括 2 型糖尿病、肥胖、心血管疾病、癌症和免疫系统紊乱、睡眠、情绪和认知问题。久坐是否会导致部分或所有这些疾病，目前还未得到明确证实。不过，现有大量证据表明久坐不动的生活方式会加剧各种疾病。

尽管目前我们试图采用规律化运动来弥补日常运动不足，例如每周运动 3~5 天，但单靠这种方法似乎是不够的。姿势的频繁变化是保持身体健康的必需因素。在太空中和在床上休息一样，没有改变姿势信号的运动是不够的。

宇航员进入太空后，向我们展示了久坐如何让我们生病并且加速老化。我们了解到重力是一种普遍的刺激，需要被加以利用。生活在地球和利用重力有助于我们成长，并在一生中保持健康、机动性和活力。

本章讨论了如何通过良性忽视（减少重力运动对中枢神经系统的影响）来保持连续坐着的舒适感。当重力感知系统受损时，身体的新陈代谢会被影响。这是一种完全或部分的前庭和本体感觉性脱敏。这并不是说坐得太多、站得太少或者运动太少都不好。不间断的久坐导致的重力使用不当是造成当今健康问题的主要原因。

第一节　重力与航天

引力是使我们稳固在地球的力量。它使恒星、行星保持在它们的轨道。离地球约 386243 公里（240000 英里）的月球的引力引起潮汐的正常涨落。重力测量单位为 G，通常在地球上运行的力被指定为 1 G。如果火箭要脱离地球的重力场，它的速度必须超过每小时 40000 公里（25000 英里每小时）。没有所谓的零重力。当宇宙飞船安全进入地球轨道时接近零重力，然后重力降低为微重力水平，近似约 10^{-5}。这种重力水平被认为低于人类感知的阈值，这一点可从我们熟悉的宇航员似乎飘浮在太空中的图像中得到证明，他们仍然有质量但没有重量。同样，阿波罗号宇航员在月球上 0.16 倍重力的表面跳跃的图片显示这时的重力水平低于阈值，而火星上的 0.33 G 可能越来越接近重力阈值。

尽管对地球上植物的大量研究已证实重力对其生长和发育具有重要影响，但我们对其他生物系统如何受重力的影响却了解得很少。为理解地心引力的作用，我们必须进入太空，尽可能地远离地球的引力场。太空竞赛首次使探索生活在微重力环境中的人体发生了什么成为可能，使我们这些生活在地球上的人们有了惊奇的发现，并建立了重力与衰老之间的奇妙联系（Vernikos 和 Schneider，2010）。

在重力作用下的运动会引起身体的压力，导致能量交换的增加，表现为摄氧量、呼吸、心率、心搏量、心输出量和出汗量的急剧增加。进行各种身体活动的肌肉（如移动身体或投掷物体），都取决于这些动作相对应的重力水平。因此，重力历来被认为是决定人类适应地球和维持健康的主要恒定的压力因素。

关于人类健康会受到什么影响以及如何影响到低于重力阈值的第一个线索，来自人的如下反应：恶心，并伴随一些呕吐（从视觉和前庭感觉输入之间的冲突导致）和利尿，随后血容量急剧减少。这些最初的反应让我们把注意力集中在大脑的重力感知平衡中心，以及在随后的生理变化中起关键作用的体液平衡上。

早在人类进入太空前，对脊髓灰质炎患者的钙和骨质流失情况的临床观察（Dietrick 等，1948）就引出了一个问题，那就是导致骨质流失的是传染性疾病还是瘫痪？为了回答这一问题，通过对健康学生的研究证实，在床上以水平姿势躺 30 天造成了严重的钙和骨丢失。由于当前人们正在研究上太空，因此有人假设宇航员在微重力下会表现出类似的钙和骨质流失。这一理论于 1964 年双子七号的两名宇航员身上得到证实，这是第一次为期 14 天的航天任务，引起了人们对骨质流失问题的关注（Lutwak 等，1969），但造成这一问题的作用机制至今仍未弄清。

直到 20 世纪 70 年代，三次连续的太空实验室的任务（持续时间分别为 28、54、84 天，每组三名宇航员接受实验）验证了上述假设并产生了新的观测结果。宇航员们在实验中出现了以下症状：负钙平衡；骨密度、肌肉质量和力量的损失；体液的变化；心血管、血液、代谢、内分泌变化及睡眠障碍。其他变化包括心血管系统的静压变化，肌肉和骨骼的重量负荷减少（要求更低的能源需求或输出），方向感和加速度感的消失，前庭系统在地球上调节位置和改变姿势能力的消失（Vernikos，1996）。

这一组实验中的宇航员在适应了太空微重力，回到地球后的不良反应包括第一次站立时对地球重力直立性低血压的不适应反应，心脏的尺寸和体积减小（心脏输出量、每搏量和有氧能力受损），支撑姿势的肌肉萎缩和骨骼脆化，椎体压缩引起的背部疼痛，行走时的视力问题，免疫缺陷，病毒再活化，生物节律紊乱如夜间多尿，以及平衡和协调问题（Vernikos，1996）。太空动物研究也表明，受试动物的血管内皮细胞在几天的时间内以惊人的速度减少（Delphi，2007）。

医学观察人士评论说，宇航员在太空中的衰老速度更快，因为他们的症状与老年人的症状相似。但这一结论很快就被否定，因为宇航员返回地球后恢复了健康。

第二节　卧床实验研究

在 19 世纪前，病人只有在虚弱到不能坐下或站立时，才卧床静养。这主要是因为人们害怕因卧床而失去对生存至关重要的收入，以及迷信"如果你去睡觉，你就不会再站起来"这一说法。现在看来，这一说法似乎不无道理。但所有这些情况都在 1863 年发生了变化，Hilton 假设如果固定手术可以治愈骨折的腿，那么它也有助于治疗其他伤病。当时内科医生们最热衷于给病人开出卧床休息的处方，而这些病人通常在起床后会好得多，但卧床休息直到病人死亡的情况也并不少见。

大约 70 年前，一些医生开始质疑手术或治疗心肌梗死后让病人卧床 4~6 周的做法，并指出长期卧床休息的风险（Asher，1947）。第二次世界大战的经验证实了这些发现，那些下床活动的人比那些长期卧床的人出现更少的身体问题（Browse，1965）。然而，由于所有的观察都是在病人身上进行的，他们本身的疾病是否为待在床上所致，他们久坐的状态与观察结果之间是否具有直接联系，这些问题还需要时间来确认。

随着太空计划的出台，我们需要在健康志愿者身上进行研究，以模拟生活在太空中的情景，主要观测不活动和减少重力会产生的生理影响。这些模拟地球引力减少的方法包括使志愿者水中浸泡、卧床或坐在椅子上休息。而在水中浸泡很快就被证明是不现实的。一些早期的研究通过使受试者在椅子上坐 3 天来研究那些要求久坐的工作对心血管的不利影响。最后出于现实原因，让健康志愿者躺在床上成为选择的研究模式。在 20 世纪 60 年代末，花费较长时间完成任务后返回的宇航员抱怨说，从太空返回地球之后他们很难入睡，因为他们觉得自己如同从床上滑下来一样。为此他们只能睡觉前把床脚抬高，直到感觉自己处于水平位，然后再去睡觉。之后每天晚上他们把床放低一些，直到平躺的感觉恢复正常。俄罗斯研究人员注意到这一观察结果，他们推测，也许头朝下躺着的感觉和在太空中睡觉的感觉差不多。他们进行了 -15°、-10° 和 -5° 舒适性和接受度测试。-6° 的头低位卧床实验（HDBR）成为更长时间的对策研究和评价的首选模式。

太空环境的地面模拟（主要是 HDBR）通过控制在各方面完全正常的男性和女性长期卧床，为减少大量重力矢量的影响时间进程和机制提供了依据。结果表明，人体的所有生理系统都随着卧床的持续而发生变化，这种变化的开始和严重程度取决于个体卧床休息的时间。这组数据证实了 20 世纪早期的一项临床观察中的结论：在术后、分娩后和疾病恢复期卧床休息通常对健康不利。

在大约 40 年的时间里，人们发现经过短期卧床休息可能会对手术后的康复有益。然而，随着现代科技发明在太空时代的到来，不断变化的办公和家居环境为我们敲响了警钟。高科技设备使生活更方便，通信技术的进步鼓励健康的年轻人养成久坐不动的习惯。这种新式久坐不动的生活方式导致了 19 世纪和 20 世纪早期的全球残疾率升高和各种疾病发病率上升。然而，临床的卧床休息处方已被短期姑息疗法取代，包括药物、手术、饮食或每天进行一次运动的锻炼方法。虽然这些解决方案在短期内获得了成功，但也存在明显危害。

在太空中的生理变化及 HDBR 在其诱导的变化中非常相似（Pavy－LeTraon 等，2007）。它们和静坐很相似，但静坐不如它们的危害那么严重。HDBR 引起体液向头部转移，减轻身体受到的重力影响，并避免人体姿势的改变，从而导致身体的放松甚至钝化（Vernikos，1996；Weinert 和 Timiras，2003）。HDBR 通过诱导在太空飞行中观察到的许多变化，提供了一种绘制这些变化的时间进程、探索受控条件下的机制及评估防止或减少长时间太空飞行的不良副作用的方法。同样地，来自 HDBR 研究以及与空间相关的地面和飞行动物的研究数据被认为与相对较新的静坐生理学研究领域有关。

一、太空、HDBR 和衰老

虽然最初这三者之间的联系被认为是巧合而被驳斥，但有趣的是，太空、HDBR 和衰老有着相似的症状。起初，人们认为，虽然宇航员（或 HDBR 志愿者）和老年人表现出相似的变化，但这些变化本质上是不同的，因为宇航员和卧床实验的志愿者一旦回到地球或者重新走动就能恢复，而人的衰老是不可逆的。然而，随着在太空中的时间增加到了 6 个月，宇航员似乎恢复得更加缓慢并且也更不彻底。

在 HDBR 后，就像在太空中飞行后一样，人们必须重新适应直立的身体姿势和在地球的重力下运动。对变化的恢复不会像进入太空或者在 HDBR 期间第一次躺下一样容易实现。目前不能明确为什么有些人比其他人更容易适应这类情况。到目前为止，所有的志愿者和宇航员最终都已恢复，但各种生理系统的恢复情况是多变的，可能需要几天、几周甚至几年才能彻底恢复。例如，骨密度的变化可能会在 2 年内恢复，但其结构并没有完全恢复（Lang 等，2004）。

同样地，在太空或 HDBR 或久坐的人群中的衰老和去适应作用会引起一系列变化，如血容量降低，有氧能力降低（VO_2max），和压力反射敏感性降低（Convertino 等，1990，1991），代谢、心血管、肌肉骨骼以及平衡和协调问题。西南大学医学院的 Ben Levine 小组（McGavock 等，2009）的研究结果表明，根据 VO_2max 和心输出量的测量，在 HDBR 三周结束时，受试者心脑血管功能的下降和 30 年后相同的受试者的实验结果相当。这些结果表明，30 岁时卧床 3 周后心血管的功能水平近乎等于同一个人 30 年后的心血管功能水平。

太空飞行和 HDBR 在一定程度上加快了人在地球上几十年的衰老过程，期间身体所发生的相同变化被加速。这些变化不仅加速人的衰老，而且常与慢性疾病相关。在地球上，我们从 20 岁起预计每年会失去约 1% 的骨密度，一项为期四年的关于微重力对国际空间站宇航员的长期效应的研究表明，在 4~6 个月的时间里他们的髋关节总骨量平均损失 11%（总范围为 0~24 %）（Vernikos 和 Schneider，2010）。

更新的技术和持续时间较长的太空停留时间揭示了与我们之前认知相反的结果，即生活在微重力环境中人的骨质流失率是人在正常重力环境下的 10~20 倍，这足以引起人们对宇航员恢复能力的担忧（Keyak 等，2009）。此外，这种损失率在 6 个月后不会趋于稳定。这种快速和持续的变化可以解释为在太空和 HDBR 中 Gz 信号急速地、近乎完全地消失。

在地球上，随着年龄的增长人们骨质流失的变化不那么剧烈。这反映出地球上的重力作用随着在过去几十年中人们久坐行为的增多而逐渐降低。目前，老一代人的寿命更长，这也许是因为他们在青年和中年时久坐行为并不太多。尽管现代生活方式改变了，但长寿的那一代人的积极的生活习惯仍然普遍保留，因为老年人受电子时代的影响较少。然而，未来几代人久坐不动的生活方式实际上可能会减少其寿命或至少增加了其老年时期工作能力丧失的可能性。

二、运动与不运动的关系

人们普遍认为，对太空、卧床实验、HDBR 和静坐的主要共同变量是不活动（Sandler 和 Vernikos，1986）。尽管运动形式是一个重要因素，并且近 55 年来研究人员采用了各种强度的锻炼方法，但太空中人明显的生理变化仍然存在。同样，采用类似的运动机制也没有充分避免卧床的影响。此外，通常情况下，在地球上观察到的人运动后的一连串身体变化，在宇航员从太空返回后的恢复过程中并未发生。宇航员 Steve Hawley 描述了他在太空中尽其所能进行锻炼后，对没有任何身体变化发生的惊讶。这一观察如果继续的话，可为人们研究久坐行为提供有价值的参考。

然而，某些形式的活动在 HDBR 中是有效的。卧床 16 天之后，进行一次最大强度运动可恢复卧床者的血浆容量和压力反射敏感性并预防直立性低血压，但这种影响仅能持续 24 小时（Engelke 等，1995）。预防或纠正方法未能产生效果的原因可能是由于仅针对特定的身体系统和功能，而忽视了综合方法及其他变量对实验结果的影响。

转移到低重力环境的方法已被证实是有效的。一天一次的运动可能有助于那些日常活跃的人保持健康，但在太空和 HDBR 中是远远不够的（Vernikos 等，1996），甚至对那些每天保持锻炼但在其余时间久坐不动的人而言也是不足以使其保持健康的。

至少有四个因素可被久坐所消除：不活动、重力的减少和重力的使用、体位变化不足、不良坐姿或懒散，这些都会影响人的认知功能及力量（Peper 等，2014）。研究者们把研究重点集中在等同于不活动的坐姿及其代谢后果上，而忽视了其他变量对健康结果的参与或重要性，并假设锻炼是唯一的解决办法。

瑞典的一项关于久坐时间和体力活动的研究报告称，无论之前是否经常进行锻炼，在日常生活中保持积极活动的习惯对降低腰围、高密度脂蛋白胆固醇和甘油三酯都更为有益，并且能降低男性的胰岛素、葡萄糖和纤维蛋白原（凝血因子）水平。非运动性活动与低风险的第一次心血管疾病和低全因死亡率相关联（Ekblom-Bak 等，2014）。

就健康而言，久坐行为可能反映出由久坐活动到中度或剧烈活动的转变。久坐行为也可能是一个单独的风险因素。Dunlap 和他的同事（2015）在美国对 2286 名 60 岁以上平均每天坐 9 小时的成年人进行的一项研究发现，在日常生活中每多坐一个小时，残疾率就增加了 46%，这与人在中度或剧烈活动中所花费的时间无关。

在解决这一问题时，有两个因素值得注意。第一，每天一次剧烈运动是否比一天中或至少一部分时间内进行同样持续时间和强度的活动更有效？第二，既然久坐不仅导致活动减少，而且会消除人姿势的改变，那么不管有没有体力活动，通过改变姿势来中止久坐是否能够有效防止其有害影响？

在一项随机交叉研究中，研究人员（Vernikos 等，1996）质疑全天进行的运动是否比过去在 24 小时内防止 HDBR 的影响而进行的一天一次的运动更有效。站立会提供与重力相关的刺激，而能量消耗可以忽略不计，这是正常站立时的固有特征。因此在为期 4 天的 HDBR 研究中，研究人员比较了九名受试者每天每一小时或每隔一小时站起来不运动与运动的情况。令人惊讶的是，研究发现受试者每天站立 16 次比在跑步机上以每小时 5 公里（3 英里）的速度步行更有效。相比于步行锻炼而言，站立的重力刺激能更有效地帮助我们预防在接受卧床实验后的直立性低血压及血容量和 VO_2max 的减少。另外，相比于站立而言，步行能更有效地防止钙流失。由于诸如去甲肾上腺素、血管紧张素、皮质醇和抗利尿激素等循环激素响应时间只有 20~30 分钟，所以很容易推测，姿势刺激最有效的时间范围是每 20~30 分钟一次。向 6 名行动受限的人（5 男 1 女，年龄为 78~92 岁）推荐这种每 30 分钟站立一次的活动方式，发现五年后，所有这 6 人的行动能力都得到了明显恢复（从只能借助轮椅到使用助行器，再到直立行走）。

Dunstan 和他的同事（2012）首先证明了每天间隔分配活动对控制血糖、胰岛素和血脂更为有效。其次是 Peddie 等（2013），他们发现在餐前，进食或口服葡萄糖耐量试验（OGTT）中，每次改变体位后进行 1 分 40 秒的运动比每天锻炼一次更有效。Duvivier 和他的同事（2013）同样在久坐相关的研究中证实了，每天一次短时间运动比一天中间隔步行效果差。然而，上述研究都没有涉及无活动的姿势改变控制。针对运动和重力的关系，Kolegard 和他的同事（2013）研究了 6 个月的运动训练是否可以提高受试者对重力加速度的耐受性。尽管预期的压力对运动的反应仍然存在，但耐力和力量训练对重力耐受性没有任何影响。锻炼似乎对重力感应系统灵敏度的影响不大。与解决久坐问题相关的活动类型可能不同于我们习惯的运动（Ekblom-Bak 等，2014）。

这几项相关研究的结果令人振奋但仍不完整，在这一关键领域还需有针对性地进行更多的研究，同时考虑到运动、能量消耗及姿势信号变化的各个方面。

第三节　失重综合征

虽然我们在地球上被重力包围，但是我们仍可以获取重力带来的益处。这一点在一个正在成长的孩子身上显而易见，因为他第一次直观地体验到了重力，或者是宇航员从太空返回的时候，必须重新学习如何使用重力来从微重力体验中恢复。失重综合征（GDS）的病情是由连续不断的重力减少及受损的生理完整性造成的，这会阻止我们从重力中完全受益。这种情况包括从久坐到不活跃的生活方式，比如因为生病、手术、受伤和老年人活动受限而躺在床上。也可能继发于先天性缺陷、损伤或慢性疾病。失重综合征在极端的状态将会表现为肌肉萎缩。

GDS 造成的不利后果与重力带来的好处相反。它们影响所有的生理系统，并通过共同的途径和机制发挥作用，包括从太空航行到衰老、大脑或脊髓损伤、久坐不动的生活方式，以及剥夺与维持健康有关的感觉和姿势刺激信号的情况，这些后果一并构成了 GDS。

久坐于重力不足的地方也会引起一系列类似于衰老的变化。身体成分变化、肌肉骨骼系统和结缔组织的代谢消耗，以及平衡和协调的问题只是其中的一部分。无论是在太空还是在 HDBR 中，骨骼和肌肉不仅会萎缩，而且比在地球上活动的人要萎缩得更快。

当宇航员从太空返回后，他们不得不重新学习如何在地球重力下生存、移动、保持平衡。在这两种极端间，随着现代生活方式的出现，人们坐得越来越久，其他较少使用重力的情况也在变得年轻化。在现代生活中，我们不可避免地会花一天中的相当一部分时间躺在床上看书、看电视、坐在办公室里或在家里的电脑前，或开车或乘车。然而在适应使生活更加轻松的现代便利设施的过程中，我们很难认识到在这一过程中我们衰老得更快，变得更不健康。事实上，从发育高峰时期开始，我们的健康状况就开始变差，坐着或躺在床上只是加速这种趋势。这些情况的共同点是，在太空中没有重力，或者随着年龄的增长我们使用重力的时间越来越少。世界卫生组织（WHO）的 Alexandre Kalache 提出了一幅假想图来描述本书后面采用的这一概念（Vernikos，2011）（图 2-1）。

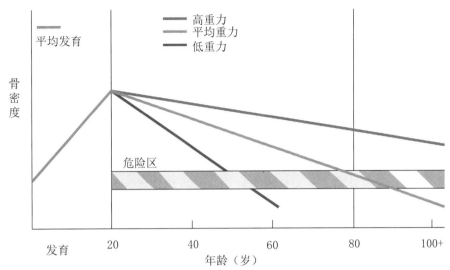

图 2-1　发育过程中的效应（如骨生长）和随年龄增长越来越少或
更多地使用重力的概念模型

注：此处的危险区域代表骨密度降低，骨折风险更大。
引自：J. Vernikos，2011。

以骨质流失和平衡差为例，健康的下降趋势通常始于 20 岁左右的高峰发展期，并将跨越以跌倒或骨折为特征的危险区。宇航员或在地球上久坐不动的人的这一危险区间可能出现在 50 岁左右，远远晚于现在的正常水平。同样地，经常使用重力的人群可把达到这一风险区推迟到 100 岁以上，从而延长他们的寿命。

因此，坐着、躺着、衰老和在太空旅行具有同样的疾病和残疾特征。这个向下的趋势与孩子在玩耍和成长的过程正好相反，孩子会自觉充分利用重力直到发育高峰。如果孩子在童年失去了重力，他们后来的健康发展将受到影响。当今孩子弯腰沉浸于电子设备中的现象应引起社会关注。

强有力的证据表明，久坐不动的生活习惯导致人体发展和维持动态肌肉力量、骨骼强度、心血管功能、平衡和协调完整性的能力下降。其余先前讨论的已知后果是由于人们生活水平降低或重力而导致的，仍有其他未确定的后果亟待研究。

GDS 可能是 21 世纪中人们面临的最大的健康问题，其主要原因是静坐过多和一般姿势使用不当，对此我们需要更多的针对性研究。通过分析产生问题的原因并查明所涉及的基本机制，可找到解决方案。当下我们面临的挑战是如何将重力应用到日常生活习惯中。

第四节　久坐与重力对健康的影响

重力的改变或缺乏重力（无效运动、减少心血管对工作的需要、缺乏姿势改变信号等）很可能会影响人所有的生理系统，并造成显著的不良后果。

在人们在太空航行、HDBR 以及衰老中所观测到的变化应该也可以在久坐行为中发现。这些变化均会迅速使整体的代谢紊乱，其特征是血容量和红细胞的质量损失、体液和电解质的变化、内皮细胞衬里减少、血管与骨骼的完整性受损，以及其他依赖于剪切力（在 GDS 中严重减少）产生一氧化氮（NO）的其他系统受损。

这些代谢变化的核心是胰岛素抵抗，高脂血症，脂肪氧化降低，底物向葡萄糖转化，蛋白质合成减少，胶原蛋白流失，肌纤维类型从慢变快及肌肉萎缩，异位脂肪储存与脂肪浸润肝脏和骨髓，从而形成贫血症，并减少合成神经分泌物（如生长激素、睾酮、瘦素），快速的骨质流失和可能异位钙质沉积。感觉系统和反射的敏感性降低，与中枢和外周平衡及协调系统的灵敏度下降也是重力降低的主要表现。此外，还观察到病毒活化、对抗生素耐药的免疫缺陷、炎症及端粒长度和端粒酶活性的降低等表现。

一、代谢

肌肉作为身体的化学工厂，为身体的活动产生动力。肌肉组织的损失会导致负氮半衡；在 7~14 天的 HDBR 研究中，发现首先发生的是蛋白质合成的急剧下降，其次是分解的增加（LeBlanc 等，2000）。身体成分会随着脂肪储量的增加及脂肪浸润肌肉而改变（Biolo 等，2004；Krebs 等，1990）。虽然人类显然不会在太空中或卧床休息期间变得肥胖，但加上少量残余运动和生热所需的卡路里，能量需求会降低到基础代谢率。

伴有胰岛素抵抗的糖尿病前期症状在人卧床休息或坐着时几乎立即出现。人卧床休息 3 天即出现糖负荷和胰岛素抵抗导致的糖耐量降低和高胰岛素血症（Smorawinski 等，2000；Yanagibori 等，1994）。这种高胰岛素血症和胰岛素抵抗可能在久坐几小时内就会发生。Duvivier 和同事（2013）的研究数据显示，静坐 14 小时的受试者在食用葡萄糖餐后 30 分钟出现了明显的胰岛素抵抗。

缺乏每日对抗重力的活动时，我们的新陈代谢将产生变化。脂肪酸的氧化作用与脂肪酸代谢所需的酶一同减少，这说明利用脂肪转化为能量的能力下降了。脂蛋白脂酶（Bey 和 Hamilton，2003）和高密度脂蛋白（HDL）降低，而低密度脂蛋白（LDL）升高（Bergouignan 等，2011）。在卧床实验 6 天后，检测到血压中 C 反应蛋白水平升高和腓肠肌活检中葡萄糖转运体蛋白降低（Mikines 等，1991）。内皮功能与肝功能紊乱可能是使胰岛素抵抗迅速发生的一种可能。另外，炎症和氧化应激可增加卧床休息或活动过程中产生胰岛素抵抗的可能性（Gratas-Delamarche 等，2014）。

在重力作用下运动对合成代谢生长激素（GH）的分泌有重要影响，这对维持肌肉质量非常重要。生长激素在太空航行、HDBR、长时间不活动和衰老过程中减少。在太空航行和 14 天的 HDBR 期间，生长激素不会因运动而正常增加。在返回地球或解除卧床至少 4 天后，生长激素才渐至正常水平。

二、心血管系统、体液转移、电解质平衡和有氧能力

一旦在太空中过渡到微重力状态或进行 HDBR 实验时，人心血管系统内静脉压力梯度的变化会引起体液重新分配，增加上半身体液量并降低下半身体液量。心脏和中央循环充盈增加会触发人体内神经受体和神经内分泌、体液和电解质的调节机制（抑制血管加压素和肾素-血管紧张素-醛固酮系统），从而导致尿量增多和尿钠的出现（Vernikos 等，1993）。在 48 小时内，血浆量减少，红细胞压积增加，促红细胞生成素受到抑制，诱导红细胞的数量逐渐减少和血容量减少 10%～15%（Dallman 等，1984）。这会导致人心脏充盈和心脏质量下降，进而导致心脏形状的显著变化和心肌萎缩（Levine 等，1997）。

如果没有地球上姿态变化引起的气压感受器的动态刺激，神经受体的敏感性就会受到损害（Convertino 等，1990）。随着下肢静脉顺应性增强，血液从大脑和心脏分流，外周血管收缩受到损害，这通常导致站立或宇航员返回地球时无法维持血压稳定（Cooke 和 Convertino，2002）。

动脉不再对刺激动脉壁的剪切力做出反应。在通过衰老或后肢悬吊（HDBR 和微重力情况的模拟）大鼠的实验中，动脉对体积减少和微血管内皮功能降低做出反应。当剪切力和由此产生的保持动脉壁反应性的化学信号减少时，大鼠动脉壁会迅速而显著地变薄、变弱和变硬（Delp，2007；Muller Delp 等，2002）。

相反，该研究小组亦发现，慢性头面部体液转移通过激活 eNOS（内皮型一氧化氮合酶）信号机制增加大脑中动脉的基础张力和收缩能力（Wilkerson 等，2005）。大鼠头部向下倾斜时，这些血管改变的潜在功能后果是脑血管阻力的区域性升高和脑灌注的相应减少。这与在 HDBR 期间通过经颅多普勒超声测量的人类大脑中动脉血流下降的结果一致（Sun 等，2005）。

另外，发现从太空返回的宇航员或接受了短短 4 天卧床实验后的志愿者的最大摄氧量减少了 25% 以上。这种减少完全可以解释为与低循环血量相关的心脏充盈量和搏出量的减少。恢复到 1 Gz 时最大摄氧量降低对心血管的影响显示，在较高心率和较低搏出量的情况下，直立运动比仰卧更有益。

三、贫血

红细胞质量和促红细胞生成素下降是最早的航天生物标志物之一。从那时起，在行动不便的老年人、宇航员和卧床休息者中，脊髓损伤或其他下肢疾病引起的贫血都

被称为静止性贫血。其特征为低度、慢性、正常红细胞、正常色素的贫血，除骨髓脂肪堆积或慢性炎症外（均可限制红细胞生成），无明显病因（Payne 等，2007）。

四、肌肉骨骼系统

20 岁之后养成久坐不动的生活方式，无论是在太空中还是躺在床上，都会导致肌肉数量、质量和代谢功能恶化。肌肉力量、能量平衡和骨骼健康影响着我们的日常生活能力。即使是健康的人，久坐不动的生活方式也会迅速导致其行动能力和自主活动能力的下降，这些情况通常只会随着年龄的增长而出现（Vernikos，2004）。由于持续性骨质流失造成骨质脆弱，通常使人们因失去平衡、肌肉无力或扭转动作而导致骨折的发生率更高，这些都有可能导致人们健康状况螺旋式下降。

五、骨骼

骨骼的主要作用是维持身体移动的机械需要。在生长发育中，骨骼的长度不断增加。成熟骨骼的大小和形状受其在 1 G 环境中运动所施加的力的影响。至生长发育的高峰后，骨骺线闭合，骨骼的生长活力开始减弱，骨质不断流失，直到后来出现骨骼脆化情况，引起骨骼结构重组或骨质疏松症（Schild 和 Heller，1982）。骨骼对 Gz 矢量中的载荷以及肌肉、肌腱和韧带对收缩肌肉施加的张力都有反应。血液流动、神经肌肉信息、收缩肌肉、内分泌和营养因素都有助于骨骼的健康和强壮（Lebrand 等，2000）。

在太空航行和 HDBR 中的骨形成受到抑制，骨吸收增加，主要发生在腿部和脊柱。在 HDBR 中，肠道对钙的吸收也会减少，对这种吸收至关重要的维生素 D3 的合成也会减少。细胞间信号转导是维持动态平衡的重要生理现象。在骨骼中，就像其他对重力信号敏感的组织一样，通过一氧化氮等化学信号进行的细胞间通信在骨骼重建中起着关键作用（Bacabac 等，2004）。在正常情况下，重力会机械地使骨骼处于负荷状态，体液会流过骨骼基质中的微小通道，从而在细胞膜上产生剪切力，激活骨细胞。活化的骨细胞通过一氧化氮控制骨量和结构来调节骨形成和骨吸收。因此，在这里，剪切力的消除和一氧化氮产量的减少也会导致骨骼结构受损和重塑（Klein-Nulend 等，2014）。

20 世纪 60 年代初对宇航员钙和骨质流失的观察为我们理解重力对骨骼健康的重要性提供了重要参考，更重要的是为改进的测量技术工具的发展提供了动力。对 4 名在俄罗斯和平号空间站工作长达 7 个月的宇航员进行的计算机断层扫描显示，这 4 人的骨密度均已有不同程度的流失，主要是脊椎骨；双 X 射线光子吸收法显示这 4 人的脊柱、股骨颈、股骨和骨盆的骨密度每月流失 1%~1.6%，腿部和全身的骨密度每月流失 0.3%~0.4%，但在 1~6 个月的飞行任务中，前臂完全没有发现骨质流失的情况（Sibonga，2007）。

对国际空间站上的宇航员进行的为期 4 年的研究（Keyak 等，2009；Lang 等，2004）显示，在 4~6 个月的时间里，他们平均损失了 11%（总范围为 0~24%）的髋部骨量。更先进的技术和更长的微重力环境停留时间表明，与之前的认知不同，生活在太空中人的骨质流失速度是地球上正常情况下（年龄增长）的 20 倍。在试图评估这些宇航员骨密度损失的严重程度时，最重要的是理解骨骼结构是如何受到影响的。宇航员们髋部的骨小梁（海绵层）和皮质（外层）骨有所流失。矿物质的流失似乎是从腰椎开始的，并在髋部增加，这强调了重力在这种模式中的作用。

研究发现，卧床实验时受试者的骨量流失与在太空中非常相似（LeBlanc 等，1990；Vico 等，1987）。健康男性卧床 90 天后胫骨中的矿物质含量的损失在 1 年内基本恢复，并预计可通过有组织的、有监督的锻炼方案在 2 年内完全恢复。与生长发育时期相比，骨骼的恢复情况较好，这表明成年人的骨骼能够对重力做出反应并重新适应（Rittweger 和 Felsenberg，2009）。

六、肌肉

在太空微重力环境下，人腿部的血液供应减少，毛细血管与纤维的比率降低，股外侧肌的慢肌和快肌纤维的横截面积减小。四肢周长的总体减少已被用作萎缩的粗略指标。

腿部的神经肌肉接头被最低限度地激活，因为腿部不需要收缩，所以导致了肌肉萎缩。HDBR 或静坐时间增加会导致肌肉萎缩和骨骼肌失去力量。小腿肌肉体积减少 13%，特别是像比目鱼肌（在 6 个月内减少了 15%，相比之下腓肠肌减少了 10%），以及参与支撑身体重量和直立姿势的脊髓和颈部的肌肉，这些肌肉在久坐和衰老期间都会缓慢向前弯曲（Trappe 等，2009；Vernikos，2004）。

在整个速度谱上，力-速度特性在太空航行和 HDBR 中都降低了 20%~29%。比目鱼肌和腓肠肌的肌球蛋白重链（MHC）纤维类型的变化分别为 12% 和 17%，MHC-I 类分子减少，并在快速表型之间重新分布，这表明随着肌肉质量和运动能力的降低，两种肌肉的肌球蛋白重链纤维类型都出现了从慢向快的转变。这是一种与人类退化相关的特征性适应。

在一项为期 90 天的 HDBR 研究中，受试者膝伸肌和跖屈肌体积分别减少了 18% 和 29%。扭矩力量和功率分别减少了 31%~60%（膝关节伸展）和 37%~56%（足底屈曲）；肌电活动分别减少了 31%~38% 和 28%~35%（Alkner 和 Tesch，2004a；2004b）。在一项为期 17 周的 HDBR 研究中，背部肌群的变化同样相似，但变化程度较低（LeBlanc 等，1992）。这些类似的研究共同表明，膝盖和脚踝的抗重力伸肌受影响最大。虽然太空飞行后肌肉中的无氧糖酵解酶活性没有明显变化，但与有氧代谢途径相关的酶

（琥珀酸脱氢酶、柠檬酸合成酶、β-羟基酰辅酶 A 脱氢酶）和氧的利用能力在慢肌和快肌纤维中都有所减弱。

姿势肌肉的萎缩和疲劳会限制简单站立时的功能。这种肌肉结构和功能的显著丧失可能使人们容易受到严重伤害（Narici 等，2003；Prisby 等，2004）。在体力活动期间，这些变化可能会使人们无法完成正常生活所需的简单动作，如站立与爬楼梯，甚至包括起床。

七、节律与睡眠

在太空中，一天被压缩成 14 个 90 分钟的周期。在俄罗斯和平号空间站的宇航员 Jerry Linenger 接受了目前为止唯一一次太空中人体体温（BT）的连续监测。尽管在航天器中，但明暗周期仍是按每天 24 小时调节的。Linenger 的体温和警觉度虽然在前 90 天是正常的，但此后（第 110 至 120 天）却急转直下，从而导致其睡眠中断（Monk 等，2001）。这些变化表明，重力和光循环周期共同作用，增强了人睡眠所需的信号。在 56 天的卧床实验中观察到节律失调，特别是节律的内部失调，如体温和心率（HR）（Winget 等，1972），并且通常在人卧床 20 天后变得更为明显。

八、平衡和协调

在处于微重力的太空中没有上下之分，运动的协调和姿势控制的感觉组织会受到这种方向信息缺失的影响。这些方向信息通常来自内耳和本体感受器、肌肉、肌腱和关节中的细胞和神经末梢。在太空航行的初期，信息传导会相互矛盾，直到宇航员在几天内学会如何在太空中移动，矛盾才会消除。而宇航员在返回地球前，会更多地依赖其他感觉感官，如视觉和听觉。

一旦回到地球引力中，人保持稳定的凝视会变得更加困难，并且视野范围将会缩小，这是通过在跑步机上行走时进行的视力测试来衡量的。在 HDBR 后受试者的站姿和步态也会受到影响，受试者就像一岁大的孩子那样将脚分得很开以保持平衡，步伐变得短而宽，且经常步履蹒跚；深度知觉同样会受到影响，在判断方位上存在问题。例如，飞行了 14 天的老鼠回到地球后行走时，首先会通过拖动每只脚的上侧，然后把脚抬起来放在地上。姿势描记术已被证明是对平衡程度的有效的敏感性诊断测试（Paloski 等，1993）。健康的志愿者在进行了 30 天的 HDBR 训练后，也像宇航员一样表现出稳定性下降：双脚分开站立，小步走，走路小心翼翼，遇到弯道不会拐弯，脚底发软。

第五节　感知重力

神经系统的微调决定了身体的反应能力。要做到这一点，需要频繁的刺激，并在两次刺激之间留出恢复的时间。刺激的频率、强度和模式决定了它在保持所有系统灵敏性方面的效果。这样的调节使血压传感器保持灵敏。激素和免疫系统必须反应灵敏，这样才能正常保持平衡和协调运动，以使人体做好预防跌倒的准备。人的身体系统已经进化到使用重力作为刺激，但在太空中这种刺激是不存在或低于阈值的，在人卧床休息时这种刺激将最小化，而在人坐着时更是无效的。

人体至少通过四种方式感知重力，很可能所有这些方式的作用机制都相互影响，以保持身体对环境、方向和加速度的关系变化的反应力和灵敏性（Vernikos，2004）。尽管这些机制相互影响，但根据其历史和肌肉力量、运动能力、适应性、完整的感觉、失前经验以及对他们的要求等特征，其受到的影响可能不同。

一、静水压力

人体内的体液会随着重力方向的变化而移动。体液通常受 1 G 的压力向下流动，或者当重力去除时，体液会向上转移到胸部和头部。闭合的心血管系统中包含的体液转移及其影响已在之前进行了讨论。本体感觉是控制平衡最重要的部分，因为没有本体感觉就不可能有平衡重力。潜意识告诉你不同身体部位的位置，无论是相对于彼此还是相对于周围环境。潜意识能使你不用看脚就能行走，使你时刻保持最恰当的姿势。这种本能反应在任何运动中都必不可少。

人的肌肉系统中存在着复杂的双向交流。肌肉中的本体感受器将信息传递给大脑，大脑反过来反馈肌肉和关节运动控制所需的知觉。在 HDBR 中，它们的灵敏度在重力降低时会变得迟钝，而在久坐不动的生活方式或太空的微重力中，它们的敏感度不被或较少被使用。本体感受器丰富的区域包括手掌、脚底和臀部。飞行员所称的"凭直觉飞行"是指当他们克服重力时知道自己和飞机是如何飞行的。

在太空中航行，或在床上静躺一周，或者仅仅坐了几个小时，脚底的敏感度和触痛感都会增加，这一现象在术后康复中并不少见。一些老年人可能拒绝从椅子或床上起来，这不是因为他们不能站起来，而是因为他们的脚底感受到了疼痛。

<table>
<tr><td colspan="1">

重力挑战着控制平衡的能力

即使 1993 年在 SLS-2 上太空 7 天之后，生活在微重力中会发生什么也是显而易见的。当时的飞行员 Rick Searfoss 飞行后在平台上接受平衡测试。他闭上眼睛后就向前倒下，并没有伸出手臂，正如他告诉我们的那样，也没有任何跌倒的感觉。幸运的是，他并未真正地跌倒在地。从那时起，人们一直在观察这种反应。它强调了缺乏重力会迅速降低人内耳、本体感受器系统和相关大脑通路的重力感觉机制的敏感度，以及它们的恢复能力。这种反应还加强了日常生活中我们不断对抗重力的需要，并将其作为保持反应完整性的基本要求。

当参议员 John Glenn 参加 1998 年的 STS-95 飞行时，他和其他年轻的宇航员（年龄为 38~42 岁）在飞行前和飞行后分别进行了三次平台测试和四次平台测试（Paloski 等，2004）。在飞行前，78 岁的 John 在这次测试中控制姿势的能力远远高于他这个年龄段的平均水平。着陆后，他的姿势稳定性严重受损，但并不比其他任何人差，且他们在回来后的第四天都恢复了。

</td></tr>
</table>

二、机械传导

人从出生起，主要由重力提供的机械力对于结缔组织中细胞外基质的正常发育和进化或其流失至关重要（Silver 等，2003）。随着身体质量及其重量（重力的函数）的增加，肌肉骨骼组织和其他细胞外基质会调整其大小，以满足日益增长的机械需求。完整性理论和研究（Ingber，2008）为我们理解外部（推力和拉力）和内部机械力如何在分子和细胞水平上影响生物控制提供了框架。分子、细胞、组织、器官和我们的整个身体使用张力来稳定整体结构的形状，并无缝地将结构和功能整合到所有大小尺度。这解释了在机械水平上，间歇性机械力是如何施加在外部的，如振动（Rubin 等，2002；Rubin 等，2007）、运动或锻炼、离心（Vernikos，2004），以及推拉或间歇性张力会影响细胞和组织的生长、生化和生理学特征（Pietramaggiori 等，2007）。

机械传导中的关键因素依赖于前庭系统的细胞和器官、血管（内皮细胞）、通道（骨）和内耳内的体液，这些体液利用重力依赖性剪切力来传递信号，以产生化学信号（如维持组织完整性所需的一氧化氮）。

三、前庭系统

重力感知的控制中心是内耳的前庭系统，该系统由一系列充满体液的相互呈直角的管道所构成。它们有一种共同细胞类型，一种用于接收并向大脑传递有关头部在各个方向上的运动信息的毛细胞。随着头部的每一次运动，体液在毛细胞上流动。根据运动方向的不同——向上、向下、向左、向右或快速旋转，会使毛细胞弯曲。这种弯曲向大脑的前庭核和神经纤维发送有关运动的信号，从而在运动过程中形成头部相对于重力位置的内部表征（图 2-2）。大脑使用这些信息及来自其他感官（视觉、听觉和触觉本体感受器）的信息来告诉肌肉该做什么以保持平衡和直立。这些表征有时被称为脑图，曾经被认为是在发育过程中进化出来的，并且可以持续一生。宇航员向我们展示了这些脑图是依赖于重力而生的，它们在太空中只需 10 天就会被抹去，在人返回地球后恢复正常运动时会被重建。HDBR 也有同样的效果。久坐或疾病损伤会导致人的行动能力减弱，推测这些脑图的构建方面也会产生类似的变化。因此，对于任何年龄群体而言，在一生中不断加强这些脑图的构建都十分必要。

人们曾认为前庭系统的主要作用是调控平衡和协调步态、运动方向和加速度，以及视觉和其他感官的感知和协调，现在我们清楚前庭系统的作用要比以上广得多。

前庭系统在调节血压和脑供血方面能起到至关重要的作用，以应对太空航行或 HDBR 后的体位变化和直立性低血压的发生。交感神经和副交感神经受到刺激导致血管收缩或松弛，以维持血压，使心跳加速或减慢，并保持脑内体液充盈以防止晕厥。Yates（2000）已经证明，作为对机体倾斜的反应，前庭系统通过神经刺激、心动过缓、直立性低血压及肌肉交感神经刺激激活自主神经系统通路，通过去甲肾上腺素维持血压的机制来增加血压。

研究表明，前庭系统也影响了其他受太空航行或 HDBR 影响的重力敏感系统，如骨骼和肌肉。大鼠前庭病变导致负重骨的明显骨质流失（Vigneaux，2013）。这种骨质流失不是由于运动能力降低或代谢改变所致，而是与交感神经有关。同样地，前庭自主神经机制被证明与神经前庭传入引起的比目鱼肌抗重力萎缩有关，这包括大量的杂交纤维形成和 NFATc1 积累物的减少（慢性肌纤维萎缩的标志）（Luxa 等，2013）。相较于短期卧床而言，长期卧床更可能通过抑制前庭交感反射本身的敏感性来影响人的反应能力（Dyckman 等，2012）。

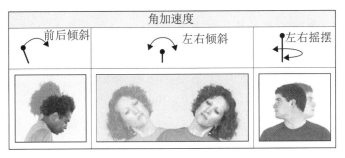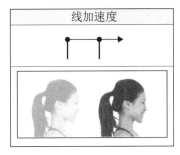

图 2-2　头部相对于重力位置的内部表征

第六节　重力干预的设计与实施

缓解 GDS 的方法十分简单。如何最好地利用重力，最简单的答案就是模仿儿童玩要。就像儿童一样，不管你是否每天锻炼一次，你都需要整天进行运动。应用现在提倡的幼儿运动技能（Robieson 等，2012）——蹲、跳、踢和投掷有助于我们养成有益的终身运动习惯。了解该方法的工作原理可以进一步提高人们对最有效的重力干预措施的认识。

这里提出的原则和假设为开发一系列解决久坐不动的生活方式对健康的不利影响的方案提供了基础。任何形式的运动都是有益的，专注于保持重力感应和控制系统的敏捷性及反应能力训练则是人们的最佳选择。这类重力调节运动构成了恢复能力和活动能力的基础。传统的耐力和力量锻炼可以而且也应该被添加到其中。重力刺激（如使用重力设备）可由以下方式直接被提供：

①离心机或人力离心机。离心机为那些不能独立站立的人提供额外的加速度和重力。它们还能提供超重力以增加刺激。人们可以躺在离心机的转轮上进行全身重量训练。

②GyroGym。这是一个由骑手提供动力的三销轴式万向节装置，用于控制速度和运动，同时轻微改变体重。该装置无发动机，需靠自身动作驱动使转子绕轴旋转。运动时我们的头部可以朝上、朝下或朝向任何角度。GyroGym 的另外两个轴也会产生一种谐波运动交替控制运动和放松过程。大多数太空博物馆或太空中心（堪萨斯、休斯顿或阿姆斯特丹太空中心）都有这种装置，它们也可以通过商业渠道购得。

③振动。并不是所有的振动器都是相同的。事实上，大多数振动器都没有提供足够的频率和压力以对身体产生影响。伽利略计划就是为帮助欧洲宇航员保持骨骼强度而设计的。澳大利亚的 HyperVibe 同样满足了频率与压力的要求。

一些研究表明，相比于静态重力负荷（如站立时）或应变的大小，机械应变的速率对骨骼的形成更为重要。例如，暴露在振动或运动中的骨骼对更快的刺激有更好的反应。骨细胞暴露在 $5\sim100Hz$ 的宽频率范围内的振动应力下，在最高的加速率下会释放更多的 NO（Bacabac 等，2006；Rubin 等，2002）。骨细胞中信号分子 NO 的增加与骨细胞内流体剪切应力的速率呈线性相关。这是通过 ALP、Runx2、骨调节蛋白、甲状旁腺激素受体 1 和骨钙素等几个机械敏感基因的表达来实现的。活体研究提供的证据表明，相比所需的振幅或功率，应变或移动的速度对骨骼的形成更重要。研究发现，低幅度（<10 微应变）、高频（$10\sim100$ Hz）负荷可以刺激骨骼生长，降低废用性骨质疏松症的发生概率（Rubin 等，2002）。关于重力机械的详细讨论可以在《重力相关因素：利用重力逆转老化》（Vernikos，2004）中找到。

因为重力矢量是单向的，所以我们相对于这个矢量做出的运动对身体生理发育有益。没有运动就等于没有刺激。最好的刺激方式来自与对抗重力相关的运动。

①垂直跳跃游戏最大限度地利用了 Gz 矢量。垂直幅度越大，重力载荷越大。从深

蹲到全跳可以产生 6 G，在蹦床上玩耍跳跃可产生 4 G 到 4.5 G。跳绳、玩跳房子时可产生 2.5 G 到 3 G。在步行、弯腰、伸懒腰、跳舞、做家务和园艺时产生的重力水平更低。

②除了重力水平外，垂直移动的好处还来自姿势信号的交替变化，这种围绕重力矢量的运动通过人体内流向头部和四肢的血液变化而得以进行。应当通过工作态度与环境的改变来鼓励人们经常性站立。

③同样，进行涉及平衡和协调、加速和低强度但频率较高的断断续续的运动，如滑冰、跳舞、蹲下和站立、散步、徒步旅行和骑自行车时，都要求我们做出包含方向变化的动作。太极、瑜伽、气功或基础训练等日常练习，可以帮助人体与重力矢量保持一致、改善姿势或提高前庭系统的敏感度。

④偶尔增加进行与克服重力相关的社交运动（如骑马、网球、高尔夫、舞蹈、短跑、滑雪、帆船、轮滑或单板滑雪）的频率也是有益的。

加速度与重力有关，它也是一个基本的乐趣来源，提高了重力刺激值。任何游乐场都能使人们体验到这种乐趣和刺激。感到无聊的时候，可试试摇摆起来刺激前庭。德国和芬兰设有老年人的游乐场，游乐场中旋转木马和过山车都是典型的大型重力机器。进行轮滑、滑冰、杂耍、滑雪和单板滑雪都需要良好的重力感。

当下，有许多技术可以触发人们相对应的自我意识，包括静坐的时间提醒、测量重力值的加速计、鼓励保持良好姿势的座椅（如 Swopper 椅子），或者以预先设定的间隔上下移动的可变高度的站立办公桌。

无论是在家中还是在工作中，我们每天都有无限的活动机会。对宇航员和卧床实验的健康志愿者的研究共同表明，我们应鼓励人们每天更频繁地中断久坐行为，而不是每隔几天或几周才中断一次休息。现在看来，姿势改变所带来的重力刺激可能对随后的任何活动有益。这也表明，对活性和非活性的反应（如在 GDS 中）可能是重力介导的。确定与重力相关的不间断久坐后果的机制，从而带来创新的技术选择和组合。例如，在虚拟环境中可通过振动或运动来丰富相关方法。

第七节　总结

单次坐着超过 1 小时是健康状况不佳和早衰的重要风险因素。长时间不间断地坐着与连续站立并不完全对立，也不等同于缺乏锻炼。

对失重环境或不充分利用重力的研究表明，当缺乏重力时（如久坐、躺在床上或生活在微重力空间中），人的身体状况会迅速变差。研究表明，在重力标度上，相对失重和躺下，衰老导致的灵活性降低和其他降低灵活性的条件与空间相对失重等是一个连续的统一体，它们对重力缺乏的效应是一致的。这种反应的特点是广泛的潜在代谢功能障碍的产生，如胰岛素抵抗、胰岛素介导的炎症、氧化应激、异位脂肪储存和器官浸润。紊乱的底物氧化不仅会影响人的移动能力，而且将对人体健康产生不利影响。

前庭系统沉寂时，人体不会将正常的重力介导刺激指令传递到骨骼、肌肉和代谢途径。这种反应可能是一种警报，通过炎症触发人体防御系统，关闭外周系统。

基于重力感觉平衡调节系统，特别是前庭系统的关键作用，研究人员提出 GDS 的单一共同通路是以前庭-自主神经通路为中心或明确关联的。有效的治疗方法需要我们每天进行低强度、高频率的活动，增加重力的持续运动与加速运动，以及经常改变姿势并锻炼平衡性和协调性。我们所有人都患有不同程度的 GDS，对 GDS 状态的评估应该成为患者病史的一部分。解决 GDS 的办法不是一天只锻炼一次，而是在全天各时间段都要经常运动。只有把使用重力的动作变成习惯，才能做到这一点。在一天中每隔 10 分钟、20 分钟或 30 分钟就站立一次来中断久坐行为是一种颇为有效的解决 GDS 的方案，也是利用重力最有效的方式。

关键概念

①卧床实验（bed rest）：用来研究保持水平卧位、持续躺在床上的健康志愿者，其所受重力从 1 Gz（垂直力）降低到 Gx（横拉力）对其身体产生的影响。

②失重综合征（gravity deprivation syndrome）：由于重力的影响减弱而引起的一系列生理变化，如生活在较低的重力或微重力环境中（如在太空中），或在重力效应减弱的条件下，通过改变身体的方向减少重力（Gx），坐在水中受浮力影响（如浸泡），或不进行对抗重力方向的运动。

③重力（force of gravity）：在地球上，通常被认为是 1 G 值。

④头低位卧床（head-down bed rest）：用来研究健康志愿者以 -6° 头朝下的姿势持续躺在床上时的身体机能变化情况。

⑤微重力（microgravity）：在地球轨道上经历的重力降低，其值约为 10^{-5} G。

研究的问题

①久坐行为的临床影响是什么？有哪些证据能证明它具有这些影响？

②重力与坐姿有什么关系？

③我们如何才能在地球上摆脱重力的影响？

④什么是失重综合征（GDS）？你认为可能产生它的条件是什么？

⑤GDS 导致临床情况的主要生理后果是什么？

⑥重力与健康和健身有何关系？

⑦如果你要设计一项计划来消除久坐行为带来的不良后果，你会根据本章中的概念推荐什么？

⑧如何理解身体调节？哪些身体活动最能代表你想要达到的目标？

第三章

减少久坐时间的生理效应

大卫·W. 邓斯坦（David W. Dunstan）；贝瑟尼·J. 霍华德（Bethany J. Howard）；
奥黛丽·贝古伊南（Audrey Bergouignan）；布朗温·A. 金威尔（Bronwyn A. Kingwell）和
内维尔·欧文（Neville Owen）

通过阅读本章，读者将能够认识到久坐行为的生理效应，并通过高度关注最近相关领域的最新研究成果研究潜在因果关系和有效解决办法的人体实验，以减轻久坐引发的不良后果。在阅读完本章后，读者应该能够做到以下几点：

①更好地了解减少久坐时间的科学依据及减少久坐时间在公共卫生和临床方面的益处。

②确定减少久坐时间的人体实验研究所需的研究设计、控制条件和关键方法。

③进行减少久坐时间的生理学意义探究的人体实验研究。

④描述减少久坐时间的人体实验研究的生理意义。

⑤为未来研究久坐行为与健康的潜在生物学机制指明方向。

过去十年流行病学的研究成果迅速积累表明，久坐行为是影响健康的明显危险因素之一，这激发了人们对久坐行为与健康研究的极大兴趣。正如过去 10 年中的几篇评论所强调的（Dunstan 等，2012；Owen 等，2009；Owen 等，2010；Thorp 等，2011），在久坐行为与健康研究议程中一个高度优先事项是从人类实验研究中发现关于减少坐着的时间会有益于人体的新证据，从而使我们更好地了解久坐行为与健康之间关联的潜在生物学机制。运动生理学研究对公共健康和临床运动指南的重大贡献表明，大量人体实验证据已证实，有针对性地减少这种高度流行的、对健康有害的危险行为（久坐不动）势在必行。

Hamilton 和他的同事（2004；2007）强调了研究减少久坐行为会产生的生理效应的必要性，通过检查久坐行为潜在独特的分子、生理和临床影响，将非运动性行为（不运动生理学）增加的潜在影响与通过结构性运动（运动生理学）引起的反应区别开。作者提出了这样的概念，即不活动时一些特定细胞和分子过程的身体反应与非运动增加的剧烈运动训练相比，其本质上不同：每天小强度的身体姿势变化和步行活动可以显著减轻因不活动造成的不良影响。为了支持这一观点，作者提出了一系列动物实验模型的新证据，表明骨骼肌中一些与健康相关的蛋白质［如脂蛋白脂酶（LPL）］的活性在不活动（减少站立或低强度行走）时会迅速受到抑制。相比之下，小强度的肌肉收缩比肌肉剧烈运动对蛋白质活性影响更大。

此外，此前还开展了大量的科学研究，旨在了解强制的非身体活动状态下（如卧床休息、减少习惯性步行、太空飞行）产生的生理、临床和分子效应。总的来说，这些研究为缺乏运动与慢性病发展这两者之间存在潜在因果关系和可能的潜在机制这一说法提供了相应证据。已有综述描述了到目前为止产生的与强制的身体不活动相关的许多生理反应（Bergouignan 等，2011；Thyfault 等，2011），包括利用脂肪作为底物或产生 ATP 的能力降低、肌肉萎缩、肌纤维向快肌纤维转变、肌肉的胰岛素抵抗（IR）、异位脂肪储存及中枢和外周型肥胖增加。

本章的主要目的是研究减少久坐时间的效果及其可能对健康产生的影响。依据最近修订的公共健康运动指导方针，要求人们定期进行中等强度到高强度的体力活动，也强调了减少久坐时间的重要性。特别是英国（Davies 等，2011）和澳大利亚（Australian Government，2014）的体育活动指南提倡尽量减少久坐时间，其中澳大利亚的体力活动指南建议应尽可能地减少久坐时间。基于此基本框架，我们确定了三个人类实验模型的基本考虑因素以减少久坐时间，所有这些模型都将影响旨在预防慢性病的人口健康倡议措施。

①使用加速计（以及倾斜计）对活动模式和久坐模式进行评估的人群研究的证据表明，花费在久坐行为上的时间主导了普通成年人的典型日常生活（Healy 等，2008）（图 3-1）。因此，实验研究有理由将重点放在解决（即减少）大部分人群的久坐行为上。

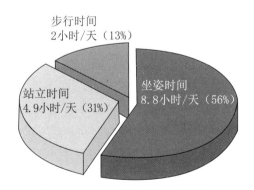

图 3-1　客观测量（倾斜仪）698 名澳大利亚成人（年龄为 36~80 岁）每天中的坐姿、

站立时间和步行时间的分布情况

注：他们佩戴基于姿势的 activPAL3 活动监测器至少 1 天。数据源自昆士兰大学 G. Healy 实验室。

②我们认识到，将正常活动与强制的身体不活动相比较的实验模型与旨在减少久坐时间的实验模型之间存在细微差别。图 3-2 表明，其关键的区别是，强迫身体不活动的方法是一种从活动状态过渡到不活动或极少活动状态（如卧床休息、减少习惯性步行）的模型，这种方法对于我们理解不活动会产生的生理后果来讲至关重要。相反，我们认为减少久坐行为的实验模型更侧重于解决方案，也就是说，他们调查了使人们从不活动（坐着）状态转变到活动（减少或不坐着）状态后会产生的影响。后者被认为比以前的卧床休息模式更温和，而且很有可能与大多数久坐为其生活中主要状态的人群有很高的相关性。

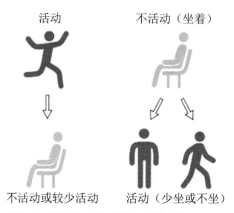

活动　　　　　不活动（坐着）

不活动或较少活动　　　活动（少坐或不坐）

图 3-2　对比正常体力活动与强制体力活动的实验模型与侧重于通过站立或步行代替坐以减少坐着时间的实验模型之间区别的简化示意图

③对于大多数人来说，一天中他们醒着的大部分时间是在早餐、午餐和晚餐后，餐间小吃与餐后状态（即饭后）相似。鉴于人们每天最多有四分之三的时间处于餐后状态，因此对于大多数成年人而言，研究餐后状态下久坐行为和减少坐着行为的影响与他们的日常生活情景高度相关。众所周知，每天摄入高热量的膳食（富含加工碳水化合物和饱和脂肪）会导致葡萄糖和脂质的短暂峰值，这会促进代谢和氧化应激，从而触发炎症级联反应、内皮功能障碍和交感神经亢进。这种餐后效应如果每天重复多次，可能会形成一个有利于心脏代谢疾病发生的环境。在此种情况下，以解决方案为重点的研究方法中，探寻能有效减少被放大的餐后代谢障碍的生活方式尤为重要。

第一节　久坐行为研究的方法学

对于所有的人体生理学研究而言，重点在于对研究环境条件的控制，这样能帮助实验者在不受混杂因素的影响下更好地观察干预所产生的效果。在代谢研究中，控制环境温度、压力、睡眠模式、能量输入的质量和数量，以及能量输出都是其考虑的因素。虽然改变实验室的温度、压力和日光条件难度较大，但饮食和体力活动会有很大差别，对实验结果也会产生较大影响。在后续对关键方法学的考虑中，我们已经确定与进行减少久坐时间实验研究相关的一些方法所考虑的因素。截至目前，从已进行的研究中理解以上相关方法，对于找出现存问题和探寻该领域未来的实验研究至关重要。

在这一章中，我们总结了一些试图了解减少久坐行为对心脏代谢健康指标影响的关键研究。因此，我们侧重于考虑在实验条件下受试者长期久坐的研究，或者将减少久坐行为和长期久坐进行详细的对比研究。在此类研究中，我们主要关注影响心脏代谢的风险因素。

本章所述研究采用的实验条件包括短期的长时间坐姿和减少坐姿条件（时长范围：2~24 小时），这两项研究调查了重复几天（最多 5 天）的实验条件的影响（Duvivier 等，2013；Thorp 等，2014）。大多数确定的研究都对平均年龄较轻（<30 岁）的参与者进行调查；只有一项研究是针对老年人（>65 岁）进行的（Van Dijk 等，2013）。总体而言，大多研究都对正常体重的成年人进行检查，但仍有七项研究将关注点集中在超重或肥胖的成年人身上（Blankenship 等，2014；Dunstan 等，2014；Howard 等，2013；Kingwell 等，2012；Larsen 等，2014；Lunde 等，2012；Thorp 等，2014）。一项研究关注于超重或肥胖 2 型糖尿病患者（Duvivier 等，2013）。十一项研究关注于男性和女性参与者（Bailey 等，2015；Blankenship 等，2014；Buckley 等，2013；Dunstan 等，2012；Duvivier 等，2013；Holmstrup 等，2014；Howard 等，2013；Larsen 等，2014；Peddie 等，2013；Thorp 等，2014；Stephens 等，2011），两项研究关注于男性参与者（Miyashita 等，2013；Van Dijk 等，2013），两项研究关注于女性参与者（Nygaard 等，2009；Lunde 等，2012）。然而，没有人研究性别差异。大多数研究都在实验室进行测试，有三项研究利用了工作场所环境（Blankenship 等，2014；Buckley 等，2013；Nygaardv 等，2009），而另一研究则在自由生活条件下进行实验（Duvivier 等，2013）。除一项研究外（Buckley 等，2013），所有这些研究都采用随机交叉法，其中实验条件已应用于平衡方法。

主要方法注意事项
①纳入标准符合在人群调查中观察到的活动和久坐模式。 ②在实验前熟悉测试程序。 ③规范和控制体力活动和锻炼。 ④规范和控制食物摄入量。 ⑤规范和控制能量平衡。

主要方法注意事项：

①纳入标准。除两名志愿者外，其他所有志愿者（Holmstrup 等，2014；Stephens 等，2011）的特点是身体活动不够积极（即未达到推荐的最低体力活动水平），且大多数没有描述参与者在实验前的活动水平。根据在人口研究中观察到的高频率坐姿时间，有五项研究专门针对从事需久坐不动职业的志愿者（Blankenship 等，2014；Dunstan，Kingwell 等，2012；Nygaard 等，2009；Peddie 等，2013；Thorp 等，2014）。

②实验前熟悉测试程序。一些研究（Bailey 等，2014；Blankenship 等，2014；Dunstan 等，2012；Holmstrup 等，2014；Miyashita 等，2013；Peddie 等，2013；Stephens 等，2011；Van Dijk 等，2013；Thorp 等 2014）将熟悉实验作为引入实验条件的附加控制措施，这包括熟悉测试设备和实验方案（如在跑步机上步行）或进行预实验测试，以确定在实验条件下能完成适当强度的个性化工作负荷。

③规范和控制体力活动和锻炼。所有研究都限制在每个试验条件的前 24~72 小时进行非试验性锻炼。一些实验根据有氧适能测试确定所需运动强度（Blankenship 等，2014；Miyashita 等，2013；Peddie 等，2013；Van Dijk 等，2013），也取决于每个受试者运动能力的相对强度（Dunstan 等，2012；Duvivier 等，2013；Lunde 等，2012；Nygaard 等，2009；Stephens 等，2011），并排除个人健康状况，要求被试实验过程的总运动量相同。为确保依从性，通过监测和潜在地控制任何活动诱导的变异性，六项研究纳入了对不同条件下静坐和体力活动模式的客观监测（Blankenship 等，2014；Dunstan 等，2012；Duvivier 等，2013；Miyashita 等，2013；Stephens 等，2011；Thorp 等，2014）。

④规范和控制膳食摄入量。饮食，包括酒精和咖啡因的摄入，可以引起人体不同的新陈代谢反应。参与者在饮食上的任何差异都可能掩盖体力活动对新陈代谢的影响，或导致更显著的个体间变异性。在四项研究中，通过在实验前提供一份或几份标准化的测试餐，将饮食诱导的变异性降至最低（Dunstan 等，2012；Stephens 等，2011；Thorp 等，2014；Van Dijk 等，2013）。在其他研究中，参与者被要求在参与实验前，尽可能保持与过去 24 小时的饮食习惯相同（Buckley 等，2013；Holmstrup 等，2014；Miyashita 等，2013；Peddie 等，2013）或尽可能相似（Duvivier 等，2013；Lunde 等，2012；Nygaard 等，2009）。除三项研究外，所有研究（Blankenship 等，2014；Lunde 等，2012；Nygaard 等，2009）都限制酒精摄入至少 24 小时，而几项研究也限制咖啡因摄入（Bailey 和 Locke，2014；Dunstan，Kingwell 等，2012；Holmstrup 等，2014；Stephens 等，2011；Thorp 等，2014）。

在实验过程中，标准化测试餐（Blankenship 等，2014；Buckley 等，2013；Lunde 等，2012；Miyashita 等，2013；Nygaard 等，2009；Stephens 等，2011；Van Dijk 等，2013）或流质膳食（Bailey 等，2014；Dunstan 等，2012；Holmstrup 等，2014；Peddie

等，2013；Thorp 等，2014）被用于检查餐后反应。其中大多数标准化测试餐或流质膳食都遵从世界卫生组织（WHO）推荐的营养素组成要求（即碳水化合物占总能量摄入量的 55%，脂肪占 30%，蛋白质占总能量摄入量的 15%）。然而，细微营养素成分的显著变化可能会影响人体新陈代谢，并增强新陈代谢餐后反应的变化。考虑到这一点，两项研究选择了将高碳水化合物、高脂肪的液体餐作为联合口服葡萄糖和脂肪耐量的测试（Bailey 等，2014；Dunstan 等，2012；Thorp 等，2014）。

⑤规范和控制能量平衡。除食物质量外，食物的供给量还会影响新陈代谢和生理。能量平衡用来描述能量摄入和能量输出之间的关系。当能量摄入大于能量消耗时，个体能量就会过剩，从长远来看，其体重就会增加。相反，当能量摄入低于能量消耗时，个体系统就处于能量赤字状态，从而导致体重随着时间推移而减轻。在控制体力活动（即能量平衡方程的两边之一）的研究中，严格控制食物摄入量在数据分析中非常重要。然而，到目前为止，很少有研究者在他们的设计中考虑能量平衡。Stephens 和他的同事们（2011）通过比较一天坐或不坐的相对影响来考虑能量平衡。Blankenship 和其他人（2014）通过匹配两种情况（连续步行和频繁的长休息）的每日总能量消耗来考虑能量平衡，而第三种情况（频繁的短休息）的能量消耗较低。如此一来，上述研究避免了过多混杂因素的影响。人类早期实验研究获得的结论具有指导意义，表明将长时间坐着与减少坐着的时间进行具体比较的策略至少在短期内可以引起心脏代谢生物标志物的有利变化。具体而言，已有研究已经证明了减少久坐行为会对餐后血糖和胰岛素反应产生积极影响，而另一些研究也证明减少久坐行为会使血压、血脂和止血标记物方面的反应有所改善。

第二节　减少久坐行为和餐后状态的代谢效应

已有研究调查了餐后短时间不间断地保持坐姿（2~9 小时，单日实验）与减少坐着的时间对心脏代谢生物标志物的影响。尽管专门针对久坐和少坐对心脏新陈代谢影响的实验研究结果令人振奋，但仍需要进一步开发高质量的研究证据。除了检查长期活动（即几周或几个月）的影响外，还需要检查活动中断的频率（高强度与低强度）、时间（短与长）和类型（步行与站立）对长时间保持坐姿的影响，以及与中等强度到高强度体力活动、饮食摄入量和进餐模式的相互作用的影响。

此外，减少久坐时间可能会对身体多个组织、器官和系统（如血管和血液动力学机制、认知功能、肌肉骨骼适应）产生影响。在干扰坐姿、风险标记物和生理适应之间建立剂量-效应关系也有可能为特定疾病（如高血压、外周动脉疾病、骨关节炎、超重和肥胖、代谢综合征和糖尿病、认知障碍及血栓患者）的进一步研究提供有用信息。

一、餐后长时间慢走

在办公室环境中，Nygaard 及其同事进行了一项随机交叉试验（2009），调查了 2 小时内毛细血管（手指）血糖对高碳水化合物膳食的反应（表 3-1）。这项研究通过 15 分钟和 40 分钟的慢走比较 50 岁以上健康女性的血糖变化，旨在减少久坐行为。研究发现，相比于 15 分钟慢走，在 40 分钟慢走情况下，受试者在 2 小时内毛细血管（手指）中的葡萄糖增量面积（AUC）显著减少，这表明餐后慢走的持续时间（及由此导致的能量消耗的增加）和餐后血糖的降低之间可能存在剂量反应。然而，随后 Lunde 和其他人（2012）在巴基斯坦女性移民（大多数人患有异常糖耐量）中使用了类似的研究设计和方法，结果显示，与正常人相比，受试者在 20 分钟（减少 30.6%）和 40 分钟（减少 39.0%）步行条件下 2 小时内毛细血管（手指）中的葡萄糖增量面积都减小了；在 40 分钟步行条件下，受试者的收缩压也显著降低。这两项研究结果之间的差异表明，在代谢不良的人群中，就活动的持续时间或能量消耗而言，需要做的工作量更大。外在因素（即体力活动）和遗传背景（高加索人与亚洲人）之间的相互作用也可能影响体力活动和代谢之间的剂量-效应关系。表 3-1 展示的是餐后长时间慢走会对血糖产生的影响。

表 3-1 餐后长时间慢走（减少久坐行为）对血糖的影响

Nygaard，2009	
实验条件	调查结果
1. 久坐办公： 120 分钟	
2. 缓慢步行： 步行 15 分钟，静坐 105 分钟	与条件 1 相比： 血糖峰值时间上升
3. 缓慢步行： 步行 40 分钟，静坐 80 分钟	与条件 1 相比： 2 小时血糖 iAUC 下降 31.2% 血糖峰值时间上升
Lunde，2012	
实验条件	调查结果
1. 保持坐姿： 120 分钟	
2. 缓慢步行： 步行 20 分钟，静坐 100 分钟	与条件 1 相比： 2 小时血糖 iAUC 下降 31% 血糖峰值时间上升

续表

Lunde，2012	
实验条件	调查结果
3. 缓慢步行： 步行 40 分钟，静坐 80 分钟	与条件 1 相比： 2 小时内血糖 iAUC 下降 39% 血糖峰值时间上升 餐后血糖峰值下降 2 小时内收缩压下降 与条件 2 相比： 餐后血糖峰值下降

注：iAUC＝曲线下的增量面积。

二、高频率短暂活动

在已获得了减少久坐时间有益于健康的观察性研究结果的基础上，Dunstan，Kingwell 和他的同事（2012）对超重的中年人进行了一项实验研究（表 3-2）。在一项随机交叉试验中，他们比较了不间断地坐着和用 2 分钟短时间活动（轻度或中等强度的在跑步机上步行）中断坐姿对受试者餐后血糖和胰岛素水平（Dunstan，Kingwell 等，2012）、止血标志物（Howard 等，2013）和血压（Larsen 等，2014）的影响。他们发现与不间断久坐状态相比，在两种间歇活动状态下，受试者 5 小时内血糖和胰岛素曲线下增量面积及收缩压和舒张压均有类似幅度的显著下降。随着久坐时间的延长，受试者血浆纤维蛋白原显著升高的症状仅在轻度休息条件下减弱。值得注意的是，此次试验中，在两种活动条件之间没有观察到统计学的显著性差异，这说明：短暂中断坐姿，并进行最低限度的低强度体力活动，可以减弱长时间坐着期间的急性餐后血糖、胰岛素和血压反应；表明较低阈值的活动强度就可以改善久坐行为带来的负面影响。这些研究有别于运动生理学研究中传统的运动方法，其证明低能耗的身体活动可带来较大益处（即通过小强度体力活动减少坐着的时间），将为未来的相关生理研究奠定基础。

表 3-2　通过高频率的短暂活动来减少久坐行为

Dunstan，Kingwell 等，2012；Howard 等，2013；Larsen 等，2014	
实验条件	调查结果
1. 不间断坐姿： 300 分钟	
2. 静坐+低强度活动中断坐姿： 步行 14×2 分钟，静坐 272 分钟	与条件 1 相比： ↓5 小时内血糖 iAUC 下降 24% ↓5 小时内胰岛素 iAUC 下降 23% ↑血浆纤维蛋白原上升 ↑红细胞压积、血红蛋白和红细胞计数上升

续表

Dunstan，Kingwell 等，2012；Howard 等，2013；Larsen 等，2014	
实验条件	调查结果
	↑血浆体积变大 ↓收缩压降低 3 mmHg ↓舒张压降低 3 mmHg
3. 静坐+中等强度活动： 14×2 分钟中等强度步行，静坐 272 分钟	与条件 1 相比： 5 小时内血糖 iAUC 下降 30% 5 小时内胰岛素 iAUC 下降 23% ↓2 小时内胰岛素降低 37 pmol/L ↓血细胞比容、血红蛋白和红细胞计数下降 ↑血浆体积、平均血小板体积和白细胞计数上升 ↓收缩压降低 2 mmHg ↓舒张压降低 2 mmHg 与条件 2 相比： 无显著区别

注：iAUC=曲线下的增量面积。

三、持续的餐后锻炼或简短的连续活动

在迄今为止进行的一项最大规模的久坐的实验研究中，Peddie 和他的同事（2013）调查了 70 名体重正常的健康年轻成年人在 9 小时内定期中断长时间坐着行为后产生的效果（表 3-3）。他们在 1 小时、4 小时和 7 小时为受试者提供代餐饮料。在一种新的方法中，在 9 小时的时间里，中断长时间坐姿，每隔 30 分钟在跑步机上快走一次然后持续坐着。值得注意的是，这两个条件是等热量的（即相似的能量消耗），因为参与者以完全相同的强度进行了总共 30 分钟的锻炼。与 Dunstan、Kingwell 和他的同事（2012）在超重成年人中的研究结果一致，经常短暂中断长时间坐姿行为相对于长时间一直坐着而言，降低了受试者在 9 小时内的餐后血糖和胰岛素浓度。值得注意的是，在降低餐后血糖和胰岛素方面，有规律的活动休息条件比坐着进行连续的体力活动更有效；相反，相对于持续的体力活动，受试者在活动中断条件下，餐后 9 小时的甘油三酯浓度更高。需要进一步的研究来阐明中断坐姿和持续的中等到剧烈强度的体育活动对人们一天中葡萄糖和脂肪的相对消耗量影响差异。

在另一项随机交叉试验中，Van Dijk 等（2013）在患有 2 型糖尿病的老年人中进行了一项随机交叉实验，其中一个条件引入了频率较低（10.5 小时内总共三次）但持续时间较长（15 分钟）的慢节奏散步来减少久坐时间。另一个条件是在实验开始时进行 45 分钟连续的中等强度运动后，再进行久坐。在这两种实验条件下，受试者餐后

10.5 小时的血糖和胰岛素水平均显著降低；而在持续运动条件下受试者血糖（36%对19%）和胰岛素的变化幅度更大（32%对14%），这可能是因为其运动强度和能量消耗的影响更大，但对总胆固醇含量和血压没有明显影响。

表 3-3　通过连续的餐后运动或短暂的活动减少坐姿时间

Peddie 等，2013	
实验条件	调查结果
1. 不间断坐姿： 540 分钟	
2. 静坐+一次持续体力活动： 步行 30 分钟，静坐 510 分钟	与条件 1 相比： 无显著影响
3. 静坐+常规活动： 先坐 18×15 分钟，然后进行 100 分钟中等强度步行	与条件 1 相比： ↓9 小时内血糖 iAUC 下降 39% ↓9 小时内胰岛素 iAUC 下降 26% 与条件 2 相比： ↓9 小时内血糖 iAUC 下降 37% ↓9 小时内胰岛素 iAUC 下降 18% ↓9 小时内甘油三酯 iAUC 下降 31%
Van Dijk，2013	
实验条件	调查结果
1. 不间断坐姿： 650 分钟	
2. 静坐+日常生活能力训练： 缓慢散步 3×15 分钟，静坐 605 分钟	与条件 1 相比： ↓10.5 小时内葡萄糖 iAUC 降低 19% ↓10.5 小时内胰岛素阳性 iAUC 降低 14%
3. 静坐+运动： 1×45 分钟中等强度循环（605 分钟静坐，45 分钟周期）	与条件 1 相比： ↓24 小时内高血糖患病率降低 30% ↓10.5 小时内血糖 iAUC 降低 36% ↓10.5 小时内胰岛素阳性 iAUC 降低 32%-胰岛素阳性 iAUC 降低 32% ↓胰岛素阳性 iAUC 缩小

注：iAUC=曲线下的增量面积。

四、增加站立

两项研究检验了通过增加站立行为来减少坐着时间的单日效果。在一项于现实办公室环境中使用可调节高度的办公桌对 10 名办公人员进行重复测量的研究中，Buckley

及其同事（2013）报告说，与坐着工作一下午相比，站立工作一下午后的血糖波动（通过使用连续监测设备进行评估）显著减弱（表3-4）。Bailey 和 Locke（2015）在 10 名健康的年轻参与者中进行了一项随机交叉试验，比较通过频繁的 2 分钟低强度步行减少坐着时间的效果。另外，在 5 小时的观察期内，使受试者每隔 20 分钟进行一次 2 分钟的站立。虽然此次试验没有观察到中断或减少久坐时间对总胆固醇、高密度脂蛋白胆固醇或血压的显著影响，但发现与不间断坐着和站立条件相比，频繁的低强度步行条件下减少了受试者的坐姿时间，其餐后血糖反应显著减弱。研究结果表明，受试者在休息状态下骨骼肌激活的幅度可能会影响随后的代谢反应，因为用频繁的低强度活动中断坐姿会带来有益的餐后血糖反应，而用频繁站立中断坐姿（其特征是相对骨骼肌活动减少）不会影响随后的代谢反应。

表 3-4　通过增加站立减少久坐行为

Buckley，2014	
实验条件	调查结果
1. 久坐办公： 185 分钟	
2. 站立办公： 185 分钟	与条件 1 相比： ↓185 分钟内葡萄糖 iAUC 下降 43%
Bailey 和 Locke，2015	
实验条件	调查结果
1. 不间断坐姿： 300 分钟	
2. 静坐+低强度活动中断坐姿： 300 分钟（每间隔 20 分钟进行 14×2 分钟轻度步行）	与条件 1 相比： ↓血糖 iAUC 下降 15.9%
3. 静坐+站立休息： 300 分钟（每隔 20 分钟静止 14×2 分钟）	与条件 1 相比： 无显著影响 与条件 2 相比： 5 小时内血糖 iAUC 下降 16.7%

注：iAUC=曲线下的增量面积。

第三节　减少久坐行为对心脏代谢的影响

为研究受试者长期久坐于实验条件后，对自身葡萄糖和胰岛素代谢的急性（1 天）影响，Stephens 和其他人（2011）比较了 14 名活跃的、体重正常的年轻人进行时长不等的久坐（长 16.9 小时，短 5.8 小时）时的身体糖代谢情况（表 3-5）。在第一种情况下，久坐取代了体力活动时间消耗的能量，使受试者处于稳定的能量平衡状态。在第二种情况下，他们的能量摄入与能量消耗不匹配，导致参与者能量不足。当增加的体力活动消耗的能量没有通过食物摄入来补偿时，与长时间坐着相比，越短的坐姿时间越可以改善胰岛素的作用。可见，长时间坐着（客观测量约 17 小时）替代体力活动中的能量消耗时，其后观察到的胰岛素作用下降可通过休息显著减轻，但并不能完全被消除。这些结果表明，中断坐姿行为的益处的大小取决于能量平衡，当受试者食物摄入量较少时，其获得的益处更大。

在 18 名年轻参与者中，Miyashita 和他的同事（2013）采用了为期 2 天的实验设计，比较了事先不间断坐姿与减少坐姿的效果，方法是间歇性地站 45 分钟，或者在坐之前进行 30 分钟的快步行走。参与者在第二天接受餐后血液测量（作为对标准化测试餐的回应）。结果发现，只有在步行条件下才能观察到显著的影响，与不间断坐着相比，受试者餐后 6 小时的血糖反应降低，与不间断坐着和站立条件相比，受试者餐后 6 小时的甘油三酯曲线下区域减少，这是因为多次站立消耗的能量不够，或是因为受试者最后的站立行为比更剧烈的体力活动影响更小。根据活动的性质、数量、强度和持续时间确定活动的周期，对于制订未来的久坐行为相关的建议和确定两组活动之间的最短间隔时间来说非常重要。

为比较保持恒定能量消耗下增加锻炼与减少坐姿的效果，Blankenship 和其他人（2014）调查了 10 名超重或肥胖的久坐上班族，他们在办公室环境中处三种不同的实验条件下。这项检查按随机顺序进行，在 8 小时的工作日内，他们于工作日结束时在实验室接受耐餐试验。在经历了一天的时间后，研究人员检测了两组的血糖变异性（使用连续血糖监测）及餐后血糖和胰岛素反应，其中一组是频繁中断久坐人员（FLB）（站立或步行），另一组是较少中断久坐人员（根据活动指南步行；AWG），发现他们在不同条件下的总能量消耗相匹配。第三组人员中虽包含与 FLB 相同的中断次数，但他们的能量消耗更低（包括站立和行走的频繁短休息）（FSB），以检查能量消耗或简单的身体姿势变化是否经常引起介导反应。虽然所有条件对餐后血糖和胰岛素的反应没有差异，但与 AWG 条件相比，休息条件下更明显地降低了血糖变异性；FLB 后的夜间高血糖持续时间（2.5 分钟）也比 AWG（32.7 分钟）或 FSB（45.6 分钟）短。在中断坐姿和中等强度运动对餐后血糖和胰岛素反应有同等影响的情况下，尽管两者的能量消耗相匹配，但都更有效地限制了血糖变异性。有人解释说，在久坐的人群中，频繁中断坐姿可能会比进行一次运动能更有效地降低血糖变异性。此外，由于血糖变异性在 AWG 状态下最高，因此有人认为，至少在短期内，结构性运动可能不会完全否定久坐行为对心脏代谢健康的影响。

表 3-5   减少坐姿对心脏代谢的影响

Stephens，2011	
实验条件	调查结果
1. 长时间坐姿： 静坐 16.9 小时，站立 0.2 小时，步行 0.1 小时	
2. 活动状态下减少静坐： 静坐 5.8 小时，站立 9.8 小时，步行 2.2 小时	与条件 1 相比： ↓胰岛素作用降低 39%
3. 延长静坐+减少能量摄入： 静坐 16.8 小时，站立 0.3 小时，步行 0.1 小时	与条件 2 相比： ↓胰岛素作用降低 18%

Miyashita，2013	
实验条件	调查结果
1. 不间断坐姿： 7.5 小时	
2. 坐姿+站立： 站立 6×45 分钟，静坐 3 小时	与条件 1 相比： 无显著影响
3. 坐姿+一次连续步行： 静坐 7 小时，步行 30 分钟	与条件 1 相比： ↓6 小时内血清三酰甘油总 AUC 下降 18% ↓6 小时内总葡萄糖 AUC 下降 7% 与条件 2 相比： ↓6 小时内血清三酰甘油总 AUC 下降 18%

Blankenship，2014	
实验条件	调查结果
1. 一次连续步行+坐姿： 步行 30 分钟，静坐 8 小时	
2. 坐姿+频繁长时间中断坐姿： 8 小时（不间断坐姿时间限制在 20 分钟内，用站立或行走的方式中断坐姿）	与条件 1 相比： ↓血糖变异性下降（所有指标） ↓夜间血糖下降
3. 坐姿+频繁短暂休息： 8 小时（不间断静坐时间限制在 20 分钟内，站立或行走中断，与条件 2 等量但较短的休息时间）	与条件 1 相比： ↓血糖变异性下降（CONGA） ↓晚餐血糖 AUC 下降（CGM） 与条件 2 相比： ↓血糖变异性下降（SD） ↓血糖升高下降（CGM）

注：CGM＝连续血糖监测，CONGA＝重叠净血糖测试，SD＝标准差。

Duvivier 及其同事进行了一项随机交叉研究（2013），比较了 20 名健康大学生在自由生活条件下连续坐 4 天和两次单独减少坐姿的效果（表 3-6）。在坐着状态下，在所有 4 天中，受试者被指示每天坐 14 小时，走 1 小时，站 1 小时，每天睡眠或仰卧 8 小时。在运动条件下，每天 1 小时的静坐时间，1 小时的监督骑行，其余时间均以类似于坐着的方式度过。在最低强度的体力活动条件下，受试者被要求用 4 小时的慢步行走和 2 小时的站立代替 6 小时的静坐。

在 4 天里，参与者连续 24 小时佩戴倾斜仪来量化每天的体力活动和姿势分配情况。实验第 5 天进行实验室测量。结果发现与静坐状态相比，在最低强度体力活动条件下，受试者在 2 小时内的曲线下胰岛素浓度、空腹血浆甘油三酯、非高密度脂蛋白胆固醇和载脂蛋白 B（心脏代谢生物标志物）显著降低。尽管与静坐状态相比，受试者在运动状态下的餐后胰岛素浓度显著降低，但据报道，与运动状态相比，受试者的最小强度体力活动曲线下胰岛素面积、空腹血浆甘油三酯和空腹血浆非高密度脂蛋白胆固醇的降幅更大，胰岛素敏感性指数也明显增加。在实验室环境下的模拟办公室环境中，Thorp 及其同事（2014）对 23 名上班族重复数天（5 天）的长时间久坐工作（8 小时/天）与使用类似的站立和坐着交替工作（使用一台高度可调的工作站每 30 分钟交替 1 次，累计 4 小时站立，4 小时坐着）的效果进行了比较。他们采用随机交叉设计，在每种条件的第 1 天和第 5 天进行实验室测量。采用每小时 30 分钟使用站立工作这一方式，使受试者的餐后血糖反应（曲线下的增量面积）相对于坐着状态显著降低，但没有观察到胰岛素或甘油三酯的减弱。

表 3-6　久坐不动对心脏代谢的影响

Duvivier，2013	
实验条件	调查结果
1. 坐姿：坐 14 小时/天，步行 1 小时/天，睡眠或仰卧 8 小时/天	
2. 运动：用 1 小时监督骑行代替 1 小时静坐	与条件 1 相比： ↓2 小时内胰岛素总 AUC 降低 7%
3. 最小强度 PA：用 4 小时的低强度步行和 2 小时的站立代替 6 小时的静坐	与条件 1 相比： ↓2 小时内胰岛素总 AUC 降低 13.2% ↓血浆甘油三酯降低 22% ↓血浆非 HDL 胆固醇降低 10% ↓血浆载脂蛋白 B 降低 8% 与条件 2 相比： ↓2 小时内胰岛素总 AUC 降低 19% ↑胰岛素敏感性指数（ISI）升高 15% ↓血浆甘油三酯降低 17.6% ↓血浆非 HDL 胆固醇降低 6.7%
Thorp，2014	
实验条件	调查结果
1. 静坐工作： 560 分钟	
2. 坐姿和站立工作： 高度可调的工作站，每 30 分钟更换一次（坐 240 分钟，站立 240 分钟）	与条件 1 相比： ↓4 小时内葡萄糖总 AUC 下降 11.1%

注：AUC＝曲线下面积，ISI＝胰岛素敏感性指数，HDL＝高密度脂蛋白。

第四节　公共卫生和临床指南

来自实验研究的新证据要求医学从业者和公共卫生专家将他们的思维拓展到仅仅聚焦于有目的地研究探寻促进人们健康的运动外，并认真考虑倡导人们减少坐姿的时间。一些主要的卫生机构已经在这一问题上采取了积极主动的态度，在体育活动中发布关于减少久坐行为的重要性的说明。

2011 年在英国出台的《开始运动，保持运动》（*Start Active，Keep Active*）文件（Davies 等，2011）和 2014 年出台的《澳大利亚体育活动和久坐行为指南》（*Australian Physical Activity and Sedentary Behavior Guidelines*）（澳大利亚政府，2014）提出了在人的整个生命周期内实现总体健康所需的体育活动量、持续时间、频率和类型的建议；还指出我们应注意减少所有年龄段人群的久坐行为，通过非特定的方式来尽量减少久坐的时间，尽可能使自身在青年至晚年中的久坐行为都得到减少。

除有规律的锻炼外，减少久坐的总时间，以及在久坐活动期间穿插频繁、短暂的站立和体力活动，对从事体育活动的成年人来说，都是极其有益的（Garber 等，2011）。

然而，英国的《开始活动，保持活动》文件、《澳大利亚体力活动和久坐行为指南》及美国运动医学院（American College of Sports Medicine）均明确表明，在缺乏大量实验证据支持久坐会影响健康的推断下，此类与久坐有关的建议还有待深入研究。此外，世界卫生组织（World Health Organization）发布的 2010 年全球身体活动促进健康建议文件明确指出了久坐对健康的潜在影响，但未针对改善久坐行为提出具体建议。

减少和中断久坐行为是增加日常身体活动的新方法，但人们对其机制还了解不足。在缺乏此类证据的情况下，减少坐姿时间和判定可接受的累积或持续坐着时间的上限的公共卫生准则仍然不能明确。因此，严格设计的人体实验研究对于制定未来临床和公共卫生指南所需的关于坐着的具体建议而言至关重要。

第五节　总结

在本章中，我们重点强调了几个研究设计特点和方法要素，这些要素与未来旨在使人们理解久坐行为的生理含义的研究相关。尽管采用与人口研究相关的纳入标准尤为重要，但用与体力活动性质有关的活动取代减少静坐状态（可能取决于生理和代谢评估的结果），以及获得严格控制饮食和体力活动模式和能量平衡的方法将是该领域所有研究人员的首要任务。

以减少和中断坐姿行为为目标的人体实验研究中出现的新证据支持了观察性研究，

其将人的坐姿时间和坐姿中断时间与心脏代谢健康联系起来。然而，尽管这些发现令人振奋，但现在就人们应该坐多长时间、多长时间休息一次及如何实现这一点提出明确的建议还为时过早。目前，还需要额外的证据，特别是来自长期干预研究（即慢性试验）的证据，才能准确地向患者和普通人群提供具体的指南和建议。但根据当前已有的观察研究结果和早期的人类实验证据，我们仍可以给出如下建议：如果成年人在家里、工作中和交通通勤过程中创造机会限制久坐时间，并通过全天从坐到站或走动的频繁转换来中断长时间坐着的状态，这可能会有益于健康，并且不会造成任何伤害。目前基本可以确定的是，站起来、少坐、多走动有益于健康。但这一理论的细节仍有待于未来的实验研究来描述。

关键概念

①曲线下面积（area under the curve，AUC）：所选生物标志物（如葡萄糖、胰岛素）在血浆或血清浓度曲线下累积面积的综合表达。常用于评估对刺激（如葡萄糖负荷、膳食）的反应性，以曲线下的增量面积表示，其中考虑了低于基线水平的面积（空腹或餐前）。

②血糖（blood glucose）：血中的葡萄糖，葡萄糖是一种能量来源，在人体摄入碳水化合物后被吸收到血液中。

③交叉试验（crossover trial）：参与者自行控制的研究设计。每个参与者都完成所有的条件，通常是以一个随机的顺序分开的。因此，这种设计允许比较内部和组间效果（Mills 等，2009）。

④胰岛素（insulin）：胰腺 β 细胞分泌的一种激素，在人进食后被分泌到血液中。胰岛素有助于肝脏、脂肪和肌肉细胞对葡萄糖的摄取，从而产生 ATP 或将其储存为糖原。

⑤餐后状态（postprandial state）：美国糖尿病协会 ADA（2001）将其定义为餐后时间。餐后状态通常与进食后的血糖水平有关。通常情况下，餐后 10 分钟血糖会上升，60 分钟左右达到峰值，3 小时内恢复到餐前水平。

研究问题

①为什么认为减少和中断久坐行为的实验模型比其他实验模型更能解决实际问题？

②进行一项基于实验室的实验研究，以确定中断久坐行为的益处，你准备如何操作？

③关于久坐行为生理意义的人类实验研究的关键方法或设计考虑因素是什么？

④在关于久坐行为生理意义的实验研究中，为什么控制食物摄入量和食物质量非常重要？

⑤从人体实验研究中得出的哪些发现最能为减少人们久坐行为提供更具体的公共健康建议和临床指南？

第四章
重新探究椅子与坐姿的关系

加伦·克兰兹（Galen Cranz）

通过阅读本章读者将会了解到，为什么坐在直角椅上是有问题的，以及为什么进行运动和改变坐姿是可取的。读完本章后，读者应该能够做到以下几点：

①总结椅子的历史。

②概述在椅子上坐着时的生物力学和人体工程学问题及原理。

③了解椅子设计者如何解决人机工程学问题。

④了解在直角椅设计中不能解决的问题，并且明白这些问题与身体各处关节部位的联系。

⑤使用传统直角椅的替代方案（如使用躺椅、高位椅、立式工作站、可调节座椅、连续运动、工作重新分配、姿势教育等方案）。

目前，越来越多的专家开始担心我们坐着的时间太长，而让我们坐着的时间越来越久的工具则是椅子。在考虑与坐椅有关的解剖学和生理学问题前，我们应回顾椅子的历史，思考为什么人类难以离开椅子。

第一节　椅子的历史

人类可能永远也不知道椅子的确切起源，尽管我们知道椅子要比大多数家具出现得早。部分历史表明，大多数学者都是从埃及法老时期或美索不达米亚新月沃土的国王时期开始研究椅子的，证明了椅子距今大约有 5000 年的历史。来自南斯拉夫的考古工作者提供了椅子的历史比 5000 年更久的证据（Cranz, 1998）。他们在坟墓中发现了新石器时代（公元前 7500 年）妇女坐在椅子上的烧制模型。这意味着椅子至少有10000 年的历史，甚至可能更久。然而旧石器时代（大约 4 万年前）的原始材料主要记录的是洞穴艺术，其中大部分是动物，偶尔也有人类，很少是工具，却从未出现椅子

（Cranz，1998），因此确定第一把椅子出现的确切时间较为困难。

最早的证据表明，椅子出现在新石器时代，表明椅子与角色分化和社会地位相关，在今天依然如此。在古典希腊，Klismos 椅子是为家庭生活而开发的，但在罗马帝国，社会活动是在平坦的平台、床和躺卧餐桌上进行的。躺卧餐桌是一个专门的三面 U 形平台，用于上流社会宴会用餐，同时供人们半卧。最后的晚餐应该在躺卧餐桌上享用，而不是在桌椅上。在所谓的黑暗时代，家具并不常见，但在文艺复兴时期进行了重新设计，创造出了简单的三条腿凳子，然后是带靠背的椅子，在 18 世纪，又出现了奇本代尔（Chipendale）、喜来登（Sheraton）等精致作品。家具历史学家（Giedion，1948；Lucie Smith，1990）认为 18 世纪是椅子设计领域的顶峰，因为这一时期的椅子设计将身体舒适和文化象征融为一体。在过去，椅子是相对昂贵的手工制品，因此与今天相比，过去椅子的数量相对稀少，而如今先进的工业制造使椅子变得廉价和丰富。随着工业化时代的到来，第一个弹簧圈装饰因被深层的缓冲和织物所隐藏，而被那些想看到结构的现代主义者所鄙视。工业化也使弯曲的木椅成为可能，现代主义者喜欢这样，因为结构也成了装饰。

Giedion（1948）指责 1893 年的世界博览会将椅子分为高级艺术椅和在 20 世纪的大部分时间中占主导地位的工作环境椅子。现代主义的椅子不遵循人体工程学的标准，没有人会把办公椅放在他们的客厅或者他们的公司总部大厅。20 世纪是一个艺术实验的时代，出现了新的组装工艺和新材料（如钢和塑料）。然而，从美学角度讲，身体舒适度因素在设计椅子时并未被考虑。椅子设计的尺寸在 20 世纪中叶已经标准化，而座椅应用的人体工程学在"二战"后则成为一个特殊领域。

如今，越来越多的人坐在椅子上工作。之前，普通的工作椅因其并不是特别符合人体工程学，可能会导致重复性劳损，而可调节的椅子十分昂贵，所以大多数工人只能使用普通的工作椅。当时这些椅子可能是有轮子的，但不太可能按工人的体格来缩放，但如今情况得以改变。现在，不少公司在为员工购买 1000 美元的椅子时会较为爽快，因为他们觉得 1000 美元似乎比由坐在廉价椅子上导致的解剖和生理问题引起的康复医疗费用便宜。

第二节　坐在椅子上时产生的问题

保持坐姿将使身体负荷较大，人坐着时椎间盘受到的压力比站立时受到的压力大 30%（Andersson，1980；1981；1985；Andersson，Orten-gren 和 Nachemson，1982；Andersson 等，1974；*Sitting down on the job*，1981；Zacharkow，1988）。不科学的坐姿会拉伤脊柱、背部肌肉、下背部神经和横膈膜。一项针对欧洲人的研究表明，蹲着的人比坐着的人脊柱的受压程度要低（Hettinger，1985），椎间盘退变速度更慢（Gross，1990）。

瑞士的一个研究小组首先指出，常坐在电脑前和整天打字与手、手臂、肩膀和脖子受到损伤有关（Hunting, Laubli, Grandjean, 1981）。椅子被设计成稳定的直立姿势，使腿与椅子成直角，坐姿与躯干间的角度为45°。保持静止本身就是一种劳损，特别是大腿和躯干之间的直角姿势会使骨盆和腰椎受到损伤。横膈膜和肠道的扭曲则会造成各种呼吸和消化问题。有时人们会在腿部感觉到坐骨神经疼痛，此时最好的缓解方法是站立、行走或躺下，而不是坐着。静脉曲张发生在坐椅文化中，却不常见于人们坐在地上的文化。对人来说，太高的座椅会压迫大腿下的肌肉，减少血液和淋巴循环（可能是导致脂肪团的原因）。垫得太厚的椅子也会压迫肌肉，使肌肉负重过大，我们的身体重量最好通过骨骼向下转移。坐着意味着一个人通常不会抽动脚踝，结果是血液积聚，阻碍静脉回流。最终会迫使血液以强大的力量沿静脉回流，从而破坏阻止血液倒流到脚上的瓣膜，这与深静脉血栓形成有关（Levine, 2007）。

对过度保持坐姿导致的不良代谢后果和过早死亡的研究已证实了椅子实际上可能是一个棺材（Saunders, 2011）。在《科学美国人》杂志上发表了一篇关于世界各地大样本研究的评论，这些研究探讨了保持绝对坐姿的时长和中风、心脏病发作及癌症死亡率之间的关系。另外，Ravn 等认为坐着比抽烟更危险（Ravn, 2013）。在这本专著的其他几章中，讨论了过多的坐姿对健康的不利影响。

第三节　椅子设计的历程

椅子设计师们一直在尝试设计出一种完全有利于人体健康的椅子，但确实非常困难，在设计时满足了一种条件就可能满足不了另一种。

一、高度

当我们坐在太高的椅子上时，大腿后部的肌肉会受到挤压，甚至会划破腘窝（有时俗称膝坑）。如果一个身高较高的人坐在太矮的椅子上，（通常）膝盖的位置会高于髋关节，骨盆会向后倾斜，牵拉脊柱会使此人无法坐直。目前，全球女性平均身高为160厘米（5英尺3英寸），男性平均身高为175厘米（5英尺9英寸），因此全球人群的平均身高可以说是168厘米（5英尺6英寸）。在美国，大多数椅子座位离地46厘米（18英寸），这对于大多身高168厘米及以下的人而言太高了（而身高不足168厘米的人则占到了总人数的一半以上）。作为最早的椅子研究者之一的 Akerblom 在1948年提出，椅子的高度应该降低到41厘米（16英寸），但他的建议被忽视了，这可能是因为设计师一直在迎合身高较高的男性，而不是较矮的女性。

高度是椅子设计演变过程中的重要调整要素之一，因为对某些人合适的高度对其他人来说可能并不合适。使早期的办公椅离地的高度可调是一个进步，但家具行业从业者逐渐了解到，很少有用户费心进行调整，特别是如果他们必须从椅子上下来进行调整。因此，设计使用者坐在椅子上即可进行高度调节的座椅成了行业潮流。不过，业内人士观察到，用户并不经常进行调整，因此座椅高度仍然是一个问题。作为回应，一些设计师设计了可以根据坐者的动作自动调整座椅和靠背的椅子。一些公司在设计时增加了搁脚板，包括类似踏板的移动式搁脚板，以帮助许多办公室员工缩短脚与地板的距离。尽管进行了这些调整，但每位用户都必须亲自调整座椅高度。如果座位太低，膝盖会比臀部高，臀部会使骨盆向后倾斜，使腰部弯曲。更常见的情况是，座椅太高，大腿后部的肌肉和血管就会受到挤压，从而造成血液循环问题。

起初，人类工程学设计要求的椅子并不美观，但最终设计师们试图赋予其可调节的美学特性。Ambasz 和 Piretti 在 1976 年使用手风琴样式的管子，在脊椎椅上直观地表达了可调节的想法。副翼座椅的网眼布在很大程度上决定了这种椅子在市场上的巨大成功，它与 20 世纪 90 年代的时代精神（简约、紧绷、透明、黑色）相契合。

二、座椅倾斜

为了防止靠在椅背上时向前滑动，一些设计师将座椅盘倾斜向上。然而，这有增加大腿下部压力的危险。此外，这些设计师还将椅子使用者的大腿和躯干之间的夹角减小到 90°以下，这比直角椅更能环绕腰椎。对此，另一些设计师在设计时，将椅子使用者的背部向后倾斜，使角度大于 90°，但这会对脊柱、颈部和头部的形态带来影响。有些设计师喜欢坐平的椅子，然而其他人已经意识到骨盆顶部是如何以经典的直角坐姿向后滚动的，因此他们选择创造一个轻微的前向倾斜的座椅。这就有可能使坐者从座椅上滑下，因此角度不能太大（对体重较小者而言倾斜角度应小于 10.5°，而对体重较重者而言则应更陡），并且需要在椅子表面提供足够的摩擦力来阻止向前滑动。利用腿部停止身体向前滑动可能会造成身体劳累，但如果这样做刺激胰腺产生肝脏脂肪代谢所需的关键酶脂肪酶，则激活腿部肌肉可能是有益的。在不拉紧腿部肌肉的情况下激活腿部肌肉需要注意人体尺寸和比例的变化，这可能通过设计不同的座椅高度和倾斜度来改善。当然通过倾斜座椅来处理骨盆后倾和腰椎圆形也会产生其他问题。

三、靠背

不同的设计师在椅背的高度和形状，以及它提供的腰部支撑上的设计，采取了明显不同的策略。早期的人体工程学研究人员（Grandjean，1980）观察到，直角坐姿倾向于环绕下背部，因此他们建议使用腰部支撑，即座椅靠背上的曲线模仿脊柱的腰部曲线形状。起初，他们推荐使用说明，但最终推荐了同步座椅和靠背运动的产品。直角坐姿是环绕腰椎的姿势，因此加大大腿和躯干之间的角度比试图让人们用椅子的腰部支撑机械地将腰椎曲线推回原位更有效。1999 年，Steelcase 的设计师告诉我，他同意我的观点，认为使用腰椎支撑的椅子不可靠，但市场还没有淘汰这种方式。他们说，人们仍然希望在符合人体工程学要求的椅子上提供腰部支撑。

椅背设计的另一个问题是，如果椅子使用者将背部一直靠在椅背上，这种姿势会推动臀大肌（臀部）向前，进一步压平骨盆和腰椎。因此，在更好的设计中，后背不会与座椅靠背相接，相反，它们会为臀部创造空间。背部的支撑实际上会不利于支撑躯干，这意味着从长远来看，大多数椅子使用者最好坐在凳子上。然而，如果我们确实需要背部支撑，则最好应保持腰椎和胸部曲线之间的平衡。因此，一些椅子设计师只在脊柱凹凸曲线之间的过渡的背部使用一个条或圆形的支撑。

四、臂椅

当我们坐在椅子上时，只有小部分的重量（4%）是通过手臂支撑转移到地面上，很少的办公任务的完成需要手臂支撑，因此手臂功能在椅子设计中是可选的一个要素。有时椅子的扶手妨碍了运动，特别是在任务椅上，但有时它们又是舒适和轻松的象征，甚至可以作为放置饮品的边桌。在办公室环境中，腕管问题的增加使人们更多地关注手和手腕的支撑，而不是手臂和肘部。为了将手腕移动到最合适的位置，一些人体工程学专家主张将键盘重塑为两部分，并将两部分降低及稍微旋转，重新考虑手臂和肘部的支撑问题。

五、高位椅

坐在足够高的座椅上，可以在大腿和躯干之间形成钝角，这会使坐者自动保持腰部曲线，但直到最近，也很少有设计师愿意在直角范式之外思考。Cranz（1998）称这个姿态为栖息姿态，Alexander（1918）称其为机械优势位置，美国国家航空航天局（NASA）称其为中性身体姿势。这一位置要求我们将工作面高度从 70 厘米（27 英寸）提高到接近 90 厘米（36 英寸）。但事实上，很少有顾客愿意花钱购买新桌椅，制造商和零售商还没有想出可行的、使顾客愿意做出改变的方法。

为此，挪威建筑师和家具设计师（Peter Opsvik）设计了 Balans（在美国被称为跪椅；图 4-1），利用躯干和大腿之间的钝角，同时将身体降低到有足够空间的位置，以便在桌子下活动。这意味着在膝盖处折叠双腿，使一个人跪在垫子上。跪下可能会给人的膝盖带来压力，失去脚底的本体感觉反馈是不理想的。Opsvik 继续设计椅子来支撑栖息姿势，也就是 HAG 制造的 Capisco。丹麦外科医生 A. C. Mandal 设计了一种高前倾的座椅，使椅子使用者头部和颈部达到一个中立的位置，而不是下垂的学校家具。

鞋类设计师（Martin Keen）紧接着设计了一个可移动的座椅，该座椅具有一个适当升高的前倾椅面，称为焦点垂直，于 2012 年上市（图 4-2）。这个组合符合合格座椅的标准。具体来说，它可以让人们的脚放在地板上，膝盖明显低于臀部；坐着时骨盆不向后滚动；保持脊柱直立，同时保持腰部和胸部曲线；保持胸部张开；在脊柱顶部主动平衡头部，而不使头部前后移动；无须向前弯曲颈部即可看到工作面。

六、躺椅

躺椅使人在空间中旋转时，由坐姿变为躺姿（图 4-3）。躺椅改变了重力作用于脊柱的方式，让人保持头部和眼睛直视，以便阅读，在电脑显示器前使用键盘，并与他人保持社交联系。便宜的躺椅可以提高躯干位置，但却使支撑腿伸直（而不是弯曲），这对健康来讲是不利的，因为直腿会将骨盆向后拉，使腰部曲线变平。1925 年的 Cobusier 和 Perriand 躺椅以及 Lafuma 和 Caravan Canopy 的当代折叠躺椅都为弯曲的膝盖提供了支撑，使我们在保持这种姿势时可感到舒适。即使是坐在像木头这样比较硬的材料制成的躺椅上，也令人感到十分舒适，我在自己设计的椅子上演示了这一点。Opsvik 设计了 Stokke 公司生产的重力躺椅，可使使用者保持 4 种坐姿：传统直角、跪式和两个倾斜角度。躺椅的唯一问题是，它将重力均匀地分布在人的整个骨骼上，可能不会刺激骨骼形成，从而导致骨质疏松，但躺椅造成的这种负面影响的概率还没有测量出来。

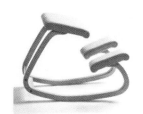 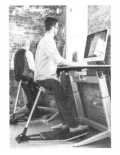 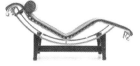

图 4-1　Peter Opsvik 设计的 Balans 椅　　图 4-2　焦点垂直椅　　图 4-3　躺椅

由设计师 Pettr Opsvik 提供；摄影师 Tollefsen。　　由垂直椅公司提供。　　由 Haworth 公司提供。

七、站立式工作站

设计师们创造了高凳子和可调节的工作面，供人们在坐立式工作站中使用。十年前，这仍然是 Churchill 和 Hemmgway 杰出非主流设计的边缘选择。今天，随着长时间坐着对健康不利影响研究的进一步深入，激发了设计师和顾客考虑使用站立工作站的想法。当我们站立时，重力给骨骼压力，激活肌肉，刺激胰腺产生关键的脂肪酶，这是肝脏处理脂肪所必需的。没有脂肪酶，未消化的脂肪就会进入血液，从而有心脏病发作、中风和癌症等疾病导致的过早死亡发生的风险。站立可以消除我们坐在椅子上时对自己背部造成的影响，但会使腿部疲劳。实际上，没有哪一种姿势是绝对完美的。人类是为运动而设计的，所以不断改变姿势是最理想的。

八、可调节性

可调节性似乎是一方面寻求正确姿势，另一方面又认识到人类是为持续运动而生的。可调节性允许椅子使用者更改椅子或桌子的高度、座椅和椅背的深度之间的关系以及手臂的位置。在某些情况下，可调节性还意味着能够改变座椅靠背中腰椎曲线的位置和形状。Peter Opsvik（1997）调侃道："最好的姿势永远是下一个姿势。"因此，他的办公椅可供他进行不同姿势和动作的转换。椅子旋转时，座椅上下移动，坐在椅子上的人的大腿可以自由地变换到几个不同的位置，因为坐盘角落的切口可以让大腿从躯干上离开，骨盆向前移动，从而形成腰椎曲线，而不需要坐者靠到椅子上的模制曲线。对于传统的直角座椅，Opsvik 认为传统的坐姿可以通过运动来改善。因此，他设计的飞坐椅在腿的底部安装有弹簧，可以前后摇动。Actulum 创造了一个多面摇杆，他设计了一张腿上有横杆的桌子，这样坐者可以把脚伸出来，推动横杆，以激活这一会议桌椅的运动功能。Keen 设计的 Focal Upright 座椅在高度、工作面和倾斜度上也是可调的。芬兰设计师 Vessi Jalkanen 还创造了一种活动座椅，即 Salli 椅凳，它有两个独立的坐垫，每个坐垫都可容纳坐者一半的骨盆，使骨盆能够不断地进行微小运动。这些解决方案是迄今为止较好的，因为它们没有遵循静坐的思想。

➢ 虽然制作有限，但读者可以通过设计师的网站查看这些设计：
➢ www. opsvik. no/works/industrial-design
➢ www. focaluprightfurniture. com
➢ www. salli. com

九、连续运动

没有一个单一的姿势在任何时候都是完美的，设计融入了运动元素的椅子甚至比设计可调整的椅子更有意义。最近出现了几种选择，如那些意识到在工作时需要用腿和精细的脊椎肌肉来保持平衡的人，已将活动球（或运动球）当作座位来使用。Alexander 技术（一种专注于姿势和运动的身心系统）的教师 June Ekman 和其他人设计了围绕球的椅子来稳定使用者，以减少其腿部所需的主动平衡，同时仍然利用脊柱的精细运动。人体工程学的设计者认为活动球外观欠佳，因此创建了一种更加清晰和风格化的形式，仍然利用了球的运动（图4-4）。德国 Swopper 椅有一个圆圆的绒面革顶部，促进骨盆向前倾斜，但提供了足够的摩擦力以防止人从座位上滑下来；椅子的基座杆呈左右弯曲、前后弯曲，高度可调节。在这些可供选择的椅子中，一些可能对那些不习惯用腿的人要求过高，或者对那些喜爱传统外观的人而言过于夸张。Haworth 的小马是一个使人跨坐在上面的无靠背座椅，它前后摇摆，允许坐者进行连续运动。许多人喜欢这把椅子，因为它使坐直变得容易，但有些人不习惯伸展他们的腿和积极地使用椅子的活动功能。十多年前，可能只有少数人一边在跑步机上行走，一边在电脑前工作，但现在许多人已经了解了久坐的致命危险。美国最大的办公家具供应商 Steelcase 已推出了一款跑步机工作站。类似地，便宜的自行车架可以用来把通勤的自行车放在高脚的桌上当作办公椅。因此，以前人们上班时骑的自行车充当了在办公桌前工作时移动的机器，将城市尺度的交通生态运动与个人尺度的健身运动融合在一起作为个人运动。

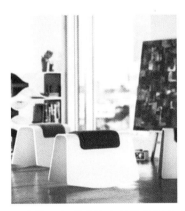

图4-4　人体工程学设计者制作的活动球座椅

由 Haworth 公司提供。

在未来设计一个慢动作连续运动椅和桌子的组合是理想的，但这种设计尚未出现。虽然 Keen 的焦点直立座椅可能是目前市场上最好的产品，但我们仍然期待看到一个不断移动、缓慢运动的桌面和屏幕组合，可使人的脚部处于休息状态。在这样的一个装置上，关节、肌肉、器官将在运动和休息的时候受益，而腿和骨架也将具有重力负荷，从而更好地促进骨骼的形成。

十、姿势教育

与其重新设计椅子，解决背痛和其他问题更合适的方案是纠正坐姿。一个世纪前，运动教育家 F. M. Alexander（1918）贬低了椅子的设计，支持进行身体姿势教育："我们不要浪费宝贵的时间、思想和发明来设计家具，这样我们就可以通过减少这3项开支来训练孩子掌握对自己的意识进行控制的能力，并超越普通学校配件强加给我们的任何可能的限制。"

但是，他忽视了设计的重要性，并没有预料到20世纪以来人们在椅子上花费的时间会越来越长。事实上，之前人们坐在椅子上的时间和如今一样长。他也无法欣赏随之而来关于无声的设计语言和建筑领域的学术研究，因为一个设计师的意识是非语言的沟通，在意识的认识水平下，它可以特别有说服力（Cranz，1998）。

Alexander说教育很重要，这是对的。如今大多数运动和健身系统都关注如何坐着。现在Alexander技术的指导者（以及那些教授瑜伽、健美操和体操以及Feldenkrais方法的指导者）教人们直接坐在坐骨（坐骨结节）上，而不是坐在尾骨（脊柱塌陷）或耻骨弓（脊柱拱起）上。实际上，运动教育系统有意识地培养学生对坐骨结节后边缘、中间或前边缘的细微差别的认识。关于坐骨的使用确实存在一些不同意见，许多人认为其中一个呈坐姿时应坐在坐骨的中心，但其他人则有不同的看法。例如，丹麦德国教师（Gerda Alexander）以及其他的一些老师建议，应坐在离耻骨支很远的地方，这样骨盆顶部向前倾斜，腰椎曲线相应呈拱形。同样，在加州帕洛阿尔托，Jean Couch教习惯于现代坐姿的人模仿当地人，他们坐着时骨盆顶部向前倾斜，坐骨向后指向椅子座位。同样，Esther Gokhale使用J形脊柱姿势坐着，J型脊柱的尾部回到椅子上，使脊柱叠在上面。瑞士运动教育家Benita Cantieni也主张将坐骨向后送，以保持躯干前部直立。在这些情况下，坐骨向后指向，就像向下转移重量一样，这可能有问题，也可能没有问题。可以肯定的是，无论是在坐骨中心保持平衡，还是向前摇晃，所有这些观点的提出者都有一个共同的思想，那就是使人们接受坐姿教育，纠正坐姿远比重新设计坐椅本身重要。

教育本身假定人类自身不知道什么是最好的身体状态。人们不能总是依靠自身的经历来发现什么对自己是最好的。我们的神经系统习惯于低效的运动和姿势，因此当我们开始进行高效的运动时不会总是感觉正确。Alexander老师称这种失真的感知为"错误的意识"，又将其称为"堕落的动觉"（Alexander，1923）。如果我们同时肯定人们应该自主选择工作环境，但又并不能感觉到什么是身体上最健康的东西，那就存在一个自相矛盾的地方。

因此，身体不是评估环境的可靠试金石。我们不需要依赖无意识的习惯或纯粹的幻觉，而是需要一个植根于解剖学和生理学的规范性理想。这一理想来自认知、感觉和知觉之间的相互作用。因此，仍然需要坐姿教育。单靠设计并不能保证人人都形成健康的坐姿行为。

第四节　总结

我们不能仅仅通过制造更好的椅子来解决问题。诚然，改进椅子是可能的，有些椅子比其他椅子要好得多。然而，结构和由此产生的健康问题是人在保持直角坐姿下所固有的，这种姿势的文化理想化和自然化是个问题。

而且，不管我们保持何种姿势，静止仍然是一个致命的问题。一种新的姿势模式，包括坐着、站着、休息、躺着都优于常规直角坐姿。更可取的方法是重新考虑融入了运动元素的工作场所和工作设计。这种变化很可能使人们的关注重心从外部转向内部，即从坐椅本身到个人。协调日常工作需要感官意识教育。要解决与久坐行为相关的问题，需要改变坐姿、进行坐姿教育及制定相关的新政策。

关键概念

①适应性调整（adjustability）：改变座位或工作表面元素比值的能力。

②连续运动（continuous motion）：改变座椅、背部和工作台面之间的角度，这样身体就可以在我们坐在椅子上时跟着运动，从而使我们不必把锻炼当作一项单独的活动。

③人体工程学（ergonomic）：研究人体组织如何在人所处的环境里（特别是在工作环境中）互动的研究。

④工作再设计（job redesign）：分析企业员工在完成工作时所产生的姿势，并在整个工作日中分配任务，避免使职工整天保持同一姿势。

⑤躺椅（lounge）：一种坐椅设计，使人体处于半倾斜状态，躯干和大腿之间的角度为钝角，膝盖弯曲，头部足够高，可阅读或与他人进行眼神交流，同时整个背部保持倾斜。

⑥高位椅（perch）：在坐姿和站立之间的垂直位置容纳人体的任何座椅设计，躯干和大腿之间有钝角。坐在高位椅上可使脊柱直立，无背支撑，承受的重量比保持坐位坐姿时更均匀。

⑦姿势教育（postural education）：使人们学习对身体有益的姿势和动作，如亚历山大技术、水疗、普拉提、太极和瑜伽。

⑧直角椅（right-angle chair）：经典的椅子设计，使坐者的小腿和大腿成直角，躯干和大腿成直角。坐在直角椅上时，大约60%的身体重量通过坐骨转移到座椅上，另外40%的重量将转移到脚上。

⑨坐立式工作站（sit-to-stand workstations）：一个工作面和座椅支撑，使人可以选择坐在直角的位置，也可以选择站着，或保持坐与站这两种姿势间的任何姿势。

研究的问题

①列出在椅子上坐着的生物力学和人体工程学问题。

②古代椅子的用途是什么？

③椅子设计师是如何解决人体工程学问题的？

④每种设计方案是如何产生另一个人类工程学问题的？

⑤以下每一项分别是如何解决直角椅的人体工程学问题的：休息室、栖息地、坐立、适应性、连续运动、立式工作重新设计和坐姿教育？

第五章

儿童与视幕时间

豪尔赫·A. 班达（Jorge A. Banda）和托马斯·N. 罗宾逊（Thomas N. Robinson）

通过阅读本章，读者将了解屏幕观看时间（包括观看电视、玩视频游戏和使用计算机）对儿童健康的影响。阅读完本章后，读者应能做到以下几点：

①描述美国儿童观看屏幕媒体的情况。

②了解近年来媒体技术的不断进步对儿童观看屏幕媒体的影响。

③了解儿童观看屏幕媒体的时间、肥胖和心血管健康的流行病学研究。

④探讨儿童观看屏幕媒体的时间与肥胖及其他心血管代谢危险因素的关联机制。

⑤更好地了解随机对照试验，研究减少视屏时间对肥胖和健康的影响。

儿童使用电视、计算机和电子游戏等屏幕媒体与他们的健康状况之间的关系十分复杂。屏幕媒体可以通过宣传健康知识等方式对儿童的健康产生积极影响，为儿童传递正确的价值观，如同情、宽容、尊重他人（Strasburger, Jordan 和 Donnerstein，2010）。然而，屏幕媒体也能对儿童的健康产生负面影响，导致其存在攻击性、不正确的性观念、吸毒、拜金主义、学业成绩下降、肥胖及其他健康问题（Strasburger, Jordan 和 Donnerstein，2010）。当下，屏幕媒体对儿童和青少年健康产生积极影响的潜力尚未得到充分发挥，因此公共卫生策略主要集中在限制儿童使用屏幕媒体上（Strasburger, Jordan 和 Donnerstein，2010）。

第一节　屏幕设备观看时间

美国儿科学会建议将儿童每天花费在屏幕设备上的时间限制在 2 小时以内，禁止未满 2 岁的儿童接触屏幕媒体，并避免在孩子的卧室连接电视和互联网设备（Council on Communications and Media，2013）。《健康人 2020》也强调减少 2～18 岁儿童青少年的屏幕观看时间，并提出了如下建议。

①每天看电视、录像或玩电子游戏的时间不得超过 2 小时。

②每天在学校外使用电脑或玩电脑游戏的时间不得超过 2 小时（U. S. Department of Health and Human Services）。

尽管有这些来自专业人士的建议，2~18 岁的美国孩子在醒着的时候，仍有超过四分之一的时间花在观看屏幕媒体上（Rideout, 2015; Rideout, Foehr, Roberts, 2010; Robinson, 2001）。

在 2013 年大众媒体（CSM）研究中，包含全美范围内具有代表性的 8 岁及以下美国孩子的样本，发现儿童平均每天花费 1.85 小时看电视、使用电脑和玩视频游戏，占所有屏幕媒体使用时间的 70%（Rideout, 2013）。在 2015 年常识普查（CSC）的研究中，对美国 8~18 岁儿童青少年的全国代表性样本进行了调查，发现 8~12 岁的儿童平均每天观看屏幕媒体 4.6 小时（占媒体总使用时长的 78%），而 13~18 岁的青少年平均每天观看屏幕媒体 6.67 小时（占媒体总使用时长的 75%）（Rideout, 2015）。在 2015 年 CSC 研究中，媒体的使用包括看电视、电影和视频、视频的播放、使用计算机、玩手机游戏、听音乐，使用社交媒体、使用以娱乐为目的的数字设备（如浏览网站、视频聊天），而屏幕媒体曝光主要指花费在视觉媒体上的时间，包括花费在看电视或视频、玩游戏、视频聊天、上网、以娱乐为目的的阅读或在电脑、平板电脑或智能手机上阅读或写作等活动中的时间（不包括花费在通过屏幕设备听音乐的时间）（Rideout, 2015）。

流行病学数据表明，黑人、少数民族和社会经济地位低的儿童比白人和社会经济地位高的儿童有更多的屏幕观看时间。来自 2015 年 CSC 研究样本的数据发现，8~12 岁的白人、黑人和西班牙裔儿童平均每天观看屏幕媒体的时间分别为 4.00、6.37 和 5.30 小时，13~18 岁的白人、黑人和西班牙裔平均每天观看屏幕媒体的时间分别为 6.30、8.43 和 6.48 小时（Rideout, 2015）。与这些结果一致的是，2009 年凯撒家庭基金会（KFF）的数据涉及美国 8~18 岁儿童青少年的全国代表性样本，发现白人、黑人和西班牙裔 8~18 岁儿童青少年平均每天看电视、使用电脑和玩电子游戏的时间分别为 5.82、8.72 和 8.75 小时。

2015 年 CSC 研究样本的数据显示，家庭收入较低、中等和较高的家庭中的 8~12 岁儿童平均每天观看屏幕媒体的时间分别为 5.53、4.53 和 3.77 小时。家庭收入较低、中等和较高的家庭的 13~18 岁孩子，平均每天观看屏幕媒体的时间分别为 8.12、6.52 和 5.70 小时（Rideout, 2015）。从 2004 年青年媒体运动的纵向调查数据（YMCL）涉及美国 9~15 岁儿童的全国代表性的样本中，发现年收入≤25000 美元家庭中的儿童比年收入超过 75000 美元的家庭中的儿童每天观看屏幕超过 2 小时或更长时间的概率要高得多（Carlson 等, 2010）。此外，家庭收入在 25001~50000 美元和 50001~75000 美元的儿童每天观看屏幕超过 2 小时的概率明显高于家庭收入大于 75000 美元的儿童

（Carlson 等，2010）。2001—2006 年 NHANES（美国国家营养调查项目）的 2～15 岁儿童中也发现了类似的结果，结果显示，51% 的中低收入家庭的儿童每天有 2 小时或更多的屏幕观看时间，而高收入家庭的儿童每天观看屏幕设备超过 2 小时的只占到总数的 43%（Sisson 等，2009）。

一、电视

观看电视是美国 8 岁及以下儿童最大的屏幕媒体使用时间的来源（其次是听音乐、玩视频游戏和使用电脑），占儿童媒体观看时长总量的 55%，占儿童屏幕媒体使用时长总量的 78%（Rideout，2013）。在 2013 年 CSM 研究样本中，8 岁及以下儿童的父母称，他们的孩子平均每天花 1.45 小时观看电视，其中包括在电视机上观看的节目、点播节目、录制并在以后观看的节目、数字影碟、在电脑上观看的电视或视频、在移动设备上观看的电视或视频以及流媒体电视或视频（Rideout，2013）。

观看电视也是美国 8～12 岁儿童（其次是玩视频游戏、听音乐和阅读）和 13～18 岁青少年（其次是听音乐、玩视频游戏和使用社交媒体）的最大媒体使用时长的来源（Rideout，2015）。在 2015 年的 CSC 研究中，电视内容包括电视广播节目、在电视机上录制并随后观看的节目（如在 DVR 上录制、点播节目、通过 Netflix 等节目流媒体播放）、在线观看的节目（如下载或流媒体传输到计算机、平板电脑，或智能手机上的节目）、DVD 和在线视频（如 YouTube 等网站上的视频）（Rideout，2015）。

在 2015 年 CSC 研究样本（Rideout，2015）中，8～12 岁的儿童平均每天观看电视 2.43 小时，占媒体使用总时长的 41%，占屏幕媒体使用总时长的 53%，而 13～18 岁的儿童平均每天观看电视 2.63 小时，占媒体使用总时长的 30%，占屏幕媒体使用总时长的 39%。值得注意的是，这些数据代表了所有儿童每天观看电视的平均时间，包括那些报告没有观看电视的儿童。当只在用户（8～12 岁群体中的 85% 和 13～18 岁群体中的 81%）中检查电视观看内容时，8～12 岁的用户报告每天观看电视 2.85 小时，13～18 岁的用户报告每天观看电视 3.25 小时。

这些最新数据还表明，黑人、少数民族和社会经济地位较低的儿童比白人和社会经济地位较高的儿童观看电视的时间更长。2015 年，黑人和西班牙裔 8～12 岁儿童看电视的时间（3.37 和 2.82 小时/天）比白人 8～12 岁儿童（2.08 小时/天）多，黑人和西班牙裔 13～18 岁青少年看电视的时间（3.68 和 2.78 小时/天）也比白人 13～18 岁青少年（2.37 小时/天）多。此外，低、中收入家庭的 8～12 岁儿童看电视的时间（2.85 和 2.55 小时/天）比高收入家庭的 8～12 岁儿童（1.82 小时/天）多，低收入和中等收入家庭的 13～18 岁青少年看电视的时间（3.40 和 2.53 小时/天）也比高收入家庭的 13～18 岁青少年（2.20 小时/天）多（Rideout，2015）。

美国儿童中高水平的背景电视（即当孩子们在一个打开电视的房间里，而没有人观看电视时）接触时长表明电视在家庭生活中扮演着核心角色。2009 年在美国对具有代表性的样本（年龄从 8 个月到 8 岁的儿童）进行了研究，发现年幼的孩子接触背景电视的时间为平均每天 3.87 小时（Lapierre，Piotrowski 和 Linebarger，2012）。在案例研究中对 10 名受试者（8~10 岁的孩子在自己家里看电视）进行 10 天录像记录，提供实际观看和背景观看的衡量标准，发现孩子们在有电视的房间平均只有 18% 的时间不看屏幕（Borzekowski 和 Robinson，1999）。

在 2015 年 CSC 研究样本中，发现 34% 的 8~12 岁的儿童和 37% 的 13~18 岁的青少年在家的全部或大部分时间都是在看电视（Rideout，2015）。类似的结果在 2009 年 KFF 研究样本中也同样被发现，有 45% 的 8~18 岁的年轻人表示电视即使没有人看，在大部分的时间里也一直在播放。正如预期的那样，暴露于背景电视中，电视观看时间将会增加。在 2009 年相同的一项研究中，8~18 岁的暴露于高水平背景电视环境下的儿童看电视的时间比暴露于低水平的背景电视环境中的儿童看电视的时间更长（3.28 和 1.70 小时/天）（Rideout，Foehr 和 Roberts，2010）。

二、电子游戏

在美国 8 岁及以下儿童中，玩电子游戏是第二大屏幕媒体使用时间来源，占屏幕媒体总观看时长的 16%。在 2013 年 CSM 研究样本中，8 岁及以下的儿童平均每天花 0.30 小时玩电子游戏，其中包括在连接到电视机的游戏机、手持游戏设备和移动设备上玩游戏的时间，但不包括玩电脑游戏的时间（Rideout，2013）。

尽管在美国，观看电视是儿童屏幕媒体观看时间的一个较大来源，但在 8~12 岁儿童中，玩电子游戏的时间也占屏幕媒体总使用时长的 29%，在 13~18 岁儿童中占屏幕媒体总使用时长的 20%。在 2015 年的 CSC 研究中，玩电子游戏的时间包括在游戏机（如 Wii、Xbox、PlayStation）、手持设备（如 NDS、Game Boy、LeapPad）、移动设备和计算机（Rideout，2015）上玩游戏所花费的时间。

在 2015 年的 CSC 研究中，美国 8~12 岁的儿童平均每天玩 1.32 小时的电子游戏，而 13~18 岁的青少年平均每天玩 1.35 小时的电子游戏。同样，需要注意的是，这些数据代表了所有儿童（包括不玩电子游戏的儿童）每天玩电子游戏的平均时间。2015 年，有 66% 的 8~12 岁儿童和 56% 的 13~18 岁青少年报告说他们玩过电子游戏，在调查用户使用电子游戏的情况时，8~12 岁的电子游戏玩家平均每天玩电子游戏 2.00 小时，13~18 岁的电子游戏玩家平均每天玩电子游戏 2.42 小时（Rideout，2015）。

2015 年的一项调查显示，在美国男孩玩电子游戏的时间比女孩多（8~12 岁男孩为 1.67 小时/天，13~18 岁男孩为 2.02 小时/天，13~18 岁男孩为 0.65 小时/天）。玩电子游戏的时间与种族/民族之间无必然联系，结果因年龄组而异。在同年也发现美国黑人和西班牙裔 8~12 岁的儿童玩电子游戏的时间（1.43 和 1.38 小时/天）比白人 8~12 岁的儿童（1.33 小时/天）多。相比之下，13~18 岁的白人玩电子游戏的时间（1.45 小时/天）比 13~18 岁的黑人和西班牙裔（1.32 和 1.18 小时/天）多（Rideout，2015）。

在物质条件偏差的儿童的调查中显示出的结果与看电视相关研究的结果类似：他们比经济条件更好的儿童花费更多的时间玩电子游戏。2015 年，美国中低收入家庭的 8~12 岁的儿童比高收入家庭同龄的孩子花更多的时间玩电子游戏（分别为每天 1.37 小时和 1.32 小时）。此外，来自低收入家庭的 13~18 岁的孩子花更多的时间来玩电子游戏（每天 1.45 小时）。

三、电脑

在美国 8 岁及以下的儿童中，电脑使用的时间比花费在电视和视频游戏上的时间短，占屏幕媒体总使用时长的 5%。在 2013 年 CSM 研究样本中，8 岁及以下的孩子父母报告说他们的孩子每天花 0.10 小时的时间使用电脑，包括为满足娱乐目的使用计算机所花费的时间，如观看照片或图形、玩游戏、访问社交网站及其他各种网站，但不包括出于教育目的而使用电脑或看电视或视频、听音乐、阅读所花费的时间（Rideout，2013）。

与年龄较小的孩子相比，使用电脑的时间则是 8~18 岁儿童屏幕媒体使用时间的一大重要来源。在 2015 年的 CSC 研究中，在 8~12 岁的儿童中，电脑使用时间占屏幕媒体总使用时间的 11%，相比之下，电视机使用时长的占比为 32%、平板为 20%、智能手机为 17%。然而，13~18 岁的孩子使用电脑的时间占其屏幕媒体总使用时间的 24%，仅落后于智能手机使用时间的占比（40%）。

在 2015 年的 CSC 研究中，计算机的使用时间包括将计算机用于非家庭作业的所有时间，包括玩电脑游戏、观看在线视频、在线观看电视、浏览网站、听音乐、使用社交媒体、制作数字艺术或音乐、视频聊天、写作和阅读的时间。在这些最新研究数据中，8~12 岁儿童平均每天使用电脑 0.52 小时，而 13~18 岁的人平均每天使用电脑 1.62 小时。然而，在 8~12 岁的 22% 和 13~18 岁的 38% 受访者中，8~12 岁的被调查者平均每天使用电脑 2.43 小时，13~18 岁的被调查者平均每天使用电脑 3.13 小时（Rideout，2015）。

玩电脑游戏的时间在 8~12 岁（35%）和 13~18 岁（20%）人群中的电脑总使用时间占比最大，在电脑中使用社交媒体的时间在 8~12 岁和 13~18 岁人群中的电脑总使用时间占比分别为 4% 和 14%（Rideout，2015）。这些报告不同于以往对美国儿童的研究，显示了儿童与媒体互动方式的变化。在 2009 年的 KFF 研究中，在电脑上访问社交网站的时间在 8~18 岁人群中的计算机使用时间占比最大（25%），其次是在电脑上玩游戏（19%）、访问视频网站（16%）和查看即时消息（11%）（Rideout、Foehr 和 Roberts，2010）。本章后面将讨论儿童使用媒体设备的其他变化。

与看电视相比，普及率数据显示，2015 年，美国 8~12 岁的白人（0.57 小时/天）比黑人和西班牙裔（每天 0.40 和 0.45 小时）使用电脑的时间多。研究还显示，在 13~18 岁的群体中，白人（1.77 小时/天）比黑人和西班牙裔（1.20 和 1.30 小时/天）使用电脑的时间更多。然而，社会经济地位与计算机使用之间的关系更为复杂。在美国低收入家庭中，2015 年 8~12 岁的儿童用电脑（0.58 小时/天）的时间与 8~12 岁的来自中等收入家庭和高收入家庭中的儿童（每天 0.55 和 0.42 小时）更长。然而，13~18 岁来自高收入家庭的学生（1.73 小时/天）比 13~18 岁来自中等和低收入家庭的学生（1.58 和 1.57 小时/天）使用电脑的时间更多（Rideout，2015）。

四、社交媒体

使用社交媒体的时间在儿童屏幕媒体总使用时间中占很大比例，在 8~12 岁的儿童中占 6%，在 13~18 岁的儿童中占 18%（Rideout，2015）。在 2015 年的 CSC 研究中，8~12 岁的人平均每天使用社交媒体 0.27 小时，而 13~18 岁的人平均每天使用社交媒体 1.18 小时，其中包括在社交网站和 Facebook、Twitter 或 Instagram 等移动应用上花费的时间（Rideout，2015）。然而，有 15% 的 8~12 岁的受访者平均每天使用社交媒体 1.72 小时，58% 的 13~18 岁的受访者平均每天使用社交媒体 2.07 小时。

与电子游戏类似，社交媒体使用的性别差异很大。在 2015 年，8~12 岁的女孩（0.43 小时/天）比 8~12 岁的男孩（0.10 小时/天）花更多的时间使用社交媒体。同样，13~18 岁的女孩（1.53 小时/天）比 13~18 岁的男孩（0.87 小时/天）花更多的时间使用社交媒体。另外，研究显示黑人、少数民族儿童使用社交媒体的时间也比白人儿童更长。2015 年，8~12 岁的黑人儿童（0.58 小时/天）比西班牙裔和白人 8~12 岁的学生（0.40 和 0.13 小时/天）使用社交媒体的时间更多，13~18 岁的黑人（1.72 小时/天）比 13~18 岁的西班牙裔和白人（1.10 和 1.10 小时/天）使用社交媒体的时间更多（Rideout，2015）。

第二节 移动设备和屏幕观看时间的变化

当下，儿童观看电视的内容和玩电子游戏的方式正在发生巨大变化。从 2011 年到 2013 年，美国使用移动设备观看视频（20% 对 47%）、电视和电影（11% 对 38%）以及玩视频游戏（33%对63%）的 8 岁及以下儿童比例大幅上升（Rideout，2013）。在年龄较大的儿童中也发生了类似的变化。

尽管电视机仍是儿童使用的屏幕媒体之一，但智能手机和平板电脑等互动设备在儿童中也很流行。2015 年 CSC 研究的数据显示，在 8～12 岁的美国青少年中，观看电视的时间占屏幕总使用时间的比例最大（32%），其次是平板电脑（20%）、智能手机（17%）和电脑（11%）。相比之下，在 13～18 岁的美国青少年中，智能手机占据了最大的屏幕总使用时间比例（40%），其次是电脑（24%）、电视机（23%）和平板电脑（11%）（Rideout，2015）。

在肯德基基金会的研究中，1999 年、2004 年和 2009 年 8～18 岁儿童的电视观看内容中，直播电视节目（即在电视机上观看定期节目）占比分别为 80%、81% 和 59%（Rideout、Foehr 和 Roberts，2010）。然而，在 2015 年的 CSC 研究（Rideout，2015）中，电视直播节目仍然占 13～18 岁儿童电视内容的 50%。尽管这些数据来自不同的具有全国代表性的美国儿童样本，但它们提供的证据表明，儿童观看电视内容的方式正在发生巨大变化。

KFF 研究的数据显示，在 2004 年和 2009 年，8～18 岁儿童中，花费在连接到电视机的游戏机上的时间分别占到了电子游戏总使用时间的 65% 和 49%（Rideout，Foehr 和 Roberts，2010）。2015 年 CSC 研究的数据表明，游戏机使用率仍在继续下降，在8～12 岁儿童中的使用率为 36%，在 13～18 岁儿童中的使用率为 39%（Rideout，2015）。根据这些数据，可发现儿童在移动设备上玩游戏的占比更大。2010 年肯德基基金会的研究数据显示，2009 年在 8～18 岁儿童中，在手机上玩电子游戏的时间占到了电子游戏总使用时间的 23%。2015 年 CSC 研究的数据显示，8～12 岁儿童中，在移动设备中玩电子游戏的时间占电子游戏总使用时间的 42%，13～18 岁儿童中，在移动设备中玩电子游戏的时间占电子游戏总使用时间的 31%。

随着越来越多的儿童接触到电脑和移动设备，他们可以获得更多内容，屏幕媒体的互动功能越来越强，新技术不断涌现，预计这些趋势还将继续下去。因此，有必要研究这些趋势和屏幕媒体的新用途对儿童健康的影响。例如，一些研究显示部分家庭用电子积木游戏取代乐高和传统积木玩具，其中一款电子积木游戏产品的下载次数超过 2000 万（Nunneley，2013）。随着越来越多的儿童的注意力从电视机、台式电脑和视频游戏机转移到移动设备，屏幕观看环境（即观看内容、时间、地点、方式和与谁一起观看）也可能发生变化，从而影响儿童的健康和发展。这些变化都应得到进一步研究。

第三节　父母制定的屏幕设备观看时间规则与家庭环境

调查数据显示，许多家长通过与孩子就这一话题进行交流，在孩子使用屏幕设备方面发挥了积极作用。2015 年，在美国，84%的 8～12 岁儿童和 66%的 13～18 岁儿童报告说，父母与他们谈论过可以使用的屏幕设备类型，72%的 8～12 岁儿童和 53%的13～18 岁儿童报告说，父母与他们谈论过使用屏幕设备的时间限制。在经常或有时看电视的孩子中，78%的8～12 岁和 58%的 13～18 岁的孩子表示他们的父母对他们看的电视节目颇为了解（Rideout，2015）。

一、屏幕时间使用规则

调查数据显示，美国有大约一半的儿童表示其家中存在屏幕设备使用规则，相比于受限制屏幕使用时间相关公共规定的约束，美国儿童更容易在家中受到限制屏幕媒体观看内容方面规定的约束。在 2009 年肯德基基金会的研究样本中，46%的 8～18 岁的儿童表示在家中存在对他们电视观看内容进行限制的规定，52%的儿童表示在家中存在对他们电脑使用内容进行限制的规定，30%的儿童表示在家中存在对他们可玩的电子游戏类型进行限制的规定。相比之下，只有 28%的儿童表示在家中存在对其电视观看时间进行限制的规定，36%的儿童表示在家中存在对电脑使用时间进行限制的规定，30%的儿童表示在家中存在玩电子游戏时长的规定（Rideout，Foehr 和 Roberts，2010）。

与屏幕观看时间情况类似，种族、民族和社会经济地位与屏幕观看相关限制规则之间存在关联。白人和社会经济地位高的儿童的家中比黑人、少数民族和社会经济地位低的儿童的家中更容易出现屏幕观看相关限制规则。在 2009 年肯德基基金会的研究样本中，8～18 岁的白人、黑人和西班牙裔人的家中，存在电视屏幕观看相关限制规则的比例分别为 29%、26% 和 26%；有电脑屏幕观看规则的比例分别为 37%、34% 和33%；有电子游戏屏幕观看规则的比例分别为 31%、27% 和 28%。在 2004 年的 KFF 研究样本中，在父母受教育程度低、中、高的家庭中，有屏幕观看相关限制规则的比例分别为 9%、15% 和 16%，有电视屏幕观看限制规则的比例分别为 23%、27% 和 32%，有电脑屏幕观看相关限制规则的比例分别为 22%、19% 和 26%（Roberts，Foehr 和Rideout，2005）。在华盛顿和加利福尼亚州的一项由 6～11 岁儿童组成的纵向观察队列"邻里对儿童的影响"（NIK）研究中发现了一种相似的模式，但规则的使用率要高得多。在该研究中，来自父母受教育程度低和中等家庭的 70% 的儿童都受到家庭限制电视和电子游戏使用的规则约束，每天不得超过 2 小时，来自父母受教育程度较高家庭的儿童满足相同条件的比例为 76%（Tandon 等，2012）。关于这两个样本之间规则普遍性差异的一个可能解释是，KFF 研究数据来自儿童报告，而 NIK 数据来自父母报告。

有证据表明，家庭屏幕时间规则与儿童报告的屏幕观看时间成反比。在 2009 年肯德基基金会的研究样本中，家庭中有媒体使用规则的 8～18 岁的儿童的媒体总使用时长（2.87 小时/天）少于家中没有媒体使用限制规则的儿童（Rideout，Foehr 和 Roberts，2010）。2004 年 YMCL 调查也发现了类似的结果（Carlson 等，2010），那些"真的同意"父母限制其看电视时间的儿童，每天看电视时间超过 2 小时的概率明显低于那些"真的不同意"的儿童，那些"真正同意"父母限制其游戏时间的规定的儿童，每天看电视时间超过 2 小时的概率明显低于那些"真正不同意"的儿童。这些发现表明，屏幕时间相关限制规则可能在约束儿童看电视的时间方面起到重要作用。

二、媒体环境

媒体环境也会影响儿童的屏幕媒体使用时间。据报道，美国大多数儿童在家中被大量媒体设备包围。此外，近年来，媒体设备的互动性越来越强，导致儿童周围的媒体环境发生了巨大变化。来自全美 8 岁及以下儿童家长代表性样本的数据显示，从 2011 年到 2013 年，美国家庭拥有智能手机（41%比 63%）、平板电脑（8%比 40%）和 iPod 或类似设备（21%比 27%）的比例大幅上升（Rideout，2013）。

2015 年，一个具有全国代表性的 8～12 岁儿童样本数据显示，电视机（94%）、视频游戏机（81%）、平板电脑（80%）、智能手机（79%）、笔记本电脑（73%）、台式电脑（56%）和便携式游戏机（53%）的家庭拥有率很高。类似的结果也出现在 13～18 岁的年轻人身上，他们的家庭拥有率也很高：电视机（95%）、智能手机（84%）、视频游戏机（83%）、笔记本电脑（77%）、平板电脑（73%）、台式电脑（63%）、便携式游戏机（45%）（Rideout，2015）。

来自不同国家代表性样本的数据显示，近年来个人拥有智能手机和平板电脑的数量有所增加。2012 年，来自 12～17 岁的调查数据显示，37%的人拥有智能手机，23%的人拥有平板电脑（Madden 等，2013）。然而，2015 年 8～12 岁的调查数据显示，24%的人拥有智能手机，53%的人拥有平板电脑，13～18 岁的群体中，67%的人拥有智能手机，37%的人拥有平板电脑（Rideout，2015）。这些所有权数据与显示儿童更多使用移动设备观看屏幕媒体的流行率数据一致（Rideout，2015；Rideout，Foehr 和 Roberts，2010）。

2013 年的 CSM 研究发现，36%的 8 岁及以下儿童的卧室里都有电视（Rideout，2013）。此外，2015 年的 CSC 研究发现，47%的 8～12 岁儿童和 57%的 13～18 岁儿童的卧室里都有电视（Rideout，2015）。这些比例与美国儿科学会（American Academy of Pediatrics）建议的儿童卧室避免放置电视和互联网连接设备（Council on Communications and

Media，2011）的规定大相径庭。

与屏幕观看时间和屏幕观看规则类似，卧室中电视的存在也与种族/民族和社会经济地位有关。2013年CSM研究样本的数据发现，在8岁及以下的儿童中，卧室里有电视的白人、黑人和西班牙裔儿童所占比例分别为28%、61%和50%，父母受教育程度高、中、低的家庭卧室里有电视的比例分别为16%、46%及56%（Rideout，2013）。2015年CSC研究的数据发现，在8~12岁的儿童中，卧室里有电视的白人、黑人和西班牙裔儿童的比例分别为37%、77%和59%，卧室里有电视的白人、黑人和西班牙裔13~18岁儿童的比例分别为54%、76%和58%。此外，8~12岁的高收入、中等收入和低收入家庭中卧室里有电视的比例分别为29%、47%和66%，13~18岁的高收入、中等收入和低收入家庭中卧室里有电视的比例分别为46%、57%和69%（Rideout，2015）。

正如所料，在卧室里放一台电视会增加孩子们看电视的时间。在2009年的KFF研究样本中，卧室里有电视的8~18岁的孩子在卧室里看电视的时间比卧室里没有电视的孩子多（2.97小时/天对1.90小时/天）（Rideout，Foehr和Roberts，2010）。在2007年的全美儿童健康调查（Sisson和Broyles，2012）和对荷兰4~8岁儿童的大规模流行病学研究（de Jong等，2012）中也发现了类似的结果。这些研究结果与以下结论一致：在居住环境中有媒体设备的儿童将花费更多的时间使用它们。

第四节　屏幕观看时间与体重

屏幕媒体观看时间与肥胖的关系是媒体与健康研究的热点之一。流行病学研究普遍发现屏幕媒体使用时间与肥胖之间存在正相关（Chaput，Klingenberg等，2011；Council on Communications and Media，2011）。例如，一项为期4年的纵向队列研究，对美国具有代表性的10~15岁儿童样本进行了观察，发现每天看电视的小时数与超重患病率之间存在着强烈的剂量-反应关系：每天看电视超过5小时的儿童比每天看电视2小时或更少的儿童超重的概率要高出很多。此外，对归因风险的估计表明，在本研究样本中观察到的60%或更多的超重发生率可能与过度看电视有关（Gortmaker等，1996）。在一项研究中发现了类似的结果，该研究使用了四项基于德国3~18岁儿童研究的汇总数据，其中每天看电视和电脑屏幕的时间少于1小时，与研究样本中超重患病率降低11%有关（Plachta Danielzik等，2012）。

长期队列研究也表明，儿童期看电视的次数增加是其成年期超重和肥胖的重要预测因素。1970年英国出生队列研究的数据发现，一个人5岁时每天观看电视的总时间越长，其30岁时体重指数（BMI）就越高。此外，在5岁时，每多看一小时电视，30岁时肥胖风险就增加7%（Viner和Cole，2005）。在一项对新西兰儿童进行的纵向出生队列研究中也发现了类似的结果，在该研究中，5~15 岁每天看电视的时间越长，26 岁时体重指数就越高。本研究中可归因风险的估计表明，26 岁时观察到的高达 17% 的超重患病率可能与儿童和青少年时期的工作日每天看电视超过 2 小时相关（Hancox，Milne 和 Poulton，2004）。

与电视观察的相关研究文献相比，研究计算机使用和玩电子游戏的时间与超重和肥胖之间的关联更为有限，并产生了不一致的结果。然而，观察研究表明，使用电脑或玩电子游戏可能与超重及肥胖存在直接联系（Russ 等，2009；Chaput，Klingenberg 等，2011）。这项研究很可能受到测量计算机和视频游戏使用时间准确性的限制。因此，改善儿童使用屏幕媒体的测量准确度对于理解计算机和电子游戏的使用是否会影响超重和肥胖及儿童健康将是非常重要的。

屏幕时间和肥胖之间的联系机制以及其他心脏代谢风险

假设了五种机制来解释观看屏幕对肥胖和其他心脏代谢风险因素的影响（Council on Communications and Media，2011；Robinson，2001）：
1. 观看屏幕降低新陈代谢率。
2. 观看屏幕会取代睡眠或扰乱睡眠模式。
3. 观看屏幕取代了体力活动，从而减少了能量消耗。
4. 在观看屏幕过程中，饮食能量摄入增加而饮食质量下降。
5. 受广告影响，饮食能量摄入增加，饮食习惯恶化。

尽管所有机制可能在肥胖和其他心脏代谢风险因素的发展中至少起到一定的作用，但前三种机制的证据有限。迄今为止，大量的流行病学和实验研究为第 4 和第 5 种机制提供了依据。

第五节　屏幕观看时间与心脏代谢危险因素

除了与超重和肥胖的关系外，越来越多的证据表明，过多的屏幕设备使用时间与其他心血管代谢危险因素有关，如高血压、高胆固醇水平、胰岛素抵抗和 2 型糖尿病及代谢综合征（Council on Communications and Media，2011）。对 2003—2004 年和 2005—2006 年 NHANES 的 6~19 岁儿童进行的一项研究发现，每天看电视 4 小时或 4 小时以上的儿童相比于每天看电视少于 1 小时的儿童有更高的心血管代谢风险评分（计算腰围、静息收缩压、非高密度脂蛋白胆固醇和 C 反应蛋白），这与人口统计学特征、吸烟、脂肪总热量、饱和脂肪总热量、饮食胆固醇摄入量、钠摄入量和体力活动有关（Carson 和 Janssen，2011）。在 2009 年和 2010 年葡萄牙儿童肥胖患病率研究中，葡萄牙 2~12 岁儿童的人群样本中也发现了类似的结果，该研究发现，电视观看时间越长，心脏代谢风险越高（根据静息心率计算，静息舒张压、静息收缩压、体重指数和皮褶厚度），根据年龄、性别、父母教育、父母体重指数、对该地区犯罪的看法、睡眠时间、出生体重、母乳喂养时间、"不良饮食"评分、每周吃水果的次数和体力活动等要素进行调整。这项研究还发现，看电视时间与静息收缩压和静息舒张压之间存在显著的正相关（Stamatakis 等，2013）。此外，一项针对 14~18 岁超重和肥胖人群的横断面研究发现，电视观看时间和空腹胰岛素与 HOMA-IR（胰岛素抵抗指标）之间存在显著正相关，可根据人口统计学特征、腰臀比、总热量摄入、碳水化合物和体力活动的热量摄入百分比等要素进行调整（Goldfield 等，2013）。

尽管相关研究文献有限，但部分研究还是为使用电脑和玩电子游戏的时间与心脏代谢危险因素之间的关系提供了一些证据。一项针对 12~18 岁超重和肥胖儿童的横断面研究发现，计算机使用时长与总胆固醇和低密度脂蛋白胆固醇之间存在显著的正相关关系，可根据年龄、性别、青春期、肤色、民族和体力活动等要素进行调整（Altenburg 等，2012）。另一项针对 14~18 岁超重和肥胖人群的横断面研究发现，玩电子游戏的时长与收缩压、总胆固醇及高密度脂蛋白比值之间存在显著的正相关关系，可根据人口统计学特征、BMI、性成熟度、总热量摄入、从饮食营养和体力活动中摄取热量的百分比等要素进行调整（Goldfield 等，2011）。

第六节　屏幕观看时间、体力活动与心肺适能

已有研究屏幕媒体观看时间对体力活动影响的文献的结论并不一致，许多观察研究表明，屏幕使用时间越长，体力活动越少，还有许多人发现屏幕使用时间和体力活动没有关系（Council on Communications and Media，2011）。由于研究文献主要是观察研究，只有实验研究才能建立起屏幕观看时间与体力活动之间的因果关系，因此需要进行更多的实验研究来更好地了解屏幕使用时间对体力活动的影响。

实验研究的结果在证明减少屏幕使用时间会增加体力活动这一观点上说服力还较为有限。例如，Epstein 和他的同事（2005）研究了观看屏幕媒体的实验性变化（即观看电视或视频、玩视频游戏和娱乐性地使用计算机）如何影响身体活动。在 8~16 岁儿童中，在三个为期 3 周的交叉设计（基线、屏幕媒体观看时间增加 25%~50%、屏幕媒体观看时间减少 25%~50%）中，当屏幕媒体观看时间增加时，加速度计测量的体力活动显著减少，但当屏幕媒体观看时间减少时，加速度计测量的体力活动没有显著变化。此外，当屏幕媒体观看时间增加时，体重指数越高的儿童越有可能减少体力活动。

减少屏幕观看时间的干预实验结果在表明减少屏幕观看时间可使体力活动增加这一观点时提供的证据也十分有限。例如，对一个学校三、四年级的学生进行的随机对照实验发现，尽管与对照组参与者相比，治疗组参与者显著减少了看电视和使用计算机的次数，但在进行中等强度到高强度的身体活动方面，治疗组和对照组参与者间没有差异（Robinson，1999）。在一项对 4~7 岁儿童及其家庭的单独对照试验中也发现了

类似的结果：尽管与对照组参与者相比，接受治疗的受试者明显减少了他们自己报告的看电视和使用计算机的次数，但治疗组和对照组参与者在加速度计测量的体力活动（评估为平均每分钟计数）的变化方面没有显著差异（Epstein 等，2008）。

另外，一些研究表明，屏幕使用时间与心肺功能水平呈负相关，与体力活动无关。英国的英格兰东部健康心脏研究是一项针对 10～16 岁儿童的跨部门学校研究，该研究发现每天看电视时间超过 4 小时的儿童保持身体健康的概率（用 20 米穿梭跑试验测量）明显低于每天看电视时间少于 2 小时的儿童，该研究根据年龄、性别、社会经济状况、肤色、民族、BMI 和体力活动等要素进行调整（Sandercock 和 Ogunleye，2013）。此外，一项使用英格兰东部健康心脏研究（平均基线年龄＝11.5 岁）的儿童亚样本进行的纵向研究发现，在 2 年的随访中，每天有 2 小时或 2 小时以上屏幕设备观看时间的儿童身体不适的概率明显高于每天使用屏幕设备少于 2 小时的儿童（Aggio 等，2012）。类似的结果也出现在一项来自健康研究的纵向样本中，这是一项针对美国中学生的随机对照试验，在该试验中，屏幕媒体使用时间与 11～13 岁儿童的心肺的健康程度（用 20 米穿梭跑试验测量）呈显著负相关（Mitchell，Pate 和 Blair，2012）。这些结果很重要，因为它们表明，屏幕媒体使用时间和心肺健康之间的关系可能独立于任何体力活动的变化。然而，目前还需要实验研究来确定这种因果关系是否存在。

第七节　屏幕观看时间与饮食习惯

流行病学研究发现，儿童屏幕媒体观看时间的增加与饮食习惯的恶化有关，包括水果和蔬菜摄入减少、吃高能量零食、喝高能量饮料、快餐和总能量摄入的增加（Pearson 和 Biddle，2011）。使用 2003—2006 年 NHANES 数据进行的一项横断面研究发现，与每天看 4 小时或更长时间电视相比，每天看 1 小时以下电视与 2～5 岁、6～11 岁和 12～18 岁儿童的健康饮食的形成（即 2005 年更高的健康饮食指数）显著相关，调整因素为人口统计学特征、BMI、体力活动和总能量摄入（Sisson 等，2012）。同样，一项研究使用了 2009 年学龄儿童健康行为研究（Lipsky 和 Iannotti，2012）的数据，该研究是美国 5 至 10 年级儿童的全国代表性样本，发现看电视的时长与每日水果消费呈显著负相关，与每日糖果和巧克力、含糖软饮料和快餐消费呈显著正相关，与人口统计学特征、计算机使用、体育活动和家庭富裕程度相适应。此外，电脑的使用时长与日常消费糖果和巧克力、含糖软饮料和快餐量、人口统计特征调整、电视使用、体育活动和家庭富裕程度呈显著正相关。

对生活在马萨诸塞州的儿童（平均年龄＝11.7 岁）进行的一项前瞻性观察研究发现，看电视时间增加 1 小时与平均每天总能量摄入增加 106 千卡显著相关，可根据人口统计学特征、BMI 和其他行为（即阅读）的变化变量进行调整（Sonneville 和

Gortmaker，2008）。此外，看视频和玩电脑游戏的时间增加 1 小时，与平均每天的总能量摄入增加 92 千卡显著相关，可根据人口统计学特征、BMI 和其他行为（即阅读或做作业、看电视和进行体育活动）的变化变量进行调整。一项对挪威 11~13 岁青少年健康干预研究的纵向研究还发现，20 个月以上电视和 DVD 观看时间的变化与蔬菜消费的变化呈显著负相关，与含糖软饮料和垃圾零食的消费变化呈显著正相关。此外，20 个月内电脑和游戏使用的变化也与水果和蔬菜消费的变化呈显著负相关，与含糖软饮料和不健康零食的消费变化呈显著正相关（Gebremariam 等，2013）。

实验研究表明，随着屏幕媒体的使用，能量摄入将增加。例如，在一项对健康正常体重青少年（平均年龄=16.7 岁）的随机交叉设计研究中发现，玩电子游戏 1 小时后的随意能量摄入量平均比休息 1 小时后的随意能量摄入量高 80 千卡（Chaput，Visby 等，2011）。重要的是，通过玩电子游戏可以观察到，虽然食物摄入在增加，但人的饥饿感不会增强（Chaput，Visby 等，2011）。在 8~12 岁儿童中，采用三个 3 周期的交叉设计（基线、屏幕媒体观看时间增加 25%~50%、屏幕媒体观看时间减少 25%~50%），发现当屏幕媒体观看时间减少时，每天热量摄入显著减少 281 千卡，但当屏幕媒体观看时间增加时，能量摄入没有显著变化（Epstein 等，2002）。在一个单独的交叉设计中发现了相似的结果，在 12~16 岁的儿童中，有三个 3 周的阶段（基线、屏幕媒体观看时间增加 25%~50%、屏幕媒体观看时间减少 25%~50%），当屏幕媒体观看时间减少时，每天摄入的能量显著减少 463 千卡，但当屏幕媒体观看时间增加时，能量摄入没有显著变化（Epstein 等，2005a）。

减少屏幕设备观看时间的干预措施也显示了减少能量摄入可减少屏幕设备使用时间。一项针对 4~7 岁儿童及其家庭的减少屏幕使用时间的随机对照实验发现，与对照组参与者相比，接受干预措施的参与者显著减少了看电视和使用电脑的次数及能量摄入（Epstein 等，2008）。这些流行病学逻辑和实验研究表明，减少观看屏幕设备的时间可促进减少能量摄入，是可行的预防肥胖的干预措施（Epstein 等，2005）。

一、边看边吃

使用屏幕媒体可能导致能量消耗增加和营养不良的方式之一是边吃边看。研究表明，孩子们在观看屏幕媒体时消耗的卡路里和膳食占了每天的很大比例。例如，一个多种族的三年级儿童的样本和一个主要是拉丁美洲的加利福尼亚五年级儿童的样本表明，他们在工作日和周末看电视时间里分别消耗了其每日总热量的 18% 和 26%，消耗了 18%~23% 和 37%~51% 的早餐摄入热量，消耗了 36%~45% 和 31%~34% 的晚餐摄入能量，以及 59%~67% 和 39%~45% 的零食摄入能量（Matheson，Killen 等，2004）。同样，在美国四个城市的女孩健康强化多站点研究中，发现 8~10 岁的非裔美国女孩在看电视时消耗了她们每日总热量的 27%~35%，消耗了 19%~46% 的早餐摄入能量和 40%~50% 的晚餐摄入能量，还有 22%~44% 的零食是在看电视的时候吃的（Matheson，Wang 等，2004）。

在观看过程中有些过度进食可能只是由于观看屏幕媒体花费了大量时间，以及观看时更容易食用的食物和饮料类型导致的。有大量证据表明，屏幕媒体观看时间在增加人体能耗方面可能具有特定的效果，并提出了几种不同的机制。屏幕媒体观看可能引发独立于饥饿的进食（如通过电视观看与进食的关联来促进进食）、延长进食持续时间（如直到电视节目结束或游戏结束为止的进食）或模糊的进食自我监控和饱足感提示意识（Wansink，2004）。观看屏幕媒体也可能通过干扰味觉和嗅觉线索的习惯化而阻止饱足感的发展，并可能转移人的注意力，使其不再关注饱足感、线索，减慢食物线索的习惯化速度，并导致习惯化发生后的额外进食（Epstein 等，1997；Temple 等，2007）。也有证据表明，肥胖者比正常体重的人更容易分心（Rodin，1974），导致其在看电视或其他屏幕媒体时摄入更多的卡路里。

二、儿童食品广告

食品广告是另一个因素，解释了由于屏幕媒体观看而增加的能源消耗和产生糟糕的饮食习惯。联邦贸易委员会报告说，2009 年，美国花费了 96 亿 5000 万美元销售食品。在这项支出中，17 亿 9000 万美元用于 2~17 岁孩子的营销，快餐店餐饮和碳酸饮料营销占儿童广告支出的 11 亿美元。2009 年，电视营销占儿童广告支出的最大比例（35%）（Leibowitz 等，2012）。Nielsen 的数据显示，2~11 岁和 12~17 岁的青少年平均每天分别能在电视上观看到 13.1 和 16.5 条食品、饮料和餐馆广告（Dembek，Harris 和 Schwartz，2014）。

联邦贸易委员会报告说，2009 年，通过新媒体（如移动、在线、病毒式营销）向儿童进行食品营销的支出占儿童食品营销支出总额的 7%，比 2006 年增加了一半（Leibowitz 等，2012）。如前所述，儿童正从传统的屏幕设备（如电视机和视频游戏机）转向移动设备和在线观看。不幸的是，人们对互联网（Blades，Oates 和 Li，2013）和移动广告对儿童的影响知之甚少。因此，随着越来越多的儿童增加对移动设备的使用和在线内容的消费，研究这些媒体上的广告对儿童健康的影响将非常重要。

2002 年的收入动态小组调查是一项针对美国 7~13 岁儿童的纵向研究，调查数据发现，观看节目中带有广告的电视与 BMI Z 值呈显著正相关，这是根据人口特征、母亲体重指数和平均睡眠时间进行调整的结果（Zimmerman 和 Bell，2010）。相反，看电视没有节目广告则与 BMI Z 值不相关（Zimmerman 和 Bell，2010）。

来自实验研究的强力证据表明，广告对儿童的饮食行为和食物偏好有很大影响。

例如，在一项随机对照试验中，7~11 岁的学生随机对照试验证明了食品广告对促进自动进食行为的作用（Harris，Bargh 和 Brownell，2009）。孩子们被随机分配观看嵌入四个 30 秒食品公司广告的 14 分钟的卡通漫画或嵌入四个 30 秒非食品广告的 14 分钟的卡通漫画。在这两种情况下，给孩子们配有一大碗切达奶酪、金鱼饼干和一杯水，试验者没有向这两个小组的孩子们做过这些物品的广告，他们被告知可以边看边吃点心。结果表明，随机分配给食品商业组的孩子们比没有看过食品广告的孩子们吃的饼干数量要多出 45%。

另一项针对 2~6 岁的孩子的随机对照试验表明，即使是单一接触食品广告，也会影响儿童的食物偏好（Borzekowski 和 Robinson，2001）。在这项实验中，孩子们被随机分配观看两个嵌入了 2.5 分钟海洋生物教育片段的 13 分钟的动画节目，或者嵌有 10~30 秒的食品广告的 13 分钟的动画节目。在观看动画节目后，孩子们被要求从九对外观相似及包装颜色、形状、内容相匹配的品牌照片中选出他们喜欢的产品。结果表明，观看过食品广告的儿童比没有观看过食品广告的儿童更有可能选择广告食品。

最后，在 3~5 岁儿童之间进行的一项实验表明，品牌本身可以强烈地影响幼儿的实际味觉，甚至超出他们的偏好。在这项实验中孩子们被要求品尝 5 种随机订购的、并列的食品及饮料，这些食物和饮料都有麦当劳的包装，另外也有完全相同但没有品牌包装的食品，然后要求孩子们指出这些食物尝起来是否相同，或者是否有部分尝起来味道更好。结果发现如果孩子们认为这些食物来自麦当劳，那他们就显然会更喜欢食物和饮料的味道，而且对在家里有更多电视机的孩子而言，品牌效应的影响更为明显（Robinson 等，2007）。

第八节　缩短屏幕观看时间的研究

只有实验研究才能建立屏幕媒体观看时间和健康之间的因果关系。鉴于当下儿童观看屏幕媒体的时间确实太长，最具实际和公共卫生政策意义的问题不是增加屏幕媒体的观看时间是否会损害健康，而是研究减少屏幕媒体观看时间是否会对健康有利（Robinson，1999）。目前已经有一些减少儿童屏幕观看时间的探索性实验开始回答此问题。

第一个专门探讨此问题的研究是在圣荷西（加利福尼亚州）两所学校三年级和四年级学生中进行的为期 7 个月的随机对照试验（Robinson，1999）。在此试验中，学生被随机分成两组，一组为只进行评估的控制组，另一组是接受由普通教师提供的 18 节屏幕观看时间缩短课程的治疗组。课程内容包括关掉电视、让孩子们在 10 天内不看电视、录像带或不玩视频游戏。课堂活动的重点议题包括通过自我监控使孩子们减少观看电视、录像带及玩视频游戏的时间；通过有选择地利用他们观看视频和玩视频游戏的时间，教导孩子成为"聪明的观众"；并争取让儿童成为减少屏幕设备使用时间的倡导者。此外，治疗组孩子的家长还收到了一个电子电视时间管理器，以方便制订屏幕设备使用时间预算，帮助家长让孩子的屏幕设备观看时间保持在预算内，并推广限制整个家庭观看电视、录像带和玩视频游戏时间的策略。在为期 7 个月的实验中，随机进入治疗组的受试者显著减少了看电视和玩游戏的时间及在电视机前吃饭的次数，并显著减缓了他们的 BMI、三头肌皮褶厚度、腰围和腰臀比的增长速度。额外的分析发现，与对照组相比，随机进入治疗组的受试者也显著减少了他们的攻击性行为（Robinson，Wilde 等，2001）及消费行为（Robinson，Saphir，2001）。

迄今为止最长的关于屏幕设备使用时间的研究是在 70 名 4~7 岁儿童及其家庭中进行的一项为期 2 年的随机对照试验（Epstein 等，2008）。参与者被随机分配到控制组，在那里他们收到家长通信，被允许免费使用电视和电脑，或者被分配到干预条件组，包括在参与者家中的每台电视和电脑显示器上安装一个电子电视时间管理器。干预包括研究人员制订每周观看电视、使用计算机和相关久坐行为的时间预算。预算每月减少一次，每次减少幅度为基线水平的 10%，一直减到基线水平的 50%。此外，父母还被要求表扬孩子减少看电视和从事其他活动的行为。星图的使用促进了这些儿童屏幕观看时间的减少，在调查中，研究人员会在家访时对参与者（儿童）获得的星星数量表示赞赏。一旦参与者的屏幕观看时间减少了 50%，星图就停止了，并通过定制的每月通信和家长的表扬来减少屏幕使用时间。与控制组参与者相比，被随机分配到干预组的儿童看电视和使用电脑的时间、BMI Z 评分、热量的摄入显著减少，并持续了两年。中介分析认为，对体重指数的影响与饮食摄入量的减少有关，而不是与体力活动的增加有关。

总之，这些和其他减少屏幕设备使用时间的实验研究作为多成分干预的一部分（Epstein 等，2005；Gortmaker 等，1999），显示屏幕媒体观看时间和体重增加之间的因果关系，也表明减少屏幕观看时间会显著减缓儿童 BMI 指数增加。应用这一实验模型来测试缩短屏幕媒体观看时间对其他风险因素和结果的影响，并克服观察性研究的许多局限性。

第九节　总结

美国国家调查数据显示，目前美国儿童每天花费大部分时间使用屏幕媒体，8~18 岁的儿童平均每天观看电视、使用电脑和玩电子游戏的时间超过 7 小时。这些数据还表明，少数民族和社会经济地位较低的儿童观看屏幕媒体的时间更多。屏幕设备观看时间被认为是导致儿童肥胖和其他心脏代谢危险因素的原因之一。美国儿科学会建议家长将孩子的总娱乐屏幕使用时间限制在每天 2 小时之内，不鼓励 2 岁以下儿童接触屏幕媒体，同时应避免在儿童卧室中放置电视和互联网连接设备。尽管有这些专业性建议，但美国只有大约一半的儿童表示父母对其屏幕设备使用时间有限制，而且绝大多数儿童的卧室里都有电视。

流行病学研究和试验的证据表明，屏幕媒体观看时间过长有助于肥胖和其他心脏代谢风险的增加。这些机制似乎主要是通过在观看屏幕设备的过程中增加饮食能量摄入和养成不良饮食习惯的方式发挥作用的。新的随机对照试验在减少儿童屏幕设备使用时间和增加体重指数方面取得了成功。但要测试减少屏幕设备观看时间对其他儿童健康特征的影响，还需要进行额外的试验。

一个不确定的重要领域是更新的、通常更具互动性的屏幕媒体使用形式的影响，这些使用形式包括在线观看、手机、平板电脑和手持视频游戏。美国国家调查数据表明，儿童使用媒体的方式正在发生巨大变化，从更传统的被动观看（如电视机、视频游戏机）转向使用互动和移动设备。使用这些新型的屏幕媒体对儿童健康的影响还不清楚，在未来的研究中应该被优先考虑。此外，迄今为止，利用新旧屏幕媒体促进儿童健康的目标大多尚未实现，这可能是未来的一个重要的研究议题。

关键概念

①美国儿科协会的建议（American Academy of Pediatrics Recommendations）：美国儿科学会建议父母将儿童使用屏幕设备的时间限制在每天 2 小时以内，阻止 2 岁以下儿童使用屏幕媒体设备，并避免在孩子的卧室中放置电视和互联网连接的设备。

②《健康人 2020》的屏幕时间目标（*Healthy People 2020* screen time objectives）：增加在 2~18 岁儿童和青少年群体中达到每天看电视和视频或者玩视频游戏时间不超过 2 小时这一标准人群所占的比例，使更多儿童在学校之外每天使用电脑或玩电脑游戏（对于非学校工作）不超过 2 小时。

③媒体使用时间（media exposure）：通常称为花在看电视、电影、录像上的时间；看视频、玩电脑或手机游戏的时间；听音乐、使用社交媒体的时间；使用以娱乐为目的的数字设备的时间（如浏览网站、视频聊天、创建数字艺术或音乐）。

④屏幕媒体使用时间（screen media exposure）：通常被描述为花费在视觉屏幕媒体上的时间，包括看电视、录像、玩游戏、视频聊天、搜索、阅读或在电脑、平板或智能手机上写作、使用以娱乐为目的的数字电子设备的时间（不包括通过屏幕设备花费在音乐上的时间）。

研究问题

①描述屏幕媒体对儿童健康的正面和负面影响。

②描述美国儿科学会"三种屏幕使用时间建议"。

③陈述儿童接触（使用屏幕）媒体的最大来源。

④解释为什么 13 岁似乎是开始更多地使用屏幕媒体的年龄转折点。

⑤探讨儿童观看屏幕媒体及与屏幕互动的方式所发生的变化。

⑥描述父母制定的限制孩子使用屏幕媒体的规则在限制儿童观看屏幕时间方面可能发挥的重要作用。

⑦讨论儿童玩电脑和视频游戏与儿童健康之间关系的局限性，以及如何在今后的研究中解决这些限制。

⑧陈述 5 种假设的机制对解释屏幕媒体观看时间对肥胖和其他心血管因素的贡献。

⑨陈述一个假设的机制，描述观看屏幕媒体对儿童能量消耗的具体影响。

⑩解释食物广告是如何影响孩子的饮食习惯和食物偏好的，以及品牌如何影响儿童的味觉感知。

第六章
职场环境中的久坐行为

肯尼恩·A.格洛弗（Kenneth A.Glover）；朱为模（Weimo Zhu）

通过阅读本章，读者将了解经济和政府管制对久坐行为的影响。阅读完本章时，读者应能做到以下几点：

①了解三个经济部门。

②描述美国经济随着时间推进的变化。

③定义产业空洞化。

④讨论经济变化对职业体力活动的影响。

⑤描述能量消耗如何影响健康风险。

⑥确定雇主用来应对其职工因缺乏运动对健康产生消极影响的策略。

⑦讨论美国政府的监管程序。

⑧解释监管如何促进创新。

⑨探讨监管不完善的原因。

⑩说明监管如何引起意外的社会后果。

⑪描述加强监管决策过程的方法。

⑫探讨如何通过督促来推动人们进行体力活动。

⑬总结政府管制对职业体力活动的影响。

本章节将受管制的久坐行为定义为由法规、政策或非自愿环境引起的久坐行为。

在过去的一个世纪里，美国经历了显著的社会和经济变革，这些变革归因于科技的进步、消费者消费水平的提高和全球竞争的加剧（Kollmeyer，2009）。为了保持竞争力，企业投资技术以提高工作效率、降低生产成本、提高产量为重心（Bell，1973）。这些举措使我们的生活变得更加便利，但促进经济增长的技术也可能带来重要的社会问题，表现为人们职业能量消耗的减少和肥胖率的上升（Philipson，Posner，2003）。

为了在全球经济发展中保持竞争力，企业依靠人类知识的扩展来创新和创造新技术（Drucker，2001；Kuznets，1973）。美国政府鼓励通过社会和经济监管程序实现创新增长，以确保经济竞争力和保障社会福利（行政命令 135632011）。遗憾的是，目前的监管程序并不完善，并导致了意想不到的社会后果（Joskow，2010；Orbach，2013；Sunstein，2002）。通过监管创新经济结构调整后，久坐不动的职业大幅增多。

如今，随着节省体力的技术的发展、对机动交通工具的更多依赖、现代便利设施的增加、步行和骑车人数量的减少，使得发达社会中的人们坐着的时间越来越多（Brownson，Boehmer 和 Luke，2005；Fox 和 Hillsdon，2007）。客观和主观的研究均表明，当下的工作环境使人们花费大量时间从事久坐工作（Clemes，O'Connell 和 Edwardson 2014；Thorp 等，2011；Tudor-Locke 等，2011）。而从事久坐性质的工作则会导致负面的健康后果，因为它会增加人们心血管疾病的死亡风险（Katzmarzyk 等，2009；Morris 等，1953）。

第一节 经济部门

农业、制造业和服务业是美国经济的三大主要驱动力（Kuznets，1973）。这三个生产性经济部门分别被称为第一产业、第二产业及第三产业。第一产业包括渔业、采矿和木材等行业。第二产业包括汽车、建筑、公共事业、制药、汽车电子和石油等制造业。第三产业包括运输、营销和零售等服务业（Kenessey，1987；Wolfe，1955）。

随着三大经济结构的进步和新技术的引进，美国的经济和社会结构都发生了显著变化。一个国家的经济发展始于其国内生产总值（GDP）的提高和农业类劳动者就业率的上升。在经济发展的下一个阶段，制造业开始发展，而农业类劳动者就业率下降，生产量增加。随着技术的进步，制造业效率不断提高，手工业工人开始转向服务部门。

一、结构性变化

从一个部门转变到另一个部门，会造成结构性变化，使工人们的就业机会减少（Bell，1973）。工业转型常常伴随着制造行业类工人永久性的失业，使工人们不得不寻找其他就业机会（Groshen，Potter 和 Sela，2004）。

如今，农民使用更高效的生产方法，通过机械化和自动化方式种植、灌养和收获作物（Dimitri，Effland 和 Conklin，2005）。这些生产方式促成了美国农民的就业率从1950 年的 12.2% 下降至 2000 年的 2%（Brownson，Boehmer 和 Luke，2005）。制造业也经历了由于经济结构带来的技术变化而引起的就业率下降（Blakely，Shapira，1984）。例如，在 1960 年到 2008 年，美国制造业从业者的就业率从 30% 减少到了 12%（Church 等，2011）。

随着经济的结构性变化和时间的推移，一些行业将比其他行业增长得更为迅猛。

这些经济的结构性变化受到生产率增长不平衡、消费者消费水平日益提高和经济全球化的影响（Kollmeyer，2009）。为了保持竞争力，企业开始寻求适应这些变化，并通过调整劳动力需求和产品水平来优化产能（Clark，1957）。这往往会使本国低技能的劳动密集型的工作岗位外包给了发展中国家（Kollmeyer，2009）。

二、去工业化

20 世纪 80 年代，美国制造业的工作岗位被新技术所取代，导致了工业结构调整（Blakely 和 Shapira，1984）。Bluestone 和 Harrison（1982）将这个过程定义为"产业空洞化"。在制造业萎缩的情况下，工人们很难利用其技能在其他类似行业中寻找就业机会（Masur 和 Posner，2012 年）。Blakely 和 Shapira 还认为，流离失所的工人会被迫从事其他（低收入）职业或迁移到其他社区。以上这些类型的经济状况造成了严重的社会经济问题，如收入不平等现象加剧和社区经济水平的严重衰退。

在去工业化地区，社会成本往往过高。在一些公认的工业城市，如密歇根州的底特律，遭受了由于高失业率和其他产业空洞化而导致的负面影响。1950 年，底特律的人口数量高达 180 多万。然而到 2010 年宣告破产后，底特律的人口数量已下降到 70 万左右。西弗吉尼亚州的亨廷顿和许多其他工业城市都受到去工业化的影响而经历了类似的社会和经济动荡（Ermolaeva，Ross，2010；Gordus，Jarley，Feman，1981）。

美国并不是唯一一个因经济结构变化和去工业化而导致制造业大幅衰退的国家（Brady，Denniston，2006），英国也受到了类似影响。不断进步的工业水平，使农业、制造业和采矿业职业人群的体力活动显著减少。职业体力活动水平下降、社会经济不平等等因素，使得人们进行体力活动的环境在去工业化之后受到严重威胁（Rind，Jones，Southall，2014）。

三、减少职业体力活动

去工业化的结构变化不仅会影响经济的发展，也将影响社会行为规范。研究人员发现，从事农业和制造业工作需要大量的体力劳动（Lakdawalla，Philipson，2009；Philipson，Posner，2003）。经济结构调整导致了从生产商品和体力劳动职业向服务业的转变（Cerina，Mureddu，2013）。这些转变是因自动化、机械化和电脑化等节省劳动力的技术的进步而出现的，其中每一项技术的进步都提高了制造业产出水平（Kollmeyer，2009）。

技术进步（如计算机、洗碗机的发明）增加了结构变化的复杂性，延长了人们在工作和家庭中进行久坐行为的时间（Brownson，Boehmer，Luke，2005；French，Story，Jeffery，2001）。土地利用方式、城市设计因素和交通系统的变化也影响着人们的能量消耗水平（Brownson 等，2009）。这些物理环境的变化对人们能量消耗的增加极为不利。

研究人员对人们职业体力活动水平的长期变化情况进行了探索，揭示了体力活动对人们劳动力影响程度的趋势。在短短 50 年内，美国的高强度体力活动职业在所有职业的占比从 30% 下降到 22.6%。在同一时期，低强度体力活动的职业占比从 23.3% 增加到大约 41.0%（Brownson，Boehmer，Luke，2005）。另一项研究中指出了美国 1960 年到 2008 年体力活动的变化：需要适度体力需求的职业占比从 48% 减少到 20%，而在同一时间段内，需要久坐和低活动量的职业则缓慢增加（Church 等，2011）。这些职业变化导致了目前美国约 79% 的雇员都从事着需要长期坐着的或轻体力劳动的工作（Tudor-Locke 等，2011）。

职业体力活动对我们每日总的热量消耗有显著影响（Church 等，2011）。美国全职员工平均每个工作日工作 8.09 小时（U.S. Department of Labor，2013）。工人们在其 71% 的工作时间里都处于坐着的状态（Clemes，O'Connell，Edwardson，2014）。而增加久坐工作的时间会导致代谢能量消耗减少，从而使人体内热量过剩。久坐不动的行为（如使用电脑）产生的能量消耗不超过休息时能量消耗的 1.5 倍。轻强度活动（即站立）需要的静息能量消耗不超过休息时能量消耗的 2.9 倍，而中等强度到高强度活动需要的能量消耗为休息时能量消耗的 3~8 倍（Owen 等，2000）。因此，长时间坐着工作将会对身体健康产生极其不利的影响。

与从事更活跃工作的工人相比，从事久坐职业的工人患全因心血管疾病死亡的风险更高（Morris 等，1953；Palmer 等，2007）。因久坐工作而导致的负面后果不容忽视，目前人们正花费越来越多的时间停留在那些容易使人产生久坐行为的环境中（Hill 等，2003）。除非制定新的系统性监管程序，否则人们的久坐行为可能会在未来几年内继续增加（Pronk，2015；Ng 和 Popkin，2012）。

第二节　不活跃的经济

从技术改进中获得的效率增长导致了食品价格和人们在工作场所中身体能量消耗的降低（Hill 等，2003）。因此，我们消耗卡路里的成本降低了，燃烧卡路里的成本却增加了（Philipson，Posner，2003）。即使在传统意义上被认为需要高能量消耗的职业中，能量消耗的减少也是显而易见的（Hill 等，2003）。这是一个重要的问题，因为人们需要通过热量摄入或热量消耗来平衡能量，以防止体重增加和肥胖（Hill，Wyatt，Peters，2012）。

肥胖症的产生被认为是食物消费的促进以及影响人们是否参与体力活动的经济因素所致（Finkelstein，Ruhm，Kosa，2005）。随着久坐行为的增加，肥胖率也在增加。自 1960 年以来，美国人口的肥胖比例从 13.4% 上升到 35.1%（Flegal 等，2010）。肥胖是一个主要的健康问题，与更高的多种共病的患病率有关（Guh 等，2009）。睡眠及呼吸类疾病的患病率会随着肥胖患病率的增加而增加，2 型糖尿病、心血管疾病、各种癌症、肌肉骨骼疾病和胆囊疾病的发病率也都会随着肥胖患病率的增加而增加（Must 等，1999）。这些并发症使得美国每年对肥胖患者的医疗花费巨大，包括医疗费用、药费和初级保健费用（Thompson 等，2001）。这给美国带来了巨大的经济压力，因为当美国的人均医疗保健支出高于任何其他国家时，其经济负担将不断增加（Bodenheimer，2005）。目前，治疗肥胖相关疾病的花费约占美国医疗总支出的 20.6%（Cawley 和 Meyerhoefer，2012）。一名肥胖症患者每年的医疗费用估计在 1429 美元（Finkelstein 等，2009）到 2741 美元（Cawley 和 Meyerhoefer，2012）。

第三节　促进职场健康

为了控制不断上升的医疗成本，雇主们正在探索综合的方法来更好地管理（控制）阻碍自身发展的直接（医疗）和间接（生产力）成本（Loeppke 等，2007）。从 2004 年到 2014 年，美国一个普通四口家庭的医疗支出从 11192 美元增加到 23215 美元（Girod 等，2014）。

与员工健康相关的间接成本也会对企业绩效产生深远的影响。工作质量和绩效是由员工的体力活动水平所影响的（Pronk 等，2004）。已有证据表明，缺乏身体活动的工人工作时的缺勤率比经常活动的工人更高；缺乏体育活动也与时常腰痛及频繁请病假有关（van Amelsvoort 等，2006）。职工的总体健康风险也与因旷工和出勤而造成的生产力损失密切相关（Boles，Pelletier，Lynch，2004）。

为了应对这些直接和间接的医疗成本，许多企业正在投资于健康促进解决方案，以预防和管理慢性病（Claxton 等，2013）。Goetzel 和 Ozminkowski（2008）定义这些工作场所健康促进计划为"针对改善健康和福利的雇佣计划"（304 页）。这些投资基于这样的假设——降低健康风险将使整体医疗成本下降（Nyce 等，2012）。

将重点重新放在疾病预防而不是治疗上，是由不健康行为带来的相关经济负担所决定的。与治疗疾病相比，雇主有更强的经济动力去通过预防疾病来保持员工的身体健康。例如，预防一种疾病会带来 145 美元的投资回报，而治疗疾病仅会带来 105 美元的投资回报（Nyce 等，2012）。对工作场所中的职工进行疾病预防的平均投资回报率估计为每花费 1.00 美元就可节省 3.27 美元（Baicker，Cutler，Song，2010）。

第四节　监管与创新

历史上，美国工业、经济和政策方面的领导人都支持这样一种观点，即环境法规的颁布给企业带来了过高的成本，从而阻碍其全球竞争力的提高（Ambec 等，2013）。传统的观点认为，如果有一个创收机会存在，企业就会想方设法来从中获利（Palmer，Oates 和 Portney，1995）。现代观点认为，引入严格的社会规则是影响技术创新和提高经济竞争力的必要条件（Porter，1991）。Porter 的假设表明，政府的作用是通过为工业在全球市场上的成功创造机会，从而为公民创造提高其生活水平的最佳条件。

政府管制

政府机构和规章制度规模不断扩大，以保护消费者、工人、环境和其他自然资源。以下是三个美国著名机构的相关案例，以及它们各自从联邦监管目录（2009）中采取的社会行动。

①1970 年的《清洁空气法》（CAA）由环境保护局（EPA）执行。CAA 保护社会免受有害空气污染物（如制造厂和汽车排放的污染物）的影响。

②1938 年的《食品、药品和化妆品法案》（FDCA）由食品和药物管理局（FDA）执行。FDCA 保护社会免受危险和虚假产品的侵害。

③1970 年的《职业健康与安全法》由职业健康与安全管理局（OSHA）执行。OSHA 通过执行职业健康和安全标准来保护工人的健康和安全。

1964 年《民权法案》第七章、1967 年《就业年龄歧视法》（ADEA）和 1990 年《美国残疾人法》（ADA）是其他直接与劳动力身体方面相关的法规实例。例如，源自 1964 年《民权法案》和 1990 年《美国残疾人法》的联邦准则、标准和规则禁止基于种族、肤色、宗教、性别或民族血统的就业歧视。

Jackson（2006）的差异影响理论被用来确定这些法规下的不足，通常有三部分的举证责任：

①原告（雇员）必须确定对受保护群体的不同影响，例如，受保护群体的通过率低于通过率最高的群体的五分之四，即 80%。

②被告（用人单位）必须证明经营的必要性，以及选择方法和标准与工作有关。

③如果条件 2 成立，原告必须证明雇主没有使用同样有效但影响较小的选择方法。

2011 年，美国总统奥巴马发布了 13563 号行政命令，以加强前任制定的监管程序（Carey，2013）。该指令要求执行机构"使用现有的最佳技术，尽可能准确地量化当前和未来的预期收益和成本"，以及最大化净收益（包括潜在的经济、环境、公共卫生和安全及其他优势；分配影响；公平）（行政命令 13563，2011）。

13563 号行政命令以其最简单的形式强调了监管机构在促进经济增长、创新、竞争力和创造就业机会的同时，应采用的程序和制度来保护公共健康、福利、安全和环境。13563 号行政命令宣布，监管机构将确保向公众公开信息交流，简化规则以促进创新，减轻负担，促进选择自由，确保法规得到科学支持，并对现有法规进行回顾性分析。

美国总统奥巴马在 2011 年 1 月 25 日的国情咨文中强调了创新对于确保美国在全球范围内保持竞争力的重要性：

赢得未来的第一步是鼓励美国人创新。我们谁也不能确切地预测下一个大产业会是什么，新的就业机会来自何处。三十年前，我们不知道所谓的互联网会导致经济革命。我们能做的，且美国比别的国家做得更好的，就是激发我们人民的创造力和想象力。我们是用汽车出行、用电脑办公的国家；是爱迪生（Edison）和莱特（Wright）兄弟诞生的国家；是创造谷歌和脸书的国家。在美国，创新不仅改变了我们的生活。还决定我们如何生活（2011）。

政府监管可被视为一个不完善的系统，其原因是决策者未能对经济或社会问题做出适当的反应（Joskow，2010；Orbach，2013）。这些不足是不可避免的，然而，适当的流程可以帮助降低因这些不足而导致的相关成本（Orbach，2013）。

政府官员和实业家很可能只关注眼前的问题，而很少关注新系统带来的不可预见的后果（Bell，1973）。预见所有的监管后果是不可能的，但我们可以使用回顾性分析来降低发生意外后果的风险（经济顾问委员会：Council of Economic Advisers，2012）。

监管法规的制定不当可能会导致毁灭性的意外社会后果（Thornton，2011；Hazlitt，1979）。意外后果的侵入往往伴随着善意的监管政策（Orbach，2013）。以下案例表明，一些政策制定者未能发现监管的直接和间接影响，尽管政策制定者并不希望这些事件发生，但更系统、更谨慎的分析能提醒他们注意到这些风险。

①例 A：制造业公司选择通过向消费者征收额外费用来抵消监管成本。价格上涨导致消费者需求减少，工厂生产放缓。因此，企业选择裁员来保持盈利（Masur，Posner，2012）。

②例 B：保护环境，2005 年，FDA 禁止使用氯氟烃作为医疗吸入器推进剂。因此，哮喘吸入器价格上涨了两倍，这可能导致许多低收入患者无法承担治疗哮喘的费用（McLaughlin，Greene，2014）。

③例 C：全球化、技术进步和环境法规推动了西弗吉尼亚州亨廷顿等蓝领社区的去工业化进程。去工业化减少了人们的体力劳动，增加了其失业率，也提高了他们的肥胖率（Ermolaeva，Ross，2010）。

即使为了保护员工健康而有意制定的法规，如果工作任务被修改，要求工人们增加在职业环境中坐着的时间，则也可能产生负面影响。例如，通常有三种方法来减少工伤和工人赔偿费用，包括重新设计工作、健康和培训（即改变工人所需的健康水平或工作习惯）和职前测试（即通过测试来选择出有能力执行工作的人）。尽管职前测试是三种方法中最有效的（Driessen 等，2010），但雇主通常决定在选择健康和培训的同时使用效率更低、成本更高的人体工程学方法（Daltroy 等，1997）以避免与雇佣前测试相关的不同影响可能导致的法律效应（Jackson，1994）。因此，对体力要求较高的工作正迅速从社会中消失。

成本效益分析（CBA）是政府机构用来评估政策潜在社会和经济影响的一种技术（Robinson，1993；Sunstein，2002）。Robinson 认为，CBA 试图监管对社会投入（成本）和产出（效益）以影响货币化。实施 CBA 为政治决策过程提供了一种理性的方法。美国政府制定了联邦机构在社会监管干预之前和之后进行 CBA 时应遵循的要求（律令号：13563，2011）。

应对监管所产生的社会和经济贸易的影响进行前瞻性和追溯性的评估。这是因为今天通过的法规可能与未来不断变化的社会和经济变化相互作用，也可能不相互作用。需要有追溯性的 CBA 来评估和保留法规的有益方面，因为它为我们提供了在成本超过收益之前解决这些问题的机会（McLaughlin，Williams，2014）。然而，当 CBA 只关注生产率或类似的结果时，其发现和建议可能会导致无法预料的负面社会后果（Sunstein，2002），例如，创新和技术导致员工久坐行为增加，并阻碍员工休息。因此，CBA 应考虑到增强体能的经济效益（Shephard，1986）。

在开发新技术和系统以避免受负面的社会和环境外部性的影响时，必须考虑到适当的设计因素（Schinzinger，1998）。外部性被定义为商品生产或消费产生的溢出成本；但是，这些成本不在商品价格中考虑（Sturm，2005）。Porter 和 van der Linde（1995）认为，政府最有能力通过社会监管来管理外部成本。

然而，古典经济学家并不支持政府通过监管行动进行干预，以此纠正久坐行为或相应的健康后果（Bleich，Sturm，2009）。因此，政府机构和企业采取的非管制措施是利用社会推动来改变不健康的行为。推动是设计选择（选择结构）的结果，以可预测的方式改变行为，而不引入家长式政策（Thaler，Sunstein，2008）。

第五节　选择环境和结构

可促进人们进行体力活动的环境可促使人们做出正确的、有利于自身健康的选择（French，Story，Jeffery，2001；Kremers，Eves，Andersen，2012；Pronk，Kottke，2009）。例如，在减少机动电梯数量的同时，可将楼梯设在更显眼的位置，为上班族提供骑自行车的机会，而不是让其使用机动交通工具（Marteau 等，2011），而且用步行式工作站（Torbeyns，Bailey，Bos，2014）取代传统办公桌是选择结构的形式。以上举措创造了可持续的工作环境，鼓励人们进行体力活动，进而抵消了他们久坐工作可能导致的意外后果（Pronk，Kottke，2009）。

近来，人们努力研究室内建筑环境对身体活动和久坐行为的影响。例如，《建筑研究与信息》的一期特刊（2015 年 5 月）研究了与室内久坐行为相关的可能因素，这些因素更加促使人们将室内建筑环境作为减少人们久坐行为的工具。

①Duncan 和同事（2015）证明，个人、工作场所和空间结构因素与坐着休息的频率相关，但休息受办公室类型的影响（如在共享办公室工作的参与者的体力活动次数更多，休息次数也更多）。②Ucci 和其他人（2015）报告说，小学教室的根本变化可能会使学生们的体力活动增加。他们发现直立式学习桌可能会大有用处，高度合适的直立式工作站也可以成功地整合到教室中，以增加学生们站立的时间。

这些发现得到了 Rashid 和其他人的有力支持（Rashid，Craig 等，2006；Rashid，Kampschroer 等，2006；Rashid，Wineman，Zimring，2009），他们发现办公室活动会受到整合和连通性的积极影响，当工作空间的程度和紧密度较高时，员工的久坐活动就会增加，此外，员工在团队空间中所花费的时间也会受到邻座同事以及工作场所社交网络中所有其他人的积极影响（注意：工作空间的级别是指在该空间中可见的其他工作区的数量，这可能是由于缺乏隐私而产生的压力的来源，工作区的封闭性描述了工作空间如何接近于可视网络中的所有其他工作区，因此，高紧密性意味着员工在设置中可对所有工作区有更多接触）。

第六节　总结

由监管和创新推动的技术进步引起了从第一产业到第二产业再到第三产业的经济转型（Bell，1973）。这种经济结构调整创造了一种分工，通过减少蓝领体力职业和增加白领知识职业来改变职业结构（Janowitz，2010）。由于从体力工作向知识工作的转变，雇员们坐着的时间越来越长（Church 等，2011；Clemes，O'Connell，Edwardson，2014；Harrington 等，2014；Kirk，Rhodes，2011；Matthews 等，2008；Tudor Locke 等，2011）。这是一个全国性的健康问题，因为久坐不动的职业会增加全因心血管疾病致病及死亡的风险（Morris 等，1953）。

技术进步导致了从高能源支出经济向低能耗支出经济的转变，从而提高了员工的肥胖率（Lakdawalla，Philipson，2009；Philipson，Posner，2003）。肥胖率的上升伴随着肥胖相关共病的增加（Guh 等，2009；Must 等，1999）。这些共病导致美国每年需花费大量的年度医疗保健费用、药费和初级保健费用（Bodenheimer，2005；Cawley，Meyerhoefer，2012；Finkelstein 等，2009；Thompson 等，2001）。为了应对日益增长的直接和间接医疗保健成本，许多企业正在投资于设计健康促进解决方案（Claxton 等，2013）。

为了提高经济竞争力和保护社会福利，美国政府利用法规鼓励创新（律令号：13563，2011；Porter，1991；Porter，van der Linde，1995）。工业创新不仅提高了员工的效率和绩效，而且改变了其工作方式（Porter，1991）。社会规则的影响已经对员工在工作场所中的活动产生了根本性的改变，从而降低了他们总的日常能量消耗水平并使其肥胖率上升（Brownson，Boehmer，Luke，2005；Church 等，2011；Lakdawalla，Philipson，2009；Philipson，Posner，2003）。

成本效益分析（CBA）是政府机构用来帮助改进监管决策过程的合理工具（Robinson，1993；Sunstein，2002）。然而，CBA 是不完善的，并且仍在发展中（Joskow，2010；Orbach，2013；Sunstein，2002）。其他策略侧重于使社会变迁更加活跃，而不是让系统失效（Marteau 等，2011；Pronk，Kottke，2009；Thaler，Sunstein，2008）。为抵消监管制度不完善带来的成本及其对职业体力活动的影响，政府机构应调查并实施新的战略，以便更好地预测可预见和不可预见的风险。

关键概念

①选择结构（choice architecture）：通过仔细设计人们做出选择的环境来影响人们做出决定的方法（Thaler，Sunstein，2008）。选择结构是一种非物质的方式，可推动社会健康化发展。

②成本效益分析（CBA）：政府机构用来追溯评估政府政策的社会和经济后果的决策过程。然而，CBA 往往无法衡量、预测政府监管所带来的负面影响（无论其用意如何）。

③产业空洞化（deindustrialization）：从一个国家的工业生产基地的广泛、系统的转移（Bluestone，Harrison，1982），导致蓝领工人的就业机会减少。

④知识工作者（knowledge worker）：具有生产性工作思想、概念和信息的人群，而不是只有手工技能或需经常从事体力劳动的人（Drucker，1968）。

⑤劳动节约型技术进步（labor saving technologies）：在自动化、机械化和计算机化方面取得的进步，目的是提高制造业产出水平（Kollmeyer，2009）和降低劳动需求，从而增加人们在工作中坐着的时间。

⑥调节性久坐行为（regulated sedentary behavior）：由规章、政策或非自愿环境引起的久坐行为。

⑦社会规则（social regulations）：试图纠正可能对公共利益（如健康、安全和环境）产生负面影响的外部性政府法规。社会监管的经济效应通常无法预见，并将产生意想不到的后果。

⑧结构性变化（structural change）：由于技术、财富和全球化的进步，一个国家的经济部门（第一产业、第二产业和第三产业）的相对规模发生了变化。

研究问题

①推动经济结构转变的三个主要因素是什么？

②技术进步如何减少人们在工作场所和家庭中的能量消耗？

③经济结构调整和去产业空洞化为什么会导致体力活动减少？

④如何通过监管与创新减少体力活动？

⑤政府法规如何能促进员工进行与工作有关的体育活动？

⑥为什么政府监管被认为是不完善的？

⑦企业如何使用选择结构来促进员工在工作场所内外进行体力活动？

第二部分

久坐行为与健康

第二部分共六章，涉及本书的主要内容：久坐行为与健康。久坐最直接和最明显的问题是使人缺乏肌肉活动和能量消耗。因此，在第七章中，Michael L. Power 从基础广泛的生态学和比较生物学的角度探讨了久坐行为与肥胖的关系。

人们对久坐行为与健康担忧主要是因为一项令人信服的流行病学证据（最初来自长期前瞻性队列研究）显示过早死亡及多种疾病发病率与看电视的时间有关。在第八章中，Carl J. Caspersen 和 G. Darlene Thomas 阐述了久坐行为与糖尿病的关系，这一章颇为重要，不仅因为它说明了一个关键的证据，而且因为作者考虑了流行病学研究的逻辑和相关方法学，并将其应用于推断因果联系的研究。久坐行为也与造成人们过早死亡的另一个主要原因相关：心血管疾病。在第九章中，Edward Archer 和他的同事们详细阐述了流行病学的发现，确定了能将久坐行为与不良心血管健康结果联系起来的相关证据。久坐行为在促进不良新陈代谢中的作用：正如第一部分的开头章节中说明的那样——与癌症的病因存在重要相关性。在第十章中，Brigid M. Lynch 和 Christine M. Friedenreich 对久坐行为与癌症之间的关系的研究进行了全面回顾，这些研究的证据是可变的，但在证明与几种类型的癌症相关方面是一致的。他们还强调流行病学方法在理解久坐行为和健康结果之间关系方面的重要细微差别。值得注意的是，对于 2 型糖尿病、心血管疾病和癌症，在确定久坐行为是如何与这些疾病产生关联时，大多数流行病学研究都控制了体力活动（尽管程度不同）的作用。

在第十一章中，Marco S. Boscolo 和朱为模院士回顾了关于久坐行为和下背痛的联系，下背痛也是从事需长时间坐着工作的职业群体的常见病。第十二章讨论了久坐行为和心理问题。Stuart J. H. Biddle 和 Stephan Bandelow 阐述了久坐行为的多种健康影响中的一个，这个因素还不太清楚，但可能具有深远的影响。认知功能和心理健康包括久坐行为的重要决定因素和可能的结果。

总之，第二部分阐述了久坐行为与重大慢性病和其他健康问题的产生是有联系的。本部分特别有助于说明此领域的研究策略和方法，包括未来对久坐行为和主要相关健康结果进行研究面临的许多困难。

第七章

久坐行为与肥胖

迈克尔·L.鲍尔（Michael L.Power）

通过阅读本章，读者将了解脂肪的生物学特征、肥胖的代谢后果以及久坐行为与肥胖之间的潜在联系。读完本章后，读者应该能够做到以下几点：

①了解脂肪和脂肪组织的不同功能。

②明确何种程度的脂肪含量是适宜的。

③解释非稳态负荷的概念。

④明确肥胖的主要健康风险。

⑤更好地了解脂肪代谢和健康风险的性别差异。

⑥从进化的角度了解肥胖和久坐活动。

⑦讨论肥胖、维生素 D 和久坐行为之间的关系。

⑧阐明人类肥胖问题流行的主要根源。

人类肥胖问题由来已久。在我们的整个书面历史中，都有关于肥胖者的历史记载。呈现肥胖人物的雕塑可以追溯到大约 25000 年前。人类肥胖问题普遍且在继续发展是当前的新特征，这意味着在当代环境中存在新的肥胖风险因素。

在遥远的过去，肥胖现象是罕见的，即使有也是由于遗传或疾病相关病理学的代谢失调所致。在过去，外部因素使大多数人难以吃饱。社会文化型肥胖的出现是由于过去肥胖的罕见及其实现的困难性所导致的。罕见使事物变得有价值，难以实现的则成为声望的象征，因此在一些文化中，肥胖是地位的象征，是拥有财富和权力的标志。但如今，肥胖已经成为普遍现象。在许多地域，肥胖正变得常态化。美国有三分之一的成年妇女被认为是肥胖的（Flegal 等，2010）。既然肥胖已经变得如此普遍，那我们可能需要第三种分类，即环境肥胖，用来解释为什么现代社会中大量生理状况正常的人也变得肥胖。

肥胖的发生有一个看似很简单的原因：从食物中摄入的卡路里比日常生活中消耗的卡路里更多，这导致了在一段时间内的正能量平衡。这看似简单，是因为作为调节能量平衡各个方面的基础生物学是非常复杂的，而且没有被很好地解释（Power，Schulkin，2009）。少吃多动的建议听上去简单，但大多数人却难以遵循。

公共卫生和临床议程在解决久坐行为方面也面临着特殊的困难，简而言之，需要明确阐明与久坐和运动过少相关的健康风险。正如本书中的其他章节所阐明的，肥胖的人坐着的时间会更久，而长时间坐着会导致体力活动减少——尤其是轻度活动，它是我们日常能量消耗中的一个重要组成部分。在这种情况下，充分了解肥胖的相关机制及其与久坐行为的关系很有必要，特别是从脂肪组织的重要作用和生物适应性以及脂肪组织如何影响能量平衡调节的角度来看。

第一节 脂肪的作用

脂肪是我们身体的必要组成部分。脂肪或脂质具有许多功能：营养、激素，甚至结构。某些长链多元不饱和脂肪酸对于我们眼睛和脑部的正常发育至关重要。细胞膜由磷脂、糖脂和类固醇组成。当然，基于胆固醇的类固醇激素，如雌激素、睾酮和糖皮质激素对生命和生殖起着至关重要的作用，由此可见拥有适度脂肪极其必要。

脂肪作为储能介质，具有显著的优势。它的每克干重含有的可代谢能量约是碳水化合物或蛋白质的两倍。此外，它只与非常少的水分结合起来存储在我们体内。相比之下，1 g 糖原需要与 3~5 g 水一起储存（Schmidt-Nielsen，1994）。1 kg 糖原质量约为 1 g，1 kg 脂肪的质量约为 0.11 g（Schmidt-Nielsen，1994）。脂肪组织储存大量能量的能力具有许多适应性优势：它缓冲了生物体受不可预测和可变的食物供应的影响；它可以将多余能量储存，然后在以后使用；它能让动物在喂养期间存活的时间更长。储存脂肪的能力增加了有机体行为灵活性和潜在的喂养策略。

在脂肪需求持续增加期间，存在若干优点，例如，女性在怀孕和哺乳期间对脂肪需求的上升既能增加她们储存脂肪的能力，又能更多地依赖脂肪作为代谢燃料。脂肪代谢的上调节省葡萄糖，在怀孕期间，胎儿和胎盘的葡萄糖需求必须与母体大脑的葡萄糖需求相平衡。增加脂肪氧化为母体肌肉和周围器官提供燃料，可缓解一些脂肪需求的冲突（Peters 等，2004）。

婴儿出生后，从牛奶中获得营养。产妇的营养转移是通过婴儿的消化道进行的，而不是通过胎盘传递。尽管女性在妊娠最后三个月的能量需求极大，但即使在贫穷国家，女性一般也能够在妊娠早期增加母体质量。另外，女性在怀孕期间食欲通常会增加，但能量消耗往往会减少。女性在妊娠早期摄入过多的能量可以储存为脂肪，然后在哺乳期使用。

虽然脂肪在身体中具有许多有益功能，但高水平的脂肪对细胞具有毒性（Schrauwen，Hesselink，2004；Slawik，Vidal-Puig，2006）。在细胞和器官中积累的脂质液滴可引起病理学（如脂肪肝）。为了防止脂肪毒性的不良影响，脂肪酸必须被氧化或隔离。在任何给定时间内，动物的新陈代谢和能量代谢速率都是有限的。如果脂肪不能被氧化，就必须被安全储存。脂肪细胞是专门用于储存脂肪的细胞，脂肪优先储存在脂肪组织中，因此脂肪在肌肉和器官中积累较少，但积累过少则会导致发病。脂肪细胞储存脂肪是为了获得与其能量价值相关的积极效益，存储的能量可以在以后远离摄入行为的空间和时间内使用。脂肪细胞还会隔离多余的脂肪以防止脂毒性（Slawik，Vidal-Puig，2006）。

然而，脂肪组织不仅是一个被动器官，它还可以通过多种途径主动调节新陈代谢。实际上，脂肪组织不仅包含脂肪细胞，在脂肪组织中也发现大量的非脂肪细胞，包括成纤维细胞、肥大细胞、巨噬细胞和白细胞（Fain，2006）。脂肪细胞和这些非脂肪细胞都产生、调节和分泌活性肽、类固醇（Kershaw，Flier，2004）及免疫功能分子（Fain，2006）。总之，脂肪组织是调节生理的重要活跃成分。

脂肪组织的代谢活性功能与肥胖的病理学相关。脂肪组织作为内分泌和免疫功能器官的概念，揭示了为什么过量的脂肪组织可以对生理和代谢产生重要影响。肥胖是指脂肪组织的增加远远超出了我们身体器官运行时所消耗掉的能量，因此，脂肪分泌很可能与来自其他器官系统的分泌失衡有关。

第二节　脂肪组织和内分泌功能

脂肪组织作为一种代谢惰性能量存储的原始概念已被脂肪组织的新概念所取代（Kershaw，Flier，2004）。在脂肪组织的许多生理和内分泌过程中，脂肪组织作为内分泌腺以三种不同的方式发挥作用。它可以存储和释放预先形成的类固醇激素。此外，许多类固醇激素是从脂肪组织中的前体代谢转化的，或者将活性激素转化为非活性代谢物。例如，雌酮在脂肪组织中转化为雌二醇。绝经后妇女中绝大多数的循环雌二醇来自其脂肪组织（Kershaw，Flier，2004）。脂肪组织表达参与雄激素代谢的芳香酶、3α-羟基类固醇脱氢酶 3 型（3α-HSD3）和 17β-羟基类固醇脱氢酶（17β-HSD5）。这些酶会在肥胖过程中增加（Wake 等，2007）。脂肪组织还表达 11β-羟基类固醇脱氢酶 1 型（11β-HSD1），其将肾上腺皮质酮转化为皮质醇（Seckl，Walker，2001）和 5α-还原酶（Wake 等，2007；Tomlinson 等，2008），其转化皮质醇至 5α-四氢皮质醇（5α-THF）。因此，脂肪组织可调节糖皮质激素的局部浓度（Tomlinson 等，2008；Stimson 等，2009），并有助于糖皮质激素的代谢清除（Rask 等，2002）。肥胖与肾上腺糖皮质激素分泌增加和糖皮质激素代谢清除增加有关，这使人体内血浆浓度保持正常。在肥胖人群中，其肝脏中 11β-HSD1 活性降低（Stewart 等，1999；Rask 等，2002），脂肪中 5α-还原酶对皮质醇的失活作用增强（Tomlinson 等，2008）。然而，肥胖男性和女性的脂肪组织中 11β-HSD1 活性均有所增加（Rask 等，2001；2002）。肥胖者的肝脏皮质醇失活增加，通常通过增加脂肪组织中皮质醇的再生来平衡，在这方面女性与男性相比，效果更为显著（Rask 等，2002），这可能是由于妇女在给定的 BMI 下脂肪含量较高导致的。最后，脂肪组织会分泌许多细胞因子和肽激素，例如，瘦素、脂联素和许多白细胞（如 IL-6、IL-8 和 IL-10）。脂肪组织中的部分生物活性分子见表 7-1。脂肪组织分泌的激素可以作用于局部和其他内源性系统（如在自分泌、旁分泌或内分泌方式上）。

表 7-1　脂肪衍生的肽和类固醇激素转化酶

激素	功能	肥胖的变化
瘦素	影响食物摄入及青春期的骨发育、免疫功能	循环瘦素增加
肿瘤坏死因子 α（TNF-α）	抑制涉及非酯化脂肪酸及葡萄糖摄取和储存的基因	脂肪组织中 TNF-α 的表达增加
脂联素	增强胰岛素的作用	循环脂联素降低
白细胞介素 6（IL-6）	涉及调节胰岛素信号；对能量代谢起到中心作用	循环 IL-6 增加；内脏脂肪中 IL-6 的表达较大
抵抗	对胰岛素作用产生影响；与胰岛素抵抗相关	啮齿类动物肥胖模型中血清抵抗素升高
芳香酶	将雄性激素转化为雌性激素	没有变化，但增加的脂肪量会导致更高的总转化率
17β-羟基类固醇脱氢酶（17β-HSD5）	将雌酮转化成雌二醇，将雄烯二酮转化为睾酮	与芳香酶相同
3α-羟基类固醇脱氢酶 3 型（3α-HSD3）	二氢睾丸激素失活	增加
5α 还原酶	使皮质醇失效	增加
11β-羟基类固醇脱氢酶 1 型（11β-HSD1）	将可的松转化为皮质醇	脂肪组织活动增加

一、稳态

稳态是一个简单而强大的概念。尽管面临外部各种变化，身体内部环境必须保持不变。器官和组织均在细胞液中，只要我们的细胞液环境不随个人生活、活动改变，处于稳定状态，我们的生命就不会受到严重的伤害（Cannon，1935）。

在稳定性的概念中，抵抗变化是稳态的基础。然而，稳态不是调节生理学的代名词，当考虑进化生理适应时，稳定性可能是一个具有误导性的词。有些变化是程序化的，如昼夜节律、季节性节律或与怀孕和哺乳相关的生理变化。其他的则是对挑战的敏锐反应。在需求到来前，许多人都在期待而不是被动地做出反应。这并不是体内平衡的内在矛盾，正如 Cannon 引用 Richet 所说："我们之所以能够保持稳定，是因为我们在不断地变化"（1935）。

稳定性不是进化成功的标志。将"生存能力"定义为成功或持续的有效性的能力可能更合适。为了维持生存能力的生理调节，要求在某些条件下对设定点进行调节，并在其他条件下放弃设定点。一些生理过程不是一成不变的，只是暂时地保持稳定。

二、非稳态

非稳态的概念用来解释不在经典的稳态过程中的调节系统（Schulkin，2003）。例如，其中存在变化的设定点或根本没有明显的设定点（如恐惧）的调节系统，或者行为和生理反应是预期的，而不是简单地反映来自监测参数的反馈。稳态和非稳态可以看作生理调节的互补成分。稳态过程能维持和调节一定范围的生理状态，并且会改变人的状态，包括改变或调整身体可负荷生理范围。稳态过程与负反馈和抵御变化相关。非稳态过程与促进正向诱导、扰乱系统和改变动物状态相关。这两种过程都是为了提高有机体的生存能力而进化的。

"非稳态"是指由于生理失调或功能障碍，或由于相互冲突、竞争或对立的需求而导致的调节系统的慢性激活（McEwen，1998）。"非稳态负荷"是指由于调节系统的持续激活而引起的生理和调节能力的应变。许多监管体系的演变是为了应对急性或短暂的生存困难。它们的激活通常导致状态的改变，从而缓解困难，允许监控反应暂时地停止。这些调控系统的持续激活超出以往的经验。如果这些调控系统被长期激活，或者由于竞争的要求而产生相互矛盾的信号，或调节生理学无法解决问题，那么相关的成本可能就会累积。非稳态负荷的概念源自这样一个事实：许多生理适应都是短期的解决方案。它们的成本可以在有限的时间内承受，但如果继续保持激活状态，就会降低人体的健康水平。

对"非稳态负荷"这一概念的浅层解释是，没有特别的理由说明为什么长期被激活的调节系统必须是非稳态的（Power，2004）。持续的外部压力或者仅仅因为调节系统无法达到所需的稳态而长期激活的稳态系统，将有可能产生一定不良后果，逐渐降低生理机能和健康水平。非稳态负荷可能更适合被称为调节负荷或代谢负荷。这一概念建立在这样一个事实上：任何调控系统，如果长期保持激活或激活超出其调控的水平，最终都会崩溃。

第三节　不匹配范式

现代人类所处的环境与我们早期祖先进化所处的环境有很大不同。技术、经济和文化因素创造了条件，使全球范围内肥胖人数大大增加。对与肥胖有关的生物学的完整了解需要仔细考虑进化事件和外部压力，这些演变事件和外部压力使我们对饥饿、食物、运动和能量储存的适应性反应形成了一定的规律，在当今世界，这些规律可能不像过去那样恰当。在许多情况下，肥胖可能是由于正常的适应性反应、摄入高能量密度食物，同时限制能量消耗造成的。食物是有益的，在过去，尽可能限制能量消耗是有适应性优势的。如今，现代社会使我们能够在吃得很好的同时花费很少，经济和商业决策反映了我们不断变化的偏好。我们能够自由轻松地获得食物，但对我们许多人而言，获得卡路里的动机和生物驱动力似乎超过了消耗的热量。

不匹配范式（Gluckman，Hanson，2006）是一个简单而强大的概念。我们的生物学可在特定情况下演变并能有效应对具体挑战。现代环境与过去的环境存在较大不同。我们不断发展的生物学适应了当今已有的，甚至大部分还未到来的变化，当下我们面临着过去自身进化时从未面临的新挑战。因此，我们演变的生物反应可能与我们当下面临的挑战不同步。

进化导致我们的身体有能力在新陈代谢和生理上对环境和所面临的挑战做出反应。因此，我们不必在预期的环境（基于我们的过去）和实际环境之间进行完美匹配。不匹配范式和非稳态负荷之间的一致性是相当直接的：生物体的生物学和生理学对环境的不匹配度越高，其在生理适应上的成本就越高，生理适应就越有可能不充分甚至不合适。不匹配度越高，非稳态负荷就越大。正常适应（在进化意义上）反应正在变得不适应。

第四节 肥胖和炎症

肥胖也可能与慢性低度炎症有关（Clement，Langin，2007）。肥胖促进脂肪组织促炎细胞因子的分泌，并且与抗炎激素脂联素的脂肪组织分泌较低有关（Denison 等，2010）。肥胖人群中的脂肪组织的特征表现为脂肪组织巨噬细胞（ATMs）的吞噬性增长，转向更加致炎的 ATM 表型（Denison 等，2010；Weisberg 等，2003；Lumeng 等，2008；Morris 等，2011）。促炎 T 细胞浸润脂肪组织先于脂肪组织巨噬细胞的募集和表型变化（Kintscher 等，2008；Nishimura 等，2009）。来自巨噬细胞的细胞因子和其他促炎分子的产生可能促使与过量脂肪组织相关的疾病出现。胰岛素抵抗与肥胖引起的炎症具有极高的相关性（Roth 等，2004）。

过量的脂肪组织可能使缺氧在炎症中起作用。当脂肪组织质量在很大程度上增加时，一些脂肪细胞和巨噬细胞可能就不能与循环系统很好地连接，从而导致缺氧。然后这些细胞作为应答将开始分泌适当的炎性细胞因子。这种反应可能对局部有益，但存在系统性危害，并且将导致稳态应变负荷。

第五节　中心与外周肥胖

中心性肥胖、腹部多余的脂肪组织与男性和女性的 2 型糖尿病、高血压、血脂异常和心血管疾病的较高患病风险相关（Goodpaster 等，2005；Karelis 等，2004；Racette 等，2006；Van Pelt 等，2002；2005）。人们发现腹部肥胖是预测 50 岁以上男性和女性胰岛素抵抗最强的因子（Racette 等，2006）。皮下大腿脂肪组织脂肪含量较高的肥胖女性和男性明显不太可能出现代谢综合征的症状（Goodpaster 等，2005）。外周脂肪分布于臀部股骨区域皮下的肥胖人群，其发生常见共病的风险较腹部脂肪较多的肥胖患者低（Van Pelt 等，2005）。在患有冠心病的成年受试者中，在不考虑体重指数（BMI）的情况下（Couthino 等，2011），中心性肥胖与死亡率有关。在 4~18 岁的儿童中，腰臀比率比 BMI 更好地反映了不良代谢状态（高低密度胆固醇、甘油三酯和胰岛素）等指标（Mokha 等，2010）。

腹部脂肪主要由内脏和皮下脂肪组织组成，这些储存的脂肪比例在不同性别以及不同种族/民族的群体之间不同，新陈代谢和健康状况表现也有所不同。内脏脂肪过多很可能与健康状况不佳相关（Karelis 等，2004；Racette 等，2006），而皮下腹部脂肪过多则与葡萄糖调节不良有关（Garg，2004；Jensen，2006）。

腹腔内能够发现内脏脂肪，过量的内脏脂肪是肥胖人群中代谢和健康并发症的重要危险因素（Fujioka 等，1987；Karelis 等，2004；Racette 等，2006）。约 20% 的肥胖男性和女性具有生理健康问题。这些人的脂肪组织的比例显著低于内脏脂肪（Karelis 等，2004）。有较高比例内脏脂肪的男性和女性，即使没有患上严格意义上的肥胖症，也可能出现不健康的表征（Karelis 等，2004）。即使这些患者的体重正常，较高比例的内脏脂肪组织也显著增加了老年男性和女性出现代谢综合征（如胰岛素抵抗、血脂异常和高血压）的风险（Goodpaster 等，2005）。内脏脂肪也与皮质醇生成和代谢失调有关。内脏脂肪组织过多的女性，皮质醇及其代谢物的尿液排泄量随之增加（Pasquali 等，1993）。动脉硬化是心血管疾病的一个危险因素，与增加的躯干脂肪有关，而外周脂肪增加则可能促使这一情况发生（Ferreira 等，2004）。

相比于腹部脂肪，堆积在下半身的皮下脂肪可能会更健康地调控脂肪储备，但过量的脂肪组织仍然会导致不良的健康后果。代谢健康的肥胖人群的患病风险可能低于其他肥胖人群，但他们的患病风险又似乎比一般人群更高（Karelis 等，2004）。

在获取内脏脂肪的易感性方面似乎存在种族差异。对于任何给定的 BMI，亚洲人的身体脂肪百分比都高于白种人或撒哈拉以南非洲人后裔（Deurenberg 等，2002），在内脏脂肪组织中的脂肪含量更高（Park 等，2001；Yajnik，2004）。在任何给定的 BMI 中，绝经后肥胖的非裔美国妇女的内脏脂肪少于绝经后白种人妇女，但皮下腹部脂肪含量较后者要更高（Conway 等，1995；Tittelbach 等，2004）。年轻的非裔美国男性和女性内脏的平均脂肪含量低于白种人，但非裔美国女性的总体脂肪含量一般都较高（Cossrow，Falkner，2004）。有趣的是，非裔美国人和高加索人及白种人对不同方面代谢综合征的敏感性有所不同：高加索人及白种人更有可能出现血脂异常（如不利的胆固醇模式和高甘油三酯），非裔美国人则似乎更容易受到葡萄糖代谢失调的影响（Cossrow，Falkner，2004）。

第六节　脂肪储存和动员中的性别差异

男性和女性在脂肪堆积、脂肪动员、脂肪作为代谢燃料的使用模式以及脂肪储存过剩和不足的后果等方面有所不同。其中许多差异可能反映了进化的适应性差异，这类差异源于男女生殖成本的差异。女性怀孕和哺乳的消耗远远超过男性繁殖所需的能量。这种生殖成本的不对称反映在脂肪储存和使用脂肪作为燃料的不对称性中。

即使在纠正 BMI 后，女性的脂肪储存量也要高于男性，且在所有种族中都是如此。实际上，正常体重妇女的身体脂肪的平均百分比（BMI 在 $18\sim25$ kg/m^2）与归类为肥胖（BMI>30 kg/m^2）的男性体脂肪百分比相似（Nielsen 等，2004）。这在一定程度上解释了为什么男性肌肉含量较高，但女性的总脂肪含量比男性更高。肥胖的性别差异在出生时就存在，不同胎龄的女婴都比男婴有更多的皮下脂肪（Rodriguez 等，2005）。青春期前女孩的腿部和骨盆中的脂肪含量比青春期前的男孩高（He 等，2004）。

男性和女性的身体脂肪分布也不同（图 7-1）。男性更容易产生腹部肥胖（Nielsen 等，2004），而女性在大腿和臀部存在较高的脂肪储存量（Williams，2004）。女性有较多的皮下脂肪储存；男性更可能有内脏脂肪（Lemieux 等，1993）。与女性相比，男性也被证实在内脏脂肪中脂肪酸释放（脂肪分解）和脂肪酸摄取（脂肪生成）的发生率

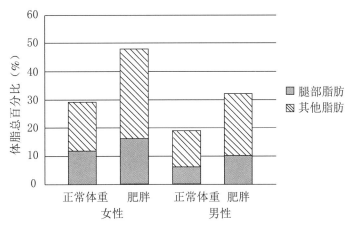

图 7-1　男性与女性的身体脂肪分布情况对比

注：数据引自 Nielsen 等，2014。

更高（Williams，2004）。因此，除了男性更容易受到过量内脏脂肪的影响外，内脏脂肪对健康的影响可能因性别而异。

腰围是肥胖并发症的一个重要危险因素。男性和女性的腰围与腹部皮下脂肪和内脏脂肪显著相关，然而腰围和脂肪之间的关系在性别之间存在显著差异。男性与女性的腰围与皮下腹部脂肪的回归线平行，然而对于任何给定的腰围，女性的皮下腹部脂肪平均都比男性重1.8公斤（4磅）（Kuk等，2005）。相比之下，男性腰围对内脏脂肪回归线的斜率显著大于女性（Kuk等，2005）。年龄和绝经状态对腰围和内脏脂肪之间的关系也有显著影响。年龄较大的男性和女性的退化坡度明显高于年轻人。男性回归线的斜率大于任何年龄标准的女性，然而40岁女性的标准化斜率与25岁男性的标准化斜率相同。绝经女性的斜率大于绝经前期女性的斜率，并接近男性的模式（Kuk等，2005）。

一、性激素

不足为奇的是，性激素会影响脂肪组织的新陈代谢，并且似乎在储存脂肪的分布和结果中起重要作用。睾酮的作用是增加脂肪分解，抑制脂蛋白脂肪酶活性，并减少脂肪组织中的甘油三酯积聚。健康年轻男性较低的循环睾酮激素水平会增加总脂肪组织，增加循环睾酮会减少总脂肪组织（Woodhouse等，2004）。雌性激素在调节男性和女性脂肪组织中起多重作用。雄性激素似乎会阻止前脂肪细胞的增殖和分化（Singh等，2006）。雌二醇在体外增强男性和女性前脂肪细胞的增殖（Anderson等，2001）。与男性相比，女性前脂肪细胞所起的作用更大。

雌二醇有利于皮下脂肪沉积，女性体内缺乏雌激素会导致体重增加，而脂肪的比例会随内脏脂肪的增加而增加。相等的身体脂肪比例下，更年期妇女的内脏脂肪量比绝经前妇女更高（Tchernof等，2004）。经雌二醇治疗后的绝经后妇女具有较低的脂蛋白脂肪酶（LPL）活性（Pedersen等，2004）。脂肪组织表达雄激素和雌激素受体，α和β雌激素受体均存在于脂肪组织中（Pedersen等，2004）。相比于皮下脂肪，内脏脂肪有着更高的雄激素和雌激素受体水平，男性和女性都是如此（Rodriguez-Cuenca等，2005）。

二、脂肪代谢

女性和男性的脂肪代谢在许多方面存在不同，与男女的身体脂肪百分比和脂肪组织分布的差异一致。女性似乎比男性更倾向于储存脂肪。休息时，女性进入再酯化途径的循环游离脂肪酸高于男性（Nielsen等，2003）。女性的VLDL-甘油三酯生产率高于男性，但二者循环浓度相似（Mittendorfer，2005）。这进一步证明，与男性相比，女性具有较高的再酯化速率，因此女性再次摄入脂肪组织中的游离脂肪酸高于男性。在基础条件下，女性在生理上较男性更适应于储存脂肪。

脂肪酸摄取和释放的速率取决于脂肪组织的类型和性别，这反映在男性和女性脂肪沉积的不同模式中。女性腿部脂肪的含量高于男性（Votruba，Jensen，2006）。在腹部脂肪组织中脂肪酸释放率方面女性要高于男性，但女性的臀部或股骨脂肪组织中脂肪酸的释放率较低（Williams，2004）。进食后，相对于男性和女性的臀部或股骨脂肪组织，他们的腹部脂肪组织的脂肪酸摄取量较高。然而，女性在腹部脂肪组织中摄取的脂肪酸大部分到达皮下脂肪，而在男性中，较大比例的脂肪酸进入内脏脂肪（Williams，2004）。与男性相比，女性更容易将脂肪优先储存在皮下、臀部和股骨区域，这些发现都具有一致性。

有趣的是，女性在持续运动期间，似乎比男性更容易使用脂肪作为能量基质。在耐力训练等能量消耗持续增长的过程中，女性的脂肪氧化比率高于男性。男性在持续运动期间更有可能提高葡萄糖和氨基酸代谢水平（Lamont 等，2001；Lamont，2005）。这种差异与雌激素有关。在运动过程中向男性提供外源性雌激素可以减少碳水化合物和氨基酸代谢，并增加脂肪氧化（Hamadeh 等，2005）。在需求持续增加的情况下，女性在生理上倾向于使用脂肪作为代谢燃料，而男性则更依赖于葡萄糖和蛋白质代谢，这种差异是由性激素调节的。

尽管女性通过持续运动脂肪氧化增加较多，但通过增加锻炼的方案，男性更有可能减脂（Ross，1997；Donnelly 等，2003）。造成这一令人费解结果的原因还不是很明确，目前已有的研究并未表明，男性在进行减肥时更有动力或专心。一种可能性是，虽然女性可能通过运动比男性燃烧了更多的脂肪，但之后她们在恢复期间更有可能补充脂肪储存。

持续运动期间男女脂肪代谢的差异可能与过去男性和女性进化压力的差异有关。男性代谢主要是基于强烈和持续的肌肉活动可能会反映选择性压力。我们的祖先也在体力劳动中消耗了大量的精力，并不是说女人不像男人那样努力地进行体力劳动，但男女的身体素质往往是有差异的。然而，更重要的是，女性与男性不同，因为她们在怀孕和哺乳期间要消耗大量能量。妊娠和哺乳也许是我们的女性祖先在生活中最耗费体力的事情。生殖要求更有可能成为女性重要的选择压力，因此对女性新陈代谢影响更大。

是否正在适应懒惰

根据生物进化论，野生动物总体上有最高的适应性。长时间观察野生动物的人都知道，无所事事似乎是一种非常普遍的策略。许多动物花费很大一部分时间休息，例如疣猴在生命中花费了超过一半的时间休眠（Wong，Sicotte，2007）。还有些动物会表演健美操，它们仅仅是为了锻炼肌肉而消耗能量，这在很大程度上与人类的行为高度相似。当然，许多动物（无论是社会的还是个体的）在身体活动中均会消耗能量。

久坐行为可以具有普适性价值，它能够减少能量消耗以及发生急性损伤的风险。在我们的进化史上，久坐的机会通常是有限的，并且在数量还是持续时间均比较少。对于我们的祖先来说，重要的生存任务（如吃饭）与劳动密切相关。短时间坐着对于维持生命所需的休息和恢复时间可

是否正在适应懒惰
能很重要，但坐着不动行为的次数和持续时间必须是有限的。而在现代环境中，为了适应社会发展的需要，我们久坐的机会成倍增加。 　　人类在积极地选择不同的生活方式。有些人总是在忙，而另一些人则很满足于现状，一有机会就休息。有趣的是，这两种生活方式在过去都会有适应性的优势。导致超重和肥胖的不对称因素之一可能是对食物的兴趣大于进行体力活动的兴趣。 　　美国国家健康与营养检验调查（NHANES）进行了一项研究，不仅测量了人们的步数，而且测量了这些动作的运动强度，发现只有不到 5% 的人在每周 5 天内完成每天推荐的 30 分钟中高强度体力活动。体力活动的自我报告的准确性显著低于直接干预，个别报告表明 30% 的人认为他们符合现行的运动指南。也许这种差异反映了在我们的认知系统中的一种偏见，即进行体力活动被认为比吃食物具有更高的成本。

第七节　维生素 D、脂肪组织和久坐行为

　　维生素 D 在我们进化史上都不是必需的营养素。我们的祖先通过皮肤光合反应产生足够的维生素 D，其中 7-脱氢胆固醇通过吸收紫外线 B 辐射（UVB）转化为前维生素 D。在哺乳动物皮肤温度下，前维生素 D 自发转化为维生素 D。维生素 D 不是营养素，而是类固醇激素的内生前体。它在肝脏中通过未调节的羟基化转化为 25-羟基维生素 D，这是主要的循环形式衡量维生素 D 状态的最佳测量方法，然后在肾脏通过对 25-二氢维生素 D 的严格调节反应转化为具有最高生物活性的形式。维生素 D 缺乏症是现代人类的一种疾病，与阳光照射不足有关，这种病最初出现于工业革命时期，至今仍存在。尽管直接缺乏维生素 D 的人不多见，但大部分人的 25-羟基维生素 D（van Schoor，Lips，2011）的循环水平较低，因此可能会导致健康状况下降（Holick，Chen，2008）。

　　肥胖和久坐行为都与低维生素 D 状态和维生素 D 缺乏的风险增加有关（Wortsman 等，2000；Brock 等，2010）。在久坐人群中，造成维生素 D 水平低的潜在原因包括在阳光下暴露较少、摄入含维生素 D 的食物不足以及过量脂肪组织与维生素 D 储存和代谢相互作用。大量的脂肪组织导致过量的维生素 D 代谢物在脂肪组织中被隔离，从而降低循环水平。高体力活动对维生素 D 状态的影响似乎也是直接的。即使考虑了阳光照射和饮食因素，更高的体力活动也与维生素 D 状态有关（Bell 等，1988；Brock 等，2007），尽管该机制尚不明确。

　　脂肪组织作为维生素 D 代谢物和其他脂溶性分子的储存库。这也是为什么维生素 D 缺乏症需要很长时间才能发展，以及为什么远离赤道的人类即使其饮食中维生素 D 含量较低，也可以通过冬天维持足够的维生素 D 的原因。夏季，高强度的阳光照射将导致几个月供应的维生素 D 及其代谢物储存在体内脂肪中。这种机制对婴儿的健康也是很重要的。婴儿出生后，前几个月储存的维生素 D 通过胎盘在子宫内转运并储存在

脂肪组织中。即使母乳缺乏维生素 D（Hillman，1990），但母乳喂养的婴儿储存的维生素 D 足够避免其在几个月中的营养素的缺失。当然，如果婴儿暴露在足够强烈的阳光下（或 UVB 辐射的另一个来源），内源光合作用就足够了。然而，当超过一些阈值时，脂肪组织将通过有效捕获来减少维生素 D 的可用性（Worstman 等，2000）。

除了佝偻病和骨质疏松症的骨骼疾病外，低维生素 D 状态与许多疾病的风险增加有关。低维生素 D 状态与结肠直肠癌密切相关（Garland 和 Garland，1980；Grant 和 Garland，2004；Jenab 等，2010）。事实上，低维生素 D 状态似乎是许多癌症发生的危险因素。这并不奇怪，因为 25-二羟维生素 D 是细胞生长调节中的有效激素（Zhang，Naughton，2010）。低循环的 25-羟基维生素 D 与患心血管疾病的风险增加有关（Anderson 等，2010）。维生素 D 补充可能减少炎症，可能通过其对细胞因子分布的影响增加抗炎细胞因子（如 IL-10）（Schleithoff 等，2006）。尽管机制不确定，但低维生素 D 状态与葡萄糖代谢不良、胰岛素分泌受损和胰岛素抵抗有关（Roth 等，2011）。提高循环中 25-羟基维生素 D 水平可改善肥胖妇女的胰岛素敏感性（Tzotzas 等，2010）。因此，维生素 D 不足似乎与 1 型和 2 型糖尿病的发展有关（Osei，2010）。维生素 D 似乎对免疫功能有明显的影响，较低的维生素 D 水平会增加感染性疾病发生的风险，比如使我们感染结核病的风险更高（Zhang，Naughton，2010）。另外，人的总体死亡率风险会随着循环的 25-羟基维生素 D 的增加而降低到 87.5nmol/L 的阈值（Zittermann 等，2012）。最后，低维生素 D 的水平与老年人的认知能力显著下降相关（Llewellyn 等，2010）。虽然久坐不动的生活方式会引起维生素 D 不足，从而导致相关疾病风险有多大暂不确定，但有证据表明，久坐的生活方式可以通过对维生素 D 状态的负面影响而致使人的健康状况变差，或通过久坐不动的生活方式增加肥胖的风险。

第八节　肥胖患病率

肥胖真的是一个普遍性问题吗？纵观历史，可发现史前就已经有肥胖的人了。在过去，肥胖是罕见的，代表着不寻常的代谢或文化环境。外部因素通常限制肥胖表型的表达。但如今肥胖已经变得很普遍。1994 年，美国一半以上州的肥胖患病率在 15% 以下。到 2000 年，只有 1 个州低于 15%。到 2005 年，50 个州的肥胖患病率都超过了 15%，3 个州高于 30%。2009 年，肥胖患病率达到或超过 30% 以上的州已增至 9 个。到了 2014 年，在美国没有一个州的肥胖患病率低于 20%，22 个州肥胖患病率高于 30%。2014 年肥胖率最低的州是科罗拉多州，为 21.3%；最高的阿肯色州为 35.9%（表 7-2）。在全球范围内，1980—2008 年，成年男性的肥胖患病率翻了一倍，成年女性的肥胖率上升了 75%。1980 年，世界上主要地区的成年女性肥胖患病率均没有高于 25%。现在，成年女性的肥胖患病率在北美、中美洲、中东和北非和南非地区都已超过 30%（Malik 等，2012）。这是一个群体中异常迅速的表型变化，它不可能是由基因变化引起的，相反，现代环境正在与我们不断发展的生物学相互作用，从而造成大量易受体重持续增加影响的人群出现。现代人类的生存环境已经非常优越，人类的文化和技术能力使肥胖现象变得普遍。

表 7-2　2014 年美国和哥伦比亚特区居民的肥胖率

州	肥胖率（%）	州	肥胖率（%）
科罗拉多	18.6	伊利诺伊	26.5
华盛顿特区	19.7	特拉华	27.0
康涅狄格	20.6	佐治亚	27.2
马萨诸塞州	21.4	内布拉斯加州	27.2
夏威夷	22.3	宾夕法尼亚州	27.4
佛蒙特州	22.8	爱荷华州	27.9
俄勒冈州	23.0	北达科他州	27.9
蒙大拿州	23.2	堪萨斯州	28.1
新泽西州	23.3	得克萨斯州	28.7
犹他州	23.5	威斯康星州	28.7
纽约州	24.2	俄亥俄州	28.8
爱达荷州	24.5	北卡罗来纳州	29.3
明尼苏达州	24.6	南卡罗来纳州	29.4
罗德岛	24.6	印第安纳州	29.5
怀俄明	24.6	密歇根州	29.6
阿拉斯加	24.8	南达科他州	29.6
加利福尼亚	24.8	密苏里州	30.0
弗吉尼亚州	25.0	阿肯色州	30.5
新墨西哥州	25.1	阿拉巴马州	31.0
佛罗里达州	25.2	西弗吉尼亚州	31.1
亚利桑那州	25.5	俄克拉荷马州	31.4
新罕布什尔州	25.7	肯塔基州	31.5
缅因州	25.8	田纳西州	32.3
内华达州	25.8	路易斯安那州	33.0
马里兰州	26.2	密西西比州	34.4
华盛顿	26.4		

注：上表信息来自美国疾病控制和预防中心（CDC）2015 年的数据。

流行病的定义中包含使大量的健康人突然受到某种折磨这层意味，人类肥胖不符合这一定义。然而，Flegal（2006）仔细审查了"流行病"一词的定义，并得出结论，认为当今人类肥胖患病率的变化确实具有流行病的特征。她主要依靠流行病的流行病学定义，其中突出的一点是：流行病为"明显超出正常预期的健康相关事件"。她得出结论，从1980年以前的肥胖患病率数据来看，人们肥胖患病率上升的程度是不可预测的。肥胖患病率的变化发生在人类世代的时间尺度上，在这个时间尺度上，过去20至30年间，人们肥胖人数的增加速度确实是惊人的，而且从对过去数百年数据的检查中是无法预测的。

另外一些人批评在人类肥胖中使用流行病这个词，认为它在某种程度上强行提高了人们对这个健康问题的关注程度。他们认为，超重和肥胖率的上升并不迅速和显著，其健康后果也不至于严重到足以证明肥胖流行的概念是正确的。Campos和他的同事（2006）警告说，许多经济利益集团（如饮食行业、健康食品行业，甚至生物医学研究人员）对人们体重增加过度关注是因为存在关联利益既得利益。当然，其他人（例如Kim和Popkin，2006）也指出，同样有经济实力的团体（如快餐和软饮料公司）会因人们不重视控制体重而受益。

尽管如此，"流行病"一词确实暗示了一场危机，科学家们尤其应谨防这种危机心态的出现，它似乎正在渗透我们今日的文化。身体形态和肥胖的标准在历史上发生了多次变化。其中一些变化，特别是与女性相关的变化，在生物学层面或健康层面都是不全面的，人类肥胖的健康指导方针是必须的。尽管如此，正如Flegal（2006）指出的那样，人类肥胖率的增加确实具有一些流行病的特征。这个结论并不否定那些持不同意见的研究人员提出的警告。健康是一个多维参数，BMI甚至身体脂肪百分比只会解释人体健康变化的一部分。事实上，在过去几十年中人类的BMI发生了相当大的变化，而且这种变化似乎会在不久的将来于全球范围内继续下去。

第九节 总结

人类肥胖问题来源已久，但在我们的进化史上，它的患病率都很低。当下肥胖患病率急剧增加表明，现代社会已经形成了新的危险因素。脂肪组织隔离脂质（脂肪）以防止脂肪中毒，并在剥离期间提供代谢能量储存。脂肪具有内分泌活性，通过释放激素和细胞因子直接和间接地影响新陈代谢和生理。这些都是健康所需的自适应功能。肥胖是一种不健康的脂肪组织过剩，与增加的炎症状态相关，这部分是由于脂肪释放的炎性细胞因子导致。肥胖引起的代谢紊乱会对个体的生理造成非稳态负荷，最终导致病理改变。男性和女性脂肪组织的比例及在身体上的分布以及储存、动员和代谢脂肪的倾向上都有所不同。平均而言，女性皮下脂肪储存较多，更有可能在其大腿和臀部储存大量的脂肪，相比于男性，女性的腹部脂肪更少。中心性肥胖、腹部过多的脂肪组织与患代谢疾病的高风险相关。在过去，当久坐行为受到环境的限制，变得不频繁、持续时间短时，久坐行为可能已经具有适应性价值，而现代环境允许甚至需要人们进行时间更长的久坐行为。肥胖和久坐行为是相互影响的危险因素。肥胖和久坐行为也与维生素 D 缺乏症风险增加有关。肥胖的流行和人们坐着的时间大量增加，都是现代人类代谢疾病患病率不断增加的重要因素。

关键概念

①脂肪组织（adipose tissue）：人体储存脂肪的主要仓库。它由存储脂的脂肪细胞、结缔组织和巨噬细胞及产生免疫和内分泌因子的其他细胞组成。脂肪组织也因此是内分泌器官及脂肪储存器官。

②非稳态负荷（allostatic load）：由于试图将生理和新陈代谢维持在可行参数范围内，导致调节机制的持续上调，从而引起生理学异常，甚至组织坏死。由于适应性生理反应变得失调或上调超出其正常水平或时间尺度，稳态应变负荷通常被称为身体上的磨损和撕裂。这些适应性反应的适应性上调时可能出现的情况包括对生物体生存能力的重复或长期挑战，适应性调节反应失败以解决导致持续激活正常短期生理反应的挑战，以及环境中的不确定性导致习惯性的对可能不会发生的挑战做出的预期反应。

③身体质量指数（body mass index）：体重/身高的平方（国际单位 kg/m^2）。正常 BMI 通常定义为 18~25 kg/m^2，超重为 25~30 kg/m^2，肥胖为 ≥30 kg/m^2。低于 18 kg/m^2 时，将会被视为处于偏瘦状态。

④中心性肥胖（central obesity）：腹部脂肪组织过多，除皮下脂肪外还具有明显的内脏脂肪。中心性肥胖与男性和女性患 2 型糖尿病、高血压、血脂异常和心血管疾病的风险相关。

⑤流行病（epidemic）：事件的发生迅速扩大或增加，同时影响或倾向于影响社区或地区中的大量人口。

⑥不匹配范式（mismatch paradigm）：由于现代环境在许多方面与我们祖先的所处环境差异巨大，所以我们演变的生物反应可能与现代挑战不符。我们对现代情况的生理反应可能并不总是适当的。我们不断进行演变是为了应对现代世界很少发生的挑战（如极度饥饿、不断劳动的需要），而不是为了应对我们现在面临的一些健康挑战（如适度摄入可口食品或长时间坐着）。不匹配范式和稳态应变负荷之间的一致性是相当简单的，生物体的生物学和生理学对于环境而言是不匹配程度越高，稳态应变负荷越大。

⑦肥胖（obesity）：身体脂肪组织的过量。在流行病学中，通常使用 BMI 测定，BMI≥30 kg/m^2，即可定义为肥胖。

研究问题

①代谢性肥胖、社会文化肥胖与环境肥胖有什么区别?

②稳态与非稳态有什么区别?

③描述肥胖背景下不匹配范例的概念。

④列出脂肪组织的三种适应性功能。

⑤男性和女性的脂肪沉积在身体上的差异是什么?

⑥脂肪沉积的某些模式是否比其他的模式更健康?

⑦至少描述两种脂肪组织影响循环类固醇激素的途径。

⑧久坐行为如何使我们缺乏维生素 D?

⑨全球肥胖率的急剧增加是否足以使肥胖被称为流行病?

第八章

久坐行为与糖尿病

卡尔·J.卡斯约森（Carl J.Caspersen）和G.达林·托马斯（G.Darlere Thornas）

通过阅读本章，读者将从久坐行为和糖尿病患病及其与公共卫生的潜在关联的前瞻性队列研究中获得的流行病学依据进行概述。阅读完本章，读者应该能够做到以下几点：

①了解在美国由糖尿病造成的公共卫生负担。

②明确影响糖尿病发病的危险因素。

③了解流行病学证据所揭示的久坐行为与糖尿病患病率之间的联系，特别是关于剂量反应方面。

④了解其他可以解释久坐行为与糖尿病患病之间联系的变量和偏差。

⑤了解使用标准来推断久坐行为与糖尿病患病之间的潜在因果关系。

1996年，美国《外科医生体力活动与健康的一般报告》（美国卫生与人类服务部，1996）得出结论，进行体力活动可以降低糖尿病的罹患风险。该协会比较了在闲暇时间内最不活跃和最活跃的群体的身体活动水平后得出结论。从此案例中可以看出，在进行体力活动方面越不活跃的人未来患糖尿病风险越高。最近，有人指出，在闲暇时间里花费在体力活动上的时间与花费在观看电视（TV）等久坐行为中的时间之间的相关性很弱（Hu等，2003）。这表明久坐行为与糖尿病发病率之间可能存在着独特的联系。这一发现颇为关键，因为当下美国人花费大量的时间在久坐行为中。例如，2012年，美国人每周平均花费近34个小时看电视（Nielsen Company，2012）。此外，1960—2008年，美国久坐（<2.0 METs）工作的流行率从约15%增加到23%（Church等，2011）（MET代表静息状态的代谢当量）。如Ainsworth等人提到的：对于成年人而言，从事一分钟活动，每公斤体重将消耗3.5毫升的氧气（Ainsworth，2011，第1577页）。此外，McKenzie和Rapping（2011）表示，1980年，美国工人报告的上班平均单程时间略短于22分钟，到2005年增加到大约25分钟，并一直保持到2009年。在最后一年，有超过2%的工人需花费90分钟以上的时间去上班。

　　了解久坐行为对糖尿病的独特影响可能有助于确定和开展公共卫生工作，以减轻未来美国或其他国家中因糖尿病带来的相关负担。本章探讨了四个前瞻性观察队列研究的流行病学论据，这些研究详细介绍了不同程度的久坐行为和 2 型糖尿病，目的是确定剂量反应关系，同时尽可能解释其中的联系。本章推理总结了通过应用标准来评估是否存在可能导致公众健康行为的久坐行为问题与糖尿病之间的因果联系。

第一节　糖尿病及其公共卫生负担

　　美国疾病控制和预防中心（CDC）将糖尿病定义为由于胰岛素产生缺陷导致的疾病，是胰岛素作用或当胰岛素（促进葡萄糖转化为细胞转化为能量的激素）产生有限或使用能力降低时产生的高血糖的病症（2014）。美国糖尿病协会（ADA）已经确定，糖尿病的确诊标准是在一夜之间禁食后血糖测试结果 ≥126 mg/dL（2013），或餐后 2 小时口服葡萄糖耐量试验后 ≥200 mg/dL，或血红蛋白 Alc 水平 ≥6.5%（2013）后。进行后一项测试时不需要禁食。伴随着糖尿病症状（如排尿频繁、口渴、不明原因的体重减轻），随机血浆葡萄糖值 ≥200 mg/dL 也可能显示糖尿病的存在。目前存在两种主要类型的糖尿病：1 型糖尿病通常在儿童期或青春期期间呈现，由于胰腺 β 细胞的自身免疫性破坏后，使胰岛素绝对分泌不足；2 型糖尿病与肥胖和体力活动缺乏相关，通常发生在 40 岁及以上的成年人中。2 型糖尿病出现在当细胞开始抵抗胰岛素的作用并且存在相对的胰岛素分泌缺乏时，2 型糖尿病占所有糖尿病病例的 90%~95%，因此本章重点讨论 2 型糖尿病。

　　2012 年，有 2910 万美国人（占美国人口的 9.3%）患有糖尿病（CDC，2014）。2012 年，在美国 20 岁以上的成年人中新诊断出约 170 万例糖尿病病例（CDC，2014）。1997—2003 年的国家调查数据表明，18~79 岁的美国成年人糖尿病的发病率增加了 41%（占比从每千人 4.9% 上升到 6.9%）（Geiss 等，2006）。根据美国人老龄化增长趋势和种族/民族构成的预期变化的预测表明，到 2050 年，18~79 岁的成年人糖尿病患病率将上升到 33%（Boyle 等，2010）。糖尿病患者的衰老过程会加速（Aronson，2003；Ulrich 和 Cerami，2001），这将导致 55~64 岁成年人的预期寿命缩短 8 年，65~74 岁的人的预期寿命将缩短 4 年（Gu 等，1998；Narayan 等，2006）。

　　不幸的是，糖尿病及其并发症（如心血管、身体功能、脚、眼睛和肾脏方面的问题）还会带来巨大的经济负担（Engelgau 等，2004）。2012 年，美国用于治疗糖尿病的总开支达近 2450 亿美元，其中直接医疗费用为 1760 亿美元，间接费用为 686 亿美元（ADA，2013）。后者的成本包括糖尿病导致的残疾、失业和过早死亡等情况。同年，花费在诊断为糖尿病的美国人身上的医疗费用估计是无糖尿病患者的支出费用的 2.3 倍，由于过多使用药物、医疗服务和家庭护理，美国老年糖尿病患者的每年糖尿病相关支出仍处于较高水平。

第二节　糖尿病的主要风险因素

当前，美国国家糖尿病教育计划风险测试内容包括性别、血压和体力活动不足（2012）等相关因素。2 型糖尿病的危险因素包括种族/民族的构成、糖尿病家族史、妊娠糖尿病史、葡萄糖代谢紊乱、高龄、体力活动不足和肥胖（CDC，2014）。然而，最近的系统评估检查了 145 个风险预测模型和分数，并确定"没有普遍理想的风险评分，因为任何分数的效用不仅取决于其统计特性，而且取决于其前后的使用情况"（Noble 等，2011）。不管糖尿病风险因素的假定相对重要性如何，只有糖代谢受损、BMI 和运动缺乏三个因素是可以控制的。因此，这些因素导致的糖尿病将有可能成为针对性改善饮食习惯、增加休闲活动等公共卫生干预措施的备选方案。一般来说，除了体力活动不足外，其他行为（如久坐），尚未被视为危险因素。

久坐行为不同于体力活动

为了将久坐行为视为一种单独的风险因素，需要明确其定义。体力活动被定义为"由骨骼肌产生的任何身体运动导致的能量消耗"（Caspersen 等，1985）。日常生活中的体力活动可分为职业性、运动性、交通性、家庭性或其他的体力活动。最近，由 52 名研究人员组成的小组向相关学术期刊发了一封信，声明如下：

我们建议期刊正式将久坐行为定义为任何处于清醒状态，以坐姿或躺为特征的能量消耗 ≤1.5 METs 的行为。相比之下，我们建议作者使用术语"不活跃"来描述那些中等至高水平体力活动量不足（即不符合指定的体育活动指南）的人（2012 年度久坐行为研究网络，第 544 页）。

由于这个定义属于新兴解释，它可能不符合《美国卫生局局长关于体育活动与健康的报告》中的体力活动不足的定义（美国卫生与公众服务部，1996）。同样，早期的研究人员也不能使用这个定义。因此，我们在本章中依照他们对久坐行为的操作及措施进行定义和度量。

第三节　糖尿病流行病学研究进展

我们查阅了久坐行为和糖尿病患病的前瞻性流行病学等文献资料，发现了四项队列研究，这些研究测量并记录了先前未患糖尿病的人和前瞻性确诊糖尿病患病病例的多项久坐行为指标。表 8-1 概述了每项久坐行为的测量方法。当选择具有不同混杂变量的因素时，我们选择了年龄、吸烟、饮酒、体力活动、饮食和 BMI 等因素。

表 8-1　久坐行为与糖尿病发病关系的四项前瞻性观察队列研究

研究	久坐行为和体力活动的措施
健康专业人员跟踪研究，美国（Hu 等，2001）	▲电视观看时间（平均小时/周）使用 1988 年（和其后每 2 年）基础调查问卷的，分类为 0~1，2~10，11~20，21~40 和>40 ▲每周体力活动能量消耗（MET-小时）由 1986 年（以及之后的每 2 年）的基准问卷回答计算得出 ——步行、慢跑、跑步、骑自行车、做健美操或使用划船机、骑马、游泳或打壁球、短柄墙球或网球的平均每周花费时间 ——行走速度（单位：mph）被评估为容易或轻松（<2），正常（2~2.9），轻快（3~3.9）或大步行走（≥4）
护士健康研究，美国（Hu 等，2003）	▲时间（平均小时/周）从 1992 年（和其后每 2 年）的基线调查问卷，分类为 0~1，2~5，6~20，21~40，>40 为： ——观看电视或录像 ——其他在家中坐着的行为（如阅读、用餐、写作） ——在工作或交通或驾驶时 ▲每周体力活动能量消耗（MET-小时）根据 1992 年（以及此后每 2 年）基线的问卷回答计算的 ——平均每周花费在步行、慢跑、跑步、骑自行车、做健美操、健美操或有氧舞蹈、使用划船机、骑马、游泳或打壁球、短柄墙球或网球等活动中的能耗 ——步行速度（单位：mph）被评估为较慢（<2），正常（2~2.9），轻快（3~3.9）或非常轻快或大步行走（≥4）
黑人妇女健康研究，美国（Krishnan，Rosenberg 和 Palmer 2009）	▲观看电视（小时/天），使用 0~1、1~2、3~4、≥5 类别的两年度问卷调查 ▲高强度活动分类为 0~<1、1~2、3~4、5~6、≥7（小时/周） ▲行走的分类为 0~<1、1~2、3~4、≥5（小时/周），步速（mph）评估为无步行，休闲/漫步（<2），平均/正常（2~3），相当轻快（3~4）
欧洲对癌症和营养的前瞻性调查（EPIC）——波茨坦研究，德国（Ford 等，2010）	最近 12 个月的电视观看次数（平均小时/天）使用基线问卷调查分类为<1、1~2、3~4、≥4 特定于以下类别的工作中的身体压力： ——手工工作，包括搬运重物和使用工具（如水管工、电工、木匠） ——重手工作业，包括非常高强度的活动，例如处理非常重的物体（如码头工人、矿工、瓦工、建筑工人从事的工作） ▲体力活动（小时/周）步行、园艺、骑自行车和使用自我管理问卷进行运动，然后进行个人访谈

一、卫生专业人员跟踪研究

从 1986 年开始，美国卫生专业人员开始对 37918 名 40~75 岁的男性进行跟踪研究，他们最初没有患糖尿病、心血管疾病和癌症（Hu 等，2001）。1988 年，这些人自诉报告每周平均观看电视或视频的时间。报告糖尿病诊断的男性接受后续邮件问卷，以通过以下一项或多项确认是否患病：

①典型糖尿病症状加空腹血糖≥7.8 mmol/L （≥140 mg/dL）或餐后两小时血糖≥11.1 mmol/L （≥200 mg/dL）。

②没有症状，在不同时间内的葡萄糖浓度升高。

③服用低血糖药物。

在进行 8 年以上的随访时，在看电视或视频的 249617 个人中共有 767 例被诊断为患有 2 型糖尿病。混合因素的调整包括年龄、学习时间、吸烟、父母糖尿病病史、饮酒和体力活动（表 8-2）。通过这些调整，糖尿病的相对风险（RR）随着平均每周观看电视的小时数的增加而上升。调整模型后进行比较，还包括身体质量指数（BMI）将相对风险（RR）减少了近 20%（p 为趋势=0.01），而增加了膳食饱和脂肪、单不饱和脂肪酸、多不饱和脂肪酸、反式脂肪酸和谷物纤维的调整，将相对风险（RR）降低了 22%（p 为趋势=0.02）。在任何前瞻性观察队列研究中，评估混杂变量的调整对于更准确地考虑识别的关联的真实性至关重要。例如，当发现对其他变量的调整幅度大大降低或使效果不显著时［如相对风险（RR）］，则必须假定这些因素已经显著影响了基线暴露于久坐行为与糖尿病患病之间的关系。在后一种情况下，很可能证明其是解释关联的主要变量。表 8-2 展示的是一项对健康专业人员的跟踪研究分析。

表 8-2 健康专业人员随访研究分析

电视观看 （小时/周）（%）	糖尿病相关风险 （95% CI）［风险变化（%）］	线性趋势的 p 值	混合变量的 模型调整
0~1 ［6.7］ 2~10 ［57.1］ 11~20 ［25.1］ 21~40 ［10.5］ >40 ［0.7］	1.00 1.63（1.13~2.35）［63］ 1.61（1.10~2.36）［61］ 2.16（1.45~3.22）［116］ 3.02（1.53~5.93）［202］	<0.001	多变量与年龄、学习时间、吸烟、父母的糖尿病史和酒精消费
0~1 ［6.7］ 2~10 ［57.1］ 11~20 ［25.1］ 21~40 ［10.5］ >40 ［0.7］	1.00 1.66（1.15~2.39）［66］ 1.64（1.12~2.41）［64］ 2.16（1.45~3.22）［116］ 2.87（1.46~5.65）［187］	<0.001	以上多元模型与 PA 五分位数

续表

电视观看 (小时/周)(%)	糖尿病相关风险 (95% CI)[风险变化(%)]	线性趋势的 p 值	混合变量的 模型调整
0~1 [6.7] 2~10 [57.1] 11~20 [25.1] 21~40 [10.5] >40 [0.7]	1.00 1.51 (1.05~2.19) [51] 1.44 (0.98~2.11) [44][nsd] 1.83 (1.23~2.74) [83] 2.31 (1.17~4.56) [131]	0.01	以上多元模型与 PA 五分位数 和 BMI
0~1 [6.7] 2~10 [57.1] 11~20 [25.1] 21~40 [10.5] >40 [0.7]	1.00 1.49 (1.03~2.15) [49] 1.39 (0.95~2.05) [39][nsd] 1.77 (1.18~2.64) [77] 2.23 (1.13~4.39) [123]	0.02	以上多元模型与 PA 五分位 数、BMI 和饮食限制

注：BMI = 体重指数，CI = 置信区间，nsd = 无显著性差异，PA = 体力活动。数据引自 Hu 等，2001。

Hu 和他的同事（2001）也调查了增加四分之一的周观看电视（小时/周）时间和增加四分之一的体力活动（MET-小时/周）时，糖尿病患病的相对风险（RR），参照的是最活跃组（如≥46 个 MET-小时/周）和具有最低的视频观看率的组（如<3.5小时/周）（表8-3）。

表8-3 电视观看和体力活动四分位数突发性糖尿病的相对风险

四分位数（Q）体力活动 [MET-小时/周]	电视观看四分位数（Q）（小时/周）			
	Q1 [<3.5]	Q2 [3.6~8.0]	Q3 [8.1~15]	Q4 [>15]
Q1 [<10]	1.92	2.23	2.36	2.92
Q2 [10.0~23.5]	1.65	1.71	1.83	2.12
Q3 [23.6~45.9]	1.11	1.36	1.29	1.67
Q4 [≥46]	1.00	1.26	1.09	1.37

注：数据引自 Hu 等，2001。

虽然没有提供误差栏和测试统计数据来比较单个估计值，但总体的趋势是看电视时间越长患糖尿病的相对风险（RR）就越高，但增加体力活动者患糖尿病的相对风险（RR）在降低。有趣的是，最低体力活动四分位数（如<10 MET-小时/周）包括目前推荐用于健康的体力活动的最小量（如8.75 MET-小时/周 2.5 小时/周，中度强度活动为 3.5 METs）（美国卫生与公众服务部体育活动指南，2008），而最高四分位数（如≥46 MET-小时/周）是推荐水平的 5.4 倍。因此，Hu 在 2001 年的问卷调查结果显示，这是一个非常活跃的样本，在评估这些数据的普遍性时应牢记这一点。

二、护士健康研究

从 1992—1998 年，护士健康研究从美国 11 个州选取了 68497 名年龄在 30~55 岁的妇女，她们最初没有患糖尿病、心血管疾病或癌症（Hu 等，2003）。这些妇女自述他们在家观看电视或视频时平均每周有多少小时的休息时间，包括在工作中、在外或在驾驶时；在家里阅读，吃饭或坐在桌子前（表 8-4）。在随访期间，1515 名报告患有糖尿病的妇女完成了一项补充问卷，确认糖尿病症状，报告血液检查或服用降血糖药物，正如 Hu 和他的同事（2001）所研究的那样。在调整体力活动后，发现平均每周观看电视时间的增加会显著增加患 2 型糖尿病的风险。血糖负荷、多不饱和脂肪酸、反式脂肪和谷物纤维的膳食变量的额外调整将相对风险（RR）减少了不到 4%。BMI 的进一步调整大幅削弱了相对风险（RR）的无效性。对于坐着工作和其他坐在家中看电视的人来说，当调整体力活动因素时，患糖尿病风险比例增加了 1.51%。膳食变量的附加调整对于极端对比的相对风险没有重要变化：分别为 1.48% 和 1.54%。此外，此研究没有讨论 BMI 的调整。通过此研究可发现每增加 2 个小时电视观看的时间，患糖尿病风险就会增加 14%（95% 的可信区间 [CI]：5%~23%），在上班时将增加 7%（95% CI，0~16%）。

表 8-4 护士健康研究分析

花费时间（小时/周）（%）	糖尿病相关风险（95% CI）[风险变化（%）]	线性趋势的 p 值	混合变量的模型调整
电视观看			
0~1 [7] 2~5 [24.6] 6~20 [52.4] 21~40 [13.9] >40 [2.1]	1.00 1.10 (0.86~1.41) [10] [nsd] 1.33 (1.06~1.68) [33] 1.49 (1.16~1.92) [49] 1.77 (1.24~2.52) [77]	<0.001	与年龄、激素使用、吸烟、糖尿病家族史、酒精消费和体力活动（五分位数的 METs）相关的多项变量
0~1 [7] 2~5 [24.6] 6~20 [52.4] 21~40 [13.9] >40 [2.1]	1.00 1.09 (0.85~1.39) [9] [nsd] 1.30 (1.03~1.63) [30] 1.44 (1.12~1.85) [44] 1.70 (1.20~2.43) [70]	<0.001	以上多变量模型加上膳食变量
其他在家里的坐姿行为			
0~1 [3.7] 2~5 [25.9] 6~20 [56.3] 21~40 [11.6] >40 [2.5]	1.00 0.87 (0.67~1.13) [-13] [nsd] 1.12 (0.77~1.28) [12] [nsd] 1.13 (0.71~1.25) [13] [nsd] 1.51 (1.10~2.19) [51]	0.003	与年龄、激素使用、吸烟、糖尿病家族史，饮酒和体力活动（五分位数的 METs）相关的多项变量

续表

花费时间（小时/周）（%）	糖尿病相关风险（95% CI）［风险变化（%）］	线性趋势的 p 值	混合变量的模型调整
其他在家里的坐姿行为			
0~1 ［3.7］ 2~5 ［25.9］ 6~20 ［56.3］ 21~40 ［11.6］ >40 ［2.5］	1.00 0.87（0.67~1.13）［-13］[nsd] 0.98（0.76~1.26）［-2］[nsd] 0.94（0.70~1.24）［-6］[nsd] 1.54（1.10~2.18）［54］	0.004	以上多变量模型加上膳食变量
其他工作中的坐姿行为、住所外的久坐行为、驾驶时的久坐行为			
0~1 ［7.9］ 2~5 ［30.8］ 6~20 ［45.3］ 21~40 ［12.9］ >40 ［3.2］	1.00 1.00（0.82~1.21）［0］[nsd] 1.12（0.92~1.35）［12］[nsd] 1.13（0.90~1.42）［13］[nsd] 1.51（1.11~2.04）［51］	0.004	与年龄、激素使用、吸烟、糖尿病家族史、酒精消费和体力活动（五分位数的 METs）相关的多变量
0~1 ［7.9］ 2~5 ［30.8］ 6~20 ［45.3］ 21~40 ［12.9］ >40 ［3.2］	1.00 0.99（0.81~1.20）［-1］[nsd] 1.10（0.91~1.33）［10］[nsd] 1.12（0.89~1.41）［12］[nsd] 1.48（1.10~2.01）［48］	0.005	以上多变量模型加上膳食变量

注：CI＝置信区间，METs＝代谢当量小时，nsd＝无显著性差异。

三、黑人妇女健康研究

从 1995—2005 年，有 45668 名 21~69 岁的黑人妇女接受了健康研究，在此期间，对 182994 名被试进行随访，其中有 2928 例患 2 型糖尿病（Krishnan 等，2009）（表 8-5）。"样本中的女性"通过邮寄的方式传达给 *Essence* 杂志的订阅者及几个专业组织的成员以及早期受访者的亲戚和朋友（第 428 页）。使用 Cox 比例风险模型，与每日观看电视<1 小时相比，报告每日观看电视时间≥5 小时的女性的发病率比例为 1.86，不考虑体力活动水平（较高强度的体力活动和行走水平）、能量摄入和其他协变量调整（表 8-5），但不适用于特定膳食变量或 BMI。对于观看电视的生活方式，与最高 BMI 类别（>35 kg/m^2）相比，最低 BMI 类别（<25 kg/m^2）（如 2.49）的发病比率最高（如 1.59）。没有提供发病率数据，但却出现了不符合常规的发现，例如，在其他方面相同的情况下，极端体重指数类别之间的绝对变化导致较瘦组糖尿病发病率较低，而较胖组糖尿病发病率较高。这提醒我们，未来的研究应该尝试用其他数据来验证这一发现。

表 8-5　黑人妇女健康研究分析

BMI（kg/m²）类别	电视观看（小时/天）（%）	糖尿病患病危险比（95%CI）[风险变化（%）]	线性趋势的 p 值	混合变量的模型调整
所有 BMI 组	0~<1 [9] 1~2 [37.3] 3~4 [37.1] ≥5 [16.6]	1.0 1.43（1.19~1.71）[43] 1.53（1.28~1.83）[53] 1.86（1.54~2.24）[86]	<0.0001	年龄、学习时间、吸烟、糖尿病家族史、酒精消费、教育年限、家庭收入、婚姻状况、能量摄入量、咖啡消费、活力和散步等多变量
<25	0~<1 1~2 3~4 ≥5	1.0 1.64（0.84~3.19）[nsd] 1.71（0.87~3.34）[nsd] 2.49（1.24~5.02）[149]	0.01	与所有 BMI 组相同
25~29	0~<1 1~2 3~4 ≥5	1.0 1.42（1.01~2.00）[42] 1.41（1.00~1.98）[nsd] 1.57（1.09~2.25）[57]	ns	与所有 BMI 组相同
30~34	0~<1 1~2 3~4 ≥5	1.0 1.08（0.78~1.49）[nsd] 1.10（0.80~1.52）[10][nsd] 1.29（0.92~1.81）[29][nsd]	ns	与所有 BMI 组相同
>35	0~<1 1~2 3~4 ≥5	1.0 1.37（1.00~1.89）[nsd] 1.35（0.99~1.86）[nsd] 1.59（1.15~2.19）[59]	0.01	与所有 BMI 组相同

注：BMI=体重指数，CI=置信区间，ns=非显著剂量反应，nsd=无显著性差异。

四、EPIC Potsdam 队列研究

欧洲对癌症和营养的前瞻性调查 EPIC Potsdam 研究（表 8-6）随访了 9167 名 40~65 岁的男性和 14688 名 35~65 岁的女性，平均调查时间为 7.8 年，其中 927 例自报糖尿病病例通过联系主治医师进行了核实（Ford 等，2010）。该队列有 186355 人被随访。在调整年龄、性别、教育状况、吸烟状况、饮酒和职业、体力活动（小时/周花在步行、园艺、骑自行车和做运动）的情况下，电视观看次数≥4 与<1 的糖尿病患者的调整危险比（HR）为 1.84。当模型额外调整总能量摄入量和各种饮食变量（包括全麦面包、水果和蔬菜）和总脂肪时，危险比（HR）几乎没有变化（1.83）。在维持这些以前的调整因素和增加 BMI 的同时，危险比（HR）下降了 37%，达到 1.15，成为一个次要关联。

表 8-6 **EPIC Potsdam 研究分析**

电视观看 （小时/天） （%）	糖尿病患病危险比 （95% CI）[风险 变化（%）]	线性趋势的 p 值	混合变量的 模型调整
<1［11.5］ 1～<2［30.3］ 2～<3［34］ 3～<4［16.5］ ≥4［7.8］	1.00 1.23（0.91～1.65）［23］nsd 1.35（1.01～1.80）［35］ 1.86（1.38～2.52）［86］ 1.84（1.32～2.57）［84］	<0.001	多变量与年龄、吸烟、饮酒、教育 状况、职业活动和体力活动
<1［11.5］ 1～<2［30.3］ 2～<3［34］ 3～<4［16.5］ ≥4［7.8］	1.00 1.22（0.91～1.65）［22］nsd 1.34（1.00～1.79）［34］nsd 1.84（1.36～2.48）［84］ 1.83（1.31～2.55）［83］	<0.001	以上多变量模型加上膳食变量
<1［11.5］ 1～<2［30.3］ 2～<3［34］ 3～<4［16.5］ ≥4［7.8］	1.00 1.11（0.82～1.50）［11］nsd 1.12（0.84～1.51）［12］nsd 1.38（1.01～1.88）［38］ 1.15（0.81～1.64）［15］nsd	ns	多变量模型加上膳食变量、SBP 和 BMI

注：BMI=体重指数，CI=置信区间，ns=无意义，nsd=无显著性差异，SBP=收缩压。表中显示的两个调整饮食变量的模型考虑了不同的变量。数据引自 Ford 等，2010。

综上所述，2001 年（Hu 等，2001）和 2010 年（Ford 等，2010）发表了四项关于久坐行为和糖尿病患病的前瞻性研究。在这项研究中只有一项研究从 1986 年开始收集数据（Hu 等，2001）。从基线久坐行为评估到糖尿病患病病例的平均随访时间从 6 年（Hu 等，2003）到 10 年（Krishnan 等，2009），共有 853486 人的单独观看电视的结果被追踪。这四项研究包含 176938 名男性和女性的数据，后者对结果贡献率近 73%，仅提供了两项仅针对妇女的研究（Hu 等，2003；Krishnan 等，2009）。这很重要，因为 Potsdam 研究（Ford 等，2010）指出，随着观看电视类别的增加，女性比例显著增加，因此，妇女的被报道的频率可能高于男性。虽然在这四项前瞻性研究中没有得到解决，但几项横断面研究表明，对女性而言，观看电视对其血糖状态和胰岛素抵抗的影响可能比男性高（Dunstan 等，2004；Dunstan 等，2005；Dunstan 等，2007；Healy 等，2008）。因此，如果男性和女性数量呈现相等的趋势，四项研究的结果可能会有所不同。参与研究对象的年龄范围从 21 岁（Krishnan 等，2009）到 75 岁（Hu 等，2003），男性专业保健人士的观看电视的平均年龄分别为 53.1~60.8 岁（Hu 等，2001），女护士为 56.1~61 岁（Hu 等，2003），黑人妇女为 37.9~38.4 岁（Krishnan 等，2009），德国男女为 46.8~54.1 岁（Frod 等，2010）。用于观看电视的相对危险度或风险的大小范围从 1.77（Hu 等，2003）上升到 2.87（Hu 等，2001）。

我们还提供了包含 BMI 或使用 BMI 作为分层变量的模型的估计值。在黑人妇女健康研究（Krishnan 等，2009）的具体案例中，我们选择了 BMI 类别的调整结果为 25~29 kg/m²，因为这一类别反映了所有黑人妇女观看电视的时间为每天 1 小时（26.5 kg/m²），每天 ≥ 5 小时（29.1 kg/m²）的平均 BMI。在所有四项关于电视观看的研究中，调整 BMI 后效果大小的降低百分比为 Hu 和他的同事（2001）研究出的 -19.5%（2.87 或 2.31）、-33.9%（1.77 对 1.17）；和 Krishnan、Rosenberg 和 Palmer（2009）研究出的 -15.6%（1.86 对 1.57）和 -37.2%（Ford 等于 2010 的研究结果分别为 1.83 和 1.15），在所有四项研究中减少了 27%。因此，BMI 可能很大程度上解释了观看电视的时间和糖尿病患病率之间存在关联。

五、剂量反应

图 8-1 显示了六组研究估计的剂量反应数据，四项研究包含观看电视相关的数据，另两项用于 Hu 和同事研究得出的关于非电视久坐行为的数据（2003）。我们绘制了使用年龄、体力活动和其他可用混杂因素的多变量调整模型的估计值，但仅包括 Hu 和其同事（2003）及 Ford 和其同事（2010）的饮食调整数据。我们不能将 Hu 和其同事的饮食调整数据包括在内（2001），因为他们同时调整了 BMI，他们认为 BMI 可能处于因果路径中。由图可知，患糖尿病风险因久坐行为增加而增加，使用 "X" 标记为与参照（黑色水平线）有显著性差异（p<0.05）。参照为每天 0.14 h（如 1 小时/周÷7 天/周）（Hu 和其同事，2001，2003）或粗略记为 0.5 小时/天（Ford 及其同事，2010）。要为所有无上限类别的研究创建一个参照点，我们使用了 1.5 倍的分界点来划分最高适用的电视观看时间。例如，对于 Frod 和其同事（2010）而言，最大的类别是每天 ≥4 小时，所以我们每天使用 6 个小时。对于非观看电视造成的久坐行为，每天只有约 9 小时是增加糖尿病患病风险的显著阈值。除了一项研究（Hu 等，2001）外，在其余对于观看电视的所有四项研究中，当受试者每天坐 2 个小时或更长时间时其糖尿病的风险都显著增加。请注意，该图是对所有关联的直观视图，因为图形数据没有针对 BMI 进行调整，BMI 是一个重要的混杂变量，可以解释很多或在某些情况下的所有影响（Ford 等，2010；Hu 等，2003）。

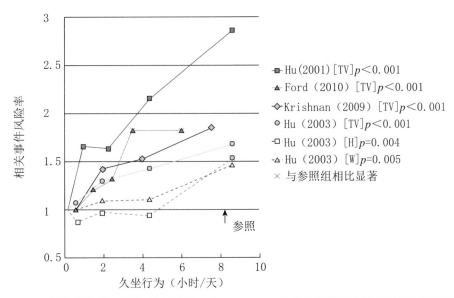

图 8-1 局部调整的 * 剂量−反应关系，对 2001—2010 年最初无糖尿病的 6 项前瞻性研究

注：TV＝观看电视，H＝家中的久坐行为，不包括电视观看，W＝在工作或驾驶时的久坐行为。

*结果只包括仅针对年龄、糖尿病家族史、吸烟、酒精使用、饮食、体力活动和其他可能的混杂因素进行的调整，不包括饮食的 Hu 和其同事（2001）的研究结果以及 Ford 和其同事的研究结果（2010），其中不包括糖尿病家族史。这些行为不包括 BMI 的更完整调整。

**时间类别的线性趋势测试的 p 值为 $p<0.0001$（Krishnan，2009）、$p<0.001$（Hu，2001；Ford，2010；Hu，2003，TV）、$p=0.004$（Hu，2003，H）和 $p=0.005$（Hu，2003，W）。

六、研究局限性

两项研究的一个潜在限制可能会出现，这两项研究使用观看电视类别将每周观看电视时间≥40 小时与每周观看电视时间<1 小时这两种极端情况进行对比（Hu 等，2003；Hu 等，2001）。最高类别分别为 0.7%（Hu 等，2001）和 2.1%（Hu 等，2003），最低类别分别为 6.7% 和 7.0%。使用这些显著类别的每周观看电视时间似乎比使用截止点从样本分布形成四分位数更有意义，因为样本分布会因研究和样本的不同而不同。然而，人们一定想知道，如果使用这样一小部分样本参与者获得最高观看类别（相当于在全职工作中花费的每周工作时间），是否会过分夸大其效果。另外一个问题是这两项研究与 Krishnan、Rosenberg 和 Palmer（2009）及 Frod 和其同事（2010）在他们的研究中使用的时间组合不同，因此难以比较研究结果。这表明未来研究需要较少的极限时间分组和标准化。

另一个局限性可能是如何看出剂量反应的证据。一项研究（Hu 等，2003）提出了统计学上显著的线性剂量反应，仅仅基于显著增加发生糖尿病的风险系数，而比较每周其他非观看电视的活动——坐在家中、在办公室坐着工作和驾驶（≥40 对比<1 小时/周），因为两个中间类别的相对风险等于或低于指定类别的风险。因此，重要的极端类别实际上是一个异常值（参见图 8-1 中非电视数据的线条）。为了使线性趋势具有显著性，还应该报告极端类别的插值相对风险（RR），这将更接近于 1.1。

混淆可能影响了基线暴露于久坐行为与糖尿病患病之间的联系。如前所述，我们选择了至少对年龄、体力活动、BMI 和饮食进行调整的糖尿病发病风险的模型估计。对年龄进行调整对于帮助我们理解久坐行为和糖尿病之间的联系至关重要，因为平均年龄往往随着看电视时长的增加而升高（Ford 等，2010；Hu 等，2001；Hu 等，2003；Krishnan，Rosenberg 和 Palmer，2009），而且人们患糖尿病的风险也随着年龄的增长而增加（Noble 等，2011）。

调整统计体力活动的方法是很重要的。大多数前瞻性研究通常使用调查问卷调整适量至中到高等强度的体力活动。Frod 及其同事（2010）对职业活动进行了调整。由于调查问卷本身的局限性，轻度活动往往难以测量，但它的调整是至关重要的，因为轻度活动是最有可能打破久坐行为时间的行为。当不进行轻强度活动的调整时，就不可能将久坐行为视为独特的危险因素。不幸的是，进行这样的调整并不容易，因为 Healy 和其同事（2011）发现，当使用加速度计时，轻强度活动参与和久坐行为之间的近似完美的反共线性为-0.96。由此产生的问题已被 Maher 和他的同事指出：一旦调整了总体力活动的分析，久坐行为和心脏代谢生物标志物之间几乎没有关联。这表明久坐行为可能不会独立于体力活动而对健康产生影响（2014）。

四项前瞻性研究的详细观看电视时间的结果显示，BMI 的混杂调整将风险评估平均降低了 25% 以上，并在两个实例中完全消除了这一点（Ford 等，2010；Hu 等，2003）。这意味着 BMI 对评估结果有非常显著的影响，并引出了久坐行为是否会通过对 BMI 的影响而产生糖尿病的问题。如果是这样就不能做出调整，因为 BMI 与其存在因果联系。然而，BMI 的增加通常导致后续糖尿病，可能会导致久坐不动的行为出现。例如，Mortensen 和他的同事们说："我们的研究结果表明，高 BMI 是久坐不动的生活方式的决定因素，但没有完全明确支持久坐的生活方式对后来的 BMI 变化有影响"（2006，第 1470 页），而 Pulsford 及其同事的研究结论是"休息时间与横断面或前瞻性的肥胖无关。以前的肥胖与每周看电视的时间有关，与其他类型的久坐时间无关"（2013，第 132 页）。当 BMI 作为前置因素时，久坐行为正处于 BMI 与糖尿病的中介变量，研究者研究了久坐行为与糖尿病之间的联系，但忽视了调整 BMI 这一合理且重要的混杂因素。总而言之，研究人员应继续调整 BMI 作为久坐行为与糖尿病之间关联的混杂因素，以达到客观的评估效果。

如前所述，饮食因素在久坐行为与糖尿病之间的关系中起着关键作用，除了 Krishnan、Rosenberg 和 Palmer（2009）的研究外，其他研究都进行了某种形式的饮食调整。

这一点非常重要，因为 Bowman（2006）研究表明，摄入零食是饮食行为的主要方面，我们从零食中获得的总卡路里量随着每天看电视时长的增加而增加。然而，这与研究在观看电视行为中发生的吃零食行为（Robinson，1999）不同，后者已经在儿童中进行了研究。这种更准确行为的相互关系是至关重要的，因为 Frod 和 Casperson 指出，在达成确切的结论或为制定高成本的指导方针前，将久坐不动的行为与不健康的饮食和吃零食行为的潜在影响分开仍然是一个关键的挑战（2012，第 1347 页）。

还有一些其他的限制因素值得注意。其一是许多不同的久坐行为的测试方法，其信度和效度往往是不确定的（Clark 等，2009），这可能导致错误分类（Ford 等，2012）。另一个是普遍性。四项糖尿病患病前瞻性研究的结果适用于妇女，她们几乎占了 75% 的数据，可能不适用于男性。重要的是，Krishnan、Rosenberg 和 Palmer（2009）的研究样本来自一家黑人女性流行杂志的订阅者、几个专业组织的成员以及早期问卷调查对象的朋友和亲戚。最后，Hu 和其同事（2001，2003）等的研究样本都没有覆盖未受过大学教育的成年人，而 Frod 和其同事（2010）则对德国居民进行了考察。总而言之，由于这四项研究没有对许多男性、老年人或年轻人进行抽样检查，因此其结果并不能反映美国大多数成年人的情况。

此外，每项前瞻性研究在确定未来糖尿病事件前，都排除了基线上的自诉报告糖尿病。因此，未被诊断为患糖尿病的参与者没有得到完全和准确的识别，当疾病严重程度或症状发生时，他们将更有可能在随访期间成为被发现的糖尿病病例。为了减少这种偏见，只有 Hu 和其同事（2001）在头两年的监测中排除了参与者，但只在他们的体力活动分析中排除了参与者。目前，四项关于久坐行为的详细研究中没有一项进行这种操作。为了避免这种严重的偏见出现，Rockette-Wagner 和其同事（2015）通过使用基线血液测试排除了糖尿病高危成年人中先前存在的糖尿病诱因。他们没有像其他四项前瞻性研究那样使用多种观看电视类别，但确实发现每天每增加 1 小时看电视的时间，发生糖尿病的风险会显著增加 3.4%。即使使用非常极端的每天看电视 5.7 小时的类别，相当于 Hu 及其同事（2001）和 Hu 及其同事（2003）每周看电视 40 小时，如果不对体重进行调整（其调整使关联变得不显著），发生糖尿病的风险也只会增加 19%（对应的风险比约为 1.19）。重要的是，这种不那么偏颇地估计更接近于全因死亡率、心血管疾病和癌症的五个指标的 HRs 的荟萃分析结果，当将最高和最低久坐时间进行极端对比时，这些结果的范围在 1.1~1.2（Biswas 等）（2015）。因此，所有久坐行为的影响都很小。

第四节　评估久坐行为和糖尿病是否存在因果关系的六个标准

通过现有的流行病学证据，探究前瞻性研究的久坐行为与糖尿病之间的关系，可能有助于在没有临床随机对照试验的情况下推断出因果关系。这种标准在 20 世纪 60 年代被广泛应用，以确定吸烟与肺癌之间的因果关系（Hill，1965；美国公共卫生服务，1964）。Caspersen（1989）比较了使用六项标准（以下段落中的斜体）来评估 43 项观察性研究，以检查体力活动与冠心病（CHD）患病率之间的关系（Powell 等，1987），并对比吸烟和肺癌研究的结果。在这里，我们将以前的评估与久坐行为和糖尿病患病的关系进行比较。

对于冠心病前瞻性研究，结果一致的是，在 43 项研究中超过三分之二的研究报告了体力活动与冠心病之间的相关性有统计意义（Powell 等，1987）。四项前瞻性研究中糖尿病患病的每一项都显示与久坐行为有显著的关联，尽管前面的研究得出一致的结论，但结论推广的外部效度是有限的（见前文）。

对于冠心病研究，该联系相当强，在回顾的研究中，相对危险度的中位数为 1.9。对于四项糖尿病研究，单纯观看电视的相对危险度或比值比的大小范围为 1.77（Hu 等，2003）至 2.87（Hu 等，2001）。然而，Rockette-Wagner 及其同事（2015）排除了未预见到的糖尿病的临界偏倚，即使不使用多种电视观看类别，发现糖尿病患病发生率也增加至 1.19 左右。另外，有两起糖尿病研究发现，观看电视产生的相对危险性可能实际上被夸大了，因为极端的观看电视类别的贡献仅占整个研究样本的 0.7% 和 2%（Hu 等，2001；Hu 等，2003）。因此，很难从分支结论来讨论公共卫生的影响。鉴于 Rockette-Wagner 及其同事（2015）的公正结果，目前结论都反映了虚假夸大的相对风险和风险比率，既不准确，也不现实。

在 43 个冠心病研究中超过四分之三呈现适当的时间序列（如暴露评估结果），而所有四项详细的糖尿病研究都符合这一标准。

关于剂量-反应关系，超过三分之二的冠心病研究有关数据符合这一标准，但对于护士报告的其他类型的久坐行为来说所有四项详细列出电视观看情况的糖尿病研究都符合这一标准（Hu 等，2003）。然而，如果没有 BMI 调整，则剂量反应属性是无效的。

大量科学研究支持可行且连贯的生理机制，增加体力活动可能会对抑制冠心病产生积极影响（Powell 等，1987），而存在一些生理机制表明久坐行为可能会诱发糖尿病。例如，5 天的长时间卧床休息可导致胰岛素抵抗，正如胰岛素对葡萄糖负荷的反应（Hamburg 等，2007）和骨骼肌几乎三分之二的增加所证明的，主要胰岛素敏感组织占正常血糖高胰岛素血症的葡萄糖摄取量的近 80%（de Fronzo 等，2009）。站立而不是维持久坐姿势的这样简单行为可能产生足够的热量消耗以防止人类的脂肪增加（Levine 等，1999），这使久坐的人由于 BMI 增加而发生糖尿病的风险更大。此外，最近的一项实验发现，在中断 5 小时的持续久坐中，每 20 分钟进行 2 分钟的轻度或中等强度的活动，可以降低餐后血糖值，并在摄入含有 75 克葡萄糖的 200 毫升试验饮料后增强胰岛素反应（Dunstan 等，2012）。虽然令人信服，但后者的发现更恰当地反映了一种独特的体力活动机制，而不是久坐行为本身的生理机制。

关于实验证据，没有随机对照试验将人们分配到体力活动组和对照组，然后检查冠心病的发生。进行这样的试验被 Taylor、Buskirk 和 Remington（1973）认为是不可行的，糖尿病患病研究也存在类似的缺陷。此外，使用更好质量的测量方法和研究设计的冠心病研究更是经常地报告统计学上显著的反向关联（Powell 等，1987）。糖尿病患病的有限研究不存在质量评估，这可能是重要的，因为 Caspersen（1989）指出，在做出因果推论时，最好把重点放在被认为是最高质量的研究结果上。在比较体力活动和冠心病与久坐行为和糖尿病患病的因果推理能力方面，后者的证据并不令人信服。这部分是由于研究数量有限，可概括性问题对混杂因子（特别是 BMI）的完全调整的不确定性导致，没有排除作为极其重要的偏差未被发现的糖尿病，并且久坐行为的独特生理机制独立于与体力活动有关的机制而造成的。

研究建议

未来的研究必须更好地界定久坐行为与生理机制之间的剂量–反应关系，特别是针对变化的频率、长度及用于中断久坐行为的总休息时间。检查来自多个时间领域（如休闲、交通、家庭和职业）的久坐行为的不同组合，并将其对总体久坐行为的相对贡献确定为整体暴露测量因素特别重要。鉴于目前研究存在的有限的、极具偏见的和相对较新的数据，进行以上这种研究是至关重要的。

此外，尽管体力活动可能有助于抵消长时间坐姿的负面影响（Dunstan 等，2012），人们也必须意识到，因为这些做法仍然是去增加体力活动——这将导致“任何由骨骼肌收缩产生的身体运动导致能量消耗”（Caspersen 等，1985）。因此，对于研究人员（Dunstan 等，2012）所研究的结果，人们可能会将这些事件视为简单地利用可用的能量底物。

未来流行病学研究必须澄清久坐行为和糖尿病患病的剂量反应以及糖尿病患者的疾病结果，探索影响联系的所有潜在的混杂和调节变量，并将研究对象扩大到不同种族/民族、年龄的更多群体，以及考虑到可能具有不同类型和模式的久坐行为的社会经济特征。例如，虽然一项研究对相对较年轻的黑人妇女（Krishnan 等，2009）进行了抽样，但该研究样本的普遍性是不确定的。另外，尚无在同一天内久坐行为和任意强度的体力活动均发生的实验性研究。因为建议允许参与不太规律的行为模式达到每周活动 2.5 小时（美国卫生与公共服务部，2008），这一区别是可以解决共线性和独立性问题的重要研究考量（Maher 等，2015）。

由于体力活动的下降很可能与糖尿病患病率的提升有关，而且可能导致越来越多的久坐行为（也与风险增加有关）的转变，因此未来的研究应设法分开两个事件并确定每种现象的相对重要性。

Dunstan 及其同事（2012）在一项实验中，要求受访者每运动 20 分钟休息 5 分钟，每隔 20 分钟休息 2 分钟，降低餐后血糖值，研究对象为 19 名年龄在 45~65 岁（平均年龄 53.8 岁）的男女性，BMI 为 31.2 kg/m²。未来的研究应该考虑对比属于不同 BMI 组（如正常体重、超重和肥胖组）的年龄较大的成年人，因为活动会以绝对强度高于静息代谢率（RMR）的情况下进行，这将在 RMR 水平最低的个体（如高龄、更高 BMI 和女性群体）中产生更大的收益（McMurray 等，2014）。

第五节　总结

对体力活动最少、久坐行为最多的群体而言，其糖尿病患病的风险可能会增加。

在没有随机对照试验的情况下，对于此观点最具说服力的证据在糖尿病患病前沿性流行病学研究的成果中。遗憾的是，这些相对较新的数据和其他证据不足以支撑因果推理，特别是当临界偏倚不排除已经存在的糖尿病时。

人们可以从逻辑上得出结论：在久坐时适度用体力活动进行放松可能是一种有力的干预（Dunstan 等，2012）。然而，建立干预糖尿病患病率的相关措施也应该是一个明确的目标。有些人可能认为证明此项原则是徒劳的，但这些证据对于向决策者提供与分配有限资源有关的更完整的信息来说十分重要。目前人们正在进行一些干预工作，以减少久坐行为，但仅仅依靠这一举措降低糖尿病患病率是不够的。因此，需要有效性数据，以及进行确定减少糖尿病患病干预措施相对成本效益的研究。这一认知应在未来研究成果中更多地被展现出来，以帮助我们更充分地了解久坐行为与糖尿病患病之间的联系。

关键概念

①偏差（bias）：可能影响调查中观察结果的因素。例如，如果未确诊的糖尿病患者在具有频繁久坐行为的人群中更为常见，那么久坐行为和糖尿病的发病率之间就会呈现一个虚假的高度关联。为了控制这种特定偏差，一种可行的办法是排除那些在最初几年观察中发现的糖尿病病例，这是基于假设那些具有久坐行为的糖尿病患者在进行久坐行为的早期便已患病但是却未被检测出来。

②混淆变量（confounding variable）：影响久坐行为与糖尿病患病之间关联的因素。例如，糖尿病的患病率随着年龄的增加而增长，而进行更大量久坐行为（如观看电视）的成年人平均年龄往往也更大。因此，在研究久坐行为与糖尿病患病之间的关系时，必须控制年龄混淆的影响。

③因果推理的标准（criteria for drawing a casual inference）：在没有明确证据的情况下，以下六项标准有助于推断因果关系：一致的关联；关联强度；适当的时间序列与评估暴露预测结果；剂量反应效应；合理和一致的生理机制；实验证据。

④糖尿病（diabetes mellitus）：是高血糖的一种状态，其特征是高血糖，由胰岛素产生缺陷、胰岛素作用或两者兼而有之，当胰岛素（一种促进葡萄糖转移到细胞中以转化为能量的荷尔蒙）的产量有限或使用能力降低时就会出现这种情况。

⑤人口样本的概括性（greneralizability of population sample）：一个样本应该代表（或概括为）从中被选定的群体。在普遍性有限的样本中发现的联系往往仅适用于具有该组相似特征的人，而不适用于一般人群。

⑥危险比率（hazard ratio）：衡量一组事件发生频率与其他对比组中随时间发生频率的度量。在一段时间进行的前瞻性队列研究的背景下，生存分析比较了某一事件发

生的瞬时风险的危险比，对于本例而言即为糖尿病患病率。对不同组的危险率进行比较，形成风险比。危险比为 1，意味着两个对比组之间发生糖尿病发生的可能性没有差异。大于 1 的风险比，意味着直到发生糖尿病发生之前存活的可能性较小，例如，在观看电视的群组中，每天观看 6 个小时或更长时间的人相对于每天观看电视不到 1 小时的人而言患糖尿病的可能性更高。

⑦前瞻性观察队列研究（prospective observational cohort study）：这种流行病学研究评估了之前没有糖尿病史的研究对象的久坐生活习惯，之后随着时间推移，以确定其糖尿病患病率。这种类型的研究比用于推断久坐行为与糖尿病之间的因果关系的横断面研究更科学，并且在实验不可用于评估因果关系时尤其重要。

⑧相对风险（relative risk）：与对照组中发生的相同事件的风险相比，测量一组事件发生的风险。在一段时间进行的前瞻性队列研究的背景下，事件可能是在发生糖尿病期间，在这段时间内发生糖尿病的累积风险可以在每天看电视 6 小时或更长时间的组与每天看电视少于 1 小时的组之间进行对比。当相对风险为 1 时，发生糖尿病患病的风险与电视观看时长无关。大于 1 的相对风险意味着看电视的次数越多，患糖尿病的风险就越高。

⑨久坐行为（sedentary behavior）：久坐行为研究系统（2012）将这一点定义为人处于清醒时的任何行为，其特征是能量消耗小于或等于 1.5 METs，以坐姿或躺的姿势。因此，术语"不活跃"应用于描述那些不满足中到高强度 MVPA 且数值过小（即不符合指定的体育活动准则）的人。观看电视被认为是这种更广泛定义的久坐行为的组成部分之一。

研究问题

①据估计，2014 年美国糖尿病患者的占比为多少？

②2014 年，有多少新诊断的糖尿病病例出现在 20 岁及以上的美国成年人中？

③患糖尿病的三个危险因素是什么？

④四项糖尿病患病前瞻性研究中有几项使用了 2012 年久坐行为研究网络建议的久坐行为的测量方法？

⑤描述一个可影响久坐行为与糖尿病患病之间的具有独立关联的混淆变量和偏倚变量。

⑥哪一项研究表明 BMI 的增加会导致久坐行为的增加，这将如何影响 BMI 作为久坐行为和糖尿病之间的因果关系的说法？

⑦四项详细的久坐行为和糖尿病患病率的前瞻性研究中有几项针对低强度及中到高等强度的体力活动进行了调整？为什么调整低强度体力活动对了解久坐行为与糖尿

病患病之间的独立关联尤为重要？

⑧妇女的百分比以及研究样本的总体组成如何影响四项前瞻性研究结果的普遍性？

⑨在四项前瞻性研究中，每天观看电视的时间达到多少个小时时显示患糖尿病的风险显著增加？你每天看多长时间电视？

⑩当运用标准对现有科学证据进行因果推理时，是否可以在久坐行为与糖尿病患病率之间产生因果关系？

第九章

久坐行为与心血管疾病

爱德华·阿彻（Edward Archer）；恩里克·G. 阿泰罗（Enrique G. Artero）和史蒂文·N. 布莱尔（Steven N. Blair）

通过阅读本章，读者将了解久坐行为与心血管疾病之间的关系。在阅读完本章时，读者应该能够做到以下几点：

①了解各种心血管疾病（cardiovascular diseases，CVD）的定义。

②描述心血管疾病在使人致残或致死过程中所起的作用。

③了解和明确心血管疾病的病理学基础。

④列出动脉粥样硬化的风险因素。

⑤解释为什么心血管疾病的预防必须年轻化。

⑥列出心肌梗死和脑梗死发生前的事件序列。

⑦讨论久坐行为和体力活动与健康之间的关系。

⑧阐明久坐行为对心血管疾病的作用机制。

⑨区分久坐行为和低体力活动（PA）的影响。

⑩解释体力活动、运动和心肺适能（cardiorespiratory fitness，CRF）可能改善久坐行为的部分影响机制。

⑪清楚与久坐行为相关的主要因素。

⑫对久坐行为的流行病学研究有大致了解。

心血管疾病（cardiovascular diseases，CVD）仍然是美国乃至全世界人民的主要死因。最新研究数据显示，每天有 2100 名美国人死于心血管疾病，平均每分钟就有超过一人死亡（Go 等，2013；Roger 等，2012）。心血管疾病患者占全球各种疾病患者总人数的 10%，而死于心血管疾病的人数约占全球总死亡人数的 30%。2008 年全球有超过 1700 万人死于心血管疾病，其中有超过 300 万人的死亡年龄偏小（年龄<60 岁）。预计到 2030 年，死于 CVD 的人数会超过 2400 万人（Mendis，Puska 和 Norrving，2011）但大部分的 CVD 死亡事件率和大多数早期 CVD 死亡事件是可以预防的，因为许多主要风险因素可以通过改变生活方式如增加体力活动及减少久坐行为而得到改善。因此，通

过有效且成本效益高的公共卫生举措引导人们采用更健康的生活方式，包括进行适当的体力活动及尽可能减少久坐行为，可使 CVD 死亡率大幅降低。

第一节　心血管疾病

"心血管疾病 CVD" 一词包括心脏和血管的多种病理状况（表 9-1）。对特定疾病进行分类是比较复杂的，因为许多潜在的疾病过程（如动脉硬化、血栓形成）是与许多因素有关的且器官之间是相互联系的。不过有超过 75% 的心血管疾病的死因是由于冠状动脉和脑血管疾病最终导致心肌梗死或脑梗塞（分别如心脏病和脑卒中）（Mendis, Puska 和 Norrving, 2011）。

表 9-1　心血管疾病和死亡率

CVD	心血管疾病死亡率（%）	
	男性	女性
缺血性心脏病或冠状动脉疾病（CAD）	46	38
脑血管病	34	37
高血压性心脏病	6	7
炎性心脏病（心内膜炎、心肌炎、心包炎）	2	2
先天性心脏病	2	2
风湿性心脏病	1	1
其他心肌病和心律失常	<1	<1
其他心血管疾病	11	14

注：数据来自 Mendis, Puska 和 Norrving, 2011 年的研究。

心血管疾病的主要不可控因素：
①年龄：患病风险随年龄增加而升高；
②性别：与女性相比，男性心血管病患者的死亡风险更高；
③家族史：有心血管疾病家族史的人患病风险比没有心血管疾病家族史的人要更高。

心血管疾病风险的可控因素：
①吸烟；
②低体力活动、低心肺功能；
③高血压；
④血脂异常（高低密度脂蛋白胆固醇、低高密度脂蛋白胆固醇、高甘油三酯）；

⑤过度饮酒；

⑥肥胖；

⑦糖尿病（高血糖）。

除了吸烟和过度饮酒外，进行体力活动可显著影响心血管疾病的其他可控风险因素（Archer 和 Blair，2011），有足够的证据证明提高体力活动水平可有效提高身体素质并改善吸烟和过度饮酒带来的不良影响（Blair 等，1995）。

CVD 的患病率因性别、种族和年龄而异。在美国，心血管疾病患病率最高的是非西班牙裔黑人（男性：45%，女性：47%）紧随其后的是非西班牙裔白人（男性：37%，女性：34%）以及墨西哥裔美国人（男性：33%，女性：31%）（Roger 等，2012）。2009 年，美国心血管疾病的总死亡率为每 10 万人中 236 人。死亡率也因性别和种族/种族而异，白人和黑人男性分别为每 10 万人中 281 人和 387 人，白人和黑人妇女分别为每 10 万人中 190 人和 268 人。尽管心血管疾病的相对死亡率从 1999 年到 2009 年共下降了 33%，但依旧占人口总死亡率的 32%（2437163 人中有 787931 人死于心血管疾病）或者说在美国每 3 名死亡人口中就有 1 名死于心血管疾病。超过 153000 名美国心血管病患者的死亡年龄在 65 岁以下，34% 的人在 75 岁之前死于心血管疾病，这明显低于美国人 78.5 岁的平均预期寿命（Roger 等，2012）。

尽管每一种因素都有可能加快心血管疾病的进程，但最主要的导致死亡（心脏病、脑卒中）的潜在病理生理因素是动脉硬化。下面我们将分别介绍动脉粥样硬化、心血管疾病的早期发病以及致死的主要风险因素。

一、动脉粥样硬化

动脉粥样硬化是一种进行性疾病，经济发达地区人们因心血管疾病死亡的案例 80% 以上都与其相关（Mendis，Puska 和 Norrving，2011；Lusis，2000）。动脉粥样硬化的主要特征是由炎症驱使的脂质、胆固醇沉积和主动脉内膜细胞缺损。这些会引起急性或慢性血管阻塞，使心脏和脑等重要器官的血流量降低。这些病理过程是渐进性的且症状不明显，并且开始于儿童早期（Kones，2011；Ayer 和 Steinbeck 2010；Truong，Maahs 和 Daniels 2012；Strong 等，1999）。研究表明，超过 50% 的 15~19 岁人群会发生血管内膜病变，而且这种病变的患病率和严重程度会随着年龄的增长而增加。这些研究结果显示在后期发展为心血管疾病的病理生理过程是由童年不当的生活方式和行为选择所引起的（Strong 等，1999）。

动脉粥样硬化是血管系统对内皮细胞损伤后产生的病理反应（Lusis，2000）。动脉内膜主要由血管内皮细胞形成，并且作为血管腔和其他血管组织（如血管内膜、中膜和外膜）之间的选择性半透膜屏障。内皮与其他血管组织（平滑肌）一起控制血管舒张收缩、血液流动以及免疫系统组份进出血液（Deanfield等，2005）。内皮功能与健康受多种因素影响，但主要影响因素是由动脉血液流动产生的流体剪切力。机体处于活动状态（运动）时血流量、血流速度都会增加，进而使血管内膜受到的流体剪切力增加，增强血管内皮功能，同时，抗压力训练可改善骨骼肌功能（Nikolaidis等，2012）。内皮功能的改善可降低发生病变［如血管舒张功能减弱或内膜病变（即损伤）］的风险，而这些病变是动脉粥样硬化的先兆。内皮功能障碍（健康内皮功能的丧失）是未来心血管疾病的预测因素。

动脉粥样硬化过程源于吸烟引起的氧化应激（Burke和FitzGerald，2003）、营养分子的糖氧化（Glycoxidation）和糖基化（Glycation）（脂肪酸、氨基酸、葡萄糖）（Halliwell，2000；Piarulli，Sartore和Lapolla，2012；Coccheri，2007）等，进而损伤血管内膜。一旦发生内膜受损（病变），许多分子（脂肪酸、LDL-C分子等）及免疫因子（如巨噬细胞、T淋巴细胞）将迁移到损伤位点，免疫系统发生反应损伤部位随之发生炎症，再加上脂质和细胞碎片的沉积，会加重活性氧引起的氧化应激反应。这些病理过程会刺激基因表达、细胞增殖及细胞程序性死亡。结缔组织进入损伤部位将加重动脉粥样化的进程（形成血管斑块）。斑块使内膜变得不规则（因此影响血液流动），使剪切力下降，容易引起动脉血管内皮功能下降。随着斑块面积增加，血管内径将会缩小，加大了血液通过动脉的难度，进而导致缺血（血流量减少），如果发生心脏缺血则会导致心绞痛（缺血性胸部疼痛）。

随着时间推移，动脉粥样化会发展为钙化及相关的血管平滑肌增生，加重动脉硬化的影响。随着斑块面积增加，会经历重塑和质变（刚性增加），最终形成一个更大的、不稳定的动脉粥样硬化特征的坏死组织（Rosenfeld，1998）。这些变化会降低斑块的稳定性（结构完整性），诱发血管破裂。一旦进行体力活动所需的心输出量增加，斑块变形或过载，就会引发血管破裂并暴露脉管系统和富含脂质血栓的血液物质（血液凝块形成）。血管破裂和引发的栓块可能在血管系统的任何地方沉淀形成血栓，因为破裂的细胞碎片会流向身体的任何部位。血栓会明显影响或完全阻碍相关组织的血液流动，如果发生在心脏或脑部，则会分别导致心肌梗死（Myocardial infarction，MI）或脑中风（Strong等，1999）。大多数血管破裂是由更大的、不稳定的动脉粥样斑块引起的，机体血管破裂可能发生在病变形成到晚期的任何阶段，即不稳定动脉粥样斑块形成的连续期（Libby，2000）。年龄之所以是心血管疾病发生的最重要的原因之一是由于动脉粥样硬化斑块的发展与人们多年形成的生活方式密切相关。

过去50多年的关于内皮功能的研究显示一旦内皮损伤发生，多种因素可相互作用并决定个体患动脉粥样硬化及心血管疾病的可能性（表9-2）。这些风险因素的影响是可以相乘的，而不只是简单的相加。例如，当发生血脂异常时（高低密度脂蛋白胆固醇），体力活动不足和高血压在动脉粥样硬化、心脑血管疾病的形成过程中发挥的作用会被放大（Lusis，Weinreb 和 Drake，1998）。

表 9-2 动脉粥样硬化与心血管疾病的相关因素

风险因素	证据
心血管病家族史	一个非常重要的危险因素，独立于其他已知的危险因素（Goldbourt 和 Neufeld，1986）
高血压（血压升高）	强有力的流行病学证据；临床试验证明降低血压可对中风产生良好的预防效果（Assmann 等，1999）
血脂异常（高甘油三酯和 LDL/VLDL、低 HDL 胆固醇水平）	遗传疾病和动物模型的研究提供了有力的证据和支撑（Di Angelantonio 等，2012；Assmann 和 Gotto，2004）
脂蛋白水平升高	混合流行病学和动物模型的研究证据（Nordestgaard 等，2010）
同型半胱氨酸升高	动物模型的研究表明，高胱氨酸尿症易导致闭塞性血管病的发生（Lewington，Bragg，和 Clarke 2012）
性别	在 60 岁以下的人群中，男性患心血管病的风险约为女性的两倍（Vassalle 等，2012）
全身性炎症和凝血因子	炎症因子（如 C 反应蛋白）水平升高与心血管疾病发病有关（Tabas 和 Glass，2013）
吸烟	临床试验证明了戒烟对预防心血管疾病的益处（Gupta 和 Deedwania，2011）
心肺功能低下、不活动及久坐	校正了其他风险因素后，与心血管疾病发病独立显著相关（Archer 和 Blair 2011；Beaglehole 等，2011；Blair，Cheng，和 Holder，2001）。初级预防需要增加活动量（Gupta 和 Deedwania，2011）
高脂饮食	运动调节饮食和心血管疾病之间存在关系（Blair 等，1996a；Vuori，2001）。在野生型实验动物模型中，缺乏运动是晚期动脉粥样硬化发生的必要条件。
糖尿病、代谢综合征和肥胖	运动调节代谢性疾病和心血管疾病之间存在关系（Blair，Cheng，和 Holder 2001；Earnest 等，2013；LaMonte 等，2005；Wei 等，1999）。这种以胰岛素抵抗为突出特征的代谢紊乱与冠心病密切相关（Nikolopoulou 和 Kadoglou，2012）。
低水平的抗氧化能力	证据具有一定参考性的，但不是决定性的（Xu 等，2014）。

二、冠状动脉疾病

冠状动脉疾病（coronary artery disease，CAD）又称为冠状动脉粥样硬化和缺血性心脏病，也是导致全世界人们猝死的主要原因。目前，约有 1400 万美国人患有 CAD，自 20 世纪 20 年代以来它一直是导致人类死亡的首要原因，每年约有超过 20% 的人死于冠状动脉疾病。2009 年，有 386324 名美国人死于 CAD。CAD 的发病率、患病率和临床在不同年龄、性别和种族人群中有显著差异。年龄是影响 CAD 疾病进程的最大危险因素，死于 CAD 的人中有82%是65岁以上患者。从种族和性别角度来看，大约8.5%的白人男子、7.9%的黑人男子和6.3%的墨西哥裔美国男子均患有 CAD，而白人、黑人和墨西哥裔美国女性的患病率分别为5.8%、7.6%和5.3%（Roger 等，2012）。在60岁以下的人群中，患 CAD 的男性数量比女性多出两倍。即使在对教育和社会经济地位进行修正之后，非洲和亚洲印度人群的 CAD 发病率和死亡率仍然较高。非洲后裔患 CAD 的风险因素与欧洲人不同，非洲人群患高血压、肥胖、代谢性疾病和缺乏运动的比率更高（Roger 等，2012）。

CAD 由动脉粥样硬化过程和血栓栓塞引起，通过减少并阻塞心肌的血流供应而导致的缺血（氧气缺乏或血流减少）可能最初会引起胸痛（心绞痛），但通常症状不明显。在心肌耗氧量急剧增加的情况下，如进行高强度的体力消耗活动时，这种阻塞可能会导致心肌梗死（心脏病发作），部分心肌死亡。如果受害者幸存下来，受影响的心肌可能会被胶原蛋白替代，一种无弹性疤痕组织可能会使心输出量显著降低。如果心肌梗死程度较为严重，造成的伤害将限制心脏的有效泵血和我们维持正常的身体活动（如进行日常活动）的能力。

三、心肌梗死（myocardial infarction，MI）

心肌梗死（MI）通常被称为心脏病，是动脉血管受阻后使心脏血流供应受限的结果。如果长时间缺氧心肌组织就会死亡，这个过程是不可逆的，最终将影响心输出量。每年有超过150万美国人患心肌梗死，最终导致大约50万人死亡。2009年，估计有785000名美国人首次遭受心肌梗死，约470000名美国人出现复发症状（Roger 等，2012；Heron 等，2009）。此外，据估计每年美国有超过15万人出现无先兆心脏病发作，每三十到四十秒钟就会有一例 MI 出现。在全球范围内，MI 每年导致超过730万人死亡（Mendis，Puska 和 Norrving，2011）。

四、脑中风（stroke）

当供应大脑的主要动脉因血管斑块沉积而引起血流减少时，就会发生脑血管疾病和中风。脉管系统的任何部位的斑块破裂所形成的栓子都可能随血液移动到脑动脉系统并导致脑血管栓塞。大脑缺氧会导致神经元和支持性小胶质细胞死亡，引起中风和相关脑功能的丧失。在2008年全球1730万 CVD 死亡人口中，有620万人死于脑中风（Mendis，Puska，和 Norrving，2011）。从1999年到2009年，脑中风的相对死亡率下降了37%，实际脑中风死亡率下降了23%。然而，每年首次或复发中风人口约有80万。2009年，美国每19人中就有1人死于脑中风，每4分钟就将有一例中风患者死亡。与其他 CVD 一样，中风的发生因年龄、性别和种族而异。非西班牙黑人的卒中死亡率最高（每 100000 人中男性和女性卒中死亡人口数分别为 62 和 53），其次是白人（每 100000 人中男性和女性卒中死亡人口数均为 39）及西班牙裔男性（每 100000 人中男性和女性卒中死亡人口数分别为 33 和 29）。每年，女性中风人口比男性多 55000 人。这主要是由于在年龄最大的人群中女性占比更大，而这个年龄组群体的中风发病率也最高。2009 年，全球每 100000 人中有 39 人死于中风，每 100000 人中白人、黑人、亚裔和西班牙裔妇女的中风总死亡人数分别为 37 人、50 人、30 人和 28 人。中风除了可能会致死外，其致残带来的经济负担也会随着相关医疗费用的增加而增加（Norrving 和 Kissela，2013）。

五、高血压（hypertension）

高血压，也称为血压升高，是大多数 CVD 流行度颇高的原因及显著的风险因素。每年高血压造成全球 900 多万人死亡（约占每年全球总死亡人数的 17%）。高血压的主要诊断标准为收缩压≥140 毫米汞柱（mmHg），舒张压≥90 毫米汞柱。最近的数据显示，超过 7000 万美国人［占美国成年人口（≥20 岁）的 33%］患有高血压，不同性别的发病率几乎相等。最近的公共卫生监测工作显示，高血压的患病率在上升，诊断为高血压的患者的血压控制率仍然很低。在 20 及 20 岁以上的女性中，31% 的非西班牙裔白人、47% 的非西班牙裔黑人及 29% 的墨西哥裔美国人都患有高血压。2009 年，超过 34000 名妇女死于高血压，占高血压总相关死亡率的 55%。2009 年高血压总死亡率超过了 18/100000，白人女性死亡率超过了 14/100000，黑人妇女死亡率超过了 38/100000（Roger 等，2012）。

致命和非致命性 CVD，特别是 CAD 和脑血管疾病（中风）的风险会随着收缩压或舒张压水平的升高而逐渐增加。当存在其他危险因素时任何水平的血压升高都会使患 CVD 的相对危险性大大增加。除 CVD 外，高血压也会以渐进的方式影响肾脏疾病和全因死亡率。

第二节　久坐职业与 CVD

从启蒙运动开始（18 世纪初）到 19 世纪初，关于久坐不动的职业与慢性病关系的研究屡见不鲜。最早出现的久坐行为对心血管健康有害的报道距现在已有一个多世纪。1843 年，伦敦国王学院的 W. A. Guy 博士比较了男性和女性的久坐工作者与从事高强度身体活动的工人的死亡率。W. A. Guy 博士认为，久坐的生活方式对妇女的影响甚至超过了男性，并证明，单身女性久坐者的死亡率高于已婚同龄人。这表明与下厨、家庭相关的家务活动为我们提供了更多的身体活动，并且减少了久坐时间。现代研究显示家庭对健康的影响与 Guy 的理论相似（Archer，Shook 等，2013；Archer，Lavie 等，2013）。伦敦的 Eduward Smith 博士与 Guy 博士生活在同一时代，1864 年他指出，工作时经常坐着的裁缝死亡率远远高于身体活跃度较高的农业工人（Smith，1864）。

在 1939 年，O. F. Hedley 对久坐不动的商人的 CVD 死亡率进行研究，发现他们的死亡率显著高于需要体力劳动的从业者。然而，有著名心脏病专家建议，死亡率的差异并不直接归因于身体活动，而是与情绪压力和社会因素相关（Nieto，1999）。鉴于 William Osler 博士的声望和地位，Hedley 的研究结果经常被人们忽视，直到"体力活动流行病学之父"Jeremiah Morris（Blair 等，2010）的开创性工作出现。Morris 和同事（1953）在 1949 年和 1950 年对一大批伦敦运输工作人员进行了调查。他们发现，在伦敦双层巴士上工作的每天爬升数百层阶梯的指挥人员比长时间坐着的公交车司机的 CVD 死亡率低得多（指挥人员和公交司机的年均死亡率分别为 1.9/1000、2.7/1000）。Morris 及其同事认为，需要进行较多体力活动的工作具有心脏保护作用，可降低心脏猝死事件的发生概率。

他们继续对各行各业的其他政府工作人员进行调查，发现久坐少动的政府工作人员（如办公室文员）的 CVD 发病率高于工作时需进行更多体力活动（如邮政工作者要到不同的地方发送邮件）的工作人员。有趣的是，Morris 和同事首先对体力活动和久坐行为的运动量进行了记录，然后发现即使是体力活动较少的邮政工作人员（如计数工人、监督人员）的 CVD 发病率也低于工作时完全坐着的工作人员。

Morris 早期所做的研究受到了很多质疑。当他和同事们指出"从事体力活动的男人在中年时因冠心病而死亡的概率低于低体力活动工作的男性"（1953 年，第 1112 页）这一观点时，遭到了周围人们的强烈反对和怀疑。William Osler 式反应再次让许多人认为，CVD 是由就业环境带来的心理压力引起的，而不是由于从事的工作缺乏体力劳动所引起的。当意识到邮递员和公交车调配员的工作环境是完全不同的，但他们的 CVD 死亡率都很低时，对 Morris 的质疑声也少了许多。Morris 及其同事的工作开创了流行病学发展的时代，并明确了久坐行为、体力活动与 CVD 之间的关系。Morris 的开创性工作离不开 Ralph Paffenbarger。

1951 年，Paffenbarger 和同事对旧金山和长三角地区的年龄在 35～64 岁的三千余人进行了一项观察性研究，他们在随后的 16 年内共调查了近 4.5 万人。在此期间，有 888 人死亡，其中 291 人死于冠心病，而经常进行体力活动的人群的 CVD 死亡率显著低于工作时经常坐着的工人，他们的死亡率分别为 59 与 80/10000（Paffenbarger 和 Hale，1975）。

过去五十年来的许多研究显示职业性久坐行为与 CVD 患病风险之间呈反比关系。这个结果在美国铁路工人（Slattery，Jacobs 和 Nichaman，1989）、邮政工作者（Kahn，

1963)、集体农场工人（Brunner 等，1974）和农场工人（McDonogh 等，1965）中也得到了证实。综合分析多项研究可发现，久坐不动的员工死于心血管疾病的可能性要比进行体力活动的员工高出 2~4 倍。随着 20 世纪的结束，关于体力活动对心脏呼吸功能益处的研究结果（Blair 和 Brodney 1999；Blair 等，1996；Blair 等，1989）促使美国心脏病协会在报告中指出"不经常进行体力活动是冠状动脉疾病发生的重要风险因素"（Fletcher 等，1992，第 340 页；Fletcher 等，1996）。

对久坐行为和心血管疾病的历史观点

　　早期许多有目的性的运动的开发是抵消那些不像普通的体力劳动者一样的人士（如富裕人士、僧侣和圣人）的久坐行为产生的不良影响。随着人类社会的发展，由奴隶和农民经济支撑的有些阶级成为最早减少身体活动的群体，过度的久坐行为使运动功能减退，引起疾病发生（如心血管疾病）。早期医生顾不上穷人的状况和疾病，只是关心富人的健康和寿命。Sushruta 是大约公元前 600 年著名的印度外科医生及印度传统医学之父。他敏锐地观察到久坐不动的病人患了许多典型的血液性疾病（Guthrie，1956）。Sushruta 把他的发现记录在古代经文《The Sushruta Samhita》中，分列了许多今天医生熟知的疾病，如稳定型心绞痛（Hritshoola or heart pain）、糖尿病（Honey-like urine）、高血压（Vataraka）以及肥胖（Medoroga）（Dwivedi，2007）。针对这些情况，他规定每天锻炼。他的经验表明，减少久坐行为能够预防疾病并能保护人体免遭身心伤害（Guthrie，1956）。

　　在之后的百年间，Hatha Yoga 被用来缓解印度苦行僧（圣人）久坐行为带来的不良影响。长时间的静坐冥想（禅）导致的健康下降状况能够被一系列简单的强调骨骼肌肉系统和心血管系统的体位偏移动作（瑜伽）改善。随着社会的繁荣，佛教僧侣变得越来越习惯于久坐，医学气功早期形式的发展也是为了应对每天花很多时间在打坐（佛教冥想）上的这种情况。

　　武术（中国武术）受到中国养生哲学的启发。中国古代医学家如华佗以自然界的模式为例从中汲取健康幸福的推论。因此，模拟动物的功夫（在 16 世纪末为保卫少林寺而发展起来的）是第一个制度化锻炼形式之一，并特别强调气（一种内在的能量或生命力）的发展形式，以针对僧人的过度久坐行为产生的不良影响。后来发展的气功（如太极）也在全中国和世界范围内广为流传（Wile，2007）。

　　在古希腊及罗马世界，身体活动和锻炼在文化和医学中起着核心作用（Green，1951）。与 Sushruta 相同，和治疗疾病比起来，早期的希腊罗马医生更关心的是如何保持健康。古希腊医师 Hippocrates（公元前 460~公元前 370）指出："运动应该是多种多样的"并且"光吃饭不会使人健康；还必须锻炼，食物和锻炼双管齐下才能促进健康"（Hippocrates，1868，228~299 页）。他的看法是基于简单的观察并预示着现代的观点，即大多数慢性疾病是由生活方式（如营养和体力活动习惯）等因素造成的。

　　在 Hippocrates 之后，在古代医学领域最突出的人物是罗马医师 Claudius Galen（公元 210 年），在著作《卫生学》中，他高度赞扬了体力活动的优势（Green，1951）。古代医生对运动的观察和处方为现代流行病学证据提供了一个开端观点，即支持在慢性疾病初级预防中需要采取积极的生活方式。

第三节　体力活动与 CVD

　　随着体力活动测试方案的发展（如测量体力活动的加速度计），毫无疑问，人们体力活动的减少是发达国家和发展中国家面临的一项重大的公共卫生问题（Lee 等，2012）。然而，截至目前，尽管缺乏适宜的久坐行为干预措施，但人们仍没有找出合适的界定久坐行为的体力活动标准（Pate，O'Neill 和 Lobelo，2008）。因此，久坐行为被不准确地认为是缺乏体力活动。然而，近期利用倾斜仪和其他技术进行的研究，可以更精确地量化久坐行为消耗的时间，这表明过度的久坐行为的影响独立于体力活动水平，可能在 CVD 及其他非传染性疾病的发展过程中发挥重要且独特的作用（noncommunicable diseases，NCDs）（Hamilton，Hamilton 和 Zderic，2007）。

在过去 60 年中，研究已经证明身体活动不足在 CVD 疾病进程和其他慢性非传染性疾病方面中的重要作用（Archer 和 Blair，2011；Blair，2009；Blair 等，1989）。现在已明确，身体活动不足可导致显著的发病率并提高早期死亡率（Beaglehole 等，2011；Cecchini 等，2010；Lee 等，2012），而久坐的生活方式会给所有人带来严重的健康后果。CVD 和其他非传染性疾病的危险因素是从生命早期就开始的，并随着年龄增长而增加。因此，身体活动不足和过度的久坐行为阻碍了心血管系统的健康发展（Booth，Laye 和 Roberts，2011；Charansonney，2011；Thijssen 等，2010；Gidding 等，2009；Kavey 等，2003），也影响了肌肉力量和骨密度（Booth，Laye 和 Roberts，2011），同时使人们在后期生活中遭受更多的疾病（Thorp 等，2010；Thorp 等，2011；Booth，Laye 和 Roberts，2011）如 2 型糖尿病（Aman 等，2009；LaMonte，Blair 和 Church，2005）、骨质疏松症（Faulkner 和 Bailey，2007）、肌肉减少症（Pil，lard 等，2011）、身体虚弱（Weiss，2011；Charansonney，2011）、癌症（Kushi 等，2012；Hu 等，2005；Sui 等，2010；Lagerros，Hsieh 和 Hsieh，2004）和脂肪肝的困扰（Nobili，Alisi 和 Raponi，2009）。

大量研究表明，与久坐的生活方式相关的 CVD 风险因素（如血脂异常、高胰岛素血症、肥胖和高血压）存在于幼儿期（Freedman 等，1999）。Bogalusa 的研究结果表明，随着风险因素的增加，早期 CVD 疾病发展的证据（主动脉和冠状动脉粥样硬化过程）也是如此（Freedman 等，1999）。尽管降低早期风险因素可以最大限度地降低成人后患 CVD 的风险（Kavey 等，2003），但心血管疾病风险因素——久坐生活方式通常在儿童早期就开始，并会持续到成年期（Janz，Dawson 和 Mahoney，2000）。2003 年，美国心脏协会明确指出，心血管疾病早期的预防应该从儿童时期开始，这一目标的实现需要每日进行体力活动同时减少久坐行为（Kavey 等，2003），然而目前许多孩子和大多数青少年和成年人都存在过多的久坐行为（Macera 等，2005）。

研究久坐行为的影响相对于传统的关于体力活动或运动等影响的研究可能代表了一个不同的经验范式。最近，有人提出，独立于运动或体力活动水平的久坐行为可能在 CVD 的疾病进程中发挥独特且重要的作用（Hamilton，Hamilton 和 Zderic，2007）。此外，越来越多的证据表明，在任何年龄段中的过度久坐行为都与 CVD 患病风险因素增加相关（Nelson 等，2005；Nissinen 等，1989）。随着儿童在过去几十年里久坐行为的增加，CVD 风险因素普遍存在，儿童 CVD 临床患病率也显著增加。例如，Gidding 和同事（1995）及 Tuzcu 和同事（2001）的工作表明，CVD 风险因素呈上升趋势，超过 16% 的青少年患有冠状动脉粥样硬化。

2012 年，世界心脏联合会、美国心脏协会、美国心脏病学会基金会、欧洲心脏网络和欧洲心脏病学会共同发布一份报告，指出了以减少并预防 CVD 死亡的全球战略报告，首先提出的目标是使身体活动不足人群的 CVD 发病率降低 10%（Smith 等，2012）。

一、久坐行为影响 CVD 的机制

久坐状态意味着机体代谢率处于最低水平之一。有证据表明，某些形式的久坐行为（如观看电视）会使人在安静状态时的能量消耗急剧下降（resting energy expenditure，REE），代谢率低于睡眠状态（Klesges，Shelton 和 Klesges，1993）。还有证据表明，长期进行久坐行为可能会以剂量反应的方式致使 REE 长期下降。库珀及其同事们发现了一种显著的剂量反应关系，其中 REE 随着平均每周观看电视时间上升而下降（2006 年，第 105 页）。能量消耗的显著下降是久坐行为增加动脉粥样硬化和 CVD 风险的主要机制之一。当一个人静坐或躺下时，整个身体的骨骼肌肉的收缩活动显著减少。因为骨骼肌收缩时活动才能摄取能量，所以当肌肉细胞不工作时，对血液中大分子营养物质（如葡萄糖、甘油三酯和脂肪酸）的需求会下降，这会使血液中营养物质浓度增加（Leung 等，2008；Yung 等，2009），并导致活性氧的产生，活性氧会使内膜氧化，进而导致动脉粥样硬化。

与低水平的身体活动相比，久坐行为的不同之处在于它会使所有肌肉活动减少，包括高耗氧量的肌肉活动（需要氧化更多的脂肪提供能量）和需要更多糖酵解活动的骨骼肌活动（需要更多的葡萄糖和糖原供能）。相反，任何非久坐行为（如站立）可动员高耗氧的维持站立姿势的肌肉，导致这类肌肉消耗脂肪提供耗能，否则会诱导活性氧的形成并引起氧化应激（Corbi 等，2012）。从分子和细胞水平上看，久坐行为抑制肌肉脂蛋白脂肪酶（lipoprotein lipase，LPL）的活性以及肌肉对胰岛素的敏感性。LPL 活性对于脂质的摄取（如血液中清除甘油三酯）是必要的，并且这种活性的降低导致脂质储存于脂肪细胞（如肥胖细胞）及增加内脏肥胖的风险（Thyfault 和 Krogh-Madsen，2011）。胰岛素敏感性对于摄取葡萄糖也是至关重要的，敏感性降低导致胰岛素的抗性反应。多年来的研究显示，胰岛素敏感性降低可能导致 2 型糖尿病（Olsen 等，2008；Jensen 等，2011）。这是由于久坐引起的胰岛素敏感性和 LPL 活性降低引起糖摄入量增加，氧化应激反应，而这些过程会损伤心血管内皮细胞。任何体力活动的减少或久坐行为的增加都会降低骨骼肌从血液中摄取糖和脂肪的能力。

二、看电视机与 CVD

看电视是现代社会最普遍的行为之一，同时也是一种主要的久坐行为（Grontved 和 Hu，2011）。最新的政府和行业研究表明，欧洲人看电视的时间大约占其空闲时间的 40%（即约 4 小时/天），而澳大利亚人和美国人看电视的时间占总空闲时间的比例则超过了 50%，美国人每天平均有 5 个小时坐在电视机前（ABS，2008；Nielsen，2011），研究证明每天看电视超过 2 小时就可引起肥胖（Davis 等，2011），越来越多的证据表明，看电视（作为一种潜在的久坐行为）是 CVD 风险和死亡风险的重要的独立影响因子。看电视行为与很多因素相关，如种族和年龄。非洲裔美国人的看电视行为比率最高，西班牙裔美国人和非洲裔美国人的孩子更乐意在卧室看电视（Taveras 等，2009；Sisson 和 Broyles，2012）。在全世界范围内，老年人比年轻人更愿意观看电视剧（Touvier 等，2010；Evenson 等，2002），与非肥胖人群相比，肥胖人群愿意花费更多的时间维持久坐不动的状态，如看电视（Levine 等，2005）。

2011 年，Grontved 和 Hu 进行了一项有前瞻性的队列研究元分析，对看电视时间与非传染性疾病如 2 型糖尿病、CVD 和全因死亡风险之间的关系进行研究。此次研究对象包括致死及非致死性心血管疾病患者 3452 例，其中有 1052 例患者发生突发事件，发现每天每增加 2 小时的看电视时间相对患病风险为 1.15（95% CI，1.06~1.23），患 2 型糖尿病风险高达 1.20（95% CI，1.14~1.27）。他们估计致死性 CVD 的绝对患病风险是每 10 万人中有 38 例死亡，由此得出结论认为看电视时间与 CVD 有显著相关性。

观看电视是澳大利亚人主要的休闲活动。2010 年，Dunstan 及其同事进行的澳大利亚糖尿病、肥胖和生活方式研究（AusDiab）对观看电视后的 CVD 死亡率进行追踪调查，约随访 6.6 年，对象涉及 8800 名 25 岁以上的成年人。经过 58087 人次的随访，发现有 87 例死于 CVD。在调整了许多其他因素如年龄、性别、腰围和运动锻炼后，发现每天电视观看时间每增加 1 小时，CVD 死亡风险率为 1.18（95% CI，1.03~1.35）。当对每天看电视时间不足 2 小时的人、每天观看 2~4 小时的人和每天观看 4 小时的人进行比较时，完全调整后的 CVD 死亡风险率分别为 1.19（95% CI，0.72~1.99）和 1.80（95% CI，1.00~3.25）。因此他们得出结论，预防非传染性疾病时应注重减少久坐时间，促进身体活动和锻炼。

2009 年，Katzmarzyk 及其同事使用简单的问卷调查了受访者的日常久坐时间。经过 12 年对 204732 人次进行随访发现，有 759 例死于 CVD。调整潜在的影响因素后发现，随着久坐时间的增加，心血管疾病死亡率逐渐升高（HR：1.00、1.01、1.22、1.47、1.54，$p < 0.0001$）。根据年龄、性别、是否吸烟和身体指数进行分析时，获得了

相当可观的结果。年龄调整后的每 10000 例随访者中不经常参加体育活动的全因死亡风险分别为 87、86、105、130 和 161（$p<0.0001$），积极参与体育活动的则为 75、69、76、98、105（$p<0.0001$）（Katzmar-zyk 等，2009）。这些结果表明，增加久坐时间和不参加体育活动与死亡率存在剂量-反应关系。也许更重要的是，他们认为过度的久坐行为（即休息时间）是 CVD 的独立危险因素，但身体活动的增加可以改善久坐带来的部分负面影响。

Warren 及其同事（2010）研究了 7744（20~89 岁）名男性的看电视和坐车时间，他们最初都未被诊断为 CVD 患者。他们在 1982 年返回了一份邮寄调查，作为有氧运动中心纵向研究的一部分。死亡数据是通过国家死亡指数获得的，Cox 回归分析对以上 7744 人中死于 CVD 的病例的看电视和骑车行为时间（每周时间）以及参与这些行为的总时间和 CVD 死亡率之间关系进行了量化。随后的 21 年中，有 377 人死于 CVD。在调整年龄后，发现这些人在车辆上花费的时间及看电视时间总和与 CVD 死亡率呈正相关（$p<0.001$）。据报道每周坐车超过 10 小时或加上其他久坐行为（看电视时间和坐车时间总和）每周总久坐时长超过 23 小时的男性，相比那些坐车时间不足 4 小时或加上其他久坐行为不足 11 小时的人来说，死于心血管疾病的风险高了 82% 和 64%。因此他们得出结论，这两种与总体久坐强相关的行为可显著预测 CVD 死亡率。与 Katzmarcyk 及其同事（2009）的研究一致，他们发现高水平的体力活动或部分 CRF 可改善久坐行为对 CVD 的影响。这些人士建议，针对身体活动度低的男性进行健康促进工作时应强调减少久坐行为和增身体活动水平以促进他们的心血管健康（Warren 等，2010）。

第四节　总结

心血管疾病是美国乃至全世界发展中和发达国家人们的首要死亡原因（Go 等，2013；Roger 等，2012）。在全球范围内，CVD 患者占所有疾病患者人数的 10% 以上，死于 CVD 的人数约占所有疾病致死人数的 30%。其中许多是早期死亡（都是 60 岁以下的人群），因此，可以通过增加身体活动度、减少久坐行为和吸烟次数来预防早期死亡（Beagle-hole 等，2007）。然而，在过去的半个世纪中，世界各地居民的体力活动已经大幅减少（Church 等，2011；Archer，Shook 等，2013；McDonald，2007）。被动运输（驾车出行而不是步行或骑自行车）、以看电视活动为主的娱乐活动的增加以及节省时间和减少职业和家庭身体活动的必要性技术的发展为人们进行大量的久坐行为创造了有利环境。这种久坐行为的增加同时也会增加患其他可促进 CVD 产生疾病的概率，如肥胖、血脂异常、2 型糖尿病和高血压。更让人担心的是目前儿童和青少年冠状动脉钙化（Lee 等，2009）和动脉粥样硬化（McGill 等，2002）的发病率也在急剧增加。这表明，未来美国降低 CVD 死亡率的目标可能难以实现。

据报告，目前美国没有经常性进行身体活动的习惯的年轻人（18 岁以下）的比例很高，并随着年龄增长而增加。根据客观检测，绝大多数美国人都没有达到"美国人生理指南"中提出的体力活动要求，许多成年人没有有氧活动时间（Tucker，Welk 和Beyler，2011）。由于引起 CVD 的病理过程从儿童期开始，身体活动干预已被证明可以减少儿童心血管疾病患病风险（Sallis 等，1997），也许未来减轻 CVD 带来的相关问题最有效的办法是启动并实施增加身体活动的政策，同时减少儿童和成人的久坐行为。

关键概念

①动脉粥样化（斑块）〔atheroma（plaques）〕：动脉壁中巨噬细胞、脂肪酸、胆固醇和纤维组织的积累。

②动脉粥样硬化（atherosclerosis）：血管内皮细胞损伤后产生的病理反应，形成动脉粥样硬化斑块。动脉粥样硬化是大多数致死性 CVD 的主要病理生理过程。

③心血管疾病（CVD）（cardiovascular diseases）：心脏或脉管系统的慢性疾病的总称。心血管疾病是导致目前全世界人们死亡的主要原因。低体力活动和久坐行为是相互独立的，是 CVD 的主要可控危险因素。

④内皮功能（endothelial function）：脉管系统（内皮）内部结构通过对物理和化学信号的反应来调节血管紧张度、细胞粘附程度和血管壁的能力。

⑤心肌梗死（myocardial infarction）：心肌的血液减少或中断（缺血）会使心肌受损，也是我们通常所说的心脏病发作。

⑥氧化损伤（oxidative injury）：自由基的高反应性分子过度产生引起组织损伤。血管内膜的氧化损伤是动脉粥样硬化过程的第一步。吸烟和营养分子（如葡萄糖、脂质）的糖氧化或糖化是导致内膜损伤的活性氧的主要来源。从内膜损伤到斑块破裂会由于体力活动减少引起内皮功能降低而加剧。

⑦中风（stroke）：大范围供血不足（脑梗死）或出血（脑溢血）会严重损害大脑，也称为脑血管意外。

⑧血栓栓子（thromboembolus）：血管中的血块（血栓），它从最初形成的地方传播到阻断身体另一部分的血液流动。

不活动、久坐行为与健康之间的联系，对其认识已达多个世纪之久。

久坐行为引起骨骼肌肉的激活减少及对能量的需求减少，这增加了营养能分子的糖基化和内膜氧化损伤的可能性。

久坐行为时间是致命和非致命性心血管事件的独立风险因素，可能具有剂量-反应关系。

运动和高水平的身体活动可以通过增加血流剪切应力来改善内皮功能，从而抵消动脉粥样硬化过程引起的病理性血管重塑。

增加久坐期间起身活动的频率可能会降低久坐行为的有害影响。

看电视是发达国家人们的第一休闲活动。

肥胖是心血管疾病的一个风险因素，肥胖人群经常处于久坐或进行久坐型活动（如看电视）的状态。

研究问题

①心血管疾病主要包括哪些？

②CVD 有哪些主要的可控和不可控风险因素？

③大多数 CVD 的潜在的病理生理机制是什么？

④久坐行为如何影响骨骼肌肉的激活？

⑤骨骼肌能量消耗减少如何导致运动硬化风险增加？

⑥什么是动脉粥样硬化？

⑦什么是血管栓塞？

⑧什么因素会导致斑块破裂？

⑨内皮功能障碍如何导致人患动脉粥样硬化？

⑩久坐行为和体力活动如何存在于同一人身上？

⑪运动和高水平的体力活动如何改善内皮功能？

第十章

久坐行为与癌症

布里吉德·M.林奇（Brigid M.Lynch）和克里斯汀·M.弗里登雪希（Chistihe M.Fridenreich）

通过阅读本章，读者将了解到久坐行为与癌症的关系。读完本章后，读者应能做到以下几点：

①确定与久坐行为有明确关系的癌症发病部位。

②了解与癌症幸存者久坐行为相关的健康结果。

③界定并讨论久坐行为与癌症之间关系的生物学机制。

④能够对未来久坐行为与癌症的研究提出相关建议。

研究显示久坐行为已成为许多健康成年人患慢性疾病的独立危险因素，如肥胖（Hu 等，2003；Blanck 等，2007；Wijndaele 等，2010）、胰岛素抵抗（Balkau 等，2008；Schmidt 等，2008；Healy 等，2011），以及炎症反应（Healy 等，2011）。这些因素在某些癌症的发生和进展中也发挥了作用。因此，有理由认为久坐行为可能是某些类型癌症的一个促成因素，且人们对这种潜在关联进行研究的兴趣越来越强烈。

本章首先对 Lynch（2010）提供的关于久坐行为与癌症之间联系的流行病学研究进行了综述。在这里，我们总结了癌症带来的相关疾病负担，并阐述了与该疾病相关的主要危险因素。其次，本章对久坐行为与癌症患病风险、癌症幸存者健康状况关系相关的流行病学文献进行全面综述。最后，本章提出了久坐行为影响癌症发病和进展可能的生物学机制。

第一节　癌症流行病学

癌症的发病部位和形态学证实，目前已知的癌症有 100 多种。癌症主要分为以下 5 大类：癌、肉瘤、白血病、淋巴细胞瘤、骨髓瘤及中枢神经系统癌症。癌症的产生是一个长期积累的过程，是涉及遗传学和表观遗传学变化的逐渐累积过程，这些变化最终将正常细胞转化为肿瘤细胞。恶性肿瘤细胞的特征是自给自足，具有无限的增殖潜力及不死性，会不断形成新血管，具有入侵组织的能力和转移的倾向。考虑到癌症的产生部位众多，由此产生的癌症类型在人、地点、时间分布以及与癌症发生相关的因素方面是异质的。以下几部分概述了全球范围内癌症的发病率和死亡率带来的疾病负担以及癌症主要危险因素。

2010 年，全球癌症患病人数共 1300 万（不包括黑色素瘤皮肤癌），结果显示近800 万例死于癌症（Ferlay 等，2010）。预计到 2020 年，癌症发病人数将增加到 1600多万例，死亡人数为 1000 万（世界癌症研究基金和美国癌症研究所，2007）。癌症可能很快就会超过心血管疾病，成为全球第一大致死因素。此外，到 2030 年，预计 70%的癌症致死病例将出现在发展中国家（世界癌症研究基金和美国癌症研究所，2007）。目前，全球有近 3000 万人为癌症幸存者，鉴于癌症发病率的增加及早期诊断和治疗方法的改善，这一数字将稳步上升。

癌症发病率和死亡率的增加可能与全球人口增多，世界人口老龄化，许多国家的吸烟率上升，国家工业化快速发展，膳食摄入、生活方式西化，以及艾滋病的发病率上升有关（世界癌症研究基金会和美国癌症研究所，2007）。经年龄调整、人口调整后的癌症发病率预计将出现实际增长（Ferlay 等，2010）。然而，发达国家的某些癌症发病率正在下降。癌症发生率及绝对人数随时间变化产生较大差异，说明癌症在理论上是可预防的（世界癌症研究基金和美国癌症研究所，2007）。

最常见的癌症（不包括各种皮肤癌）有肺癌、结肠癌、乳腺癌、胃癌和前列腺癌。对于这些最常见的癌症，存在明确的地理分区和社会经济差异，与感染相关的癌症主要存在于发展中国家，而在发达国家激素类癌症更为普遍。

第二节 癌症主要风险因素

癌症的发病原因复杂多变，其主要原因大致分为遗传或宿主因素以及环境或生活方式因素。已知的癌症主要致病因素是年龄、种族和癌症家族史。年龄是决定癌症风险的最强因素，因为个体与致癌环境的接触及致癌细胞的生长都需要时间。种族定义了一系列与特定癌症易感性相关的遗传因素。对于携带高度渗透性癌症易感基因的人而言，癌症的潜在易感性是存在的，癌症的遗传易感性也可以与致癌环境相互作用，从而增加这类人群的癌症风险。

目前已知几种不同的环境因素被确定为癌症危险因素，包括烟草使用、传染源、激素、阳光、电离辐射、接触工业化学药品、饮食摄入、体力活动不足和肥胖。与癌症发生相关性最一致及最主要的风险因素是烟草使用和暴露于烟草烟雾环境中，发达国家中大约三分之一的癌症都与之相关（Secretan 等，2009）。烟草是许多癌症的"始作俑者"。已知许多病毒也会增加癌症发病风险，包括人乳头状瘤病毒（与宫颈癌相关）、乙型肝炎和丙型肝炎病毒（肝癌）、人类 T 淋巴细胞白血病或淋巴瘤病毒、人体免疫缺陷病毒（卡波西肉瘤）、爱泼斯坦-巴尔病毒（淋巴瘤）、人类疱疹病毒 8（卡波西肉瘤）和幽门螺旋杆菌（胃癌）（Bouvard 等，2009）。据统计，发展中国家四分之一以上的癌症是由感染引起的（世界癌症研究基金会和美国癌症研究所，2007）。更年期激素治疗可能会增加乳腺癌患病风险，怀孕期间使用己烯雌酚会增加母亲患乳腺癌和女儿患宫颈癌的风险（Grosse 等，2009）。来自放射性沉降物、氡气和 X 射线的紫外线辐射和电离辐射也会增加某些癌症的患病风险（El Ghissassi 等，2009）。许多工业化学品及处于工业环境已被国际癌症研究机构（IARC）评为致癌原因。工业化学药品中被列为主要致癌物质的有石棉、苯、镉、镍和氯乙烯，但其余数千种接触物也被认为可潜在增加患癌风险（Baan 等，2009）。

美国癌症研究所报道，不合理的饮食、体力活动不足和不健康的体重占癌症发病因素的 30%~40%（世界癌症研究基金会和美国癌症研究所，2007）。过量酒精摄入与特定癌症患病风险有关，在全球所有癌症中有 3%~5% 与此相关，因此，过量酒精摄入也被 IARC 列为致癌物（Secretan 等，2009）。超重或肥胖会增加一些癌症的患病风险，20% 的癌症与此有关（世界癌症研究基金会和美国癌症研究所，2007）。进行体力活动可将结肠癌、乳腺癌和子宫内膜癌的患病风险降低 20%~30%，将前列腺癌、肺癌和卵巢癌的患病风险降低 10%~30%（Courneya 和 Friedenreich，2011）。强有力的证据证明红肉和加工肉的摄入会使结肠直肠癌患病风险增加，而水果和蔬菜的摄入可能会降低一些癌症患病率（世界癌症研究基金和美国癌症研究所，2007）。

第三节　久坐行为与癌症关系的研究

在本节内容中，我们提供了一份研究久坐行为与癌症风险之间关系的研究摘要（发表于 2014 年 6 月），将把同一项研究（涉及同一癌症发病部位）的最新报道纳入综述。从研究中提取的风险比率代表了久坐不动行为的最高与最低类别。如果比值或风险率介于 0.9~1.1（包括 0.9 和 1.1），则我们将研究结果视为零。如果 95% 的置信区间的下限大于 0.95，那么我们认为此结果具有临界显著性。

迄今为止，已有 21 篇研究对自我评估的久坐行为（参与者估计其总久坐时间、视屏时间和久坐工作时间）与癌症风险之间的关系进行了研究。这些关键研究的主要设计特点和结果体现在表 10-1 中。另有 15 项研究比较了参与者自我汇总的职业活动（类别通常包括坐姿、站立、步行和轻负重以及重体力劳动）和癌症患病风险，并对这些数据进行回顾。由于参与者的活动水平比例的研究可能存在分类错误和久坐时间的测量误差，因此我们剔除了工作职位（通常来自行业和职业代码）信息。

表 10-1　久坐行为与癌症风险之间的关系

乳腺癌	
研究：实验设计和测量指标	研究结果
Rosenberg 等，2014：前瞻性队列研究；坐时；5 小时+与<1 小时/天对比	所有女性，视屏时间：**RR**=1.13（95% CI：0.91，1.40） 所有女性，职业坐时：**RR**=1.05（95% CI：0.90，1.22） *ER+*，视屏时间：**RR**=0.94（95% CI：0.69，1.28） *ER+*，职业坐时：**RR**=0.92（95% CI：0.74，1.13） *ER-*，视屏时间：**RR**=1.39（95% CI：0.94，2.07） *ER-*，职业坐时：**RR**=1.19（95% CI：0.90，1.57）
Cohen 等，2013：嵌套病例对照研究，坐时；顶部与底部四分位数	所有女性：**OR**=1.41（95% CI：1.01，1.95） 黑人女性：**OR**=1.23（95% CI：0.82，1.83） 白人女性：**OR**=1.94（95% CI：1.01，3.70）
Hildebrand 等，2013：前瞻性队列研究，休息时间；顶部与底部四分位数	所有女性：**RR**=1.10（95% CI：1.01，1.21），*p*=0.20
Lynch，Courneya，和 Friedenreich 2013：病例对照研究，坐时	绝经后：**OR**=0.71（95% CI：0.52，0.97） 绝经前：**OR**=0.85（95% CI：0.58，1.24）
George 等，2010：前瞻性队列研究，OA；全天坐着或步行；全天坐着；总坐的时间或视屏时间≥9 与<3 小时/天对比	浸润性：**RR**=1.16（95%CI：1.02，1.35） 浸润性，视屏时间：**RR**=1.56（95%CI：0.89，1.41） 浸润性，坐时：**RR**=1.08（95%CI：0.92，1.27） 原位：**RR**=0.90（95%CI：0.63，1.28） 原位，视屏时间：**RR**=1.01（95%CI：0.56，1.83） 原位，坐时：**RR**=1.12（95%CI：0.78，1.61）
Mathew 等，2009：病例对照研究，坐时；≥180 与<60 分钟/天比较	在绝经前或绝经后妇女中，视屏时间与乳腺癌之间无统计学意义上的联系
Lahmann 等，2007：前瞻性队列研究，OA；久坐与站立对比	绝经前：**HR**=0.98（95% CI：0.82，1.16） 绝经后：**HR**=1.09（95% CI：0.95，1.23）
Levi 等，1999：病例对照研究，OA；主要久坐时间与站立时间对比	15~19 岁：**OR**=1.67（95% CI：1.10，2.50） 30~39 岁：**OR**=2.22（95% CI：1.14，4.76） 50~59 岁：**OR**=1.85（95% CI：0.98，3.45）
Thune 等，1997：前瞻性队列研究，OA；久坐与步行对比	全部：**RR**=1.19（95% CI：0.89，1.59） 绝经前：**RR**=1.22（95% CI：0.75，2.00） 绝经后：**RR**=1.15（95% CI：0.81，1.64）
结肠直肠癌和结肠癌	
研究：实验设计和测量指标	研究结果
Howard 等，2008：前瞻性队列研究，休息时间；≥9 与<3 小时/天对比	男性，视屏时间：**RR**=1.56（95% CI：1.11，2.20） 男性，总久坐时间：**RR**=1.22（95% CI：0.96，1.55） 女性，视屏时间：**RR**=1.45（95% CI：0.99，2.13） 女性，总久坐时间：**RR**=1.23（95% CI：0.89，1.70）

续表

结肠直肠癌和结肠癌	
研究：实验设计和测量指标	**研究结果**
Friedenreich 等，2006：前瞻性队列研究，OA；久坐与站立对比	结肠癌：**HR** = 1.02（95%CI：0.84，1.23） 直肠癌：**HR** = 0.90（95%CI：0.70，1.18）
Colbert 等，2001：随机对照试验，OA；久坐与以走为主对比	结肠癌：**RR** = 1.67（95% CI：0.96，2.94） 直肠癌：**RR** = 1.41（95% CI：0.73，2.78）
Steindorf 等，2000：病例对照研究，休息时间；≥2 与<1.14 小时/天对比	结肠直肠癌：**OR** = 2.22（95% CI：1.19，4.17）
Thune 和 Lund，1996：前瞻性队列研究，OA；久坐与步行对比	男性，结肠：**RR** = 1.09（95% CI：0.78，1.49） 男性，直肠：**RR** = 1.11（95% CI：0.76，1.64） 女性，结肠：**RR** = 1.22（95% CI：0.66，2.27） 女性，直肠：**RR** = 1.05（95% CI：0.44，2.50）
子宫内膜癌	
研究：实验设计和测量指标	**研究结果**
Arem 等，2011：病例对照研究，休息时间；≥8 与<4 小时/天对比	**OR** = 1.52（95% CI：1.07，2.16），p = 0.024
Friedenreich 等，2010：病例对照研究，休息时间；小时/周/年增加量	每增加一小时：**OR** = 1.02（95% CI：1.00，1.04）每增加 5 小时：**OR** = 1.11（95% CI：1.01，1.22）
Moore 等，2010[*]：前瞻性队列研究，休息时间；≥9 与<3 小时/天对比	**RR** = 1.15（95% CI：0.87，1.53），p< 0.01
Patel 等，2008：前瞻性队列研究，休息时间	在完全调整后模型中显示差异不具有统计学意义
Friberg，Mantzoros，和 Wolk，2006：前瞻性队列研究，休息时间；≥5 与<5 小时/天对比	**RR** = 1.66（95% CI：1.05，2.61）
肾癌	
研究：实验设计和测量指标	**研究结果**
George 等，2011：前瞻性队列研究，休息时间；≥9 与<3 小时/天对比	视屏时间：**HR** = 1.56（95% CI：0.89，1.41） 总久坐时间：**HR** = 1.08（95% CI：0.92，1.27）
Mahabir 等，2004：随机对照试验，OA；久坐为主与步行为主	**OR** = 0.73（95% CI：0.44，1.22）
肺癌	
研究：实验设计和测量指标	**研究结果**
Ukawa 等，2013：前瞻性队列研究，久坐时间；≥4 与<2 小时/天对比	男性：**HR** = 1.36（95% CI：1.04，1.80） 女性：**HR** = 1.03（95% CI：0.67，1.62）
Lam 等，2013：前瞻性队列研究，久坐时间；≥5 与<3 小时/天对比	视屏时间：**HR** = 1.06（95% CI：0.77，1.46） 总久坐时间：**HR** = 1.28（95% CI：0.96，1.72）
Steindorf 等，2006：前瞻性队列研究，OA；久坐与站立对比	男性：**RR** = 0.74（95% CI：0.56，0.98） 女性：**RR** = 0.88（95% CI：0.64，1.20）

续表

肺癌	
研究：实验设计和测量指标	研究结果
Bak 等，2005：前瞻性队列研究，OA；久坐与站立对比	男性：**RR** = 0.60（95% CI：0.38，0.94） 女性：**RR** = 0.58（95% CI：0.37，0.93）
Thune 和 Lund，1997：前瞻性队列研究，OA；久坐与步行对比	男性：**RR** = 0.87（95% CI：0.68，1.11） 女性：**RR** = 1.23（95% CI：0.57，2.70）

非霍奇金淋巴瘤	
研究：实验设计和测量指标	研究结果
Teras 等，2012：前瞻性队列研究，久坐时间；≥6 与<3 小时/天对比	女性：**HR** = 1.26，（95% CI：1.01，1.59），$p = 0.011$，男性则显示不显著关系

卵巢癌	
研究：实验设计和测量指标	研究结果
Xiao 等，2013：前瞻性队列研究，休息时间；≥7 与<3 小时/天对比	视屏时间：**RR** = 1.02（95% CI：0.67，1.55） 总久坐时间：**RR** = 1.06（95% CI：0.81，1.39）
Pan 等，2005：病例对照研究，OA；坐着与轻久坐职业活动	平均生活时间：**OR** = 0.86（95% CI：0.57，1.33） 过去两年：**OR** = 1.43（95% CI：0.96，2.08）
Patel 等，2006：前瞻性队列研究，久坐时间；≥6 与<3 小时/天比较	**RR** = 1.55（95% CI：1.08，2.22）
Zhang 等，2004：病例对照研究，久坐时间	视屏时间：>4 与<2 小时/天，**OR** = 3.39（95% CI：1.0，11.5） 总久坐时间：>10 与<4 小时/天，**OR** = 1.77（95% CI：1.0，3.1） 工作久坐时间：>6 与<2 小时/天，**OR** = 1.96（95% CI：1.2，3.2）

胰腺癌	
研究：实验设计和测量指标	研究结果
Stolzenberg-Solomon 等，2002：随机对照试验，OA；主要久坐时间与以步行为主进行对比	**OR** = 1.30（95% CI：0.74，2.22）

前列腺癌	
研究：实验设计和测量指标	研究结果
Lynch 等，2014：前瞻性队列研究，休息时间；电视观看 ≥5 与<3 小时/天对比	所有视屏时间：≥7 对<1 小时/天，**HR** = 1.03（95% CI：0.92，1.15）
总人数≥7 与<3 小时/天对比	总计所有久坐时间：≥9 与<3 小时/天，**HR** = 0.98（95% CI：0.91，1.05） 晚期的视屏时间：**HR** = 0.93（95%CI：0.79，1.09） 晚期的久坐时间：**HR** = 0.91（95%CI：0.77，1.08） 致命性视屏时间：**HR** = 1.07（95%CI：0.85，1.33） 致命性总久坐时间：**HR** = 1.07（95%CI：0.84，1.35）

续表

前列腺癌	
研究：实验设计和测量指标	研究结果
Orsini 等，2009：前瞻性队列研究，OA；大部分久坐时间和大部分站立时间	全部：**OR** = 1. 27（95% CI：1. 10，1. 45） 局部：**OR** = 1. 39（95% CI：1. 11，1. 72）
Lacey 等，2001：病例对照研究，OA；坐与轻度体力劳动	1998：**OR** = 0. 59（95% CI：0. 29，1. 25） 40～49 岁：**OR** = 0. 37（95% CI：0. 18，0. 77）
Thune 和 Lund，1994：前瞻性队列研究，OA；久坐行为和步行比较	**RR** = 1. 30（95% CI：0. 92，1. 85）
睾丸癌	
研究：实验设计和测量指标	研究结果
Thune 和 Lund，1994：前瞻性队列研究，OA；久坐行为和步行比较	**RR** = 1. 67（95% CI：0. 64，4. 35）

注：* Gierach 等，2009 更新，ER+ = 雌激素受体阳性，ER- = 雌激素受体阴性，CI = 置信区间，OA = 职业活动，HR = 风险率，RR = 相对危险度，OR = 比值比。

在自我评估的久坐行为和癌症患病关系的 21 项研究中，有 12 项（57%）将最高与最低类别的久坐行为进行了比较，发现受试者患病风险显著增加（Steindorf 等，2000；Zhang 等，2004；Friberg，Mantzoros 和 Wolk，2006；Patel 等，2006；Howard 等，2008；Patel 等，2008；Frie- denreich 等，2010；Arem 等，2011；Teras 等，2012；Cohen 等，2013；Hildebrand 等，2013；Ukawa 等，2013）。三项研究（14%）观察到风险增加在统计学上不显著（Moore 等，2010；Lam 等，2013；Rosenberg 等，2014），5 项研究（24%）显示无相关性（Mathew 等，2009；George 等，2010；George 等，2011；Xiao 等，2013；Lynch，Courneya 和 Friedenreich，2014），一项研究（5%）显示受试者患病风险显著降低（Lynch，Courneya 和 Friedenreich，2013）。21 项研究中有 15 项研究在全面调整后的模型中展示出久坐行为与癌症患病风险的相关趋势，另外 6 项研究提供了两者间存在剂量-反应关系的证据（Patel 等，2006；Howard 等，2008；Patel 等，2008；Moore 等，2010；Arem 等，2011；Teras 等，2012）。除了一些旧的研究对年龄、地域和 BMI（Thune 和 Lund，1994）、教育水平和总能量摄入量（Steindorf 等，2000）进行调整外，其他大多数研究都提供了将一系列有关社会人口、健康和生活方式的变量进行调整后的模型（图 10-1）。

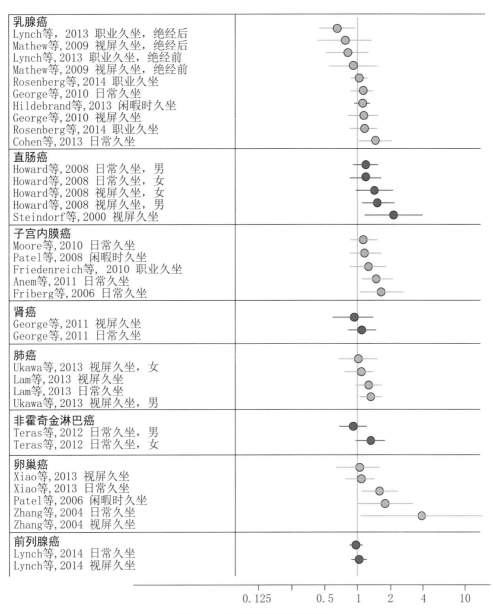

图 10-1　久坐行为和癌症风险

　　鉴于这一研究领域的新兴性，需要进行进一步的前瞻性队列研究来量化久坐行为与癌症患病风险之间的关系。关于久坐行为与存在生物学联系的癌症部位（如肝癌、食管癌和胰腺癌）之间的关系应该是研究的重点。

　　8 项前瞻性研究调查了自我汇总的久坐行为与癌症总死亡率之间的关系（表 10-2）。3 项研究报告显示久坐行为的增多会导致癌症致死的风险增加，此结论具有统计学意义（Patel 等，2010；Matthews 等，2012；Seguin 等，2014）。每项研究都提出了对一系列潜在混合变量进行调整后的模型。值得注意的是，其中 1 项研究（妇女健康倡议）对象均为女性（Seguin 等，2014），在其他研究报告（美国癌症协会的癌症预防研究Ⅱ营养队列）中报道仅在女性中（Patel 等，2010）显示风险增加具有显著性。2 项研究显示风险增加不具有显著性（Dunstan 等，2010；Wijndaele 等，2011），其余的则显示零效应（Katzmarzyk 等，2009；Kim 等，2013；Matthews 等，2014），有以南部社区黑人为主要研究对象的队列研究显示风险增加非常小，差异不具有显著性（Mat‐thews 等，2014）。图 10-2 总结了癌症特异性死亡率研究中的风险比。

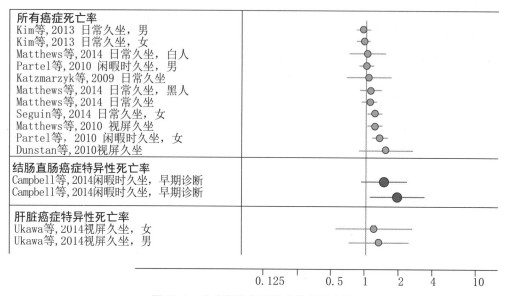

图 10-2　久坐行为与癌症的特异死亡率

另外，有 2 项研究调查了久坐行为与癌症特异性死亡率之间的关系（表 10-2）。在癌症预防研究Ⅱ营养队列（RR = 1.62，95% CI：1.07，2.44）中，确诊后的久坐休闲时间（≥6 对<3 小时/天）与结肠直肠癌特异性死亡率相关，确诊前的久坐行为与特异性死亡率之间的关系无统计学意义（RR = 1.33，95% CI：0.96，1.84）（Campbell 等，2013）。日本合作队列研究中显示视屏时间与肝癌死亡率之间没有显著的相关性（HR≥6：<3 小时/天 = 1.20，95% CI：0.82，1.77）（Ukawa 等，2013）。

表 10-2　久坐行为与癌症死亡率之间的关系

所有癌症死亡率	
研究：实验设计和测量指标	研究结果
Rogers 等，2011：前瞻性队列研究；休息时间>12 小时与<5.76 小时/天对比	黑人：**HR** = 1.12（0.92，1.36），$p = 0.17$ 白人：**HR** = 1.04（0.74，1.46），$p = 0.29$
Lynch 等，2010：前瞻性队列研究；休息时间≥11 小时与<4 小时/天对比	**HR** = 1.21（1.07，1.37）

续表

所有癌症死亡率	
研究：实验设计和测量指标	研究结果
Kim 等，2013：前瞻性队列研究；久坐时间≥10 小时与<5 小时/天对比	男性：**HR**=0.97（0.87，1.07） 女性：**HR**=0.97（0.87，1.09）
Matthews 等，2012：前瞻性队列研究；视屏时间≥7 小时与<1 小时/天，总久坐时间≥9 小时与<3 小时/天对比	视屏时间：**HR**=1.22（1.06，1.40） 久坐时间：**HR**=1.12（1.02，1.24）
Wijndaele 等，2011：前瞻性队列研究；小时/每日，增加视屏时间	观看电视的时间与癌症死亡率无关
Patel 等，2010：前瞻性队列研究；坐时≥6 小时与<3 小时/天比较	女性：**RR**=1.30（95% CI：1.16，1.46），p=<0.0001 男性：没有关系
Dunstan 等，2010：前瞻性队列研究；小时/每日增加视屏时间	视屏时间与癌症死亡率无关
Katzmarzyk 等，2009：前瞻性队列研究；几乎所有时间久坐与没有时间久坐	久坐时间与癌症死亡率无关
位点特异性癌症死亡率	
研究：实验设计和测量指标	研究结果
Campbell 等，2013：前瞻性队列研究；坐时≥6 小时与<3 小时/天比较	预测，全因：**RR**=1.36（1.10，1.68） CRC 特异性：**RR**=1.33（0.96，1.84） 确诊后，所有原因：**RR**=1.27（0.99，1.64）CRC 特异性：**RR**=1.62（1.07，2.44）
Ukawa 等，2013：前瞻性队列研究；坐时≥4 小时与<2 小时/天对比	所有人：**HR**=1.20（0.82，1.77） 男性：**HR**=1.23（0.76，2.02） 女性：**HR**=1.13（0.62，2.13）

注：HR=风险率，RR=相对危险度，CRC=结肠直肠癌。

目前，还需要进一步的前瞻性研究来确定久坐行为与器官特异性癌症死亡率之间的关系。不同部位癌症的病理学是有区别的，久坐行为可能是一些（但不是所有）癌症的危险因素。当癌症死亡率被认为是同质的结果时，特定部位间的显著相关性很可能会被掩盖。

15 项关于职业和癌症风险的研究中有 2 项（13%）发现职业类型（以坐为主还是以站为主）与癌症患病风险之间的关系具有统计学意义（Levi 等，1999；Orsini 等，2009）。另外 2 项研究（13%）表明风险增加具有显著临界性（Colbert 等，2001；Pan 等，2005），5 项研究（34%）观察到风险增加不具有统计学意义（Thune 和 Lund 1994，1996，1997；Thune 等，1997；Stolzenberg-Solomon 等，2002），2 项研究（13%）

效应为 0（Friedenreich 等，2006；Lahmann 等，2007），4 项研究（27%）发现久坐行为或久坐不动与癌症患病风险之间存在负相关（Lacey 等，2001；Mahabir 等，2004；Bak 等，2005；Steindorf 等，2006）。图 10-3 显示了职业类别与癌症特异性风险的关系。

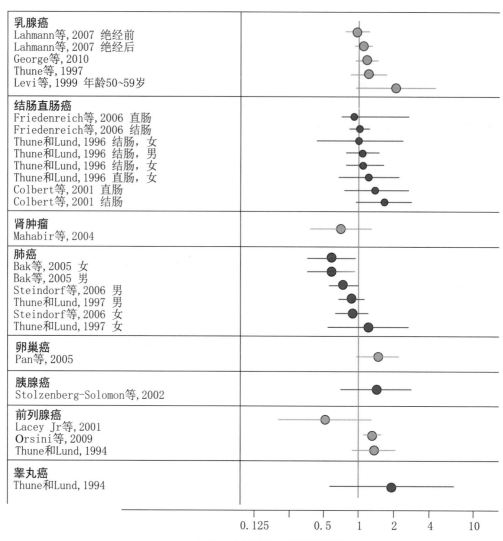

图 10-3 坐与站立的职业类别和癌症风险

第四节 久坐行为与癌症幸存者

迄今为止，只有 12 项研究考虑了久坐行为对癌症幸存者健康结果的影响（表 10-3）。其中 5 项研究利用客观活动监测方法来评估久坐行为（Lynch 等，2010；Lynch，

Dunstan 等，2011；George 等，2014；Lowe 等，2014；Vallance 等，2014）；7 项研究依赖于患者的自我评价（Wijndaele 等，2009；Hawkes 等，2011；Lynch，Cerin，等，2011；Rogers 等，2011；Forsythe 等，2013；George 等，2013；Trinh 等，2013）。每项研究都展示出对一系列潜在混合变量进行调整后的模型。

表 10-3 久坐行为与癌症幸存者健康之间的关系

乳腺癌幸存者	
研究：实验设计和测量指标	研究结果
Rogers 等，2011：病例对照研究；周末和周末久坐时间；疲劳（FACT-F）和抑郁症状（CES-D）	调整后的平均疲劳评分在两种类型中存在显著不同：≤120 分钟 = 12.5；>120～≤360 分钟 = 14.2；>360 分钟 = 17.2，p = 0.0029。与抑郁症状无明显关系
Lynch 等，2010：病例对照研究；加速度计测量久坐行为（<100 计数/分钟）；腰围和 BMI	在完全调整后模型中，久坐时间与腰围（$\beta = 2.687$，95%CI：-0.537，5.910）或 BMI（$\beta = 0.412$，95%CI：-0.811，1.636）无关
结肠直肠癌幸存者	
研究：实验设计和测量指标	研究结果
Lynch，Cerin 等，2011：前瞻性队列研究；视屏时间≥5 小时与≤2 小时/天；生活质量评分（FACT-C）	与视屏时间相关的总体生活质量降低 16%。增加看电视次数的参与者在生活质量评分中的比例下降了 6%
Hawkes 等，2011：前瞻性队列研究；电视时间≥5 小时与≤2 小时/天；并观察是否有继发性心血管疾病和糖尿病	视屏时间与继发性缺血性心脏病：**OR** = 4.50（95%CI：1.73，11.74）视屏时间导致患继发性糖尿病的风险不高，**OR** = 1.56（0.87，2.18）
Wijndaele 等，2009：前瞻性队列研究；视屏时间；BMI 从基线到诊断后 24 和 36 个月	视屏时间≥5 与≤2 小时/天与 24 个月的（0.72 kg/m²，95%CI：0.31，1.12，$p < 0.001$）和 36 个月（0.61 kg/m²，95% CI：0.14，1.07，$p < 0.01$）BMI 增加相关
前列腺癌幸存者	
研究：实验设计和测量指标	研究结果
Lynch，Dunstan，等，2011：病例对照研究；加速度计测量的久坐行为（<100 计数/分）；腰围	在全面调整后的模型中，腰围与久坐时间无关（$\beta = 0.678$，95%CI：-1.389，2.745）

注：OR = 比值比。

需要有前瞻性研究来调查癌症幸存者的久坐行为与疾病预后及其他健康结果（包括生活质量）之间的关系。现已知过长的视屏时间对结直肠癌幸存者的 BMI 指数、心血管健康和生活质量都有不利影响（Wijndaele 等，2009；Hawkes 等，2011；Lynch，Cerin 等，2011）。然而，久坐行为对其他癌症幸存者的影响在很大程度上是未知的。

在美国国家健康与营养调查研究中，有 2 项研究调查了利用横向加速度传感器评估的久坐时间与乳腺癌（$n=111$）和前列腺癌幸存者（$n=103$）的肥胖程度之间的横断面关联，以每分钟少于 100 次作为临界值来定义久坐时间。在完全调整后的乳腺癌幸存者（Lynch 等，2010）或前列腺癌幸存者的（Lynch，Dunstan 等，2011）模型中，久坐时间与肥胖无明显关系。另外 3 项利用横向加速度传感器评估久坐时间并对其与生活质量的关系进行研究的结果之间有差异：Vallance 及其同事（2014）发现，178 例Ⅰ期到Ⅲ期结肠癌幸存者研究显示无关联，George 和他的同事（2014）证明与 54 位癌症幸存者的坐着的时间与身体机能、总体健康之间呈负相关，Lowe 及其同事（2014）对 31 例脑转移癌症患者进行研究后发现，久坐或躺卧的时间越长，心理社会适应功能越差，但其身体功能则更好。

3 项研究使用结直肠癌患者的生活质量值来评估不同视屏时间对近 2000 例结直肠癌幸存者预期健康的影响（Wijndaele 等，2009；Hawkes 等，2011；Lynch，Cerin 等，2011）。每天视屏时间在 5 小时或 2 小时以上的幸存者与 18 个月内 BMI 增加 0.71 kg/m² 的幸存者之间呈正相关（Wijndaele 等，2009）。每天视屏时间超过 5 小时的结肠直肠癌幸存者的总体生活质量评分比每天视屏时间低于 2 小时的幸存者要低 16%。久坐对功能性幸福感（在最高和最低视屏时间之间的生活质量差异为 23%）和社会幸福感（6% 的差异）的影响最为严重（Lynch，Cerin 等，2011）。直肠癌患者的视屏时间也与他们的初诊缺血性心脏病相关（$OR=4.50$，95% CI：1.73，11.74），结肠癌幸存者的初诊糖尿病风险增加不明显（$OR=1.56$，95% CI：0.87，2.18）（Hawkes 等，2011）。

两项来自健康、饮食、活动和生活方式的研究主要针对诊断为患有Ⅲa 期原位乳腺癌女性进行前瞻性研究，受试者自我评估的视屏时间与健康相关的生活质量或疲劳（George 等，2013）之间没有显著关系，也没有疼痛反应（Forsythe 等，2013）。对 540 例肾癌患者的横断面研究发现，受试者自我评估的久坐时间与生活质量或疲劳之间也没有关系，尽管分析结果显示在年轻人（<60 岁）中存在显著相关性（Trinh 等，2013）。最后，在乳腺癌幸存者的横断面研究中，调整后的平均疲劳评分在各类久坐行为的时间上有显著差异，但并未发现受试者有明显的抑郁症状出现（Rogers 等，2011）。

第五节　久坐行为与癌症之间可能存在的生物学机制

现有研究已提出了许多关于久坐行为与癌症发生和发展之间的生物学理论，但并没有得到很好的理解（Lynch，2010）。假设机制如图 10-4 所示，这些提出的机制可能是相互联系的，而且每种机制的相对作用因癌症类型而异。

目前，还需对生物标志物的关系进行观察性研究。久坐行为与癌症发病机制之间的关系才刚刚开始探索，而且还有许多可供研究的途径。久坐行为可能与性激素、代谢激素、炎症因子或细胞因子等有关。未来的研究应考虑身体活动对生活质量的影响，以及如何受到其他分子途径、遗传和表观遗传过程、免疫反应、微生物组和肿瘤微环境的调节。理解其中的机制可以加强流行病学数据的因果推断，提供基因-环境相互作用的新视角，并有利于新药物靶点的确定。以下几部分对可能的药物作用靶点进行了总结。

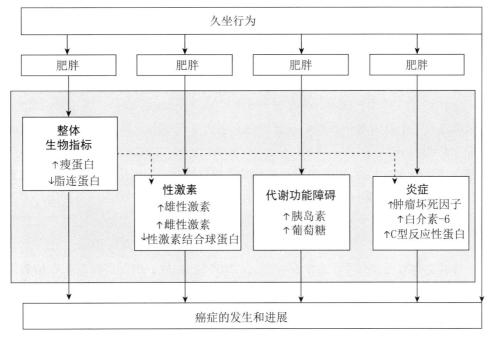

图 10-4　从久坐行为到癌症的生物学机制模型

一、肥胖

肥胖可以直接或通过其他途径（包括增加性激素和代谢型激素的水平，慢性炎症反应和改变脂肪因子分泌）促进癌变（Neilson 等，2009；van Kruijsdijk 等，2009）。许多证据表明，肥胖增加了结肠癌、绝经后乳腺癌、子宫内膜癌、肾脏癌症和食管癌的患病率，以及与这些癌症相关的死亡率（Reeves 等，2007；世界癌症基金会和美国癌症研究中心，2007；Renehan 等，2008）。

在横断面研究中，久坐行为和肥胖始终相关，然而前瞻性研究的结果却是混合的，有些证据是双向的（Lynch，2010）。对成年人的久坐行为和健康评价的文献综述进行研究后得出结论，久坐行为会增加肥胖的风险（Thorp 等，2011）。然而，通过对少量符合严格纳入标准的研究进行系统评估后可得出结论：关于久坐行为与肥胖或体重增加之间存在联系的证据略显单薄（Proper 等，2011）。

尽管如此，久坐行为导致肥胖有一个非常合理且越来越为人们所熟知的机制。久坐行为通常取代低强度体力活动（Owen 等，2010），这种变化降低了人每日总的能量消耗。通过久坐行为（1.5 METs）取代一个人每天 2 小时的低强度活动（2.5 METs）将使这个人每天每小时减少大约 2METs 的能量消耗。对于 70 公斤（154 磅）的男性而言，这种变化将导致其每天能量消耗减少 140 千卡，而在 1 个月内可能会造成其 0.5 公斤（1 磅）的体重增长。肥胖人群和偏瘦人群之间的非结构化运动和姿势变化存在明显差异，这足以解释由体力活动引起的体重差异（Levine 等，2005；Johannsen 等，2007）。

二、性激素

接触生物学中可用的性激素是与激素相关癌症（特别是乳腺癌、子宫内膜癌和前列腺癌）产生的一个危险因素（Friedenreich 和 Orenstein，2002；McTiernan，2008）。性激素结合球蛋白（SHBG）可能也通过与性激素结合使它们丧失生物活性，来影响患癌的风险，（Friedenreich 和 Orenstein，2002；Neilson 等，2009）。久坐行为可能与因肥胖而产生的内生性激素有关。绝经后妇女的雌激素循环主要来自脂肪组织内雄激素的转化（Lukanova 和 Kaaks，2005；Kendall, Folkerd 和 Dowsett，2007），因此，肥胖将直接影响总体和生物可利用的雌激素水平（Cust，2011）。此外，内脏脂肪组织在脂肪因子的产生中起着重要作用，因而会影响雌激素的生物合成（Pou 等，2007）。最后，久坐行为可能会增加血液中的胰岛素水平（见第 8 章），这正与性激素结合球蛋白循环相反。

久坐行为是否直接影响性激素水平尚未得到太多关注。只有一项研究考虑了该联系：对 565 名绝经后妇女进行了久坐时间与各种雌激素、雄激素和 SHBG 关系进行横断面研究，发现这两者间并没有显著的统计学意义（Tworoger 等，2007）。最近对 20 名健康男性进行的睡眠休息研究观察到他们的血清睾酮水平在短期内升高，性激素结合球蛋白水平持续下降，但这并不完全是由于身体脂肪的增加造成的。这些发现表明，久坐行为与性激素结合球蛋白之间的联系仍然值得进一步研究（Belavy 等，2012）。

三、代谢功能障碍

胰岛素水平与结肠直肠、绝经后乳腺、胰腺和子宫内膜癌之间的关联已在流行病学研究中得到证实，空腹血糖水平与胰腺、肾脏、肝脏、子宫内膜，胆管和尿路的癌症直接相关（Becker, Dossus 和 Kaaks，2009）。肿瘤细胞使用葡萄糖进行增殖。因此，高血糖环境可以通过为肿瘤生长提供良好的环境来促使癌变（Xue 和 Michels，2007）。

高胰岛素水平会增加生物可利用的胰岛素生长因子-I 的数量，该因子参与细胞的分化、增殖和凋亡（Nandeesha，2009）。降低血液胰岛素水平也导致性激素结合球蛋白的肝脏合成增加。因此，胰岛素间接增加了内源性性激素的生物利用度（Kaaks 和 Lukanova，2001）。

久坐行为可能通过肥胖和骨骼肌质量降低来影响代谢功能。久坐行为期间出现的肌肉持续不活动可能通过 GLUT-4 葡萄糖转运体向骨骼肌表面的钝化易位过程降低葡萄糖的摄取（Hamilton 和 Zderic，2007；Tremblay 等，2010）。尽管横断面研究主要证实的是久坐行为与代谢功能障碍的生物标志物之间有显著关联，但迄今为止有限的前瞻性研究中还没有明确的证据表明两者之间存在关联（Proper 等，2011；Thorp 等，2011）。

四、营养素和炎症

慢性炎症被认为是大多数类型癌症发生的危险因素（McTiernan，2008；Neilson 等，2009）。炎症可能诱导细胞增殖，使其在微环境中发生变化，并发生氧化应激反应，而氧化应激反应反过来可能会解除对正常细胞生长的调控，并诱导正常细胞向恶性细胞转化（Coussens 和 Werb，2002）。肥胖被认为是低度系统性炎症的状态（Lee 和 Pratley，2005）。脂肪组织是一种复杂的代谢和内分泌器官，它分泌多种生物活性多肽，统称为脂肪因子（Kershaw 和 Flier，2004；Antuna-Puente 等，2008），包括瘦素、脂联素、肿瘤坏死因子-α（TNF-α）和白细胞介素-6（IL-6）。C-反应蛋白（CRP）是一种在肝脏中产生的急性期蛋白，它对肿瘤坏死因子-α 和白细胞介素-6 水平起反应，这些因子是炎症的生物标志物。

脂肪因子的释放可能在胰岛素抵抗的发展过程中起到核心作用。瘦素和脂联蛋白通过激活 AMP 蛋白激酶增强胰岛素敏感性（Antuna-Puente 等，2008）。此外，研究已经证明细胞因子受体（如 IL-6 受体）和胰岛素信号通路之间的相互作用可导致胰岛素信号传导减弱（Antuna-Puente 等，2008）。脂肪因子水平升高也可能通过影响雌激素生物合成和雌激素活性而增加患癌风险（Pou 等，2007）。

少数流行病学研究将久坐行为与炎症生物标志物联系起来。一项前瞻性研究对 468 名男性观看电视的时间与瘦素和 CRP 的关系进行统计，显示他们平均观看电视的时间（6 年 4 次评估）和瘦素之间显著正相关。然而，没有发现他们观看电视的时间与 CRP 有任何关联（Fung 等，2000）。同样，在澳大利亚的糖尿病、肥胖和生活方式研究中，样本由 1001 名女性参与者组成，五年间她们观看电视时间的变化与 CRP 无关（Wiseman 等，2014）。相比之下，来自 NHANES 的数据已经证实了绝经后的妇女及更广泛群体中的（Healy 等，2011）由加速度计评估的久坐时间和 C-反应蛋白之间存在显著的关联（Lynch，Friedenreich 等，2011）。

第六节　总结

随着全球范围内由癌症造成的相关疾病负担继续加重，确定降低患癌风险和提高确诊后的健康水平将变得越来越重要。癌症是发达国家和发展中国家的主要疾病负担，是仅次于心血管疾病的主要的死亡原因。大多数癌症可以通过避免接触烟草制品和烟雾、保持健康体重、健康饮食、定期运动及限制饮酒来预防。久坐行为被假设为另一个可改变的患癌风险因素，这将为癌症控制提供另一种干预点。流行病学证据表明久坐行为可能增加患结肠直肠癌、子宫内膜癌和肺癌以及乳腺癌和卵巢癌的风险。久坐行为也与结肠直肠癌幸存者预后效果较差有关。未来，我们还需进一步研究来更清晰地说明久坐行为在癌症发生和进展过程中所起的作用，并确定减少久坐行为是否为一种可行的新型癌症控制策略。

机制问题
如何将久坐行为与癌症发病相关机制联系起来，此问题才刚开始探索。其他科学学科的研究结果可能为流行病学研究提供了探索途径。例如，动物研究已在大鼠骨骼肌中发现了对不活跃状态最敏感的基因。这些基因可能参与肌肉对反复久坐行为的适应，而久坐行为是疾病产生的一个危险因素（Bey 等，2003）。在另一项动物研究中，小鼠的终身久坐行为加快了其肌肉线粒体功能障碍，表现为线粒体氧化损伤水平升高（Figueiredo 等，2009）。分子生物学研究已经表明，线粒体功能障碍可导致氧化应激反应，导致对细胞结构（包括脱氧核糖核酸）的显著损伤（de Moura 等，2010）。因此我们推测线粒体功能会影响肿瘤转化和转移。表观遗传学代表另一个似是而非的、但尚未审查的调查领域。一些横断面研究表明甲基化是健康行为（如吸烟与饮食）和患癌风险之间的中介因素（Lim 和 Song 2012；Shenker 等，2013）。研究探讨甲基化在久坐行为与癌症之间的关系中可能产生的介导作用是有必要的。

关键概念

①肥胖（adiposity）：脂肪组织的积累。该术语可用于描述特定部位的脂肪堆积（如中心性肥胖）或一般身体成分（如高水平的肥胖）。

②炎症（inflammation）：身体组织受到损伤、感染或刺激后产生的反应，其特征为发红或肿胀。急性炎症能保护组织正常修复（不受病原体负面刺激的影响），慢性炎症则可能导致癌症及其他疾病。

③代谢障碍（metabolic dysfunction）：正常代谢功能被破坏（细胞水平上的食物转化为能量）。血糖异常、胰岛素抵抗、高血压和胆固醇异常均是典型的代谢功能障碍表现。

④性激素（sex hormones）：由睾丸、卵巢和肾上腺皮质组织形成的类固醇激素（雄性激素、雌性激素、孕激素），影响生殖器官生长、功能和第二性征发展。

研究问题

①目前已有的癌症风险的流行病学研究中的主要局限性有哪些？

②如何将客观活动监测纳入癌症风险研究？在队列研究中可能会限制使用加速度计的后续问题是什么？

③为什么减少久坐行为是改善癌症幸存者健康状况的一种可行策略？

④久坐不动的癌症幸存者还可能会面临哪些其他健康风险？

⑤说出三种可能介导久坐行为和癌症风险之间联系的潜在生物学机制。

第十一章

久坐行为与下背痛

马可·S.博斯科洛（Marco S.Boscole）和朱为模（Weimo Zhu）

通过阅读本章，读者将了解久坐行为影响下背痛的科学背景。读完本章后读者应能做到以下几点：

①针对久坐行为和下背痛之间的关系进行探讨。

②了解并识别造成下背痛的原因。

③讨论久坐行为造成下背痛的生理机制。

④解释规律的核心激活训练减少久坐行为对人体影响的生理机制。

⑤了解久坐行为和下背痛给人们带来的经济负担。

⑥探讨进行休闲体力活动对预防下背痛的益处。

　　下背部健康是人体健康中很重要的部分。如果下背部不健康，完成日常生活中的许多活动就会越来越困难（如从椅子上站起来、洗碗、穿衣），并且会降低人们在闲暇时间里进行体力活动的可能性（Heuch，2013）。下背部的健康状况不佳也会导致人体功能能力下降甚至造成残疾。下背痛（LBP）是造成全球每年数百万人失去工作的最重要的危险因素之一（Ehrlich，2003），同时每年超过 80 万残疾人士因此失去生命（Punnett 等，2005）。这些状况是如何发生的？久坐行为在下背痛的这种流行病中究竟扮演了什么样的角色？随着科技的进步，需要中高强度体力活动的工作越来越少（Manson 等，2004；Ng 和 Popkin，2012），现代社会中更多的是久坐不动的工作，（如伏案工作），这使因久坐行为而间接导致的残疾人数量持续增加。人体的脊柱不是为了长时间坐着而设计的。静态的工作（如坐着的工作）长时间保持身体不动，不能够对肌肉产生足够的低负荷刺激以使脊椎和下背部保持健康的状态。坐着工作相较于走、站以及搬运物品等工作而言，其核心肌肉激活更少（如肌肉收缩），坐姿工作使脊柱处于一种突出的状态，并会诱导椎间盘突出等问题的发生，这种姿势对脊椎的静态（非肌肉方面）稳定性产生了不利的影响。

　　本章讨论了与下背部健康有关的久坐行为的健康危害范围，特别强调久坐行为和下背痛的关系，以及久坐行为所涉及的生理机制和心理压力，还阐述了规律的体力活动作为预防下背痛的手段及其益处，以及如何降低人们下背部损伤的概率。

第一节　下背痛及其造成的影响

下背痛是指由于急性或疲劳损伤或疾病引起的下背部疼痛。疼痛，是由神经末梢受损所引起的一种不适感。疼痛要么是急性的，要么是慢性的，对疼痛的感觉也是因人而异的（McCaffery 和 Pesero，1999）。疼痛警示我们自身机体的某个部位可能受损，同时提醒我们需要停止活动以免受伤。下背痛以及沿着下背部神经根的疼痛，是一般性下背部疾病（LBD）的指标（由于受伤、疾病或遗传状况而导致的机械损伤）。Stuart McGill 是脊柱生物力学研究的领导者，他将 LBD 定义为下背部功能不健全（2007 年，第 22 页）。特定的 LBDs 通常具有共同的损伤机制。一般来讲，LBP 是在 LBD 足以引起伤害性的神经压力时产生的。下背痛的起因是由于以下一种或多种功能障碍：腰骶肌、软组织（如韧带、椎间盘和关节表面）或神经组织。为了简化本章的讨论，LBP 将是经常会使用到的术语（有特别要求时才会使用 LBD）。

下背痛不仅会影响下背部，也会影响个体整体的功能能力。下背痛可能会使简单的行走变得困难（Arendt-Nielsen 等，1996；Vincent 等，2013），也会影响全身的稳定性（McGill 等，2003），这都将影响个体进行体力活动（Hendrick 等，2013）。患有下背痛的人很难正常完成工作（Maetzel 和 Li，2002），也很少进行体育锻炼，而这些情况都会导致他们进行久坐行为（Hamilton 等，2008）。总而言之，下背部健康状况不佳的人很难维持正常生活。

在美国每年有 3400 万成年人受 LBP 的影响，其中 80% 的人已经被确诊为 LBP。LBP 是医生就诊时的第四常见的疾病（Chou，2014）。这一数量庞大的下背部健康状况较差的群体对整个社会产生了极大负担，造成的最主要的后果是劳动力的丧失（Dagenais，Caro 和 Haldeman，2008）：

①下背痛是 40% 的人申请劳动赔偿的理由（Lis 等，2007），2004 年，美国共支付了 560 亿美元给这些工人作为赔偿（Manchikanti 等，2009）。

②在美国，雇主每年需要花费 500 亿~1000 亿美元在患有下背痛相关的残疾人士身上（Frymoyer 和 Cats-Baril，1991；Stewart 等，2003），每年单独花费在下背痛患者身上的费用就达到了 500 亿美元（美国国立神经系统疾病与卒中研究所，2015）。

随着久坐行为逐渐成为一种趋势（Manson 等，2004），加上较高的医疗护理费用（Stern，2013）和更高的残疾率（Berecki-Gisolf 等，2012），下背痛对于社会经济的不良影响将会越来越大。

第二节　脊柱的解剖学结构

为了全面了解下背痛以及其成因，简要介绍脊柱的解剖学结构及其稳定性是十分必要的。具体来讲，理解脊柱的解剖学结构将有助于了解久坐行为对下背痛的影响。

脊柱是身体健康的基础。脊柱使人体的四肢正常运动，保护中枢神经系统，使人体能够运动，并将肌肉骨骼系统以复杂的模式结合起来，以产生扭矩、保持稳定和执行功能活动。正常情况下，脊柱从背面看是比较直的（图11-1），从侧面看，脊柱有三个生理弯曲。为了更好地了解脊柱的解剖学结构和力学知识，作者建议阅读基础解剖学教材和高级脊柱力学课本（McGill，2007）。脊柱、胸廓、骨盆共同构成了人体基础的核心稳定部分以保护器官和神经组织。长时间坐姿下脊椎骨（椎骨）之间的椎间盘会一直受到压迫，而如果椎间盘膨胀、突出导致神经元被压迫后，下背部和腿部将产生疼痛和功能障碍。

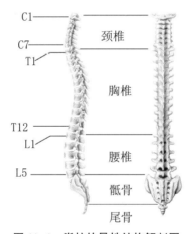

图11-1　脊柱的骨性结构解剖图

第三节　脊柱的稳定性

了解静态（非肌肉系统）和动态（肌肉系统）的脊柱稳定性将有助于了解久坐行为对下背痛的影响。静态稳定性是由脊柱周围的厚韧带、椎间盘、关节面和椎骨所支撑的。动态稳定性是由20多块核心肌肉（主要是躯干下部肌肉）的神经肌肉所控制。如果失去动态稳定性，脊柱的功能也就丧失了。动态稳定性是从婴儿一出生就开始学习的运动模式，然而，婴儿的灵活性和稳定性是有限的，他们的运动模式就好像是经典航海电影里的海怪用它们的触角攻击小船一样，用他们的手和脚在空中到处挥舞着。

随着生长发育，婴儿在不断地学习保持直立的姿势、行走、举起和搬运物品，而这些动作的完成需要神经肌肉系统的协调和足够的肌肉力量。

每种运动模式（行走、举物、投球、站立、推东西）都需要复杂的核心肌肉协调。如果失去这些肌肉的协作，脊柱的稳定性很容易受到破坏。围绕在脊柱周围的核心肌肉为人体进行不同运动模式提供着稳定性作用。核心肌肉通过改变收缩长度和收缩方式来保证人体进行运动。脊柱和核心肌肉的稳定性是人体能够运动的基础。核心肌肉的功能类似于帆船桅杆上的绳索，其将船舶的船体附在桅杆上，起到拓宽稳定性的作用，并将帆的力传递给船舶以提供定向运动。同样地，核心肌肉附着在骨盆上，并且包绕在人体水平表面（如椎骨和肋骨的表面），目的是促进更复杂的神经肌肉运动模式。如果绳索（肌肉）中有一条不能正常工作，那么脊柱的效率就会降低，这样将更容易发生故障或损伤。

作为中轴骨的脊柱，它的前后部弯曲度、旋转度和延伸性都非常低，其主要功能是在无损伤的情况下承重以及维持核心稳定（Cholewicki 和 McGill，1996）。世界上不存在完美的脊柱姿态，每个人都有自己理想的中轴骨。如果施加在脊柱的重量或者扭转力太大，或者是脊柱没有处于正中位置，这些都会给脊柱造成极大的损伤风险。如果脊柱没有处于中立位，脊柱旋转时，脊柱的承受力将下降50%（Aultman 等，2004）。Biering Sørensen（1984）的研究表明躯干肌力下降、脊柱不稳是判断下背部障碍的指标。

用结实的空苏打水瓶来形容脊椎的稳定性较为形象：如果苏打水的瓶壁没有被损坏，那它将能够承受一定向下的力。如果瓶子一边凹陷，瓶子的稳定性就会受到影响，承受向下力的能力就会下降，瓶子将会受损。尽管人体脊柱的生理结构和苏打水瓶子不同，但是却有相似的应用机制。过度的弯曲、拉长、扭转都会降低脊柱的稳定性，对腰椎施加过大的扭转力也会降低脊柱的稳定性，使脊柱承受的向下力更小或不能承受向下力。不稳定的脊柱更容易使人受伤和感到下背疼痛。从人体关节稳定性来看，关节越不稳定，其受伤概率越大。这种观点对于下背部静态结构是非常正确的（Cholewicki 和 McGill，1996；Tanakaet 等，2001）。这种潜在的伤害在久坐的人身上会更加复杂，核心力量不足或者受伤的人的下背部动态肌肉系统常常是粘连的。日常的身体活动如走路、保持身体直立只需要 CMA 总数的一半，而维持腰椎的稳定需要 CMA 总数的10%（Escamilla 等，2010），更加复杂的身体活动需要更多的 CMA 参与。

第四节　患下背痛的危险因素

目前已经发现很多因素与下背痛的产生相关，包括年龄、基因、职业、久坐的生活方式、超重、不良的身体姿态、怀孕及抽烟等。这些因素在系统综述或荟萃分析中都得到了很好的阐释（Kwon 等，2011；Ribeiro 等，2012；Roffey 等，2010；Taylor 等，2014）。本书只对其中一部分进行简要的阐释。

一、用进废退

在古代，人们为了获得食物、住所以及保障自身的安全不得不经常进行迁徙。现代社会生活变得便利，人们不需要太多的身体活动，动用肌肉的次数越来越少（Owen 等，2010）。这就造成了核心肌肉的退化，但这种状况可以通过有目的的身体锻炼或者足够的日常身体活动未抵消。久坐人员的呼吸系统受损加重了下背痛（McGill，Sharratt 和 Seguin，1995）。正常的呼吸系统对于身体活动度而言是十分重要的。呼吸系统受损的人不能有效地利用呼吸肌，所以需要利用其他核心肌进行代偿，特别是竖脊肌。脊柱的伸展有助于人们精神状态的恢复，但是竖脊肌的代偿会增加椎间盘的压迫从而使患下背痛的概率增大并延长疼痛时间，同时使呼吸肌的退化更加严重，因此，我们需要做一些规律性的小强度身体活动来调整核心肌肉状态。

小强度身体活动是指非久坐行为，如散步、洗碗、打扫房间、整理杂物、修理花园，或者是日常生活中定期参加的非疲劳活动。规律的小强度身体活动有助于调节肌肉功能，也有助于增加动态系统的稳定性，从而更好地避免损伤。Handrakis 和他的同事（2012）发现规律的小强度身体活动能够帮助大学生避免患上下背痛，研究表明患有下背痛的有久坐行为的大学生的核心肌肉耐力低于经常进行身体活动的大学生。这表明，学生进行更多的身体活动会更好地调节其肌肉功能，并且帮助自身维持更好的动态平衡。

二、肥胖和身体质量

较高的身体质量指数往往和长时间的久坐行为（Heuch 等，2013）、高残疾率（Fanuele 等，2002）、更多的身体疼痛症状，以及更高的患腰痛概率相关（O'sullivan 等，2011；Strine 和 Hootman，2007）。较高 BMI 和久坐行为都与下背痛有关。因为久坐行为往往和高 BMI 有关，这会导致肌肉萎缩，而随着肌肉萎缩，脊柱的动态稳定性就会随之下降。肌肉萎缩不仅出现在核心部位，而且也会出现在臀部、大腿、小腿、膝盖、脚踝和脚部等部位。当身体移动时，适当调节核心肌肉能使脊柱保持中立位。在人体进行活动时，强大的臀伸肌不仅能够保证臀部的正确姿势，还能维持脊柱的直立状态。然而，随着身体质量指数的增加，脊柱的动态支持系统可能会受到损害。

三、环境的影响

人体是处于坐姿还是移动状态是和环境直接相关的。当自动化的交通方式出现时，像步行和骑自行车这种必须依靠身体活动的出行方式就会减少，人们经常坐着的时间就会增加。当进行更多有规律的身体活动时，我们能够通过不同的神经肌肉参与的运动模式来评估核心肌肉的功能。

像开门这个动作需要人体产生一定的扭矩。走路时我们需要用横膈膜和腹肌保持平衡。在工厂里，推动一辆沉重的手推车需要核心肌肉支撑脊柱，以便通过上半身向推车施加力。开车、办公室静坐等久坐行为动用的核心肌肉较少，行走作为最简单的身体活动，已经被证明是下背部疾病预防和治疗的手段之一（Nutter，1988），并且快走可以增加核心肌肉力量，其效果优于慢走（Callaghan，Patla 和 McGill，1999）。

第五节　久坐行为与下背痛的关系

久坐行为被定义为长时间的静坐，它和不进行身体活动的概念不同，它是指没有进行中高强度的运动（Owen 等，2010，在第一章也曾提及）。在这个定义之前，久坐行为也包括静止不动或较少的体力活动（Owen 和 Bauman，1992）。久坐行为和不活动反映了特定的代谢值，用来确定一个人在任何给定的时间正在做什么类型的身体活动。Owen 和其同事认为，久坐行为的代谢当量在 1.0~1.5 METs，而小强度的身体活动的代谢当量在 1.6~2.9METs。了解久坐行为和静止状态的代谢需求有助于研究者鉴别与代谢性疾病相关的行为。久坐行为的新定义更加恰当，因为它反映了公众为了自身健康必须减少静坐的时间（Salmon 等，2011），但这个定义可能低估了导致下背痛的有害坐姿行为，这是由于了解久坐行为和静止状态的能量消耗对了解下背痛并没有帮助。当学习有关下背痛知识时，了解人体长期的身体姿态以及所处的环境更加重要。

一、逐渐增加的久坐行为

如今，人们的久坐时间比以往更长、频率更高。因为随着科学技术的进步，人们把更多的时间用于在家中或在办公桌前坐着。看电视、上网、打游戏这些活动都是久坐行为，人们在进行这些活动时脊柱都没有保持正确的姿势。美国劳工部（2005）估计在 2003 年每天有 7700 万人使用电脑。当前，有 92% 的美国人使用电脑，其中 81% 的人在家中使用电脑，68% 的人在办公室使用电脑，并且 68% 的人认为电脑对于他们的工作十分重要（Gilkey，2014）。在过去的 20 年，在家坐着使用电脑的人数比例从 8.2% 增长到 75%（File，2013）。

二、久坐与健康

久坐，是最常见的影响下背部健康的久坐行为，是一种非常严重的健康杀手

（Hamilton 等，2008）。事实上，在300年以前，意大利籍的生理学家职业医学之父 Bernardino Ramazzini 就已经提及过久坐对人体健康的危害。Ramazzini（2001）认为久坐之所以会对健康产生危害是因为久坐会使脊柱产生永久变形从而造成下背痛，同时他认为良好的身体姿态以及体力活动可以有效地缓解久坐行为对人体带来的伤害。

与久坐相关的下背部损伤主要是因为人体的脊柱长期处于弯曲的状态，被动肌长期处于拉长的状态，脊柱的长期弯曲就会导致被动肌受损（Jackson 等，2001）。就像 Ramazzin 在文章中所提及的久坐行为那样，脊柱表层的韧带处于拉长状态（2001）。被动肌受损是因为施加在脊柱韧带和椎间盘的机械力导致椎间盘受力点的韧带被拉长，椎间盘受压缩。当脊柱长时间处于弯曲状态时，被压缩的椎间盘和关节表面就会失去回缩到原来状态的能力。久坐行为降低了下背部肌肉的静态稳定能力，也降低了脊柱的稳定性，增加了脊柱损伤率（McGill 和 Brown，1992）。当脊柱不稳定的人（无论是由于受伤，还是由于久坐而造成的暂时脊柱不稳定）被要求执行诸如通过弯曲脊柱而不是臀部来捡起地板上的轻物体，或者在没有良好技术的情况下举起重物，他们下背部韧带和椎间盘受伤的风险都会增加（Little 和 Khalsa，2005；McGill 和 Brown，1992；Twomey 和 Taylor，1982）。从力学角度解释，久坐与背部并没有保持一种相对健康的关联。

想保持下背部健康的另一个关键因素就是给脊柱减压，多进行那些可以使背部肌肉处于收缩状态的运动，这类运动可以使人体前面的肌肉处于拉长状态，后部肌肉处于收缩状态。这类运动有助于缓解由久坐造成的脊柱弯曲、周围肌肉僵硬等现象。McGill 在2007年对由科学技术的进步导致的腰痛患者数量的增加以及给脊柱施加相反负荷的运动可改善久坐行为的原因进行了阐释。在发电厂进行技术改革之前，工程师坐在监控室里操控机器，他们需要每隔10分钟就站起来去按警报器，因此并没有腰痛的情况出现。但是当监控室进行技术更新以后，工程师在他们工作的12小时内不需要站起按警报器，在这种情况下他们的下背部出现了健康问题。

从这个例子中我们可以看出两个关键点：第一个关键点是旧监控室的设计要求工程师进行对脊柱施加相反负荷的运动，这对避免损伤和维持脊柱的稳定有十分重要的作用。工程师需要将他们弯曲的脊柱处于中立的位置，他们不得不在工作中规律性地参加低强度的体力活动。第二个关键点是在电脑前静坐的工程师，他们中大多数是超重和肥胖者。无论他们是在新监控室还是旧监控室工作，他们的身份仍然是工人，他们的腰围逐渐增加（图11-2），他们在日常生活中没有规律地进行低强度体力活动以及给脊柱施加相反负荷的运动，这是他们患下背痛的主要原因。

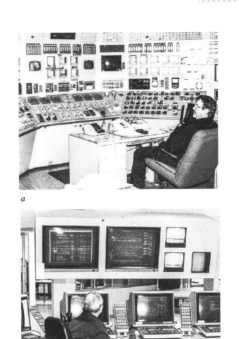

图 11-2　有无电脑的工作环境比较

研究表明不良坐姿会导致下背痛（Lis 等，2007）、核心肌肉的消退（Nocera 等，2011；Tomlinson 等，2014）以及由于椎骨对椎间盘的不均衡压迫导致的组织受损（McGill 和 Brown，1992；Tanaka 等，2001）。最近一项关于静态状态的生理学研究也明确表明，久坐行为可能导致残疾（Dunlop 等，2014）。与所有其他疾病 33% 的致残率的增长幅度相比，骨骼肌障碍所导致的致残率增加了 45%，这主要是由于人口老龄化、肥胖和缺乏身体活动所导致的（Bone 和 Joint Decade，2012）。Hoy 和他的同事对 291 名被试者进行了研究，结果发现下背痛是造成残疾的最主要原因。下背痛患者占全世界总人数的 31%，研究已经表明老年人每坐一小时其残疾的风险就会增至 46%（Dunlop 等，2014）。我们这里所讨论的不良坐姿显然并不能促进背部健康。

值得注意的是，下背痛和久坐行为相关的证据并不统一。Chen 和其同事在他们的系统性综述中并没有发现下背痛与久坐行为相关。该作者认为没有发现相关性的一个潜在因素是没有对受试者终生所受的负荷进行累计性测试。也就是说，坐姿的累积负荷可能达到了发生损伤的阈值，而目前的证据不能识别这种程度。Proper 和其同事（2011）在他们的系统性综述中也没有发现下背痛与久坐行为有关系。该作者质疑在他们的综述中所使用的研究久坐和下背痛的因果关系的方法。然而继续研究久坐行为与下背痛的关系仍是有价值的，当下需要久坐的职业越来越多，对健康有极大的负面影响，从生物力学的角度来看，已经有研究表明在久坐期间人腰椎的稳定性会受到损害，从而会加快破坏核心稳定性。

三、久坐行为和静坐

需要指出的是久坐和静坐可能会加重身体姿态和环境造成的下背痛和脊柱相关性疾病。这些身体姿态和环境包括躺、静坐、在移动物体（如车上）上坐着或站立。体力活动纲要（Ainsworth 等，2011）给出了一些标准化的身体姿态和环境参考，列举了几种体力活动类型并伴有代谢当量和对活动的描述。Owen 和他的同事（2010）认为该纲要中有几个活动属于久坐行为和静坐行为，例如，静坐、躺或者站姿的活动（通常为1MET），如果长时间进行后两项身体活动的话，会降低脊柱的稳定性。坐姿身体活动的 MET 为 1.3（静坐或者看电视）到 2.5（割草坪或者推割草机）。与久坐相关的警务工作（如驾驶警车）等职业，其 MET 为 2.5。在不同的职业类型中，只有少数站立活动的 MET 值低于 2.9，其中包括交警（2.5 METs）和道路施工人员（2 METs）。站立行为本身通常不会导致下背痛，除非该人以弯腰的姿势站立了很长时间，或者由于站立而加重了原先的损伤导致下背部疾病。不良站姿会刺激竖脊肌的收缩（竖脊肌附着在骶骨和脊柱后部）。收缩时，这个肌肉群会伸展脊柱。这种收缩可以防止一个椎体向前滑动到另一个椎体上，并将相邻椎体拉到一起，从而增加脊柱刚性，进而增加椎间盘压力，引发神经痛。预防这种现象的关键是进行规律性和多样性的立体活动来避免保持这种久坐行为的静态姿势。

第六节　下背痛的预防

从理论上讲，大多数脊柱损伤都是可以预防的，比如可在搬运和捡拾物品时采用正确的姿势（保持脊柱中立），并在举重物时保证肌肉正确地参与运动。值得注意的是其他捡拾物品的方式（如弯腰）也是可行的，但是这种方式将会对脊柱施加很大的剪切力（McGill，2007）。考虑到下背痛是病人看病时的主要原因（Debono，Hoeksema 和 Hobbs，2013），在日常生活中，我们并不能保证任何时候都采用正确的方式使用脊柱以免脊柱受损。许多职业要求人们以某种固定姿势进行工作，在整个工作日中重复采用某种身体姿态完成特定的任务。在一些工作中，人们除了坐着工作外，并没有其他选择，例如，公交车司机必须长时间坐着开车。根据美国卫生与公众服务部（2008）的说明，减少久坐时间有助于减少心脏病、糖尿病和中风等代谢性疾病发生的风险。能够真正减少下背痛发病率的方法是在日常生活中尽量多站立、多活动。综上所述，每 10 分钟站立一次足以缓解脊柱长期弯曲带来的负面影响，每 20~30 分钟运动一次也是可行的。

坐着会使腿部肌肉和臀部屈肌变得僵硬（McGill 和 Brown，1992），然而，腿部肌肉和臀部屈肌僵硬并不是造成下背痛的原因（Johnson 和 Thomas，2010；Koley 和 Likhi，2011；Nourbakhsh 和 Arab，2002），但是下背痛患者可能会出现腿部肌肉和臀部屈肌僵硬的状况。相反，除非一个人患上了其他疾病（如骨质疏松或癌症），这时他的活动和习惯才会导致下背痛的发生。正常的身体机能包括能够以良好的姿势站立和坐着，以及从低位（如从膝盖部位）把物体拿起来。从地板上把物体捡起来时，脊柱要求髋关节有一个较大的运动幅度（ROM），而这个运动幅度受年龄和遗传的影响，髋关节的活动范围随着年龄的增加逐渐减小，老年人从地板上捡物体或者从椅子上站起来经常依靠的是脊柱和腿部肌肉的参与。如果一个人能够意识到自己要保持正确的体态，发展肌肉力量耐力以及养成正确的捡拾物体的方式，就可以保持肌肉适当的长度和良好的体态，例如，定期进行园艺、进行适当的身体活动、步行和负重前进等活动都是可以的。

此外，适当参与 CMA 的益处也会转化为更稳定、更强大的核心力量。更强大的核心区不仅可以预防脊柱相关疾病的发生，也会增加远端肢体（如髋关节、膝关节和踝关节）的稳定性。增加远端肢体的稳定性有助于防止摔伤相关的损伤发生，并有助于维持基本的运动能力。随着人口老龄化趋势趋于稳定，许多措施可以用于延长人类的寿命。

一、习惯

通过以下几种方式可以有效地降低下背痛的发病率，例如，每天定时站立、做一些身体后侧肌肉收缩的活动（如双手上举的"冠军"站立式）、有意识地以更好的体态进行锻炼、保持脊柱中立位的坐姿、以正确的方式从椅子上站起来、用正确的方式捡拾物体。正确地从地板上搬起重物以及由坐姿转变到站姿的方式是动用臀伸肌（如臀大肌），而不是使用背伸肌和腘绳肌作为原动肌。人们从坐姿转换到站姿时通常将上肢向前俯卧，然后脊柱伸肌和腘绳肌收缩提供动力从而到达站立位。因为肥胖以及肌肉量的减少，完成这种反复前倾的运动对于老年人而言是一个挑战（Bohannon，2012）。因为承受了这些额外的重量，这些老年人的脊柱不得不过度弯曲，使腰椎的前端受到挤压，从而使椎间盘的后部膨胀，挤压椎骨后面，长期如此脊柱就会受损。最好的方法就是保持躯干的直立，然后利用臀伸肌作为原动肌进行收缩，同时扩大脚与地面的接触面积。

坐姿最好的方式以及坐在什么东西上仍然是一个具有争论性的问题（见第 4 章和第 26 章）。但是许多专家认为第二种坐姿是最好的（O'sullivan 等，2012）。这就意味着当你坐着的时候，你需要不断调整你的坐姿。人体不能长时间维持某一个姿势，机体维持一种稳态，它需要经常进行多样的运动才能保持健康。如果不运动，人体组织将不会吸收细胞内外的物质交换和通过血液流通带来的营养物质。大部分的脊柱损伤是由于脊柱长期的不良姿态所导致的组织受损（Callaghan 和 McGill，2001），另外脊柱受损的原因还有创伤（如摔倒、车祸）。相反，如果每天规律地进行身体活动就可以使下背部更健康（O'sullivan 等，2011）。

二、职业性的久坐行为

目前，人们在工作场合中的久坐行为逐渐增加，由此导致的不健康的行为和肥胖人数也在增加（Luckhaupt 等，2014）。和职业相关的下背痛不仅发生在久坐有关的职业，也发生在需要脊柱长时间、重复地弯曲的工作中（Walsh 等，1989）。久坐的工作要求工人长时间维持坐姿（McGill，1997；Videman，Nurminen 和 Troup，1990），在久坐职业人群中可发现有较多的人椎间盘受损（Lis 等，2007）。久坐本身就会导致和年龄有关的肌肉量减少以及肥胖（Nocera 等，2011）。相反，一些重体力劳动需要脊柱长时间反复弯曲或以某个奇怪的角度搬、推、背重物，而重体力劳动要求脊柱弯曲、拉长，这使椎间盘长时间受到挤压而受损，脊柱也因剪切力而受伤。

久坐相关的职业大大缩短了下背痛的潜伏期，且增加了患脊柱障碍性疾病的风险。以上这一观点在 McGill 于 2007 年发表的文章中首次得到了验证，他对两大职业流行病学进行了对比研究，证明护士患脊柱性疾病的可能性比警察低，尽管警察每日有较多的体力活动，但警察的患病率是 59.5%，护士的患病率是 53.3%（Burton 等，1996；Burton 等，1997）。爱尔兰警察也是本研究的关注对象，他们穿着 8.4 公斤（18.5 磅）的护具背心（相当于在背部施加很大的负荷），并且常常处在一个动态的环境中，他们患下背痛的潜伏期明显缩短（Burton 等，1996）。因此可以得出一个结论，爱尔兰警察承受更大的负荷与超重和肥胖人群所承担的负荷增加是类似的。警察经常需要坐着或在动态的交通环境里，护士在工作中需要保持身体直立，久坐的机会较少，因此这可能是导致警察的脊柱比护士的脊柱更易受损的生理机制。

下背痛并不完全只是由久坐所导致，过度使用下背部或受伤都会导致下背痛，这种下背痛又会加剧受伤后的久坐行为。例如，建筑工人和伏案者在长期的职业生涯中都可能患下背痛，但是建筑工人从事着重体力劳动，而需要长期伏案的工作则可能被定义为轻体力劳动。综上所述，工作性质对患脊柱性疾病的类型（椎管狭窄、椎间盘突出或椎体骨折）有很大影响，找到正确使用核心肌肉和背部或运动机制之间的平衡，而不过度对脊柱施加负荷和不过度牵拉，是我们在一生中保持下背部健康的关键因素。

三、休闲体力活动

尽管进行休闲体力活动（LTPA）会增加骨骼肌受损的风险，但是它也能够降低人们患下背痛的风险（Cady 等，1979；Leino，1993；McQuade，Turner 和 Buchner，1998；Hootman 等，2002）。LTPA 似乎可起到交叉训练的效果。例如，Stevenson 和其同事（2001）发现经常健身的工人和建筑工人患下背痛的概率较低。Pinto 和其同事（2014）发现，与久坐组相比，进行中高强度的 LTPA 对下背痛患者有一定影响，尤其是在降低出现疼痛的人群比例与残疾率方面更明显。LTPA 对下背部的保护机制可能在于它的运动模式和工作时的运动模式正好相反，其有助于保持脊柱稳定性的平衡。目前，进行多大强度的身体活动才能对脊柱起到保护性作用尚未明确，应该依据久坐职业和重体力劳动来划分 LTPA 对于脊柱理想状态的剂量反应。

然而，当从久坐行为过渡到多活动的生活方式时需要注意，体力活动量的过度增加可能会导致下背痛的发生，在利用体力活动作为干预下背痛的手段时，不适当的体力活动还会加重下背痛的症状（Hootman 等，2002）。许多人从处于久坐行为转换到积极参与身体活动时，身体活动量增加的幅度太高或太快，从而导致骨骼受到损伤。有些人已经尝试过商业化的健身计划（如 P90X 或 CrossFit），这些是针对平时体力活动量较大的人设计的高强度、高效的循序渐进的健身计划，经常处于久坐状态下的人突然参加这种类型的健身课程则更容易受伤，因为他们的体质还达不到课程的要求。对于久坐人群，特别是经常久坐的老年人来讲，减少久坐行为时间比增加中高强度的体力活动更容易（Dunlop 等，2014；Hootman 等，2002）。

第七节　总结

近年来的研究发现下背痛与久坐行为有关。长时间维持静坐姿势易导致肌肉松弛，使韧带萎缩从而使腰椎不稳，而这种不稳定性会增加久坐者患下背痛和脊柱障碍性疾病的概率，最后甚至可能致残。流行病学还没有发现下背痛和久坐行为之间的因果关系，但是生物力学和运动学已经发现规律的身体活动和正确使用脊柱对预防下背痛是有利的。选择具有一定强度的身体活动进行干预下背痛锻炼时，要基于不同的身体姿势以及不同的身体锻炼方式中脊柱能承受的负荷的生物力学的依据。

工作场所的健身计划
久坐是一种严重危害健康的行为（Hamilton 等，2008），然而它却变得越来越普遍。尽管久坐行为与发生下背痛之间的因果关系尚未得到证实，但是从事需要久坐工作的人常常因为静坐时间太长而出现下背痛症状。如果想要降低与久坐行为相关的下背痛的发生率，就应要求久坐人员在工作中更加重视适宜的身体活动度，以给脊柱减负。 　　当为那些从久坐向积极的生活方式过渡的人设计身体活动方案时，要选择包括下背部练习在内的适当的锻炼，然而这些锻炼应该是坚实的、循序并符合生物力学的锻炼。对于转向积极的生活方式的人而言，可以选择各种各样的过渡计划，但是我们并不知道开始时多大的身体活动量是合适的，也不清楚对下背部健康最佳的负荷量是多大（McGill，2007）。人类的负荷研究很难进行，因为在这些实验中人的可变性及多样性会影响研究的一致性，因此导致实验需要很大的样本量。Boscolo（2013）提供了一个基于人为优化研究的实验方案的设计，为了降低实验成本和资源消耗，仅仅对一些可能的影响因素进行了研究，但仍然有效地估计了研究结果，使这个似乎不可能的研究成为可能。

关键概念

①核心肌激活（core muscle activation）：核心肌肉收缩以维持脊柱刚度。

②下背部疾病（lower back disorder）：下背部的任何功能障碍导致的下背部疼痛和残疾。

③相反方向负荷活动（opposite loading activities）：任何能减轻人体组织长期张力的活动；脊柱弯曲的姿势最好采取相反的直立姿势来缓解。

④最佳负荷（optimal loading）：维持下背部健康所需的常规体力活动量；定期的非疲劳性核心肌肉激活。

研究问题

①规律性核心肌肉激活如何帮助脊柱稳定？

②久坐时，下背部和脊柱通常维持什么姿势？

③什么类型的身体活动能够预防下背部疾病和疼痛？

④描述从坐姿过渡到站立时椎间盘压力改善的机制。

⑤久坐行为如何增加患下背痛的概率？

⑥脊柱处于何种姿势时最稳定？

⑦久坐行为转变为多活动生活方式的推荐健身方案是什么？

第十二章
久坐行为与心理健康

斯图尔特·J.H，比德尔（Stuart）H.Biddle和斯蒂芬·班德洛（Stephan Bardelovo）

通过阅读本章，读者将了解久坐行为与心理健康之间相关联的证据。读完本章后，读者应能做到以下几点：

①评估久坐行为与各种心理健康指标相关的依据，这些指标包括抑郁、与健康相关的生活质量以及认知功能。

②讨论不同类型的久坐行为可能与心理健康产生的不同关联。

③讨论久坐行为与心理健康相关的可能解释。

④了解部分或所有这些关联中的反向因果关系是如何起作用的。

心理健康可以从治疗心理疾病和将正常的心理健康状态提高到更高层次的心理健康水平两方面来看待。心理健康是多维的，包括广泛的情绪状态、情绪和核心情感以及诸如抑郁、焦虑、压力、自尊等特定状态，此外，心理健康的许多功能因素是基于认知功能和认知减退评定的。

尽管我们都在寻求良好的心理健康和更高的幸福感，但一直以来心理健康状况不佳都是大量研究的焦点，事实上也是公共卫生领域关注的焦点。如今心理疾病越来越普遍，世界卫生组织指出，到2022年，单相抑郁症将成为全球第二大病症（Murray和Lopez，1997）。一项针对60个国家慢性病的公共卫生影响的研究表明：抑郁症与心绞痛、关节炎、哮喘和糖尿病相比，对人体健康水平下降的影响更大（Moussavi等，2007）。在英国，精神疾病的患病率是每1000个转诊到初级保健服务机构的人当中就有230人患病，而6名成年人中就有1名患某种神经障碍疾病，如抑郁症、焦虑症或恐惧症。

随着人口老龄化的增加，认知功能（cognitive functioning）障碍的发病率也在迅速增加。在英国约有82万人患有痴呆症，其中98%是65岁以上的人。部分高收入国家预测到2030年阿尔茨海默病和其他痴呆症预计将分别是其国民的第七大死亡原因和第三大发病原因（Mathers和Loncar，2006）。精神病比心脏病和中风的发病更常见，它将与高血压一样变得很普遍，用于治疗的费用需要占所有医疗保健支出的17%，而现在心理和行为障碍诸如下背痛等肌肉骨骼问题所带来的负面影响更多（Henderson，Glozier 和 Elliot，2005）。精神疾病需要消耗大量的经济成本，心理健康状况也是造成人们工作缺勤的一个重要原因。

因此，心理健康是一个较为严重的问题，是公共卫生的重要组成部分，人们已经对其进行了许多不同形式的干预和治疗手段的研究。几个世纪以来，不少专家学者已经就体力活动对人心理的积极影响进行了研究。在过去的几十年里，对体力活动和心理健康等方面的研究呈爆炸式增长。尽管存在方法学的问题，但是已有证据表明，较高水平的体力活动和较低水平的抑郁症、焦虑症发病率之间存在相关性（Mutrie，2000；Rethorst，Wipfli，和 Landers，2009；Wipfli，Rethorst 和 Landers，2008），并且和自尊心之间存在明显的正相关性（Spence，McGannon 和 Poon，2005），特别是在身体自我价值方面（Fox，2000）；拥有较高水平体力活动的人还对生活质量有更高的认知水平（Rejeski，Brawley 和 Shumaker，1996）；具备更优的认知功能（Colcombe 和 Kramer，2003；Hamer 和 Chida，2009）。这些研究大多数是以成年人为研究对象的，也有研究发现在未成年人身上也体现出同样的研究结果（Biddle 和 Asare，2011）。

根据最近与久坐行为相关的文献及本书可以清晰地得出，久坐行为包含一系列坐姿、弯腰，以及低能量消耗活动（Newton 等，2013；*Sedentary Behaviour Research Network*，2012）。久坐行为与低水平的身体活动不同，它被定义为身体不活跃。这就引出了一个关键问题：长时间的久坐行为是否会对心理健康产生影响？在本章中，我们总结了有关久坐行为和心理健康之间的相关依据，但由于久坐行为和心理健康的研究是新兴的研究领域，所以有时我们需要参考体力活动的研究。然而，这不是关于体力活动和精神健康的章节，但是其中有许多关于体力活动和心理健康的内容（Ekkekakis，2013）。我们关注的自变量为久坐行为，因变量为心理健康。我们讨论久坐行为对抑郁症、认知功能，以及其他心理健康领域（如生活质量）的影响。在我们总结依据之前有一点是很重要的，即在心理健康状况领域的久坐行为研究是一个新的研究领域，并且相关性研究主要采用（横断面）直接观察法。很明显，这样的设计无法得出因果关系的结论。事实上可以解释的是：久坐行为与心理健康状况的好坏有关，这可以通过反向因果关系的概念来解释，例如，心理健康欠佳的人往往更爱久坐。

第一节　久坐行为与抑郁症

Teychenne，Ball 和 Salmon（2008）对成年人的抑郁症和久坐行为的关系进行了系统的综述，包括 7 项观察性研究（5 个横断面和 2 个纵向）和 4 项干预研究。在观察性研究中，7 例中有 6 例显示久坐行为与抑郁症呈显著性相关，也就是说，更高水平的久坐行为与更严重的抑郁症有关。他们的另一项研究也表明使用电子邮件和使用聊天室上网的时间与抑郁症患病率存在负相关，这表明，久坐行为的类型可能是久坐行为与抑郁症之间的中间变量，本章后部分将详细介绍这一主题。

Teychenne 等对四项干预研究进行了综述（2008），四项研究的结论并不相同：在进行自由使用网络和电脑的干预后，一项研究表明干预实验对抑郁症没有效果，另一项研究表明干预实验增加了抑郁症的患病比例，而另两项研究表明干预实验能够降低抑郁症的患病率。一项研究增加了上网和使用电脑的时间，另一项研究增加了聊天时间，后者可能通过社交互动提高了幸福感。值得注意的是，这篇综述的作者认为，当时还没有干预手段可以试图通过减少久坐为行来评估抑郁症患者的变化。

自 Teychenne（2008）等发表了这篇综述以来，已有好几项关于这个话题的研究结果被公开发表。Vallance 及其同事（2011）分析了 2005—2006 年国家健康和营养调查（NHANES）的 2862 名成年人的数据，这是一项对美国成年人的全国性调查，在调查时间内，他们采用加速度计来客观地评估美国成年人的身体活动和久坐行为，使用患者健康问卷-9 来评估抑郁症。

结果显示，与最低水平的久坐行为组（对照组）相比，较高水平的久坐行为组成员患有抑郁症的风险较高，这种现象在久坐行为最高的一组尤为明显。图 12-1 显示的数据为针对性别、种族和年龄进行了优势比调整的模型 1 以及针对其他社会人口学因素、健康状况和中高强度的体力活动（MVPA）调整的模型 2。虽然模型 2 成员的抑郁症患病率有所降低，但其总趋势与模型 1 相似，最高水平的久坐行为组成员的抑郁症发病率是最低水平久坐行为组成员的两倍。

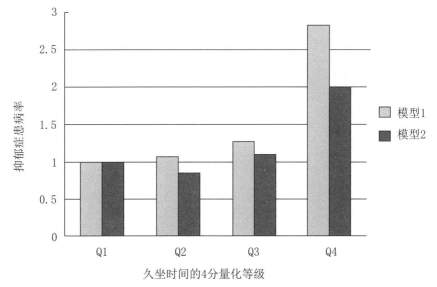

图 12-1　通过久坐时间的 4 级量化指标评估抑郁症的患病率（OR）

注：模型 1：调整度最小的模型，模型 2：最优模型，数据来自 Vallance 等，2011。

在一项对 3645 名来自澳大利亚贫困社区（Teychenne，Ball 和 Salmon，2010a）的女性进行的横断面研究中，四种自我报告的久坐行为（使用电脑、看电视、总屏幕时间和总坐姿时间）与更高水平的抑郁症患病率有关。图 12-2 显示了调整后的最优模型结果，结果表明虽然不是所有组间差异都显著，但是具有较高水平久坐行为的女性患抑郁症的概率较高。

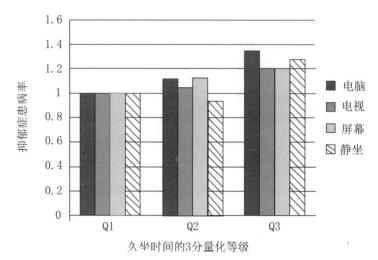

图 12-2　澳大利亚女性自我报告的四种类型久坐行为的时间等级的抑郁症患病率（OR）

注：数据来自 Teychenne，Ball 和 Salmon，2010a。

在针对护士健康的研究中，有一项是对最初没有抑郁症的妇女进行为期 10 年的前瞻性随访（Lucas 等，2011），结果显示患抑郁症的风险会随着观看电视时间的延长而增加（图 12-3）。虽然总时间趋势是显著的，但是每个五分位数的相对风险并不显著。通过此研究可得出结论：看电视的时间越长，患抑郁症的风险就越高。

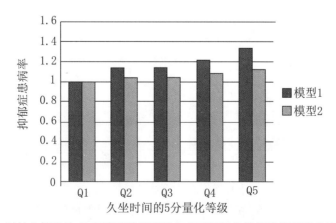

图 12-3　对护士健康的 10 年追踪性研究的久坐时间量化等级的抑郁症患病率（OR）

注：模型 1，去除年龄影响的模型，模型 2，最优模型。引自 Vallonce 等，2011。

儿童和青少年的久坐行为与心理健康之间的相关性研究主要关注的是抑郁症以外的结果（Biddle 和 Asare，2011）。然而，Primack 及其同事（2009）对"全国青少年健康纵向调查"进行了分析，研究了近 7 年以来使用电子媒体形式的久坐行为与抑郁之间的关系，其研究的样本只有 4000 多名青少年，且他们都没有抑郁症病史。7 年的随访发现抑郁症患病率和电子媒体的使用有关。当对使用电子媒体的个人久坐行为进行分析时发现，这种趋势反映在观看电视的水平上，而不是通过观看视频、玩电脑游戏或收听电台来反映的。而且这种方式对男性的影响更大。

Zhai、Zhang 和 Zhang 三人在 2015 年采用荟萃分析验证了久坐行为和抑郁症之间的相关关系。然而，值得注意的是，虽然相对危险度（RR）比值具有显著性，但与横断面（RR=1.31）研究和对体力活动控制（RR=1.12）的纵向研究（RR=1.14）相比，这种相关性并不显著（RR=1.34）。有趣的是，与观看电视（RR=1.13）相比，使用电脑和互联网（RR=1.22）与抑郁症患病率的相关性更高。

总之，在未成年人和成年人中，较高水平的抑郁症患病率和较高水平的久坐行为之间的相关性很高。然而，这一研究领域还是相当新颖的，已存在的研究相对较少。我们不能排除反向因果关系，这种反向因果关系对抑郁症来说无疑是合理的。此外，并不是所有的研究都控制中高强度体力活动的影响效果，也许只有某些类型的久坐行为与抑郁症有关。研究表明，抑郁症与观看电视的相关性最高，这可能是由于当我们随意地观看电视时，认知的参与度太低，当然也没有身体活动的参与，同样，嗜睡行为也会因为饮食习惯不良（如零食）而被加剧（Pearson 和 Biddle，2011）。认知参与度更高的活动如网络社交活动及电子游戏，可能与抑郁症的相关性较低。事实上，正如我们总结的那样，久坐行为可能使身体不适，但是也会对心理方面产生积极影响（Wilmot 等，2012）。因此，只分析总久坐时间或复合行为（比如看屏幕的时间）的数据的做法是不太科学的。虽然这些方法能够为我们的研究提供有价值的参考信息，但按照特定的行为进行分类也很重要。

第二节　久坐行为与认知功能

许多研究已经证明了进行规律性运动对认知功能是有益的。例如，1966—2001 年发表的 18 篇运动干预研究文章发现，老年人在进行推荐的体力活动锻炼后身体状况发生了改变，特别是在执行功能方面（Colcombe 和 Kramer，2003）。在这些研究中，女性比男性从运动中受益更多，在具有轻度认知功能障碍的老年群体身上，也发现了这一点（Clifford 等，2009）。鉴于性别对认知的影响，久坐行为对认知功能的影响可能也存在性别差异。

心血管疾病的危险因素和认知功能衰退之间存在一致性（Hogervorst 等，2012）。然而，除了缺乏体力活动外，久坐行为对认知功能的影响复杂，且相关研究不多。在这些研究中，久坐行为对认知功能的影响不仅取决于受试者的年龄及久坐行为的类型，还取决于认知功能测试方法。在对特定年龄组进行研究之前，重要的是要认识到在认知功能测试内容下组合在一起的大量评估方法，因为它们对于确定研究结果而言至关重要。

认知科学一直致力于将心理功能分为更宽的领域，如注意力、记忆力和执行功能（规划、目标导向行为和响应监控）。尽管这些领域里的某些功能在某种程度上是可以执行和改变的，但大量具有不同特定功能分组的理论模型表明，将认知功能分组到更广泛的领域时，人们几乎没有普遍的共识。更为棘手的是，进行相同内容的单个测试通常会产生不同的结果。因此，很难概括对于整体认知功能的影响，而我们所使用的特定认知测试在产生每一组结果中都有重要作用。

另外，还存在另一种评估认知功能的方式，即测量更全面的功能（如智力、学业成绩和阅读成绩），这种综合性测试不仅能测试个体的认知功能，还能测试个体的学习能力，这种测试主要应用在儿童群体中。虽然它们可能具有更多的生态有效性和功能相关性，但通常很难描述身体活动或具体行为对整体功能的影响是如何调节的。例如，通过改善注意力和集中精力或花费更多时间学习与任务相关的材料，可以提高智商、阅读成绩或学业成绩。习得效应告诉我们在进行某一行为测试时，花费的时间越长，可能测试表现越好，但不一定能在认知功能上获得更大改善。相反，和测试内容相关性不强的能力提升可能来自整体认知能力的改进，通常猜测这种成绩的提升是由于执行功能的改变引起的。因此，需要研究认知功能的不同测量方法是如何与久坐行为的变化产生联系的，目前已有相关文献关注体力活动。

一、婴儿

早期运动发展是后期认知能力发展的前提，婴幼儿的体育活动课程也变得越来越受欢迎，并且已有一些证据支持这一观点。例如，一项研究发现：学会独自站立的年龄与成年人（33~35 岁）的分类技能（执行功能的衡量标准）、执行功能的测量之间存在显著的线性关系（Murray 等，2006）。同样研究也关注了其他认知功能，包括视觉空间记忆、语言学习和视觉对象学习，但这些认知领域和运动能力的发展没有显著性关系。然而，如果这种相关性在执行功能上存在，那么在一个人婴儿时期的高水平久坐行为也会在一定程度上对此人运动的发展产生负面影响，也可能对他未来的执行功能产生负面影响。

然而，有关早期运动发展和认知能力相关的观点仍然是有争议的。相关性并不意味着因果关系，因此，对于前述结果的另一种解释可能是其中存在潜在因素，如出生体重、营养、父母的社会经济地位等共同驱动运动和认知的发展（Jefferis，Power 和

Hertzman，2002；Richards 等，2001）。此外，其他研究也未发现类似的结果。例如，Capute 及其同事（1985）收集了 213 名儿童的早期运动资料，包括翻身、独立坐起、爬行和行走的年龄，并将其与 3 岁时的斯坦福-比奈智力测验量表进行比较。可发现具有高或低异常 IQ 评分的参与者的运动与认知具有较弱的显著相关性，但如果把这些特殊值去除掉，运动与认知之间就没有相关性了。许多研究还记录了心理发育障碍（如自闭症、精神分裂症和读写困难）患者都有轻微的运动障碍，特别是精细运动控制障碍。因此，早期运动发育对认知功能的影响可能是由运动和认知功能低下造成的，其潜在因素是发育障碍或出生时体重过低。

二、幼儿

学龄前幼儿、学龄儿童花费在看电视和其他屏幕设备上的时间已经成为许多研究者关注并颇具争议的问题。在以美国 1200 多名儿童为例的全国青少年纵向调查研究中发现：1 岁和 3 岁幼儿观看电视的时间与 7 岁时的注意力缺陷（多动症）有关（Christakis 等，2004）。即使在控制了母亲教育水平和智商等因素后，3 岁以下幼儿日常观看电视的时间与阅读能力、理解能力以及 6~7 岁的工作记忆（数字广度）呈显著性负相关（Zimmerman 和 Christakis，2005）。这些儿童在 1~3 岁时每天平均观看电视的时间为 2.2 小时，此现象在发达国家是颇为常见的。然而这项大型研究没有对电视节目的类型进行区分，这可能会对认知能力的测试结果产生影响。

有研究对 23 篇已发表的研究进行了系统综述，其涵盖 22000 多名参与者，研究指标为 4 岁以下儿童的久坐行为、健康结果和认知功能发展水平，研究证实了大量文献中提出的观看电视时间与认知发展之间呈负相关的观点（LeBlanc 等，2012），以及没有证据可以表明观看电视能够促进认知能力的发展。一些研究报道了剂量反应效应，发现长时间观看电视与较低的认知发展水平相关，这与 Zimmerman 和 Christakis（2005）的研究结果相似。因此，长时间观看电视对幼儿认知发展存在着潜在的负面影响的这种观点似乎是成立的，特别是每天观看电视超过 2 小时的时候。

这些观察性研究中有一个内在的问题是久坐行为的许多预测因子也是较差的认知发展的预测因子。观察到的相关性可能是由潜在的因素造成的。许多研究试图从统计学角度消除这些因素的影响，但这种校正只能在协变量的质量、范围和相关性上起到作用。因此，潜在因素是一个很重要的关注点。

目前还没有针对婴儿、幼儿认知功能的干预性研究，所以尚不清楚哪种类型的久坐行为可能会影响婴幼儿认知能力的发展。然而，观看电视的时间过长导致注意力缺陷以及出现其他执行功能的问题在理论上是合理的，因为孩子们不需要花费注意力去寻求额外的信息，只是被动地接受电视媒介中的信息，但是孩子在积极探索环境和人际交往的过程中是需要专注力的。

三、学龄儿童和成年人

青春期初期的大脑处于广泛发育阶段，会给认知功能带来持久的影响。无体力活动的久坐行为会增加心血管疾病（CVD）和心理性疾病发生的风险（Tremblay 等，2011）。这些发现来自一项大规模的系统综述，其中包括 232 项研究及 98 万多名参加者，他们的年龄都在 5～17 岁。每天看电视的时间是久坐行为最常见的衡量标准，每天观看电视的时间超过 2 小时就会导致心理状态不佳、身体素质下降及营养状况不良。虽然并不是所有的研究结果都一致，但没有一项研究显示久坐对健康有益。

无论是儿童、青少年还是成年人，肥胖都和认知缺陷有关，对执行功能的影响尤为明显（Smith 等，2011）。因此，久坐行为和较高的 BMI 值（van Uffelen 等，2010）和体力活动不足带来的肥胖风险相关（Thorp 等，2011），进而可能通过这一联系影响认知功能（cognitive functioning）。通常难以区分肥胖是认知缺陷的原因还是结果，说它们是双向关系也许是最合理的解释（Smith 等，2011）。肥胖影响大脑的途径可能包括全身性炎症、脂质升高和胰岛素抵抗。认知缺陷可能会反过来影响饮食行为，而且有研究认为执行功能的下降会导致体重的增加（Joseph 等，2011）。

除了不健康的身体成分和其他心血管危险因素会介导久坐行为对认知功能的影响外，独立于生理健康指标的因素似乎也会对认知功能产生直接影响，如抑郁（抑郁减退假说）、关节炎和 CVD 可以说是部分的潜在条件，它们既影响久坐行为又影响认知功能（Teychenne，Ball 和 Salmon，2010b）。非久坐的社会活动可以直接刺激认知功能（社会刺激假说），这种说法也是合理的，久坐行为时间过长也意味着社会活动的缺失。对 158 个社区的老年人进行的一项研究比较了抑郁症减退假说和社会刺激假说，其中包括久坐行为和认知功能的测量，且两种理论的部分作用得到了证实（Vance 等，2005）。然而，这项结论还需要在其他年龄组中进行验证。久坐行为和认知功能之间的关系可能受到多个中间变量的影响，通过身体活动和相关的慢性疾病（如心血管疾病和糖尿病）之间的联系，一种潜在的慢性疾病（如抑郁症）会影响两者的关系，久坐（非刺激）行为时间增加而导致社会和其他认知刺激的减少也会影响两者的关系。

然而，与观看电视的时间对认知功能的负面影响相比，其他社会刺激类久坐行为（如在阅读和考虑数学难题方面的久坐行为）能对认知功能产生益处（Uchida 和 Kawashima，2008）。其他类型的久坐行为也可能是有益的，特别是对于因为慢性病被限制身体活动的病人及老年人而言。在下一节中会讨论将观看电视这种被动接收信息的久坐行为转变为主动接收信息对认知有益处的久坐行为。由于缺乏不同类型的久坐行为和认知结果的详细评价的研究，因此很难划分久坐行为的类型，而且大多数研究关注的对象是儿童或老年人。

依据用进废退学说，人们断定大脑是可以被训练的，所以大脑训练活动是一项高效率且受欢迎的活动。这些大脑训练活动在儿童（Thorell 等，2009）和老年人（Papp，Walsh 和 Snyder，2009；Smith 等，2009）身上已经体现出一定的效果，但由于干预方法和效果的测试方法存在一定的重合，所以不能确定认知功能的提升是由于习得效应还是干预方法所影响的。在一项涵盖所有年龄段的 11430 人参与的大型在线大脑训练方法研究中，要求参与者完成认知训练任务，旨在提高推理能力、记忆力、计划制订水平、视觉空间技能水平和注意力，每天一次，持续 6 周（Owen 等，2010）。本研究的作者记录了每个接受认知任务训练人员功能的显著改善情况，但即使是在相同领域的密切相关的认知测试下也没有发现未经训练人员能力提升的证据。因此，目前对于健康成人脑训练的广泛益处几乎没有一致的证据，寻找特定的久坐行为能对认知功能有益这一说法的证据仍然存在相当大的困难。

四、老年人

与年轻人群相对一致的结果相反，肥胖与认知之间的关系在老年人群中并不确定，不同研究的结果是不一致的（Smith 等，2011）。这可能是因为将身体质量指数用来评定和年龄有关的肥胖症并不可靠，以及伴随着严重的健康状况（如癌症和晚期痴呆）导致的体重下降，也会影响老年人的认知水平。然而，维持健康的体重以及适度的体力活动对于健康的老年人以及轻度认知障碍和痴呆的老年患者的认知功能仍旧有益，这和年轻人群的结果是一致的（Clifford 等，2009；Hogervorst 等，2012）。有趣的是，Arnardottir 及其同事（2016）的最新研究表明，当用加速度计测量时，老年人的体力活动和久坐行为都与脑萎缩的测量结果相关，并且随时间的变化这两种行为都与预期方向有关，这将有助于我们研究久坐行为与认知功能相关的生物学合理性。此外，Hamer 和 Stamatakis（2014）进一步提出了以下观点——当把身体成分及身体素质的影响排除后，久坐行为对心理健康和认知功能仍有影响。2008—2009 年，有研究对英国老年人进行了 1 年的跟踪性观察，在对平均年龄为 65 岁的老年人进行 2 年随访后发现，较长时间观看电视（≥6 小时/天与<2 小时/天）的人群表现出了更高的抑郁症患病率和更差的整体认知功能。网络的使用导致了相反的结果，在把 BMI、社会经济状况及其他因素的影响去除后，两者的相关性仍旧显著。

由于慢性疾病和跌倒等急性事件的发生频率和严重程度较高，影响久坐行为和认知功能的潜在、复杂的因素在老年人中也更为明显。随着当下人们预期寿命的不断增加，老年痴呆症逐渐受到人们的关注。认知储备理论（Stern，2002）表明认知功能下降到一定阈值会导致痴呆症的发生，这意味着提高中老年人的认知功能可以降低患痴呆症的风险。尽管儿童心智能力的测量与痴呆风险具有显著性负相关，但是认知功能对老年人患迟发性（65岁以后）痴呆风险的影响已得到很好的论证（Whalley 等，2000）。

因此，和年轻人群一样，久坐行为可能通过身体成分、心血管健康状况、抑郁等心理健康状况来影响认知功能，也能通过对关键心理技能的认知刺激来影响认知。在老年人中进行认知刺激和脑部训练的研究更为广泛。例如，在控制了教育和基本认知能力后，病前的阅读活动对于阿尔茨海默病患者认知功能的下降速度有着良好的控制效果（Wilson 等，2000），这项研究表明，把时间花费在阅读上的久坐行为与其他类型的久坐行为相比，对认知功能有着不同影响。一些认知干预研究表明进行一些干预活动可对健康老年人产生积极作用，这些干预活动包括进行一般的认知功能训练（Ball 等，2002）、更加具体的工作记忆训练（Buschkuehl 等，2008）。

然而，样本容量更大的研究发现认知干预对痴呆风险的影响效果并不一致（Papp，Walsh 和 Snyder，2009），这主要是由于方法学的问题，如干预方法、随访时间、测试标准不一致或缺少对应的对照组而导致。尽管如此，在患有老年痴呆症的老年组中，也表明了认知刺激治疗干预措施的有效性，用整体认知功能（精神状态检查简表）和阿尔茨海默病认知量表进行测量也发现了同样的效果（Spector 等，2003）。一项临床实验的荟萃分析得出认知刺激训练有利于改善轻中度痴呆患者的认知功能（Woods 等，2012）。尽管已发表的文章中存在许多方法论的问题，但还有另一项系统性综述也肯定了对健康老年人及认知功能衰退的老年人进行认知训练的作用（Gates 和 Valenzuela，2010）。

第三节　久坐行为和与健康相关的生活质量

研究人员除了研究抑郁症外，还在研究久坐行为和其他心理健康指标之间的关联，包括常见心理指标的测量（如和健康相关的生活质量）。

Hamer，Stamatakis 和 Mishra（2010）分析了"苏格兰卫生调查"这项研究中的近4000名参与者的数据。在观看电视和屏幕设备（TVSE）上花费的时间反映了闲暇时期的久坐行为。常规健康调查表（GHQ-12）被用来评估心理健康状况，该量表对幸福、抑郁、焦虑和睡眠障碍等问题进行了分析，也使用了 SF-12 的心理健康部分，研究发现每天花费在 TVSE 的时间超过4小时的 GHQ-12 的得分明显偏高（反应心理健康的糟糕状况）。然而，如果分析数据时没有去除混杂因素（包括体力活动和身体功能）的影响，那么尽管两者之间的相关性很强，但是也仍会下降。

另外，Davies 及其同事（2012）报道了一项横断面研究，其数据来自3500名澳大利亚成年人，该研究采用和健康相关的生活质量（HRQL）、身体活动、屏幕时间（在闲暇时间和工作中使用电脑和电视的时间）作为测试指标。身体活动度低、屏幕时间长的人 HRQL 的状况更糟糕且这种状况在男性中表现得更为明显。此外，与充足的身体活动、较低的屏幕时间的对照组相比，身体活动度低、屏幕时间长的实验组（在过去的 30 天中有至少 14 天的不健康生活）的 HRQL 得分是对照组的 4.54 倍。而这种特征在女性受试者身上并不明显。

Sanchez-Villegas 及其同事（2008）对西班牙 10000 多名大学生进行了 6 年的跟踪性调查，作者计算了自己报告的屏幕使用时间的久坐指数，并通过抑郁、双相情感障碍、焦虑和压力评估了心理健康状况。超过 8000 名参与者的数据显示，有较长久坐时间组（>42 小时/周屏幕时间）和每周静坐时间少于 10.5 个小时的组相比，前者组员患精神疾病的概率会明显增加（OR=1.31）。

Balboa-Castillo 及其同事进行了一项前瞻性队列研究（2011）。同样，在西班牙也针对 1000 多名成年人进行了这项研究，分析年龄在 62 岁以上老年人的休闲体力活动以及他们每周的静坐时间。6 年后，使用 SF-36 评估 HRQL，HRQL 测试可以反映身体健康和心理健康状况，并用四个子量表（活力、社会功能、情感变化和心理健康）评估心理健康。这四个子量表的示例项如下：

活力：能量和消耗；

社会功能：程度和时间；

情感变化：参与度低；

心理健康：紧张、平静、快乐。

在 Balboa-Castillo 及其同事的研究中，自我报告的每周静坐时间可以独立于包括体力活动在内的典型混杂因素而预测 6 年后的 HRQL（图 12-4）。所有四个心理健康子量表都显示出显著的线性趋势。

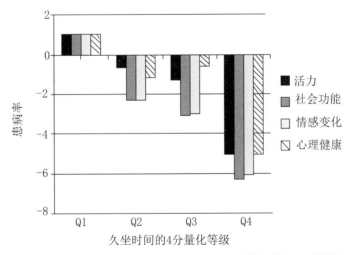

图 12-4　1097 名 62 岁以上老年人 6 年的自我报告的每周静坐时间等级的
HRQL 的 4 个维度的患病风险

注：数据引自 Balboa-Castillo 等，2011。

有趣的是有研究者对中国台湾 1000 多名老年人进行了 8 年的跟踪性研究，发现体力活动和某些类型的久坐行为的主观幸福感呈正相关（Ku，Fox 和 Chen，2015）。这些久坐行为包括观看电视、社交聊天和阅读。这表明，一些社会性久坐行为对主观幸福感有益，其他的久坐行为可能有益于认知参与，但还需进一步的研究。

Biddle 和 Asare（2011）对儿童、青少年的体力活动和心理健康的相关性进行了回顾，文中研究者首次对这个年龄段儿童的久坐行为和心理健康之间的相关性进行了简要的回顾，综述中有 9 篇论文就两者之间的相关性进行了阐述。该研究者得出结论，久坐持续的时间越长（以视屏时间为主），心理健康状况就越差。Primack 及其同事（2009）的一项研究在本章前部分讨论过（见"久坐行为与抑郁症"一节）。其他研究评估了各种类型的久坐行为，如观看电视、使用电脑、使用电话、收听收音机，通过日记或日志自我记录的久坐行为，以及使用加速度计测量的全部久坐时间。心理健康的测量指标包括 HRQL、幸福感、心理健康、自我评定、自尊心、同伴关系等。所有研究中至少有一项分析表明：较高水平的久坐行为和较差的心理健康水平的相关性很高。这种现象在观看屏幕媒体类的久坐行为中表现得最为明显，有研究采用屏幕时间作为久坐行为的评估方法，也有研究采用其他类型的久坐行为进行评估（看电视、听广播），只有一半的研究将体力活动作为混杂因素进行分析。

Tremblay 和其同事（2011）就久坐行为对健康的影响进行了全面、系统的综述。目前尚不清楚为什么只采用自尊心，而不是 HRQL 或抑郁症作为心理健康的关键指标（虽然有亲社会行为和学业成绩的分析）。对自尊心的综述研究表明，高水平的久坐行为和低水平的自尊相关。然而一个更全面系统性的综述表明年轻人的久坐行为和自尊之间的关系是不确定的（Suchert，Hanewinkel 和 Isensee，2015）。

久坐行为和心理健康研究的三个关键问题

①研究方法：久坐行为的测试方法。研究久坐行为对心理健康影响的关键是要确定久坐行为的本质和背景。对于久坐行为对心理健康影响的研究，量化久坐的总时间是不够的，还需要了解久坐行为的性质，如看电视、使用电脑、汽车旅行等，然后确定久坐行为的背景，如是否存在社会互动、认知参与度低等。不同类型的久坐行为也解释了为什么不同的研究发现久坐行为对心理健康的影响不同，如观看电视被认为是一种被动行为，具有较小范围的认知和社会互动，常常和较差的心理健康状况相关，而其他类型的久坐行为可能对心理健康没有负面影响甚至会产生积极的影响。对心理健康有积极作用的久坐行为可能是需要久坐的社交活动和在认知上具有挑战性的计算机任务。

②研究结果：心理健康指标的选取。心理健康结果的测评通常采用多个常用的指标。心理健康和久坐行为之间的联系似乎是合理的，如果两者之间的关系是确实存在的，那么这种关系是复杂的，主要取决于结果变量。观看电视的久坐行为和抑郁症之间的联系虽然合理，但和自尊心没有关联。

③反向因果关系：精神状况不佳会使久坐行为加剧，这也验证了反向因果关系。有关两者的反向因果关系的横断面研究并不多，需要更多的实验研究，同时尽管目前已有纵向研究和前瞻性研究（Primack 等，2009），但是仍需要更多研究支持。在这个领域中已开始使用大数据分析久坐行为是否会影响心理健康或久坐行为是否可以预测未来的心理健康状况。

第四节 总 结

除了越来越多的证据表明久坐行为会对身体健康造成不良影响外，也开始有研究证明心理健康也可能受到影响。然而，这一研究领域是复杂的，因为不同形式的久坐行为的性质和特点各不相同，且某些心理健康结果是否会比其他结果更易受影响的问题尚未明确。

本章说明了久坐行为（尤其是观看电视）和较差的心理健康状况存在交叉联系。这种现象的出现是否是由反向因果关系造成的尚未确定。也就是说，有一些前瞻性和纵向联系的证据已经证实了这一理论，但相关的实验证据很少。久坐行为和认知功能之间的联系在所有的年龄段都存在。体力活动具有一定的积极影响。过度的久坐行为可通过体力活动的减少、肥胖概率的增加和不健康的身体成分等方面影响认知功能，甚至对认知功能产生负面影响。然而，至少部分与久坐行为相关的因素也可能是由影响两者的潜在健康状况所驱动的。最后，似乎是特定类型的久坐行为（如看电视）对认知功能产生了负面影响，而刺激认知功能和社会互动类型的行为似乎对认知功能有积极效应。当然还需进行更多研究来验证特定类型的久坐行为对认知功能的积极效应。

本章回顾了久坐行为对心理健康的影响，同时也增加了一些身体健康状况的内容。总体来说，我们可以得出高水平的久坐行为和较差的心理健康状况有关的结论，但是支持这一结论的证据并不充分，还有以下三点需要明确，以便把这个结论放在正确的情境中给人以警示：久坐行为的研究测量方法、心理健康结果的类型、反向因果关系。

关键概念

①与健康有关的生活质量（health-related quality of life）：涉及心理、身体、社交功能以及主观幸福感等多个维度。

②心理健康（mental health）：一个通用术语，指心理的积极与消极状态以及心理倾向。

③反向因果关系（reverse causality）：对于两者之间关系（久坐行为和心理健康）的合理解释可能存在相反的关系。

久坐行为似乎和能够导致身体健康状况变差的一系列行为相关，但目前我们对于心理健康的结果知之甚少。

久坐行为（特别是观看电视）与心理健康状况不佳相关。这种关联可能反映出反向因果关系，心理健康状况较差的人可能有更多的久坐行为。

研究问题

①为什么有些类型的久坐行为和低水平的心理健康状态相关？

②为什么和不良心理健康状态相关性最强的久坐行为是观看电视？

③为什么有些类型的久坐行为有益于认知功能的发展？

④多大强度的久坐行为可能会对心理健康有害？

⑤将久坐时间碎片化与减少总体久坐时间相比，哪一种做法会对心理健康更有益？

⑥什么是反向因果关系？为什么它可能会揭示久坐行为和心理健康之间的一些关联？

第三部分

久坐行为的测量与分析

对于久坐行为与健康的研究，高质量的测量是必不可少的。因此，在第三部分的五章中，对久坐行为的测量与分析进行了全面论述。书中涵盖了测量久坐行为的传统方法和未来的可能方法。

在第十三章中，Barbara E. Ainsworth 和其同事采用调查问卷法评估久坐行为。大多数关于久坐行为与健康的流行病学证据——如第二部分前几章所述——来自使用问卷法评估久坐相关行为暴露的研究。如作者所述，其中三章涉及与久坐行为相关的测量技术发展的前沿情况，这三章并没有否定第十三章中描述的自评报告方法的重要性。自评报告仍然是在上下文中通过对行为学表征的研究，获得重要行为学因素的支撑内容。在理解久坐行为的决定因素和制定干预措施时，高质量的自评报告数据仍然是研究议程的关键内容。了解久坐行为的背景、目的和功能在制定和评估干预措施时尤为重要，在第五部分的章节中将对此进行阐述。

新兴的测量技术为久坐行为研究提供了更好的方法。在第十四章中，Kong Y. Chen 和 Richerd P. Troiano 讨论了使用运动传感器评估久坐行为的问题，为相关技术提供了具有一定说服力的见解，以及在基于人群研究中获取海量数据以评估干预结果和获知用于其他研究目的的小型轻便设备的可能性。在第十五章中，David Bassett 和 Dinesh John 全面概述了使用生理传感设备评估久坐行为的方法，介绍了大量的行为、生物和功能维度，这些维度可通过使用全新的、快速发展的设备测试上述维度的表征。在第十六章中 Dinesh John 与 Stephen Intille 进一步探讨了运用新技术-能力跟踪、评估久坐状态的方法。具有较强的功能传感、数据存储和数据传输能力的小型设备为创新研究提供了大量机会，可用来说明久坐行为及行为变化与重要健康结果之间的关系。

第三部分运用插图法，阐述了久坐行为研究中使用的技术驱动的传感器、数据采集、存储和传输能力。然而，所有的数据最终都必须成为有效信息。在第十七章中，朱为模（WeimoZhu）讨论分析了久坐行为数据的心理测量学问题。他为学生和研究人员提供了强有力的指导，强调了对数据的反思，以及为此而开发新方法的重要性。

第十三章

使用调查问卷评估久坐行为

芭芭拉·E.安斯沃恩（Barbara E. Ainsworth）；阿尔贝托·弗洛雷斯·普雷戈内罗（Alberto Flórez Pregonero）和法比安·里维埃（Fabien Rivière）

通过阅读本章，读者将了解如何在研究和实践中应用问卷调查评估久坐行为。阅读完本章后，读者应能做到以下几点：

①了解用调查问卷评估久坐行为的目的。

②列出久坐行为评估问卷的关键组成部分。

③确定久坐行为评估问卷的信度和效度的类型。

④列出管理久坐行为评估问卷所需的技能。

⑤评价现有久坐行为评估问卷存在的不足。

顾名思义，调查问卷是由一组选定的系列问题组成的调查工具，用于确认个体信息或个体对某一主题的看法。大多数大规模的研究和意见调查都使用问卷来获取信息。美国人口普查局（U.S Census）每十年就会向住户邮寄一份调查问卷，以确定住在房屋和公寓里居民的人口特征。他们要求居民提供自己的年龄、性别、种族和民族、婚姻状况、家庭收入、受教育程度和职业以及居住在家庭中的人数等信息（美国商务部，2010）。其他美国政府机构每年都进行一次调查问卷，其中包含模块化调查问卷。行为危险因素监测系统（BRFSS）具有了解水果和蔬菜的摄入、运动和体力活动、危险驾驶和癌症筛查以及其他危险因素等主题的识别模块功能，这些因素会使成年人面临发生事故及过早患上慢性疾病的风险（美国疾病预防控制中心，2014）。

各种问卷的类型和长度均不同。体力活动和久坐行为调查问卷可以包含一些简单的问题，受访者只需回答是或否，如"你昨天看电视了吗？"。另一些则需要通过详细的算术运算来得出答案。例如，一份调查问卷可以要求被调查者回忆过去一周看电视的时间，这需要知道一个人在过去一周中看电视的天数和每天看电视的平均时间。回忆信息的时间可能像昨天一样近，也可能像过去一年或一生那样遥远。调查问卷也可能有 2~300 个问题。理想情况下，问卷应以尽可能短的篇幅获得所需信息。多年来，调查问卷的交付模式不断变化，从书面答题输入数据存储，转变为在表格上填写扫描到机器中读取数据，再到现在使用计算机或移动应用程序在触摸屏上管理问卷，将答案直接输入网络数据库。

用于确定久坐行为的问卷类型多种多样。一些调查问卷的关注点集中在人们职业环境中的久坐时间（Clark 等，2011；Yore 等，2006）和非职业环境中的久坐时间，如观看电视、使用电脑的时间及通过汽车、卡车、公共汽车、飞机或火车旅行的时间（Gardiner 等，2011；Rosenberg 等，2010）。调查问卷在过去的一天或一周内还评估了多种类型的久坐行为（Clark 等，2013；Rosenberg 等，2008）。本章重点介绍问卷调查的特点、在选择问卷时应考虑的重要测量质量，以及管理问卷的注意事项，还提供了一些用于研究久坐行为和相关健康结果的调查问卷示例。

第一节 调查问卷的关键组成部分

大多数用于评估久坐行为的调查问卷都依赖于人们回顾过去在一段时间内久坐行为的频率（Frequency）、持续时间（Duration）和类型（Types）。由于久坐行为被认为是低强度的行为，因此没有必要在问卷中确定久坐行为的强度。久坐行为表现为坐或躺，活动的类型包括看电视、使用电脑工作、开车或乘坐公共交通工具、听音乐、说话和阅读。久坐调查问卷的总分包括每天或每周的分钟或小时数或强度分数组合，称为代谢当量（METs），以及强度与时间的乘积，分别表示为 MET-分钟和 MET-小时。久坐行为调查问卷的管理方式可包括自我管理或面试官管理。以下各章节解释了问卷的基本组成部分。表 13-1 为久坐行为问卷基本组成部分的示例。

一、回顾性问卷

回顾性问卷是多种多样的。如表 13-1 所示，久坐行为调查问卷（SBQ）（Rosenberg 等，2010）使用典型工作日评估人们花费在久坐行为中的时间，而国际体力活动问卷（IPAQ）（Craig 等，2003）是使用典型工作日回忆框架来评估一天中人们花费在久坐行为中的时间。很多问卷常用的回顾时间为一周，因为在过去很长一段时间中很难回忆起相关信息，而单独某一天的数据可能无法反映出日常的久坐行为（Healy 等，2011）。

表 13-1 久坐行为调查问卷内容

回忆框架	频率（frequency）	持续时间（duration）	模型（mode）	领域（domains）
简版国际体力活动调查问卷（Rosenberg 等，2008；Craig 等，2003）				
典型工作日		开放性：时或分/天	一般坐式时间和体力活动时间	目的、环境、姿势和时间
工作场所的久坐时间调查问卷（Clark 等，2011）				
上周的平均工作日	工作一小时期间休息的次数	开放性：时或分/天 明确性：休息次数	久坐时间	目的、环境、姿势和时间
久坐时间自诉调查问卷的自我报告（Gardiner 等，2011）				
上周		**开放性：时或分/天**	**休闲时坐和躺的时间**	**目的、姿势、社会和类型**
过去一日成人久坐时间调查问卷（Clark 等，2013）				
过去的一天		开放性：时或分/天	在各种各样类型的活动中坐和躺的时间	目的、环境、姿势、时间和类型
久坐行为调查问卷（Rosenberg 等，2010）				
典型的工作日、周末		明确性：时/周	在家和工作时的坐的时间	目的、姿势和类型
久坐时间和活动的问卷报告（Neilson 等，2013；Csizmadi 等，2014）				
过去 4 周中的平均每天	过去 4 周中的天数	开放式：时或分/天	24 小时中的体力活动时间、久坐时间和睡觉时间	目的、环境、姿势、状态、时间和类型
耶鲁体力活动调查（Dipietro 等，1993）				
超过上一个月的平均天数		明确性：时/周	整体坐的时间和体力活动	姿势和时间
青少年久坐时间调查问卷（Hardy，Booth，和 Okely 2007）				
在学校上学的每一天	一周中的天数	开放式：时或分/天	不同类型坐的时间	目的、环境、姿势、时间和类型
青年危险行为调查（Schmitz 等，2004）				
每天在学校的时间		明确性：时/周	整体坐的时间	姿势、时间和类型
自我管理体力活动的检查表（Sallis 等，1996）				
昨天上学前和放学后		开放式：时或分/天	体力活动和屏幕时间	时间和类型
SIT-Q-7d（Wijndaele 等，2014）				
过去 7 天中平均的工作日和周末	在这期间的休息时间	明确性：时或分/周以及休闲活动的数量	久坐和睡觉时间	目的、姿势、相关行为、时间和类型

二、频率（frequency）

频率（frequency）指一个人在几天、几周、几个月或几年的时间里进行某项行为的次数。在久坐时间的自评报告调查问卷中，受访者回忆起过去一周其看电视的天数（Gardiner 等，2011）。另外，在过去一日成人久坐时间调查问卷（Clark 等，2013）中受访者回忆其一天中看电视的次数。通常情况下，人们很难回想起前一周的信息。此外，回忆一天看电视的信息时可能会低估一周中其他几天看电视的时间。

三、持续时间（duration）

持续时间（duration）是指久坐行为中花费的时长（分钟或小时）。IPQA 在典型工作日中只有一个问题是关于每天坐持续的时长。虽然大多数问卷要求受访者回忆其久坐行为持续的时间（以小时和分钟为单位），但 2009 年的 BRFSS 包括一个职业问题，要求受访者指出他们在工作中是否大部分时间都是坐、站、走或从事其他劳动活动的（美国疾病预防控制中心，2009）。

四、模式（mold）

久坐行为的类型也被称为行为模式（mold）。总体而言，看电视是最常见的活动类型，是用来表示久坐行为的常用指标。大多数调查问卷确定了多种类型的久坐行为，如看电视、工作、看孩子、做作业、交通或其他休闲活动（Healy 等，2011）。例如，SBQ（Rosenber 等，2010）确定了 9 种类型的久坐行为（看电视、玩电脑游戏、听音乐、打电话、办公室和文书工作、阅读、演奏乐器、工艺美术以及开车）所花费的时间。让受访者确定其在这些活动中的姿势（躺、坐和站），可更好地理解久坐行为。

应结合研究或调查目标，设计问卷中久坐行为的类型、频率、持续时间和回忆框架的信息与性质。如果目标是确定有多少人每周 5 天或更多时间看电视，则询问持续时间就不重要。相反，该问题可写成："你每周看几天电视？"然而，如果一项研究的目的是确定每周看电视时间与健康状况之间的剂量-效应关系（看电视的时间越少越好），则要求受访者回忆其每天看电视的天数和时间就很重要。

五、领域（domains）

在选择问卷的过程中，确定测量久坐行为的特征是一个重要的步骤。基于对久坐行为的共识性分类（Chastin，Schwarz 和 Skelton，2013），可分为以下 9 个主要领域：目的（原因）、环境（地点）、姿势、社会背景（与谁）、测量（工具和量化问题）、相关行为、状态（人的心理和功能状态）、时间（行为发生时间），以及行为类型。每个领域由许多子类别组成，如姿势领域是由坐、躺和其他姿势的子类别组成的。通过问卷调查，所测得的久坐行为特征存在显著差异。例如，大多数久坐行为的调查问卷测量的是每天看电视的时间，但只有两份调查问卷测量了进行相关其他行为的时间，如吃零食、静坐 Q-7d（Wijndaele 等，2014）和静坐 Q-12m（Lynch 等，2014）的时间。在制定或选择调查问卷时，应根据研究的对象和目的，确定久坐行为的特点。

全球调查问卷旨在对个体久坐行为水平进行一般分类，因此其不需要像其他的全面的调查问卷那样来测量更多的久坐行为特征。全球调查问卷的篇幅很短（仅包括 1~3 个项目），可用于受空间限制的人口健康调查。例如，一份调查问卷旨在评估在监测活动中存在的潜在问题，将看电视时间作为总久坐时间的评价指标之一（Pettee 等，2009）。与之相反，一些调查问卷被开发出来，用以对久坐行为进行更全面的测量。这些问卷旨在通过测量分类学中确定的大多数领域的子类别来描述日常生活中久坐行为的模式。SIT-Q-7d 是比较全面的久坐行为问卷调查，在工作日和周末期间，它有 68 个项目测量工作日和周末人们花费在工作、交通、家庭、教育、社交饮食和看护行为等不同久坐行为中的时间。对久坐行为问卷内容的系统综述已确定并比较了每类调查问卷测量久坐行为的特征，可帮助调查人员或从业者选择最合适的问卷（Riviere 等，2015）。

第二节　调查问卷的测量原理

当选择一份问卷来收集关于久坐行为的信息时，应该提几个问题。首先，问卷有效吗？也就是说，受访者能够回忆起在问卷调查中罗列出的久坐行为的类型吗（Thomas，Nelson 和 Silverman，2010）？另外，问卷是否能够测量想要评估的久坐行为类型？

效度有几种形式。一种是逻辑效度，是指调查人员试图识别的信息类型。例如，2009 年的 BRFSS 中想了解受访者在工作时坐、站或走的状态，使用的问题是"一般来说，以下哪个选项能够很好地描述你在工作中的状态？（a）大部分时间是坐着；（b）大部分时间是坐着和站着；（c）大部分时间是行走"。因其涉及一个关于所需行为类型的直接问题，因此它具有逻辑效度。

另一种形式的有效性是内容效度。顾名思义，内容效度保证问卷有足够的内容评估行为领域。在澳大利亚妇女健康纵向研究中用于测量久坐行为的调查问卷（Marshall 等，2010）旨在确定一个人久坐时不同的环境，例如，在交通运输过程中（如汽车、公共汽车）、工作时（如坐在办公桌前）、在家中（如在看电视或者使用电脑期间静坐或者躺）、闲暇活动时（如划船、钓鱼）。如果专家们认为问卷涵盖了所需的领域行为，则内容有效性就被认为是可以接受的。

结构效度关系到一份问卷是否符合定义，或久坐行为的建构。例如，假设久坐的行为被定义为非运动或代谢能量消耗（METs≤1.5 倍的低强度运动。这将把睡眠（0.95 METs）、静坐（1.3 METs）和站（1.3 METs）等活动归类为久坐行为（Ainsworth 等，2011）。满足该阈值范围活动的问卷具有可接受的结构效度。

在研究环境中，调查人员通常希望确保问卷按照预期测量久坐行为。他们通过将问卷与某些标准进行比较，这些标准通常是对久坐行为或其他问卷的客观衡量，称为效标效度。还有两种效标效度用于评估久坐行为问卷：即同步效度和预测效度。同步效度通常通过将久坐行为问卷的回答与可穿戴活动监测器（即加速度计或倾斜仪）的输出结果相关联，或将另一个先前验证的用于评估久坐行为的问卷相关联来衡量。为了验证过去一天的回忆性问卷，Clark 和同事们（2013）将调查问卷的得分与两种标准测量方法得分进行比较：一种是加速计（ActiGraph model GT3X +），它可以检测运动和非运动的强度和持续时间（duration）；另一种是测量躺、坐、站和移动动作的问卷。

罗森博格（Rosenberg）和其同事（2010）通过对比加速计和 IPAQ 来验证 SBQ。SBQ 久坐评分与在 IPAQ 中获得的每日坐姿时间有显著相关性（$p<0.00$），这有助于验证 SBQ 中的同步效度。

研究者通过调查问卷来预测久坐行为对未来事件的风险，如患肥胖、糖尿病或心血管疾病的风险，这可以帮助预判问卷的预测效度。顾名思义，预测效度是使用行为信息和人口统计信息（如年龄、体重和性别）来建立预测未来事件风险方程的。使用久坐行为数据的预测方程尚未报道，然而，Hu 和同事（2003）观察到，在对主体为妇女的护士健康的研究中，每天看电视的时间增加 2 小时，将使肥胖率增加 17%~30%，患糖尿病的风险增加 5%~23%。这些关系在第 7 章和第 8 章中已得到讨论。

在使用久坐行为问卷之前，我们必须要问的第二个问题是，问卷在重复使用的情况下是否可信？信度（也称为重复性）是指在相似条件下多次给同一人使用问卷时产生相同结果的一致性（Thomas，Nelson 和 Silverman，2010）。衡量信度的常用方法是每隔一周或一个月进行两次问卷调查。相似的分数反映出更高的信度，在以减少久坐行为为目标的干预研究中，问卷的可靠性非常重要。如果调查问卷的层级间可靠性低，研究人员就不会信任研究目标产生的预期结果。一份具有高信度的问卷（$r\geq0.70$）只要是有效的且能避免其他误差来源，就能提供对所报告行为的一致测量结果。久坐行为调查问卷样本的有效性和可靠性如表 13-2 所示。

表 13-2 久坐行为问卷的测量质量

研究	效度		信度	
	测量标准	系数	试验-复试回忆的框架	系数
国际体力活动问卷调查表（Rosen-berg 等，2008；Craiy 等，2003）	Acti Graph CSA 7164 穿戴 7 天	Spearman's $r=0.34^a$	3~7 天	Spearman's $r=0.81^a$
工作场所久坐问卷（Clark 等，2011）	ActiGraph GT1M 穿戴 7 天	总久坐时间，Spearman's $r=0.29$，95% CI（0.22，0.53）；间歇，Pearson's $r=0.26$，95% CI（0.11，0.44）	未测量	未测量
自评问卷（Gardiner 等，2011）	ActiGraph GT1M 穿戴 7 天	总时 Spearman's $r=0.30$，95% CI（0.02，0.54）	1 周	Spearman's r $=0.56$，95% CI^b（0.33，0.73）
过去一天的成年人的久坐问卷（Clark 等，2013）	activPAL 版本 3 和 ActiGraph GT3X+ 穿戴 7 天，计数 <100	activPAL 结果，Pearson's $r=0.58$，95% CI（0.40，0.72）；Acti-Graph100 计数，Pearson's $r=0.51$，95% CI（0.29，0.68）	6 个月	ICC$=0.50$，95% CI（0.32，0.64）
久坐行为问卷（Rosenberg 等，2010）	ActiGraph 7164 穿戴 7 天，计数 <100；IPAQ 总坐式时间	ActiGraph<100 计数，男性，$r=-0.01$（$p=0.81$），女性，$r=0.10$，（$p=0.07$）；IPAQ 总久坐时间，男性，$r=0.31$（$p=0.00$），女性，$r=0.28$（$p=0.00$）	2 周	工作日 Spearman's $r=0.79$，95% CI（0.58，0.85）；周末 Spearman's $r=0.74$，95% CI（0.65，0.78）
久坐时间和活动报告问卷（Neilson，等，2013；Csizmadi，等，2014）	未报道	未报道	3 个月	久坐时间，ICC$=0.53$，95%CI（0.37，0.66）
耶鲁体育活动调查（Dipietro，等，1993）	未报道	未报道	2 周	Spearman's $r=0.42$ -0.65

续表

研究	效度		信度	
	测量标准	系数	试验-复试回忆的框架	系数
青少年久坐活动调查（Hardy，Booth 和 Okely 2007）	未报道	未报道	2 周	ICC＝0.57，95% CI：0.25，0.76
青少年风险行为调查（Schmitz 等，2004）	245 名中学生填写日志	Spearman's 的 *r*＝0.46，平均差＝−0.04小时	1 周	Spearman's *r*＝0.68
自我管理的体力活动调查（Sallis 等，1996）	Caltrac 加速度计穿戴 1 天	Pearson's *r*＝0.30，（*n*＝97）	未报道	未报道
SIT-Q-7d（Wijndaele 等 2014）	activPAL3 穿戴 6 天	Spearman's *r*＝0.37，（*n*＝402）	中位数＝3.3周	ICC（95%）＝0.53（0.44~0.62）

注：[a] 未报告的标准差或置信区间；[b]CI＝置信区间。

在使用久坐行为调查问卷前要问的第三个问题是：可能影响调查问卷的结果的错误来源是什么？常见的调查问卷中的两种误差来源是：随机误差和系统误差。随机误差是由于不实地报告与调查对象和测试条件有关，与调查问卷本身无关。通过标准化测试条件，防止参与者疲劳、提高其回忆信息的动机，并使用适合受访者的问卷管理方式，例如，使用面对面、基于网络的、访问者或自我管理的方式，可以最大程度地减少随机误差发生的概率。如果在研究环境中使用调查表来评估久坐行为，那么研究中必须有足够的参与者，这样一个人的得分才不会影响群组的平均值。

系统性误差与问卷的属性相关，会改变问卷的意图，使其呈现虚假的高分或低分。导致系统误差的条件包括使用问卷的类型与被调查者理解和完成问卷的能力不匹配；使用的调查问卷不能衡量测量行为的内容；使用过于冗长的问卷，或者让读写能力较差的人通过计算得到答案；使用的问卷评分过于复杂，很难用简单的计算机程序对其进行分析。确保问卷的有效性和可信度，可以最大程度地减小系统误差。

第三节 实践指南

与所有调查问卷一样，久坐行为问卷需要对不同人群久坐行为的频率（frequency）、持续时间（duration）和久坐行为类型、效度和信度进行判别。通常，用具有明确人口统计学特征的小样本（如大学生或工地员工）检验问卷的效度和信度。一旦被认为是有效和可靠的，问卷将在不同的人群中使用，其效度和信度也可能不同。由于问卷的效度和信度仅针对测试人群，因此在问卷用于目标人群前，需要对其效度和信度进行检验。例如，Neilson 及其同事（2013）对成年人进行了几次一对一的认知访谈，以评估对"久坐时间"和"该问卷"的理解。活动报告问卷用来评估成年人身体活动的能量消耗和久坐行为。通过访谈，他们发现了一些问题，其中一些问题的措辞模棱两可，受访者无法回忆起问卷上所问的信息，以及他们在多项活动中平均花费的时间。

受访者还将活动列入错误的类别，无法区分自我照顾活动的类型。研究人员在使用调查问卷前，修改了调查问卷以减少误差。

将久坐行为的调查问卷用于评估儿童、低阅读计算能力的成年人及认知障碍的老年人时，可能会将所需要的信息限制某一行为的频率。回顾性问卷也较短，将时间限制在过去 72 小时内（Clark 等，2013）。进行这些修改是由于回忆信息和执行数学计算方面存在的困难，这些困难主要是平均在多天和活动中花费在各种行为中的时间（Ainsworth 等，2012）。例如，3 天体力活动回顾（Pate 等，2003）是针对青少年的 24 小时回顾调查问卷，如果受访者每半个小时进行 9 项活动中的 1 项，就会记录。在这种情况下，受访者就可以避免回顾行为的确切持续时间（Duration）。ARIC-Baecke 成人调查问卷的范围从"一点也不"到"大部分时间"，以避免数字素养问题（Richardson 等，1995）。

以下 6 个步骤，可用于规范评估久坐行为的问卷（Ainsworth 等，2012）：

①确定需求：在使用前，调查员应确定调查的目的，如是在某一时间点测量久坐行为、跟踪久坐行为，还是将久坐行为与疾病和健康结果关联起来？

②选择问卷：问卷必须与受访者的认知能力、文化素养和读写能力相匹配。问卷也应有记录在案的可接受的信度和效度的证据，以及衡量研究需求的行为类型。应避免通过删除、添加问题或更改措辞修改问卷，因为这将否定已经建立起来的效度和信度。调查管理员和问卷管理员的任务是为预期目的选择适当的问卷。

③收集数据：受访者必须根据评估行为类型的回顾性内容来了解问卷的措辞和意图。数据收集者应该接受用于管理调查问卷程序的培训，还要弄清楚如果调查问卷是由调查员管理的，应如何促使受访者回忆信息。此外，调查员在完成调查问卷时也应向每个受访者发出相同的指示，避免提出答案建议。向受访者提供诸如假期或工作日程表等烦琐信息的日历，可能是对受访者回忆信息的有益提示。

④分析数据：调查问卷应该在受访者在场的情况下检查问卷的准确性，以确定是否有缺失的数据、是否存在过高或过低的不切实际的小时数或分钟数及不可接受的回答，如果某人不记得答案时要打个问号。负责统计的调查人员可以应用统计程序来解释问卷管理过程中可能出现的随机误差。

⑤创建总数：始终使用问卷中提供的评分方案。改变评分方案将使调查问卷的结果无法与使用相同问卷的其他研究进行比较。在报告调查结果前，应检查总结分数，以确定是否存在因应用评分方案的错误所导致的不现实的分数，并加以纠正。

⑥数据解读：管理问卷的人员应该全面了解久坐行为的普遍性和受访者的典型反应。如果调查问卷结果与其他体力活动、健康行为或健康和疾病状况进行统计学比较，研究者应了解该结果应该如何与具有相同目的的类似研究进行比较的方法。

文化翻译

对非英语国家的人使用问卷调查时，一个重要的问题是将其翻译成另一种语言，并使被调查对象理解。在使用问卷前，应通过语言和文化结合的翻译，使受访者理解。问卷翻译应为逐字翻译。文化翻译包括修改问卷中列出的词汇的类型和行为的示例，以反映目标人群对主题理解的程度。文化翻译可以通过让焦点小组或受访者调查组的人在语言翻译后对问卷进行评论来完成。Arredondo 及其同事（2012）提供了调查问卷文化翻译指南。

第四节　总结

在评估目标人群的久坐行为类型和预计持续时间（duration）时，问卷会很有价值。对使用人群而言，调查问卷必须具有信度和效度。此外，在久坐行为干预研究中使用的问卷应证明对评估久坐行为变化的可接受程度。

首先（是最重要的），那些计划评估久坐行为的人应该避免建立新的调查问卷。相反，他们应该选择一份经过验证并被认为可靠的问卷，该问卷在年龄、种族和民族及其他人口统计特征方面和拟调查样本类似。Healy 和他的同事们（2011）编制了一份关于久坐行为问卷列表，效度和信度系数适用于成年人。如果一项调查未对目标人群进行信度和效度评估，那么在进行研究之前，就需要对其信度和效度进行检验。

其次，需要进一步研究来验证和审查在不同人群（不同年龄、教育水平、城乡背景）使用问卷的信度。由于大多数问卷都是针对讲英语的人群而开发，所以翻译时仅使用语言翻译可能会使用没有文化背景的短语和词汇。如果要在非英语人群中使用问卷，还需要文化翻译。研究还需要检查久坐行为问卷检测干预研究中行为变化的能力。除了要求调查问卷具有可接受的效度和信度外，用于评估行为变化的问卷必须对正在发生变化的行为做出反应。Clark 和他的同事（2013）提供了一个例子，说明如何评估一份问卷，以反映在乳腺癌幸存者样本中对久坐时间的回顾。

关键概念

①久坐行为的领域（domains of sedentary behavior）：已确定了描述久坐行为的 9 个主要领域：久坐行为目的（原因）、环境（地点）、姿势、社会环境（和谁）、测量（工具和量化问题）、相关的行为（还有什么）、状态（人的精神和功能状态）、时间

（行为发生时间）和行为的类型（什么类型）。

②持续时间（duration）：调查问卷的关键组成部分之一，它确定了在久坐行为中所花费的时长。

③频率（frequency）：调查问卷的关键组成部分之一，表明久坐行为在特定时期内发生或重复发生的情况（即每周几天）。

④模式（mode）：调查问卷的关键组成部分之一，是用于描述久坐行为类型的问卷的关键组成部分（如看电视或开汽车）。

⑤问卷调查（questionnaires）：由一系列选定的问题组成的调查工具，这些问题是经过挑选和安排的，用来确定一个人的信息，或者一个人对某个话题的看法。

⑥回忆框架（recall frame）：调查问卷的关键组成部分之一，是指要求人们回忆过去发生的事件（如过去一天或者一个星期中发生的事件）。

⑦信度（reliability）：调查问卷能产生稳定且一致的结果的程度。例如，如果在 1 个月内，测试与重测的结果相似，则问卷是可靠的。

⑧效度（validity）：问卷的质量，表明它正在测量我们想测量的东西。不同类型的效度包括逻辑效度、内容效度、结构效度和标准效度。

研究问题

①访问 IPAQ 网站（www. ipaq. ki. se）并下载一份问卷。确定哪个问题要求的是久坐行为，并明确被访者认为的可能久坐行为类型。

②您正在寻找一份问卷，以确定孕妇的久坐行为，并且在文献中没有关于此主题的已发表的调查问卷。在这种情况下如何确定一份适用于评估孕妇的久坐行为的问卷？

③您必须选择一份久坐行为调查问卷进行研究。您找到了两份适合你的人口特征的久坐行为问卷，其中一份问卷具有良好的信度（$r=0.90$），但没有提及其效度，但似乎有足够的问题来评估您需要衡量的行为。第二份问卷具有较低的信度（$r=0.70$），但提到其效度由一组专家评估。你会选哪一份？阐述你选择的理由。

④对于流行病学研究，你需要确定与健康结果相关的久坐行为的 MET 强度剂量。你在问卷中会包含哪些类型的问题？

⑤在一项旨在减少上班族久坐时间的干预措施的调查问卷中，衡量久坐行为减少的必要条件是什么？

第十四章
使用运动传感器评估久坐行为

陈孔耀（Kong Y.Chen）和理查德·P.特罗亚诺（Richard P.Troriano）

通过阅读本章，读者将了解如何在技术上和实践中使用运动传感器监测久坐行为，以及如何将它们结合到实际应用中。阅读完本章后，读者应能做到以下几点：

①了解什么是运动传感器。

②在实践中探索运动传感器的工作原理。

③比较不同类型的运动传感器及其评估久坐行为的潜力。

④讨论未来运动传感器的需求和发展。

根据定义，运动传感器用于测量、检测或评估运动。作为一种量化人类活动的工具，其基本原理是基于物理原理，即由人提供的力来实现运动的改变。产生这种力量需要能量输出或能量消耗（EE）。因此，从理论上讲，对运动的测量与运动能量消耗的估算直接相关。所以，这在实践中应当引起足够重视，因为存在多个因素影响测量和建模误差的数据和结果。

使用运动传感器来评估人体运动生物力学的历史可以追溯到十五世纪，当时Leonardo da Vinci 为军事应用设计了一种机械步数计数器（计步器）（Mac Curdy，1938）。随后，在20世纪60年代，三轴加速度计被发明，它是通过在三块彼此垂直的钢板上安装应变仪构成的（Cavagna，Saibene 和 Margaria，1961）。每个板固定在两端，重量在中心。当传感器牢固地应用于对象时，它能够测量走动、跑步、跳跃和投掷等动态运动。很快，这种类型的传感器就被应用于运动障碍的医学研究，如帕金森综合征（Brody，1992）、假肢（Lanyon，1971）和步态分析（Morris，1972，1973）。Montoye 及其同事（1983；另见 Wong 等，1981）是最早的研究人员，他们认为加速计能够提供连续能量输出，并且与能量消耗紧密相关，从而为运动传感器用于客观测量身体活动奠定了基础。此后，相关实地研究很快得到开展，并发展迅速。

Welk（2002）完整回顾了基于加速度计的活动监视器在评估身体活动中的应用。然而，随着研究的不断发展和公共卫生对久坐行为的关注，我们特此重新探讨评估久坐行为时运动传感器的应用。如同任何基于传感器的测量一样，为了在评估久坐行为时适当地应用运动传感器，人们必须了解久坐行为本身的特征。第一章提到，久坐行为被定义为应满足以下三个标准：①拥有清醒时的行为特征；②能量消耗≤1.5 METs；③坐着或躺着的姿势。本章将针对运动传感器的使用，以及如何提高今后测量久坐行为的准确性、精度和可靠性进行具体的阐述。

第一节　运动传感器的关键部件

通常情况下有以下几种类型的运动传感器。最常见的运动传感器或检测器用于安全警报、灯开关和其他类似的定性功能，这些传感器通常被称为主动式传感器。它们发出光束（如红外线、微波）并检测其返回到接收器（图14-1）。当返回信号被扰动时，无论是在哪个预定阈值上的定时或幅度上，都会判断检测到运动，从而触发随之产生的动作。我们在严密控制的实验室（如气体代谢分析室）中使用这种方法，其中同时测量运动和能量消耗（通过氧气消耗和二氧化碳产生速率测定）。运动的测量通常用于指示静息或睡眠状态的最低活动水平，并且在这些周期期间的能量消耗是通过减少的活动伪影或噪声来计算的。类似的概念也被应用于动物量热仪中，使用均匀放置的激光或红外光束穿过腔室。

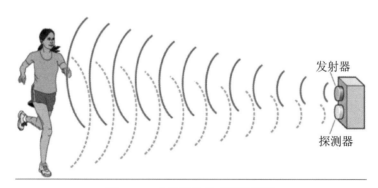

发射器

探测器

图14-1　主动运动传感器示意图

以测量人类运动作为背景，我们通常使用附着于受试者身体的传感器来客观地测量运动的类型和强度。与主动传感器相比，这些是一类被动传感器，不会发出和接收波或波束。相反，这些传感器基于其传感元件或传感器内的机电特性测量运动（它们将一种形式的能量传递为另一种形式，即从运动到电信号）（Chen 等，2012）。

第二节　运动传感器的测量原理

要评估人的动作，可以单独或组合使用各种各样的运动传感器，其中包括计步器、倾斜传感器、电子负载传感器、脚接触监视器、全球定位系统、气压计、陀螺仪和照相机。传统的计步器通常由简单的机械运动计数器组成，该计步器被夹在腰带上或戴在脚踝上。作为一种小型、便携式及经济实惠的简单设备，计步器的运行方式是记录行走和跑步过程中的步数。因此，计步器是运动处方、减肥干预和一般健康促进的常用工具。然而，据报道，在早期有一些不同类型的机械计步器，低估了较慢的速度行走的距离，并高估了快走或跑步时的距离（Washburn，Chin 和 Montoye，1980；Bassey等，1987）。最近开发的电子计步器能够更好地进行步幅检测，并可以附着在鞋带上、放在口袋里，甚至放置在背包中。据报道，这些用于记步和记录距离的装置精确度在 ±4.0% 以内（Giannakidou 等，2012）。然而，作为一种监测久坐行为的工具，计步器是有局限性的，因为它们只测量步数或动态运动。

倾斜传感器，如大规模集成（LSI）运动活动监视器，是一种简单的设备，它使用了对简单角度变化（即倾斜）敏感的水银开关（图 14-2）。在一项研究中使用 LSI 监测器来区分有很大 PA 状态差异的成年人群体（Cauley 等，1987）。LSI 读数与步行、跑步和骑行期间的能量消耗（或耗氧量）水平的相关性较低（Montoye 等，1983），如果这种传感器可以输出"开"或者"关"之外的更多信息，那么这种传感器就可以被修改为用于测量姿势的一种工具。

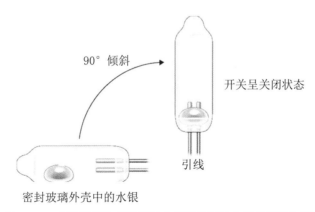

图 14-2　水银倾斜传感器通过水银开关调控仪器关闭及打开

电子负载传感器和足部接触监控器可在鞋后跟插入，以监测装载、提升或携带和行走活动中的负荷（Barbe 等，1973）。例如，步行式足部接触监测器可以估计每个步幅期间体重和脚接触时间的人体运动代谢值（Hoyt 等，1994）。由于传感器移位和使人体感到不适等技术和实际情况的局限性，这些设备（即鞋内步数计数器、足部接触监视器）在流行病学研究中尚未被广泛使用，目前尚无关于习惯性 PA 状态和日常能量消耗准确性的定义（Hoyt 等，1994）。然而，由于脚部的压力变化，这项技术可以用以站姿和坐姿的监测。

作为检测运动的主要装置或作为多传感器装置中的辅助装置，可以使用包括全球定位系统、气压计、陀螺仪和照相机在内的其他传感器来检测。以上这些设备为我们提供了多种选择，但它们在测量久坐行为方面的作用可能是有限的。全球定位系统（GPS）是一种基于卫星的导航系统，它使用专门的卫星网络提供位置和时间信息，它需要四颗或更多的 GPS 卫星和一个无视线障碍接收器。GPS 接收器通过精确定位 GPS 卫星在地球上方发送的信号来判断其位置。每个卫星连续发送消息信号，其中包括发送消息的时间和消息发送时卫星的位置。接收器使用其接收到的消息来确定每则消息的传输时间，并根据光速计算出每个卫星的距离。这些距离和卫星位置被用于使用几何三角测量法来计算接收器的位置，以得到纬度、经度及海拔高度。由于接收机连续发送和接收传输，所以这三个参数中的任何变化都代表一种运动。然而，常用的商业 GPS 接收器是非常不精确的（误差范围或模糊度为 2~3 米），这使得使用者很难识别轻微的移动和静止。最近发展起来所谓的载波相位增强型 GPS 有可能会将精度提高约 100 倍（误差 3 厘米）。

海拔高度的变化可以通过使用气压计检测大气压力的变化来测量。气压计与其他传感器（如加速度计和 GPS 装置）一起使用，以提供或重新测量海拔变化。海拔高度数据不同于在平面、斜坡、楼梯或丘陵上行走。然而，使用这些传感器时的主要限制因素是大气压力和温度的环境变化，所以要求频繁校准气压计。大多数市面上销售的便携式气压计都影响了检测微小变化的精度。

位置倾斜和旋转可以通过陀螺仪来测量，它是一个能够测量一个或多个轴的角运动的传感器。陀螺仪可量化角度位置，并连续测量角速度和加速度。这些输出与仅开启和关闭位置的水银开关以及测量线性加速度的加速度计（稍后部分将介绍）形成鲜明对比。陀螺传感器的主要局限性在于其尺寸更大、成本更高、功耗更大，对于需要在小型廉价设备中运行数天的便携式传感器来说，这些都是关键问题。

可穿戴式摄像机记录了行为发生时的背景，即每分钟自动拍摄图像，为体力活动和久坐行为提供测量。例如，如果照片显示的是方向盘，并通过挡风玻璃观看，我们就知道穿戴者正在驾驶汽车。如果一系列照片显示自行车车把和变化的风景，即可知穿着者正在骑自行车。尽管有些可穿戴式相机具有隐私功能，可以提示相机在不适当的时候停止拍照，但如何保护被拍照者的隐私仍然是使用可穿戴相机时的一个有待解决的问题。

第三节　加速度计

在过去的二三十年里，基于加速度计的传感器作为多传感器装置中的主要设备或辅助装置，已经成为检测人体运动的主要方式。在许多横向和纵向研究中它们在测量久坐行为方面的应用和作用都得到了证实（Atkin 等，2012；Matthews 等，2008；Colley 等，2011；Arnardottir 等，2012；Bankoski 等，2011）。

通过严格的定义，加速度计测量所谓的适当或真实的加速度，即加速度相对于自由落体的加速度。因此，相对于地球表面静止的加速度计，将会上升约 1G（9.8m/s²）。然而，根据传感器的类型，情况并非一直如此。

从 20 世纪 80 年代设计加速度计（Klesges 等，1985）开始，直到几年前加速度计被广泛地使用，大多数传感元件都是用悬臂梁（图 14-3a）或压缩板（图 14-3 b）和震力质量（Chen 和 Bassett，2005）配置的压电传感器。尽管这样的装置能够测量在多个范围内的加速度（速度变化）的动态变化，但这些传感器的性质使得它们无法测量静态负荷，这意味着当它们处于静止状态时，其输出为零。这是由于所谓的泄漏现象造成的结果（Togowa，Tamura 和 Oberg，1998）。传感器的一些早期版本是压阻的，并且使用惠斯通电桥（wheatstone bridges）来检测加速度的静态和动态分量（Montoye 等，1983），温度敏感漂移和有限的动态范围严重地阻碍了这种类型的传感器的性能。

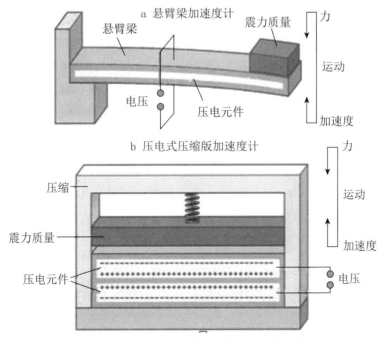

图 14-3　压电式加速度计传感器的两种常见配置

技术进步使得新开发和制造的传感器能够从压电悬臂梁和压电或压阻压缩集成芯片演变成差分电容加速度计。这些较新的传感器大多数是测量静止重力惯性（1 G）的真实加速度计。它们在多晶硅结构的表面或内部被微加工。在称为微机电系统（MEMS）的这种装置中，差分或可变电容传感器通常由连接到移动质量块和固定板构成，并且这些板之间的电容取决于板之间的距离，作为加速度应用于移动质量（图 14-4）。压阻式和差分电容式加速度计对运动引起的加速度和重力加速度都较为敏感。此外，它们可以用于基于 Y 轴（ay）中的测量信号来测量倾斜角，以倾斜角度 θ 等于 1 G×cos（θ）。相反，当测量静态信号时，可以求解角度 θ（图 14-4）。

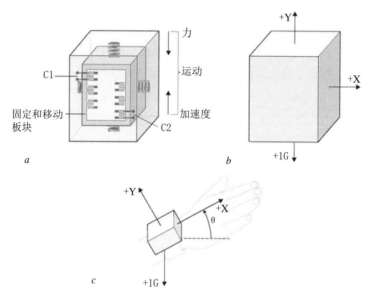

图 14-4　电容式加速度计 [可以检测静态（倾斜）和动态信号]

注：基于电容的微机电系统（MEMS）三轴加速度计（a）的内部结构，C1 和 C2 代表上、下表面的电容器，使其在中间移动的地震质量改变其电容。微分信号（b，c）从不同的轴（X，Y）可以用来计算传感器相对于重力轴（+1G）定位的角度（θ）。

改编自 Chen 等，2012。

这种电容式传感器的独特特性使新一类的加速度计得以出现，其功能类似于陀螺仪的倾斜传感器。此应用的一个典型例子是 activPAL（PAL Technologies, Glasgow, Scotland），这是一种基于加速度计的传感器，可以佩戴在大腿的顶部表面上，以用于区分坐姿或卧姿，并基于加速度的动态分量来指示动态活动（Ryan 等，2006）。

一、加速度计数

传统上用于体力活动和久坐行为研究的加速度计作为计数常规，多用于体力活动和久坐行为研究。然而，这一术语仍然存在很大问题。分析认为，长期计数的起源可以追溯到早期的活动监视器，很少或根本没有固态容量量化活动的多个层面。如在一个计步器中，引起加速度信号超过阈值的运动被记录，而这个阈值之下的任何东西都会被忽略。在测量期间结束时，活动计数将被记录。最近，加速度计的输出通过模数转换（A/D 转换）来产生连续的测量，但许多制造商保留了输出单位的命名作为计数，而不使用阈值交叉计数器。

例如，ActiGraph 7164 加速度传感器的最大范围为±2.13 G。A/D 是一个 8 位器件，产生 28 个电平（256 个计数）以覆盖整个加速范围，在这种情况下为 4.26 G，导致 1 个计数代表 4.26 G/256 量化级别，因为加速度每秒采样 10 次，结果为 0.001664 G/bit（或 0.001664 G/计数）。由于最低分辨率为 1 秒，因此 ActiGraph 7164 器件将成为 0.01664 G/计数/秒。

然而，由于传感器范围、线性度、A/D 类型、采样率和积分算法的差异，将一种类型的加速度计的输出进行比较时，计数可能意味着不同的数量（Chen 和 Bassett，2005；Welk，McClain 和 Ainsworth，2012），并不是所有的制造商都公布了对这一关键措施的具体描述。计算计数的分析过程已经详细描述过（Chen 和 Bassett 2005），包括讨论过程的利弊。

二、将计数转化为能量消耗

尽管加速度计的计数是任意的，但传感器制造商之间的性质和差异很大，它们提供了代表受试者运动强度的客观和持续的测量，代表主体运动的强度。许多研究人员已经从加速度计中获取数据，并将其模拟为能量消耗（EE）指标，特别是与活动相关的能量消耗（EE），被标记为运动能量消耗（AEE）、活动能量消耗或体力活动能量消耗（Butte，Ekelund 和 Westerterp，2012）。

从加速度计的估计中存在多种建模方法。截至目前，最常用的方法是线性回归，这是由于历史证据表明，在髋部和机体活动（如走路）之间存在高度相关系数。

然而，尽管步行是正常生活中一种常见的体力活动形式，但对所有活动的简单线性回归结果的泛化可能会导致活动类型识别误差和总 EE 预测的误差（由双标水法测量）（Plasqui，Bonomi 和 Westerterp，2013；Plasqui 和 Westerterp，2007；Staudenmayer，Zhu，Catellier，2012）。此误差由以下两个原因造成。一个是身体活动能量消耗和传感器计数之间的线性关系是在稳态条件下的几个特定活动强度建立的，而自由活动由多种活动类型和强度水平及不同活动和姿势之间的转换组成。另一个误差的来源是基线 EE，它被用来确定 METs，在校准研究中并不总是被仔细测量。传统上，测量静息代谢率或静息能量消耗是受试者在禁食和获得充分休息至少 8 小时后，在温度适宜和低噪声的房间内保持舒适和安静的仰卧姿势进行的。如果没有准确测量此基线，MET 或 AEE 的计算可能会有偏差。

其他模型和方法已被应用于计算，在各种活动类型和强度范围内改进 AEE 预测，如非线性回归（Chen 和 Sun，1997；Chen 等，2003；Puyau 等，2004；Campbell，Crocker 和 McKenzie，2002）、多变量回归包括诸如滞后（直接一对一匹配计数之前的时间点）等术语（Butte 等，2010；Zakeri 等，2010；Choi 等，2010），以及基于相邻时间样本的变异性的双向性模型（Crouter，Clowers 和 Bassett，2006）。不管具体的建模方法如何，发展校准方程的目标传统上都是为了获得某些阈值或切割点，以将日常的体力活动分为不同的强度（例如中等强度或高强度运动）或静息时的倍数（通常以 METs 测量）。成人的常见强度分类指标为久坐（≤1.5 METs）、轻度（1.5~2.99 METs）、中度（3~5.99 METs）和剧烈（≥6 METs），因此可以从这些模型中导出数据并用于实地研究。

三、通过计数阈值评估久坐行为

随着加速度计使用的增加，研究人员在将其测量体力活动行为范围时，从中等强度或高等强度活动扩展到了较低强度活动甚至久坐行为。当下，人们经常使用每分钟 100 个计数（cpm）的阈值来区分静态行为和低强度活动。这一阈值来源于与一项"在青春期女孩中开展活动试验（TAAG）"的研究（Treuth 等，2004）。TAAG 研究人员发现，在其校准研究中，阈值为 100cpm（实际为 50 个计数/ 30 秒）时没有鉴别低强度活动的假阳性或假阴性。因此，小于 100cpm 的计数被定义为久坐行为。

目前已经有人提出了更高的 ActiGraph 计数阈值，其值高达 800 cpm（Puyau 等，2002）和 1100 cpm（Jackson 等，2003）。800 cpm 的阈值是基于对活动能量消耗计数的线性回归，这可能影响了久坐估算，因为在此项研究中，久坐定义的活动计算为 14~300 cpm。1100 cpm 的参考价值可能受到参与者年龄的影响，这一年龄限制在 3~4 岁（Jackson，2003）。一项研究对 50 cpm、100 cpm、150 cpm 和 200 cpm 阈值进行了研究，确定了 150 cpm 提供了比 100 cpm 更好的久坐行为估计，但是精度的增加范围很小（Kozey-Keadle 等，2011）。这些较高的值没有得到广泛的应用，特别是在成人研究方面。

在 2003—2004 年 NHANES 的人口估计数据报告中对 100 cpm 阈值的应用进一步得到了证实（Matthews 等，2008）。这项研究的使用得到了一项成年人的验证性研究的支持，该研究将能量消耗和活动智能设备（IDEEA）监视器测量的姿势和运动数据与运动传感器记录的数据进行了比较。虽然验证研究未发表，但 Matthews 及其同事描述了此研究的方法和结果（2008）。

几名研究者在对久坐行为的几项客观指标进行评估时，还提出了 50 cpm 的较低阈值（Crouter，Clowers 和 Bassett，2006）。Hart，McClain 和 Tudor-Locke（2011）比较了
ActiGraph、activPAL 和 IDEEA 传感器。他们发现，50 cpm 的 ActiGraph 活动阈值与组
合坐姿和躺卧时间的姿势测量具有较高一致性，而 259 cpm 的阈值较高，同时与躺卧、
坐姿和站立的测量数值保持一致。本研究指出了使用基于加速度计的装置测量久坐行
为的一个重要问题。加速度计通常佩戴在腰部或最近的手腕上，可以检测运动，但区
分姿势位置可能存在困难，例如，当坐直时，腰部的方向可能与站立时相同。activPAL
通过将设备放置在大腿上来解决这一问题，但是当坐或躺下时，大腿的方向也较为
相似。

自由生活条件和加速度计测量

　　由于加速度计硬件的发展及其在过去二三十年的应用集中在体力活动上，所以建立计数 METs
模型的重点是 2 METs 或更高的活动强度。因此，久坐行为即强度低于 1.5 METs 的行为，通常被定
义为不活跃的时期，这段时期是通过推算（而不是直接测量）得到的。这可能是由于以下两个主要
原因造成的。首先，在久坐和低强度活动中获得 EE 的准确和精确的参考数据难度较大，因为在这些
低水平的能量消耗下，信噪比较低。其次，传统的加速度计放置在臀部或腰部，并不能测量久坐时
的四肢运动的相关数据。另一个潜在的因素是，一些模型开发者在多种活动类型或强度下测量 AEE，
但通常只包含一种或两种久坐行为。当每个活动被视为单个数据点时，并且优化估计中的总体最小
误差（如最小平方和），这假定相对于一个类型的一种久坐行为（如坐着）的概率相等活动类型
（跑步）。然而，在自由生活的条件下，活跃或久坐的时间比例可能会存在较大程度的不同，而花费
在久坐行为上的时间在一天总时间中所占的比例较大（Matthews 等，2008）。因此，用于预测 EE 的
一些实验室加速度计模型在日常生活中效果较差（Plasqui 和 Westerterp，2007）。

第四节　实用指南

使用加速度计测量久坐行为时的难点与其定义中的第一个标准相关，即行为在清
醒状态发生，这就需要监测睡眠。考虑睡眠（非常不活跃的状态）的相关问题是能够
将睡眠与加速度计未被佩戴的时间区分开来。

一、确定加速度计

对加速度计数据进行分析的第一步通常是区分设备佩戴时间。这一步需要评估是
否有足够的数据可以在给定的一天或包含参与者所在的分析中，以及从后续计算中排
除非佩戴周期。在实践中，关键的方面是定义和识别非佩戴阶段。这种识别通常是基
于连续零值的周期，并且假设一个没有佩戴的加速度计不会移动。

调查人员已经定义了加速度计的非佩戴时间为 10 分钟、15 分钟、20 分钟、30 分钟
和 60 分钟（Evenson 和 Terry，2009），有些人甚至提出将 90 分钟作为标准（Choi 等，

2011）。最初，使用固定的时间窗口，使得基于存在任何零计数时期（通常为分钟）的佩戴或非佩戴的决定在 1~20 分钟进行，然后进行 21~40 分钟，依此类推。后来的程序纳入了移动窗口方法来评估佩戴或非佩戴状态（Troiano 等，2008）。

非佩戴定义的选择不太可能影响对中等或剧烈强度的体力活动的估算，除了影响夹杂物或排除某一天的数据。然而，对久坐行为的分类非常敏感，因为识别非佩戴的低或敏感阈值更有可能将久坐定义为非工作时间。例如，2003—2004 年全国健康和营养调查对加速度计数据进行 20~60 分钟的非佩戴标准进行比较，20 分钟的标准导致 21% 的样本每天有超过五次非佩戴转变，50% 的老年人有超过五次转换。这些数值似乎是不可信的，所以我们选择了 60 分钟的标准。必须注意的是，错误分类的范围将因人而异。虽然许多老年人可能有合法的低活动期，可能被错误地分类为处于非佩戴状态，但与儿童一起研究可能会使用更短的时间来进行非佩戴定义。有研究者探讨了不同非佩戴标准对久坐成年人久坐行为的影响（Oliver 等，2011）。基于敏感性和特异性，他们得出结论，应该使用至少 60 分钟的连续零计数来确定主要从事久坐职业的成年人的非运动状态，并进一步表明，特别是在久坐的人口中，应该考虑 180 分钟的连续零点计数。

技术进步提高了加速度计正确分类非佩戴状态的能力。一些多传感器设备，如 GE-NEActiv（Activinsights Ltd，Kimbolton，England）、BodyMedia（BodyMedia，Inc，Pittsburgh，PA）、内置温度传感器，可以检测设备何时被佩戴。此外，随着设备内存的增加有助于缩短测量周期（时间集成）甚至是原始数据（通常被称为加速度信号不随时间集成，通常在更高的频率，30~100 Hz），提高了检测非佩戴状况的灵敏度。

二、确定睡眠状态

加速度计在睡眠研究中的使用时间几乎和在体力活动研究中一样长。研究睡眠状态的人员在一组住院患者和门诊患者中使用了一种腕式压电加速度计，发现腕部数据可以将睡眠状态与清醒状态区分开来，与标准临床多导睡眠评分（Mullaney，Kripke 和 Messin，1980）相比，其准确性超过 94.5%。其他研究人员很快就通过开发和验证自动化算法（带有阈值的决策树），利用手腕上的非阻塞性加速度计测量来识别睡眠和清醒状态（Cole 等，1992；Tracy 等，2014；Webster 等，1982）。当下，手腕式加速度计睡眠手表继续作为一种可被接受的家庭睡眠监测工具而为人们所使用，用于研究失眠、昼夜睡眠状态、睡眠障碍及其他睡眠性疾病（Broughton，Fleming 和 Fleetham，1996）。有趣的是，髋部加速度计也被证明可以像手腕式加速度计一样可靠地测量青少年的睡眠持续时间（Weiss 等，2010）。总而言之，使用加速度计能够有效、准确地将睡眠状态与清醒状态区分开来。

第五节　对加速度计中原始数据的应用

由于仅使用计数预测体力活动的强度和类型存在一定困难，体力活动领域鼓励设备制造商摆脱计数，研究人员已经开始探索原始的加速度计数据，目的是提高评估体力活动的准确性和精确性。其原理是计数仅代表加速度计捕获的运动的一个维度，加速度计是活动强度和时间（一段时间）的乘积。在整合和过滤后丢失了原始数据的其他组件或特征，实际上可用于区分不同类型的活动，以及个人之间或个体内部在 EE 中发生偏差的微小差异。

与经常用于建模 EE 的回归方法不同，使用大量原始数据或原始数据的多个特征建模 AEE 和活动类型需要更复杂的方法，如分层决策树（Kiani，Snijders 和 Gelsema 1997；Mathie 等，2004）、k-最近邻分类（Bussmann 等，1998）、支持向量机（Lau，Tong 和 Zhu，2009）、Bayes 分类器（Long，Yin 和 Aarts，2009）、Gaussian 混合模型（Allen 等，2006）、Markov 模型（Pober 等，2006；Mannini 和 Sabatini，2010）、人造神经网络（Kiani，Snijders 和 Gelsema，1998；Rothney 等，2007；Staudenmayer，2009），以及其他机器学习技术（Liu，Gao 和 Freedson，2012）。尽管与各种活动类型和强度的简单线性回归估计相比，这些方法大都显示了实质性改进（METs 的均方根误差降低了50%），但重点并不在久坐行为上。

使用不同特征（时域、频域和启发式）拥有巨大潜力（Preece 等，2009；Troiano 等，2014），而原始加速度计信号中的睡眠状态为久坐行为未来的研究提供了广阔的前景（Rowlands 等，2014；Rowlands 等，2016）。未来关于原始数据的研究应该解决以下问题：

①关注于各种久坐行为的模型发展，其中包含更多的良性的久坐行为，并使用适当的加权因子调整日常生活中久坐与良性活动的概率分布。

②测试传感器附件的多个位置，以进行姿势检测，从而可以产生坐姿与躺卧、静止、运动之间的灵敏度测量，以及 EE 的评估（表14-1）。

③确定传感器的最小数量和位置，以优化测量精度和精确度、受试者方便性和可接受性及模型复杂性之间的平衡。

表 14-1　在常见身体位置测量久坐行为特征的能力

身体位置	觉醒	≤1.5 METs	坐或斜倚
腰、臀、背	可能通过身体的活动轨迹	是，通过回归校准或阈值	不容易区分坐姿与站立
胸部、胸骨	可能通过身体的活动轨迹	是	不容易区分坐姿与站立

续表

身体位置	觉醒	≤1.5 METs	坐或斜倚
大腿	可能通过身体的活动轨迹	可能，基于步进频率	可能通过身体的活动轨迹
踝	没有	可能，基于步进频率	没有
脚（称重传感器）	没有	可能，基于步进频率和负载	是
上臂	是	是，通过回归校准或阈值	没有
腕	是	是，通过回归校准或阈值	可能通过身体的活动轨迹

第六节　总结

随着越来越多对久坐行为在慢性疾病发病率和死亡率方面的研究出现，基于人群环境对久坐行为进行进一步评估变得越来越重要（Atkin 等，2012）。运动传感器通常用于身体活动的客观测量，特别是用于人体运动中，如步行和慢跑。如果强度不能达到与低强度体力活动相关的阈值，那么运动传感器也可以被用于估算静止时间。应明确对久坐行为的定义需要三个标准：清醒着的、能量消耗<1.5 倍静息代谢率、坐姿或倾斜姿势。目前，没有活动传感器可以同时精准地量化所有标准。虽然存在几种不同类型的体力或运动传感器，但是加速度计是使用最为广泛的传感器，因为差分电容式换能器对动态变化（主动线性运动）和静态变化（姿态）均较为敏感。为了进一步对久坐行为进行客观评估，未来的研究应利用具有先进传感器技术的设备，独立地或与其他传感器组合，并考虑能将设备应用到多个身体位置。应使用现代复杂的建模方法和适当的模型对原始加速度计数据或派生特征进行开发和验证，进而对其进行分析。

关键概念

①加速度计（accelerometers）：在 2009 年前，活动监视器通常使用一种电压传感器，这种传感器不能测量位置或角度的静态（姿势）变化。目前的加速度计一般都是电容性的、多轴的，并构造为可以测量静态和动态信号的微机电系统（MEMs）。加速度计的输出来自m/s^2或地球表面引力常数（G），但通常由计数表示，这些计数是由设备内部或软件处理产生的。

②运动传感器测量久坐行为的基本需求（basic needs of motion sensors for measuring sedentary behavior）：除了物理活动监测仪的常见要求外，理想的运动传感器将能够区

分睡眠状态和坐姿，以及从站立姿势和移动中恢复，并量化体力活动水平的强度。

③不同类型运动传感器（different types of motion sensors）：有源传感器（如雷达传感器）在密闭空间（实验室）中是有用的。无源传感器适用于日常生活。计步器不太适合测量静止动作，倾斜传感器不测量活动强度。在新技术中，GPS、气压计、陀螺仪和可穿戴式摄像机都具有独特的功能，需要对其优化，从而得以评估久坐行为。加速度计在过去二十多年里被广泛用于估算体力活动强度（能量消耗）。现在，通过增强估计身体部位的角度的能力（姿势），它们已被开发并用于量化久坐行为。

④非佩戴和睡眠检测（nonwear and sleep derections）：如果使用简单的阈值方法，非佩戴和睡眠的加速度计可能与久坐行为非常相似。改进这一领域可能包括使用来自原始多轴数据的更复杂的算法，并结合温度或电导传感器来检测设备是否在身体旁边。目前已经建立了使用腕式加速度计进行睡眠检测的方式。

⑤使用计数和计数阈值预测活动强度（predicting activity intensity levels using counts and counts thresholds）：活动能量消耗可以通过回归方法从加速度信号模拟。然而，久坐行为类型千差万别。使用 1.5 METs 或以下标准测量的能量消耗量是值得商榷的。能量消耗模型开发和校准的典型研究并不侧重于久坐行为。所有这些因素导致当前用于估计久坐行为加速度计方法出现误差。100 cpm 的阈值（使用髋关节佩戴的 ActiGraph 加速度计）常被用来区分久坐行为与低强度活动。手腕加速度计可以改善受试者的依从性（增加佩戴时间）并估算睡眠状态，但是仅使用计数来预测活动强度这种做法似乎值得商榷。

⑥原始数据加速度测量计（raw-data accelerometry）：与计数相比，原始数据加速度计表现出了很大的潜力，其中可以使用不同的功能（时域、频域和启发式）来检测睡眠、区分姿势（坐姿与站立），并从原始加速度计信号中同时量化强度（EE≤1.5 METs）。

研究问题

①久坐行为的定义是什么？

②运动传感器的原理是什么？

③如何使用运动传感器来测量体力活动强度？

④基于电容的加速度计如何检测传感器位置（身体节段角度）？

⑤考虑到久坐行为的 3 个特征，我们如何单独或组合优化不同的运动传感器来测量久坐行为？

⑥在低强度活动（包括久坐行为）中使用加速度计数估计能量消耗时，会出现什么问题？

⑦可以使用哪些替代方法来改进原始数据加速度计对久坐行为的量化？

⑧未来应制造什么类型的运动传感器来单独或组合改善久坐行为的测量？

第十五章

使用生理传感器评估久坐行为

大卫·R.巴塞特（David R.Bassett）和迪内什·约翰（Dinesh John）

通过阅读本章，读者将会了解包含生理传感器的各种用于评估久坐行为设备的内部工作原理。阅读完本章后，读者应能做到以下几点：

①了解将生理传感器与运动传感器相结合，以准确测量久坐行为的重要性。

②列出在研究中准确测量久坐行为的三个重要原因。

③描述可用于改进久坐行为测量的各种生理反应。

④描述生理传感器的关键部件。

⑤描述生理传感器的测量原理。

⑥提供关于如何用生理传感器评估久坐行为的实用指南。

测量久坐行为有以下两个部分：

①姿势（坐姿或斜倚）；

②能量消耗为 1.0~1.5 METs。

一个 MET 或代谢当量相当于健康、正常体重成年人的平均静息摄氧量，即 $3.5 \ mL \cdot kg^{-1} \cdot min^{-1}$（Ainswort 等，2011）。第十四章中描述了如何使用运动传感器来直接测量身体姿势（如躺姿、坐姿、站姿）。然而，这些技术并没有提供最准确的方法以解决该定义的第二部分（能量消耗）。

如果研究人员仅仅使用单一运动传感器（如 ActiGraph 或 Actical 传感器），那么鉴别久坐行为时就会出现错误。例如，如果一个人坐在皮划艇上、在流水线上或在卧式自行车上进行肢体运动，那么其能量消耗可能会超过 1.5 METs，那么腰部佩戴的运动传感器设备会将这些运动归类为久坐，但实际上它们并不是久坐行为。结合生理和运动传感器的多传感器系统，或在不同肢体部位放置多个运动传感器，可以最大限度地解决这个问题。

单运动传感器的另一个局限是，它们倾向于将坐和躺组合到一起（测试）。然而测量 24 小时内久坐行为的研究需要区分这两种身体姿势。重要的是，久坐行为不同于睡眠（几乎总是躺在床上）。睡眠有助于心理和生理功能上的恢复，充足的睡眠能够对保持健康的体重起到重要作用（Owen 等，2012）。将生理传感器与运动传感器或多个运动传感器结合使用可以克服这一问题。

为什么需要更准确地测量久坐？目前，久坐行为研究还处于起步阶段。长时间的久坐行为是对健康有害的早期证据，大多来自对肢体运动或久坐职业人群的流行病学队列研究（Morris 等，1953a，1953b；Paffenbarger 等，1970）。此后对更多样化的成年人群的研究证实，久坐行为与各种原因的死亡和心血管疾病的风险增加有关（Dunstan 等，2010；Katzmarzyk 等，2000；Owen 等，2010；Warren 等，2010），并且会导致预期寿命缩短（Katzmarzyk 和 Lee，2012）。这些研究表明，久坐的人及缺乏身体活动的人，会出现不利于心脏代谢的状况，而且会增加自身因心血管疾病和癌症而死亡的风险（Katzmarzyk 等，2000 年）。一些短期的科研项目已经对人类久坐行为的生理效应进行了研究，这一领域被称为"不运动生理学"（Bey 和 Hamilton，2003；Hamilton 和 Zderic，2007；Howard 等，2013；Stephens 等，2011；Zderic 和 Hamilton，2006）。研究者还进行了一些纵向干预研究，以期减少人们的久坐行为（John，Thompson 等，2011；Steeves 等，2012；Tucker 等，2011），目前正在进行更大规模的随机临床试验（Salmon 等，2011）。然而，当下仍需要改进久坐行为的评定方式，来阐明久坐行为和健康的关系，并衡量久坐行为干预的效果。

生理传感器是研究和临床实践中用于评估和可视化生理功能的可穿戴设备。这些装置检测了身体的应激源的反应，例如，体力活动、饮食、心理压力和环境病原体暴露。一些可以用来作为久坐行为评估的生理变量包括体温、心率、血氧饱和度、呼吸、热通量、皮肤电反应和表面肌电图。

运动传感器只能检测身体姿态，而生理传感器可以用来记录能量消耗的水平。将这两种方法结合起来，就可以区分真正的久坐行为（坐姿或斜倚，EE = 1.0 ~ 1.5 METs）与人们处于坐姿但上半身参与体力活动，能量消耗高于 1.5 METs 的行为。此外，这些生理测量还可以为长期久坐行为的健康风险机制提供独特的视角。

第一节 生理传感器的关键部件

用于测定特定行为的生理反应的设备关键组件（图 15-1）如下：

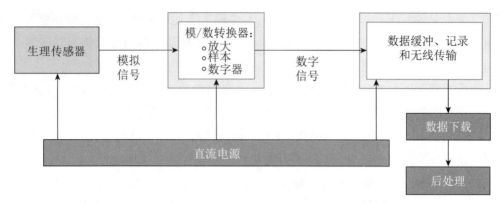

图 15-1 用于感知特定人类行为的生理变量设备的关键部件

①电源；

②生理传感器；

③数据记录器或无线发射器；

④数据后处理软件。

电源方面，电池的寿命和尺寸是限制长时间使用和数据记录的两个主要因素。目前电池技术（如锂电池）的进步促进了设备的小型化、缩短了充电时间、延长了数据采集时间。

生理传感器是构成传感装置核心的微型电子元件。通常，传感器对被转换为电信号的外部物理特性很敏感，然后对电信号进行处理（使用内部或外部计算机）并以一种可用的格式显示，代表身体中某一生理变量的变化。

最近，传感器的机载内存限制了研究人员在长时间内收集数据。目前，微控制器和固态存储数据记录技术已经克服这一局限性，可允许采集和记录 1 周到 1 年的数据信息。然而，重要的是存储容量还取决于预先设定的采样率或选择收集数据的时期。此外，还有低成本、低能耗的无线传输平台（蓝牙 v4.0、ZigBee 和 ANT+协议）。这些配置允许用户在距离数据记录器较近时将数据无线下载到笔记本或台式计算机上。

数据被下载后，使用计算机软件完成后续处理。这实际上是将电信号转换成有意义的、研究人员可解释的生理信息。例如，通过使用皮肤（表面）电极（如在心电图机上显示的）产生的电压变化对应的电信号可以转换成心率。心率对研究人员而言是有意义的生理变量。心率测量也可以用来估算其他变量，如能量消耗。

第二节　生理传感器的测量原理

生理传感器可测量许多不同的变量，包括摄氧量、心率、皮肤和环境之间的热通量、出汗、骨骼肌电活动和呼吸（吸气）。随着能量消耗的增加，这些生理变量都会增加。

一、摄氧量

摄氧量是衡量能量消耗的黄金标准。间接测试法（indirect calorimetry）是指通过对呼吸气体交换的测量，从而间接测量人体热量产生的方法。如果已知氧气摄取率和二氧化碳产生率，就可以精确计算出热量消耗的速率（或 kJ/min）。然而，从运动生理学家的角度来看，能量消耗通常根据体重调整后的摄氧量（VO_2）进行量化，单位为 $mL \cdot kg^{-1} \cdot min^{-1}$。

在实验室研究中，可能有一些情况需要进行非常精确的摄氧量测定，用来确定一个人的能量消耗是否在 1~1.5 METs。在这种情况下，研究人员可以通过便携式间接量热法（indirect calorimetry）或室内量热法（room calorimetry）对能量消耗动态进行量化。这两种方法都利用了开路肺活量法（open-circuit spirometry）和菲克呼吸（the respiratory Fick principle）原理，该原理认为，氧气消耗的速率等于通气率乘以上游和下游气体分压的差值。

便携式间接测试法，指测试者使用便携式量热仪，将面罩放置在受试者的鼻子和嘴巴上，并通过核心轴承上旋转的涡轮机评算通气情况。红外光束检测涡轮机的转速，并用它来评估每分通气量（V_E，单位为 L/min）。涡轮机旁边的采样端口对吸入和呼出的气体部分进行采样，并且以单个呼气为基础确定身体消耗氧气的速率。该技术的优点在于，该受试者不需要被限制在房间或者测量代谢自行车上，可以在实验室内外进行广泛活动。

室内量热法，指将室外空气引入一个特别构造的房间，受试者可以自由地在此封闭空间内活动。测量气流的速度，以及入室管道上游和下游空气的气体分数。气体分析仪必须高度精确，因为气流速度高，氧气和二氧化碳的提取量非常小。除此之外，还必须对空气温度进行校正，避免这些因素影响测量结果。

VO_2 测量用于量化躺卧、坐姿、站立和步行时的能量消耗。例如，《2011 年体育活动纲要》（以下简称《纲要》）（Ainsworth 等，2011）给出了这些活动的能量消耗并进行了有价值的科学研究。表 15-1 显示了《纲要》的体力活动示例，每个活动由不同的 5 位代码表示。该纲要的作者发现了 11 项研究量化了静卧的能量消耗，27 项研究量化了静坐的能量消耗。

在 METs 序列中显示的数值代表了原始调查的平均值。有趣的是，坐着和站着的耗氧量是相同的（1.3 METs）。因此，从能量消耗的角度来看，这两种活动是相同的，只有在开始步行时，新陈代谢率才会增加。

表 15-1　基于多项研究的体力活动的能量消耗（METs）

活动	活动代码	研究数量	METs
睡觉	07030	2	0.95
静卧	07010	11	1.0
静坐、一般活动	07021	27	1.3
斜倚、阅读	07070	1	1.3
站立（排队）	07040	21	1.3
站立、坐立不安	07041	1	1.6
步行，3.2 km/h，地面平坦、坚固	17152	7	2.8
步行，4 km/h（2.5 m/h），地面平坦、坚固	17170	9	3.0
步行，2.9 ~ 5.1 km/h（1.8~3.2 m/h），地面平坦、坚固	17190	17	3.5

注：数据源于《体力活动纲要》。查询：https://sites.google.com/site/compendiumofphysicalactivities.

二、心率

心率（HR）是一种生理变量，与各种运动强度下的摄氧量有关。通过使用放置在躯干上的皮肤电极来检测心率，测量正负电极对心肌去极化的电位差。在给定时间段内产生的 R 波数可以用来确定心率。心率信息可以存储在数据记录器中，也可以传输到腕表式接收器中存储并下载。

心率并不是检测身体姿势变化和能量消耗微变化的最灵敏的方法。与其他方法相比，该方法的信噪比较低，且心率有随兴奋或焦虑而增加的趋势。因此，当在 1.0 ~ 1.5 METs 的范围内活动时，心率可能不是首选的方法。也就是说，仰卧、坐姿和站立条件下及轻度活动期间应采用弹性心率测量心率（Janz，2002）。可用曲线图表示心率与摄氧量反应的关系，高于弹性心率值拐点（通常为 70~90 次/分钟）时，心率和氧摄取之间的线性关系可用于估算能量消耗。低于弹性心率，受试者的能量消耗为 1 MET。

然而，心率已经被用来探寻人们在久坐行为中花费了多少时间。Helmerhorst 和其同事（2009）使用心率监测器测定了 376 名成年人久坐不动的时间，使用低于单独确定的阈值的时间（指定为弹性心率）和总佩戴时间之间的比率来测量久坐时间。在这项研究中，他们发现，久坐时间与空腹血浆胰岛素显著相关，与中高强度体力活动（MVPA）的量无关。

其他学者也研究了同时使用心率–运动传感器方法来估算能量消耗（Haskell 等，1993；Strath 等，2002；Strath, Bassett 和 Thompson，2001）。例如，Strath 及其同事（2002）让 10 名成年人在野外环境中完成体力任务，同时连续 6 个小时收集这 10 人的心率、摄氧量和加速度数据，使用手臂和腿部加速度计来检测上下身运动，并从个体心率摄氧量校准曲线预测摄氧量。作者将预测的梅脱值与使用便携式代谢测量系统作为标准获得的实测梅脱值进行了比较。同步运动传感器–心率方法测量结果与间接量热法（indirect calorimetry）测量的能量消耗值极为接近，而间接测量又被称为黄金标准。

三、热通量和皮肤电反应

现在，生理和运动传感器组合的设备已经上市。例如，SenseWear armband（Body-Media, Pittsburg, PA）是一种携带加速度计和生理传感器的设备，可以测量人体的温度和环境温度、热流和皮肤电反应。这些变量作为制造商特定方程的输入仪器，用于估算能量消耗。这个装置戴在上臂裸露的三头肌上，并带有尼龙搭扣的弹性臂带固定。

SenseWear 臂带的有效性已经在许多研究中得到了体现，并且随着时间的推移，其设备和相关软件也得到了升级，以精确能量消耗估算。新版本的设备使用机器学习算法将这些传感器的信号转换成能量消耗。早期版本的臂带则主要监测行走、跑步和骑行的情况（Fruin 和 Rankin，2004；Jakicic 等，2004），最新版本的臂带则提升了在广泛活动范围内准确测量能量消耗（EE）的能力（Colbert 等，2011；Drenowatz 和 Eisenmann，2011；Dudley 等，2012；King 等，2004；Wadsworth 等，2005；Welk 等，2007）。

Dudley 及其同事（2012）在 19 个活动中对照间接量热法（indirect calorimetry）检查了 SenseWear Pro 3。该设备非常准确地识别了四种久坐活动（坐着休息、驾驶高尔夫球车、坐着看电视和坐着阅读书籍）的能量消耗（图 15-2）。输出变量包括体力活动时间、睡眠时间、久坐行为（<3.0 METs）、中度活动（3.1~6.0 METs）、剧烈活动（6.1~9.0 METs）、非常剧烈的活动（>9.0 METs）和每日总能量消耗（kcal）。显然，BodyMedia 公司对久坐行为的定义与本章中所使用的定义不同，但研究人员可以通过使用能量消耗数据来确定个体的能量消耗何时处于 1.0~1.5 METs。

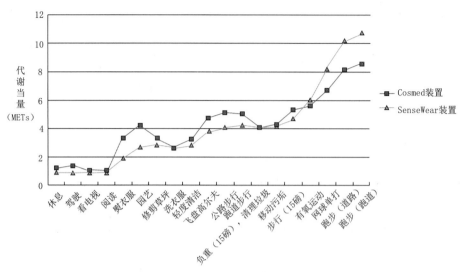

图 15-2　SenseWear Pro 3 臂带用于估算成年人的能量消耗的有效性（*n*=68）

四、表面肌电图

表面肌电图（SEMG）是用于测量骨骼肌电活动的技术。装置由 2~3 个电极（正、负电极和接地电极）组成，其粘附到需要监测肌肉上方的皮肤表面。电极检测肌肉细胞在静息时（-90 MV）和去极化时（动作电位+30 MV）的电活动，并传输与检测到的电活动成比例的电信号，然后将该信号放大并存储在机器中，用于以后的分析。

SEMG 技术发展迅速。传统上，SEMG 测量包括连接到台式数据记录器的有线电极处理单元。新的发展使得用于记录和发送 SEMG 数据所需的电子设备趋于微型化。SEMG 制造商出厂了一种可以长时间佩戴在皮肤表面，同时记录肌肉肌电活动的小型记录装置。

理论上，将 SEMG 数据与运动数据相结合可以提供补充信息，减少对久坐行为的错误鉴别。一个相关的例子是，在使用像 ActiGraph 这样的髋关节活动监视设备时，站立会被错误地归类为久坐行为。大多数站立活动被归类为久坐，是因为站立时髋部没有垂直运动，ActiGraph 久坐行为的临界点是<100 次/分钟。然而，与坐着时相比，站立时人背部和腿部肌肉的静态肌肉收缩大大增加，以维持站立姿势（Nag 等，1986；Soames 和 Atha，1981）。SEMG 监测器可用于检测不同姿势肌肉的电活动（Suzuki 等，2010；Watanabe 等，2006）。将 SEMG 输出与 ActiGraph 输出结合将有助于正确区分在单独使用 ActiGraph 时可能会被错误地分类为久坐行为的站立姿势。研究人员还可以使用 EMG 数据来改进现有的高级模式识别技术，从单个运动传感器中估算出久坐行为。带有时间标记的 SEMG 输出可以与运动传感器数据同步，以识别被运动传感器错误分类为久坐行为的时间段。错误分类的加速度输出可置于训练模式识别技术中以正确识

别久坐行为。SEMG 的一些缺点如下：

①成本高（技术还在发展中，价格相对昂贵）。

②不适合长期调查（高采样率的三通道数据将电池使用时长限制在 1 天左右）。

③用户负担高（根据所检查的肌肉部位，可能需要一个或多个 SEMG 监视器来获得肌肉活动的测量值）。

多个运动传感器

除使用生理传感器外，使用两个或多个运动传感器可以提高久坐行为的分类精度。activPAL 是一款基于加速计的监视器，通常在大腿上佩戴，它可以将人类日常行为分为静坐、躺着、站立和移动。该监测仪检测大腿的方向，辨别坐卧姿势与直立姿势之间的区别，并且已被验证可用于久坐行为的测量（Kozey-keadle 等，2011）。

通过使用 activPAL，可以划分四种不同的行为（躺下、坐着、站立、走动）。直到最近，这项工作也可以通过佩戴两个设备实现，一个在大腿上，一个在胸部或躯干上。在一项研究中（Bassett 等，2013），参与者在右大腿和躯干分别佩戴一个设备。两个监视器都被同步并初始化，以 15 秒为记录单位监测数据。参与者进行编排的日常活动，每项活动时长 3 分钟。如果两个 activPAL 监测仪都记录着"坐着或躺着"，身体的位置则被归类为躺姿。如果胸部的 activPAL 记录"站立"，大腿上的那一个记录"坐着或躺着"，身体位置则被归类为坐姿。

在最新版本的 activPAL 更新中使用三轴传感器，开发出一种区分坐卧姿势并可单侧大腿佩戴的传感器（Lyden 等，2016）。该方法计算当人们在躺着时从一侧向另一侧滚动时传感器的 Y 轴（垂直于股骨的长轴）的角度的变化，并且将这些动作归为卧姿。

五、呼吸

应变仪可以通过测量胸壁扩张来测呼吸。例如，集成测量系统（IMS）是美国国立卫生研究院基因、环境和健康项目开发的综合测量系统（John，Liu 等，2011）。该装置包含三轴电容式加速度传感器、呼吸传感器和紫外线选择性薄膜光传感器。可使用模式识别方法分析这些传感器的输出，以便预测人的体力活动和久坐行为。用 IMS 设备识别久坐活动（89%）、家庭活动（94%），以及中等速度行走（83%）和剧烈活动（87%）的准确性很高。增加呼吸传感器后，预测活动类型和强度的总体准确性将得到提高。

第三节　实用指南

在选择测量久坐行为的设备时，研究人员必须认识到设备的优势和局限性。对于进行大规模人口的久坐行为和健康之间关系的研究来说，运用 activPAL 和 ActiGraph 这样的单一运动传感器就足够了。多个运动传感器（先前描述的两种活动方法）可以提供一种更准确的久坐行为测量方法，并且应该被当作标准变量来验证其他测量方法。例如，一份旨在确定在 24 小时期间久坐时间的问卷，必须对照黄金标准进行验证。测定久坐行为最准确的方法是直接观察姿势，并使用间接量热法（indirect calorimetry）测量能量消耗。这些综合措施可用于对久坐行为的生理反应的短期实验研究中。

第四节　总结

久坐行为是由身体姿势（坐姿或躺姿）和低能量消耗（1.0~1.5 METs）共同定义的。生理传感器是用于评估和可视化生理功能的可穿戴设备。它们可以与运动传感器结合使用，以提高测量久坐行为的准确性。重要的生理信号包括摄氧量、心率、热通量和皮肤电反应、表面肌电信号和呼吸。此外，在身体的不同位置放置多个运动传感器，可以提供更详细的身体姿势和能量消耗的信息。测量久坐行为的技术正在不断发展，未来科学技术的进步将会使我们更清晰地了解久坐行为会对健康产生怎样的影响。

未来的研究应该努力提高可穿戴式设备的准确性、可靠性和可穿戴性。生理学家、工程师、计算机程序员和行为科学家之间的跨学科合作是推动这一领域向前发展的必要条件。要确定传感器的理想位置，以及使用的传感器类型。除了运动传感器和生理传感器外，另一个具有发展前景的领域是使用灵活的压力传感垫。在未来的研究中需要更复杂的数据处理方法，包括模式识别技术。纳米技术、制造业的进步和成本降低将使未来的可穿戴式传感器更加实用和价廉。

关键概念

①体育活动纲要（compendium of physical activities）：对各种体力活动的能源成本进行粗略估计的宝贵资源。

② 生理监测装置（physiological monitoring devices）：包括便携式量热仪、心率监测仪、表面肌电图设备、热通量监测仪和呼吸监测仪。

③ 生理传感器（physiological sensors）：特别适用于测量摄氧量和能量消耗，并且比可穿戴运动传感器更为准确。

④ 久坐行为（sendentary behavior）：《久坐行为研究网络（2012）》将其定义为醒着的时间里，以坐姿或躺姿为主，能量消耗小于或等于 1.5 METs 为特征的行为。一个 MET 或代谢当量相当于健康正常体重成年人的平均静息摄氧量，即 $3.5 \ mL \cdot kg^{-1} \cdot min^{-1}$。

⑤ 测量生理变量的可穿戴式设备（wearable devices that measure physiological variables）：电源、生理传感器、数据记录器或无线发射器及数据处理软件。

研究问题

①在考虑久坐行为研究网络（2012）提供的久坐行为的定义时，为什么要使用生理传感器来评估久坐行为？

②一个健康的成年人的运动耗氧量为 $14.0\ \mathrm{mL \cdot kg^{-1} \cdot min^{-1}}$，那么他的运动代谢当量是多少？

③轻度体力活动阈值（或范围的低端）的 MET 值是多少？

④中等强度体力活动的 MET 值范围是多少？

⑤列出构成用于测量生理变量的可穿戴设备的关键要素。

⑥列出使用可穿戴设备可测量的生理指标。

⑦什么是间接量热法，它如何测量（实施)？

⑧ SenseWear 臂带使用了哪些其他可穿戴设备不具备的特殊生理传感器？

⑨ 什么类型的生理传感器可以检测体力活动期间骨骼肌纤维的募集？

⑩ 使用两个 activPAL 设备（一个在大腿上、一个在躯干上）如何区分坐姿和躺姿？

第十六章

使用新技术评估久坐行为

迪内什·约翰（Dinesh John）和斯蒂芬·因蒂尔（Stephen Intille）

通过阅读本章，读者将学习到现有评估久坐行为的技术。阅读完本章后，读者应能做到以下几点：

①界定关键的测量区域，以更好地理解久坐行为及其决定因素。

②介绍各种测量久坐行为及其决定因素的新兴技术。

③了解新技术将如何满足研究参与者和研究人员的期望，帮助他们最大限度地提高可用数据的数量和质量。

现代的工作与生活环境显著地增加了我们的久坐行为，而久坐行为往往对心脏代谢的健康指标有着不利的影响（Healy 等，2007；Healy，Dunstan，Salmon，Cerin 等，2008；Healy，Dunstan，Salmon，Shaw 等，2008；Katzmarzyk 等，2009）。久坐行为是由一个或多个决定因素共同影响的复杂行为，它通常表现为一种可测量的行为——坐着（Owen 等，2011）。社会和物理环境决定因素与久坐行为相互作用并影响久坐行为。例如，Kirchengast（1998）证明，人们的体重随着生活方式的改变而增加（如长时间伏案工作与工作时间的延长），这种生活方式的转变已被证明是糖尿病和其他疾病发生的已知风险因素（Abasolo 等，2011；Bankoski 等，2011；Brownson，Boehmer 和 Luke，2005；Dunstan 等，2010；Healy 等，2007）。现代化极大地加剧了久坐行为和相关的健康风险。

针对社会和物理环境的新型干预措施可能会抵消促进现代社会中久坐行为增加的环境因素。综合社会物理环境干预的一个例子是建立"站着开会"的工作场所文化（Marsiglia，2009）。此外，助长久坐行为的科技本身可能被用来创造新的干预措施以减少人们的久坐时间。例如，使用跑步机和站立式工作站来改善日常工作环境以减少久坐行为（Healy 等，2013；John，Thompson 等，2011），或使用带运动传感器的新电子游戏，将久坐不动游戏变为体感游戏。（Peng，Lin 和 Sun，2011）可能需要将上述技术应用于干预措施，以抵消其他促进久坐行为的环境和社会因素。

目前的运动感应技术大幅提高了对久坐行为评估的精度。基于新兴技术的新一代测量工具可能会为研究人员提供更强大的评估久坐行为及其决定因素的工具，从而帮助人们更好地了解久坐行为与健康之间的相互关系。这些新型工具还将支持研究人员应用创新的研究方法和创新的计算机辅助干预措施，以评估和减少久坐行为对健康的有害影响。

第一节　监测久坐行为的现有技术

在 21 世纪初，久坐行为并不是健康行为和体力活动研究的关键变量。当时，人们很少利用主观的评估技术收集关于久坐行为的信息（Kriska 和 Caspersen，1997）。然而关于客观测量坐姿时间的报告可以追溯到 1967 年，是由 Bloom 和 Eidex 进行的。那时的科学家开发了一种简易的可穿戴设备，他们将监测手表戴在受试者的膝盖以上，并附有一个重力感应开关，当人坐着时，手表停止工作，只有当人直立时手表才能开始工作，最后用总穿戴时间减去站立时间得出久坐时间。这个装置被用来评估肥胖人群和偏瘦人群长达 35 天的姿势变化（Bloom 和 Eidex，1967）。本书于第十四章和第十五章介绍了用于测量姿势和能量消耗这两个久坐行为定义关键组成部分的小型可穿戴传感器。

关于久坐行为对健康的负面影响的新兴证据也促使了大规模的监测研究的进行，如美国国家健康和营养调查协会（2003—2006 年）（Matthews 等，2008）和英国生物样本库研究协会（UK Biobank study）通过使用髋关节电子加速计来评估久坐行为。这两项研究目前都在使用先进的腕带传感器，这种传感器可以保存有关肢体运动的详细数据，以估计人群水平的体力活动和久坐行为（Troiano 和 McClain，2012）。先进的建模技术可用于区分活动类型和姿势（如一个人是坐着还是站着），但还需要进行更多的研究来提高腕部和髋部传感器对久坐行为的评估精度（Mannin 等，2013）。

我们很少使用主观方法来衡量久坐行为（Barwais 等，2013；Matthews 等，2013），大多数久坐行为研究使用单一传感器来量化姿势变化。activPAL 监测器（PAL 技术，Glasgow，苏格兰）是久坐行为研究中常用的设备，用于测量久坐（坐或躺下）时间、站立和行走的时间、久坐后的放松时间、总步数和总运动小时数。该装置向用户提供了高度有效并简单易懂的输出结果（Lyden 等，2012；Kozey－Keadle 等，2011）。activPAL 在准确评估久坐行为（坐着）方面的有效性归因于其推荐穿戴的位置，即大腿中线。activPAL 使用三轴电容式加速度传感器来检测静态和动态加速度的变化。这种装置与 Bloom 和 Eidex（1967）发明的设备基本类似，这两种设备都可以通过确定大腿所处的方向来区分不同的姿势。大腿中线这一位置有助于区分典型的坐姿和站立，以及其他体力活动。然而，将坐姿仅仅进行如此简单的定义并不能排除一个人躺着、坐在躺椅上或过度睡眠的可能性。

第二节　久坐行为监测目标

大多数客观的监测久坐行为的方法所需时间都是一周左右，很少使用超过一周的时间完成监测任务。这些技术方法通常用于评估姿势分配和能量消耗，而久坐行为的其他决定因素，如位置、环境和行为类型我们则很难进行监测。新技术还将允许我们对行为变化进行纵向跟踪。这使得监测的持续时间将随着取代久坐行为的积极行为的类型、利益的健康结果以及积极行为改善的速度而改变。例如，当针对简单的姿势变化（如以站立代替坐姿）时，可能需要更长时间的行为变化跟踪，这是因为与旨在用低强度活动代替坐姿时间的干预相比，此类干预可能需要更长的时间来影响心脏代谢变量。长期跟踪还将有助于在复发后及时进行干预，并允许使用技术驱动的干预措施在设备的更新期之后监测持续的行为改变。因此我们需要一种新型的工具，这种工具需要的测量时间要比当前标准的 3~7 天更长。此外，使用黏附的技术将大腿传感器粘在皮肤上可能会加重皮肤的不适感，这通常会限制长期监测的进行。新技术可能有助于开发使人更舒适的监测系统，并允许我们持续、纵向跟踪久坐和整体的人类行为。新兴技术也可用于扩展现有测量设备的功能，并可能提高研究人员准确量化和区分健康行为（如规律的体力活动和充足的睡眠）及有害行为（如久坐）的能力。

对行为的各种决定因素及其特征的测量评估对于区分可改变和不可改变的久坐行为是有必要的。例如，企业的首席执行官可能会在他的办公室里使用可变高度的桌子来减少或中止久坐的行为，但是这种方法在董事会会议上是行不通的。因此，能够检测一个人何时、何地及为何坐着的监测工具可以有助于我们开发多方面干预措施，由此有效地改变久坐行为并维持这一种良性的行为改变（Stratton 等，2012；van Dantzig，Geleijnse，van Halteren，2011）。

新兴传感器技术也可能减少分析数据过程中一些后期统计分析的工作量。更大规模的研究可以利用研究参与者可能已经拥有的现代高科技设备（如手机）来减少他们购买昂贵硬件的需求。这些现代技术不仅能够监测用户的行为，还可以根据用户现有的行为提供实时干预。此外，将多种类型的小型无线传感器与可由用户方便携带的数据处理和存储平台（电话）组合也有助于获取久坐行为的大部分信息。

图 16-1 向我们展示了久坐行为的影响因素及其特征。对全部或部分影响因素进行监测可以进一步完善已有的久坐行为模型，进而改进对久坐行为的干预措施。因此，一种理想化的客观监测仪必须能够检测和测量更全面的信息，内容如下。

①用户处于坐姿还是躺姿；

②用户处于清醒还是睡眠状态；

③能量消耗是否小于 1.5 METs；

④久坐和体力活动类型；

⑤久坐和体力活动行为之间的转换情况；

⑥行为发生时的环境特征；

⑦监测仪的使用情况。

此外，监测仪应具有以下特点。

①研究人员辅助测量少，使用寿命长；

②能够向研究人员提供实时数据，并对终端用户进行实时和回顾性的反馈；

③价格合理。

久坐行为的监测范围也应包括体育活动和睡眠行为的信息，因为这些可能会对久坐行为产生重大影响。

基于图 16-1 中所示的行为及其决定因素的复杂性，我们确定了 5 个关键的度量目标。尽管现有的监测方案在不同程度上解决了这些问题，但在某些领域仍需要技术的革新来完善监测系统。

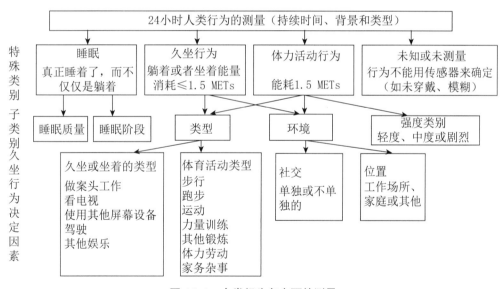

图 16-1　人类行为各方面的测量

一、目标 1：可靠地区分睡眠和清醒状态

睡眠是久坐行为定义中不可或缺的一部分并且适度的睡眠对健康有益（Chaput，Klingenberg 和 Sjodin，2010）。我们通常使用腕部活动记录仪来监测睡眠信息。这种技术使用手腕上的加速度传感器来检测运动或静止状态。目前，研究人员已经开发了一

种算法来推断短暂的活动是否代表受试者已经醒来，或仅仅是睡眠时躺卧姿势的改变（Ancoli-Israel 等，2003；Pollak 等，2001）。Actigraphy 提供的关于睡眠质量的综合信息是有限的，而这些信息对帮助我们理解全天睡眠和久坐行为模式之间的关系相当重要。更完善的方法包括在床上安装传感器以检测压力变化，以及使用红外成像技术监测环境光与全身运动的变化（Peng，Lin 和 Crouse，2006）。就像 Actigraphy 一样，这些传感器可以检测身体位置的变化并依靠算法来区分清醒和睡眠状态，但这些算法在清醒-睡眠转换过程中有不小的概率出现错误。第三种睡眠监测技术是利用便携式脑电图（Huang 等，2013）等生理传感器来区分睡眠和清醒的状态，并且获取睡眠阶段与睡眠质量的详细信息。然而，所有现行的技术在保证用户长期且自由的生活条件方面都是不切实际的。

这些技术中的大多数在检测睡眠时间方面可能是最有效的，特别对于如夜间睡眠这种持续时间较长的睡眠过程有更好的监测效果。虽然睡眠质量和睡眠阶段的实际长期测量仍然是一个挑战，但我们现有的技术可以通过外界环境或手机传感器来弥补。腕部监测仪内自动检测和分析环境噪声变化的音频传感器可大幅提高睡眠持续时间和睡眠质量的监测水平。使用手机的即时评估系统可以改善用户对起床时间的自我报告准确性。例如，当用户手机中的音频传感器与其内部时钟和加速度传感器结合在一起时，可以检测夜间和清晨之间的噪声和运动变化，并在用户清晨醒来时对问题进行及时反馈。这些问题可包括睡眠时间和额外的环境信息，如外界的噪声干扰来源。

二、目标 2：当能量消耗大于或小于 1.5 METs 时区别坐姿与躺姿

大腿传感器的最大缺点是，如果有人仅进行上身运动（如坐姿阻力训练或需要大量上身运动的坐姿工作），它将不能精确地测量能量消耗。因此我们需要同时使用多个传感器对全身的运动进行监测，由此更准确地估计能量消耗。多传感器监测还可以改善体力活动行为的测量（John，Liu 等，2011）。第十五章对可能改进能量消耗测量的传感器进行了详尽的讨论。

三、目标 3：测量超过 1.5 METs 的体力活动行为

能量消耗和活动类型的评估质量很大程度上取决于传感器的位置。尽管大腿传感器可以很好地区分坐姿、躺姿与站姿，并且可以监测下半身活动，但它并不能很好地监测上半身的活动。我们通常在髋部或手腕上佩戴一个加速度传感器来监测体力活动。来自单个传感器的信息可能不足以获得活动行为的完整图像，之前我们一直使用机器学习技术从髋关节模拟三轴加速度计来改善久坐行为和体力活动的评估（Lyden 等，2014）。然而，通过使用多模式传感器融合的新系统，身体活动监测的精准度可能会在

更大程度上得到改进。这些系统将位于人体不同部位或嵌入环境中的几种传感器的数据结合起来，使用模式识别算法来精确推断每秒钟有关体力活动的类型、数量和位置的精确细节。模式识别算法简而言之就是对从一个或多个传感器收集的原始数据进行编码特征的计算。一个简单的例子是使用频域分析（如傅里叶变换）来确定特定传感器是否是以周期性或节奏性方式移动的特征编码。通常情况下，模式识别模型是利用从一组人身上收集到的数据开发的。这些人佩戴各种传感器进行一套固定的体力活动，数据被标记后机器学习算法寻找能使一种类型的活动与其他类型的活动明确区分的特征集群。例如，一种算法可能会探知用户在骑自行车时，手腕上的运动传感器会振动，并且脚踝上的运动传感器会在一个特定的频率范围内周期性地运动。而相同的算法可能无法通过髋关节传感器可靠地检测骑行运动，因为在髋关节轻微移动或变化的情况下，传感器系统可能将其识别为其他活动。

当下需要更多有大量用户参与的实地研究来开发和验证多传感器监测系统的复杂算法。随着传感器不断小型化，对多传感器系统是否可行的质疑声将逐渐减少，并且正如后面讨论的，使用实时活动检测系统进行实时反馈已经展现出良好的前景。使用多个传感器进行活动识别在今后会逐渐普及：更多的传感器通常会提高识别能力，因为捕捉身体不同部位的运动会产生关于特定活动独特性质的丰富信息（John，Liu 等，2011；Tapia 等，2007）。

四、目标 4：确定可能影响久坐行为的社会和环境因素

对行为背景的准确识别将加速开发为用户量身定制的有效且可持续的干预措施。收集影响久坐行为的社会和环境特征信息的一种方法是检测位置，然后使用数据库标记当前位置和相关信息。这些数据库可以与一般地理区域（如某个特定的经度或纬度是公园还是商业区）或个人（无论一个地点是家庭、工作场所还是其他经常访问的地点）相关联。GPS 设备可以探测经度和纬度，通常在户外非常有效。智能手机的出现使得通过无线网络在室内和室外进行定位成为可能。智能手机还可以将位置数据与可用的数据库相结合，方便即时加载处理和解释数据。主动或被动射频识别（RFID）技术将进一步改进定位系统，包括建筑物内的位置检测（Koch 等，2007）。用户在使用 RFID 系统时通常会穿戴十分细小的标记物，这些小标记物会被放置在不同位置的接收器探测到，进而可将当前位置精确地记录下来。

在设计久坐行为干预方案时，检测社交环境及行为是单独进行还是其他人在场的情况下可能有很大区别。由于智能手机的使用越来越广泛，使用手机中蓝牙的无线近距离感测可以用来确定某人是独自一人还是与其他用户在一起（Eagle 和 Pentland，2004）。然而，由于各个传感器通常仅捕获活动发生环境的单个特征的信息，所以环境

感知的挑战是来自多个传感器的信息的组合以提供准确的环境信息。例如，手机的蓝牙传感器可能会检测到属于家庭成员的其他智能设备，并估计此人在家，当然也有可能是此人忘了带手机。结合手机的加速度数据，可以检测到手机是否在进行绝对移动，这可能有助于确定手机是不是和主人在一起。通过使用微型可穿戴无线传感器可以进一步完善这一功能。因此，我们最好可以使用运动、位置和接近感测的组合来检测环境。

五、目标 5：检测传感器的被穿戴时长

现有的技术可以帮助我们很方便地计算穿戴时间。例如，可穿戴式活动监测仪，包括运动传感器，可以被优化用来检测非常微小的运动，这将有助于区分传感器在静止状态时是放置在桌子上还是被穿戴在用户的身上。另一种简便方法是使用温度、触碰或接近传感器来检测传感器是否与皮肤接触。此外，使用来自其他传感器的数据可以改善使用主传感器开发的穿戴-非穿戴算法。识别是否穿戴问题的另一个有价值的解决方法是使用即时经验抽样。这种系统基于传感器信号的可变性通过手机与用户进行交互。当检测到特定的信号模式时，手机将提示用户是否按预期佩戴设备或是否正确佩戴。

第三节　久坐行为测量的技术改进与新兴技术

久坐行为的研究人员可以期待看到可用来测量久坐行为的传感器的质量和类型的改善。快速发展的技术将通过提高现有传感器的效率和准确性，以及补充在久坐行为背景下尚未探索的新传感器，逐步提高上一节中测量目标的实现。

一、加速度计

目前的设备一般使用微机电系统（MEMS）传感器，通常检测高达±6 或 8G 的加速度并存储原始数据。先进的制造技术和信号处理技术能够改善降噪效果，降低功耗并且降低成本。因此我们越来越有可能开发出对微小运动高度敏感的装置，并允许在没有任何信号失真的情况下测量典型人体运动（±6g）和高冲击力（±12g）的运动。这些革新将在不牺牲整体能量消耗或活动类型检测的情况下改善睡眠-清醒监测。电池大小是影响活动监测仪重量和尺寸的主要因素。改进的电源管理技术将使制造商能够使用更小的电池，从而减小设备的尺寸。新技术也可能促使使用运动或微型太阳能电池为设备提供动力的小型自供电设备。然而，这种小型设备可能具有有限的或不具备无线传输数据的能力。除了这些硬件改进外，不同加速度计数据标准化的一个新方向是

在数据存储之前对信号采集和滤波的所有规范都具有完全透明性（Intille 等，2012）。

研究人员应该期望当前监测方法由独立的数据记录设备（如 ActiGraph 和 activPAL 监测仪）演变成具有中央数据接收和处理中心的设备网络（如移动电话）。这种系统通过利用移动电话巨大的计算和存储能力，使传感器进一步小型化。该系统还可以利用终端用户希望随身携带设备的愿望，为多传感器数据融合创造机会，以获取有关久坐行为及其各种决定因素的信息。

二、陀螺仪

与加速度计不同的是，这些设备测量的是空间方位，并能提供基于校准起点的三维定位信息。陀螺仪可能有助于我们在三维空间内获取肢体整体运动和特定运动模式的信息（Mayagoitia，Nene 和 Veltink，2002）。这可以提高某些活动类型的自动检测能力，这些活动类型在三维空间中具有特定的肢体运动模式，仅仅使用运动频率或强度等特征是无法检测到的。

三、音频传感器

音频传感器对于监测行为背景可能是很有价值的。例如，音频传感器可以通过检测人的声音来判断某人是否处于社交状态（Smith，Ma 和 Ryan，2006）。音频分析还可以用来改进活动识别，因为有些活动涉及不同的声音，这些声音可以通过类似于处理加速度计数据的算法来识别。与运动传感器相结合的音频传感器可用于检测可能导致睡眠障碍的事件，从而帮助我们更好地推断睡眠-清醒状态。音频也有助于我们识别环境背景，例如，如果工作场所有明显的声音，手机中的音频传感器也可以用来检测一个人是否在工作。

四、视角相机传感器

这些设备将为久坐行为研究人员提供强大的助力，因为视角图像可以用来验证其他传感器，并描述行为类型及其环境和社会背景。研究人员正在开发一种算法，这种算法可以自动地聚类图像，并对几天的数据进行高效的半自动分类（Kerr 等，2013）。Revue（前身是 SenseCam）是一种挂在脖子上的相机，用来测量人们的体力活动和久坐行为（Kerr 等，2013）。连接到手机的头戴式相机（带有相关的头戴式显示器），如谷歌眼镜，将允许我们对图像进行实时分析，并创造新的干预机会。即使这些类型的系统不被用作主要的传感器，研究人员也可以从用户的角度查看图像数据，从而解决数据模糊的问题（Nam，Rho 和 Lee，2013）。

五、定位传感器的其他模式

单一的 GPS 监测仪在探测室内位置时可能会受到限制。将 GPS 与其他定位技术相结合的移动电话，如检测 Wi-Fi 和基站信号，可以在对耗电量影响最小的情况下持续地确定室内和室外的近似位置（Chon 和 Cha，2011）。处理这些数据的算法也可以推断出用户的交通方式（如是步行还是乘车），甚至可辨别出是否正在乘坐公共交通工具（Mun 等，2008；Thiagarajan 等，2010 年）。目前正在开发的定位系统是使用音频感应和射频信号检测的技术来精准识别室内位置（Azizyan，Constandache 和 Choudhury，2009；Kim 等，2009）。此外，还有一些系统需要对特定环境进行校准，而其他系统则需要将信标技术结合到环境中（Azizyan，Constandache 和 Choudhury，2009；Kim 等，2009）。

六、其他环境传感器

未来的久坐测量系统可能会将可穿戴式传感器和环境传感器相结合。简单的环境传感器包括物体使用传感器，可安装在家庭或办公室的设备上。当设备使用开始和完毕时，传感器通过无线方式将 ID 传输到像手机这样的计算平台上（Tapia，Intille 和 Larson 2007）。物体使用传感器可以安装在电视机和遥控器、平板电脑、床、锻炼设备及其他与久坐行为有关的设备上。这些数据可以与可穿戴传感器的数据相结合，以便我们更好地了解久坐行为的环境决定因素。同样的传感器也可以用来改善室内位置感测。此外，还有一种经常被使用的环境传感器叫作红外运动探测器，它被放置在环境中，以确定特定区域内的人或运动的位置（Intille 等，2005 年；Makonin 和 Popowich，2011）。

新的传感机将不仅限于被动传感器。生态瞬时评估（EMA）使用一种计算设备提示一个人及时提供当前时刻（或最近某个时间点）的反馈，以收集有关体力活动、久坐行为及其决定因素的数据（Shiffman，Stone 和 Hufford，2008）。EMA 对于收集有关行为发生的环境信息特别有用。我们只需要在手机上轻轻一点，就可以将最新的 EMA 软件下载到手机上。基于传感器数据且对环境敏感的 EMA（Intille，2007）可使用自我生成报告系统解决模糊问题，或收集无法直接感知的其他环境信息。例如，在手机等平台上执行的环境敏感生态瞬时评估系统（CS-EMA）和环境敏感生态瞬时干预系统（CS-EMI）可以即时分析来自传感器的数据，并向参与者提出定制的即时问题或反馈。例如，考虑这两个问题之间的区别："您今天是否在 10：05 到 10：25 坐着?"您现在正在坐着吗?"第二个问题显然更容易回答。当传感器定位不当或传感器检测到为非穿戴状态，可立即进行反馈，从而帮助参与者按预期使用监测系统。这在某些情况下，可以激励参与者正确穿戴或对传感器进行及时维护（如充电）。CS-EMA 可能是收集关于久坐行为或行为本身的环境信息的最有效、最省力的方法。此外，当系统检测到被动数据采集失败时，会进行选择性的反馈。因此，CS-EMA 可用于填补传感器数据中的缺失。例如，如果系统在数据接收开始前 2 小时检测到未处于穿戴状态，用户的手机上就可能会出现一个问题，询问这 2 小时内发生了什么。

发展久坐行为的个体模型

在大多数情况下，没有一个传感器能够对行为做出精准应答，但是多个传感器的组合，无论是相同还是不同类型，都可以显著降低不确定性。最终，将传感器的被动感知与用户的主观感受相结合的系统可以为研究人员提供关于行为及其决定因素的详细信息。利用统计模型将多个传感器的数据结合在一起的算法可以推断出受试者具体的行为变化，甚至可推断出受试者是否能够接受可能改变其下一步做什么的信息。这些模型将输出包含确定性或可能性信息的软决策。理想情况下，这些模型不依赖于任何给定时间内可用的特定传感器类型，而是使用任何可用的信息来在当时做出可能的最佳决策。这些模型很可能通过使用同一人在长时间内收集的多个传感器的数据来解决模棱两可的问题。长期的测量将逐步构建更精确可靠的模型。

第四节 数据收集、存储和开源处理

新兴的测量技术只有满足研究参与者和研究人员的期望才能推动这一领域的发展。参与者只有在设备易于使用和佩戴舒适的情况下才能坚持长期的测量技术。参与者的依从性还将取决于监测方案与正常生活偏差的程度。参与者可能无法接受传感和数据存储模块过于庞大或有线接驳式的测量工具。这样的系统将会增加参与者的不适感，影响其正常的行为并导致穿戴时间减少。让研究参与者佩戴单一传感器有时是很困难的。因此，当使用不提供持续反馈的多传感器系统时，对方案的依从性可能是一大挑战。当多传感器融合与移动数据处理相结合，能够实现即时反馈，并有可能使佩戴传感器系统成为令人兴奋的、有吸引力的体验。另外，研究人员希望通过先进的数据处理平台生成处理复杂数据的简单模式，并同时具有高可用性和远程监控数据以及迅速进行行为修改的能力。

一、可用性

创新技术的应用有望使一个更丰富的多层次久坐行为模型产生。研究人员希望在排除掉潜在的感知和算法复杂度后，测量工具对于自由生活的行为测量是有效的。为了在不依赖特定技术或制造商的情况下促进研究结果的长期和迭代改进，用于多传感器融合的所有算法和电子设备必须被充分描述且可重现。依靠未来可能被改变或取代的黑匣子专利设备将减缓科学进步的速度。同时，那些输出数据难以解释的高性能系统也很可能不会被研究界使用。即使基础传感的复杂性会随之增加，我们也需要工具来简化收集和解释数据的过程。

电子传感器提供诸如运动加速度或地理位置坐标等物理属性的原始、高频数字化将越来越普遍。研究人员可能不知道如何从这些原始信号中获取有用的信息。终端用户通常对即时可用且有效可靠的客观监测系统感兴趣，这些系统能提供关于体力活动和久坐行为不同方面的简化和标准化的简明信息。单一传感器 Actigraphy 在久坐行为研究中的普及就是满足终端用户期望的很好的例子，科学家们使用这台设备连续记录 14 天的加速度数据，然后使用专有软件获得简单的输出结果，即以每小时和每天为标准估算坐卧、站立和行走的时间。

多传感器监测系统的终端用户期望获得类似的简便解决方案，以获得对久坐行为及其决定因素的总结估计。在理想的场景中，科学家必须能够从多传感器监测系统下载数据，在计算机屏幕上选择要研究的传感器，选择测量时间范围，并定义要执行的数据处理级别（由研究所需结果决定）。根据研究人员选择的传感器，测量系统还必须能够告知用户在整个系统中不确定性是如何传播的。例如，通过 GPS 传感器确定位置的准确率仅为 80%，使用手机的内部位置传感器（无 GPS）确定位置可能只有 70% 的准确率。然而，组合来自两个传感器的信息将会使准确率高达 90%。软件的交互在研究人员对数据的研究分析过程中至关重要。

二、数据处理平台

简化多传感器数据融合和处理需要大数据存储容量和高级处理平台来执行简单和复杂的预测算法。一个 ActiGraph 加速度计在 80 Hz 下收集 7 天未压缩的原始数据大约需要 250 MB 的内存。使用一台典型的计算机处理这些数据大约需要 1 小时 20 分钟（Mannini 等，2013）。因此，对长期收集的多个主题的加速度计数据进行存储和分析需要海量的计算资源。随着研究中越来越多的传感器和数据通道的增加，对额外存储和计算资源的需求将大幅增加。云计算在数据的存储、处理和共享过程中越来越流行。像 SPADES（Albinali，2013 和 MoveeCloud，Hiden 等，2013）这样的项目使终端用户能够无缝且可视化地将大量原始传感器数据存储在远程计算机上，并使用 Web 界面将之可视化，最后处理这些数据以获得可用的输出。这种基于云服务器的平台可以支持结合不同研究人员的数据集，并在相同的数据集上使用开放算法共享和比较。这将允许研究人员对越来越复杂的数据集上的久坐行为的估计模型进行增量改进，并形成一套不断扩展的基础传感器技术。这些系统可以使传感器制造商和工程师协同构建和改进不依赖于单个专用设备的测量系统。

云计算还可使用户更加灵活地分析数据，研究人员将可以选择使用代表所研究人群样本的处理算法。此外，还可以针对标准化阈值和技术可能不匹配的特定情况开发新的算法。举例来说，当你坐在高架椅子上时，膝盖的弯曲程度不如坐在传统椅子上，你的坐姿与站立的角度差大约为 20 度，这可能会导致系统把坐姿误认为站立。在明确定义的基于云平台的数据共享系统中，原始大腿方向数据将被保存在系统中，允许高级算法使用适当的辅助数据源来检测和最小化这种错误。例如，某种高级算法可能会使用手腕上的辅助传感器的数据或位置信息来标记不明确的站立数据，以供进一步检查。基于云的工具还可以促进数据集的协同改进。研究数据集并使用基于云的多传感器数据可视化系统的研究人员可以修改特定时间段的算法选择，以获得对久坐行为的准确估计。这些系统会注意到与其他环境传感器（如识别社交环境的音频反馈）一起检测到的异常姿势分配，可能还会向现有的数据集添加额外的标记，以便在未来的工具验证研究中使用。

三、远程数据监控

新技术的应用也可以通过最大程度地减少丢失的数据来提高数据的质量。缺乏数据可能会导致关于久坐行为、体力活动和睡眠对健康影响的不准确结论。研究小组可以使用先进的蜂窝网络和服务器技术来远程监控参与者对测量系统的遵守情况（Intille 等，2012）。数据可以通过智能手机从无线传感器传输到远程服务器。通过远程监控，研究人员可以在检测到不合规行为时立即与参与者联系，解决导致不合规行为的潜在问题，并对所有参与者的数据收集过程进行改进。远程监控还将帮助研究人员检测到诸如传感器故障产生异常数据等问题，并快速更换传感器，从而避免数据丢失（Intille 等，2012）。将数据从测量系统增量传输到服务器还有助于我们研究人员更快地定期清理和分析传入的数据，这将有助于我们更快地传播调查结果并在数据收集过程或干预中识别和实施必要变化（Intille 等，2012）。远程数据监测在大型队列研究中可能特别有用。例如，使用移动电话进行远程数据收集和监测不仅在经济上可行，而且能对新的发现和趋势进行大规模数据挖掘（Intille 等，2012）。

四、提高干预的可能性

本章的大部分内容讨论了使用新兴技术改进久坐行为测量，但同样的技术可能支持通过实时监控和反馈实现的新颖久坐行为改变策略。前面讨论的传感器融合算法通常可以直接在手机等移动设备上实现，允许我们实时检测久坐行为和环境。此外，如果设备具有无线数据连接，检测到的信息就可以发送到云服务器，从而允许干预者进行即时监控。

振动触觉反馈目前用于商业监测仪，作为一种实时反馈来改变久坐行为。然而，这些监测仪对情景和环境并不敏感，并且在提供振动触觉提示时并未考虑改变久坐时间的可行性。不及时的反馈可能会导致人们对测量系统的依从性减弱，并影响研究或干预的设计和结果。实时监控将使干预者能够在适当的情况下通过反馈来进行行为修改，这些反馈可以根据传感器数据自动触发，也可以根据观察者使用云平台数据可视化工具对个人数据的分析进行手动启动。手机为我们在反馈类型（震动、听觉或智能文本和视觉信息）和终端用户定制方面提供了灵活性，这可能有助于增加我们对情境敏感性和新型久坐行为进行干预的可行性。目前，85%的成年人使用手机（Fox 和 Duggan，2012），67%的成年人拥有智能手机（Nielsen 公司，2013）。这种普遍性为纵向测量和监测行为创造了新的机会，这些行为才刚刚开始被探索。使用频率的增高、多传感器的可用性及智能手机的数据处理能力可能会推动这些设备成为衡量久坐行为的独立平台，并为行为的改变提供量身定制的干预措施。

第五节　总结

用于久坐行为测量的第一个传感器是在 1967 年推出的，但是类似设备直到最近才开始普及。当前设备主要由放置在身体一点上的单个加速度计组成，并且可由自我报告或另一个独立的传感器（如 GPS）来增强监测效果。下一代技术将使用多种传感器和多传感器数据融合算法，旨在提高对久坐行为和环境的测量水平，并收集更完整的每日、每周和更长时间内的行为、环境和相应决策的图像。这些系统使用的算法应该减少对单一专有设备的依赖，而更依赖于各种可穿戴设备和环境感测（包括某些情况下的参与者自我报告），以构建一个丰富的久坐行为模型。这些系统不仅可以帮助我们提高测量能力，而且可以为即时计算机和人为驱动的干预创造机会。通过利用移动电话等技术，新的研究将可能有数千甚至数万名受试者参与其中。

新的基于云平台的工具将支持收集大量数据和随后的计算分析，有望为研究人员提供简化的操作界面，同时确保所有人都可以使用用于收集数据的所有算法和硬件。

久坐行为现在已经被确定为一种自发性的健康危害。现代化加剧了这个问题，但新技术的发展将提高我们对久坐行为将怎样影响健康的认识。手机和其他普及技术还将有助于制定可在群体层面实施并改善整体健康水平的行为矫正策略。这些工具的成功开发和应用将需要来自多个研究领域的科学家的合作。

关键概念

①久坐行为的个体模型（individual models of sedentary behavior）：结合被动感知与

用户主动参与的可穿戴传感器系统可以让研究人员推断出人们正在做什么，并建立个人模型来预测他们下一步会做什么。这些单独的模型可以用来提供及时和适当的反馈，以改变用户接下来的行为。

②测量目标（measurement goals）：使用传感器测量人类行为时必须有 5 个目标：高效区分睡眠和清醒状态；当能量消耗大于或小于 1.5 METs 时，识别坐姿或躺姿；测量能耗超过 1.5 METs 的体力活动行为；识别可能影响久坐行为的社会和环境背景的特征；检测身体传感器的穿戴时间和状况。实现以上这些目标将使人们对体力活动和久坐行为及其决定因素有更加清晰的了解。

③基于传感器的测量系统的用户期望（user expectations from sensor-based measurement systems）：最大限度地提高传感器技术的潜力取决于满足受试者和对测量行为感兴趣的研究人员的期望。测量系统的依从性是研究人员面临的主要问题。如果系统能够实现即时反馈，使传感器能带来刺激、吸引人的体验感，那么可能就可最大化地提高依从性。相反，研究人员正在寻找即时可用并有效可靠的客观监测系统，可以在体力活动和久坐行为的不同方面输出简化和标准化的简明信息。新技术可能允许研究人员简化存储，分析和共享大数据集的过程。研究人员可以远程定期监控数据质量，并在行为修正可能性很高的情况下扩大实时干预的可能性。

研究问题

①描述测量久坐行为的 5 个目标。

②请列举出可用于检测睡眠，三维空间中肢体位置、环境背景和位置的传感器。

③描述研究人员在研究中使用多传感器测量系统时可能遇到的期望类型。

④假设你是一名干预员，并试图在一群经常坐着的上班族中持续测量和改变他们的久坐行为，且你拥有丰富的资源来设计一套基于传感器的综合测量系统，用于评估不同方面的久坐行为及其决定因素，现在请你创建一个流程图来描述你的系统设计，该流程图需包括你想要评估的行为和决定因素，用于评估的传感器及处理、存储和分析信息的方法。

第十七章

久坐行为分析的关键测量和研究问题

朱为模（Weimo Zhu）

本章通过分析久坐行为数据，使读者能够了解关于久坐行为关键测量和研究问题的概述。阅读完本章后，读者应能做到以下几点：

①了解久坐行为数据的关键特征。

②识别久坐行为数据的常见问题、不当做法和难点。

③根据数据结构和相关研究问题，确定解决问题和挑战的正确方法。

第三部分的前几章已经讨论了测量久坐行为的方法。在收集相关数据后，接下来的问题如下：

①如何分析数据，以便产生准确有意义的信息？

②常规统计方法，如相关性、t 检验和方差分析，能否直接应用于数据分析？

③如何正确、恰当地解释数据分析的结果？

本章重点讨论了这些问题，回顾了久坐行为数据的特点，介绍了久坐行为数据分析中的难点。具体来说，常规统计方法的局限性在于概述分析这些数据和定义久坐行为的不同之处。因此可采用前沿且适合的统计方法。在此基础上，本章对如何分析和报告久坐行为数据提出了一些切实可行的建议。

第一节　久坐行为的数据特征

了解数据集的特征在任何数据分析程序中都至关重要。在不了解数据集的具体特征的情况下，可能无法正确地选择用于数据分析的统计方法，因此所产生的信息可能不准确甚至具有误导性。那么久坐行为数据的特征是什么呢？

久坐行为数据的第一个特征是该数据属于一类组合数据，它被定义为相对部分总和为 1% 或 100% 的数据。我们日常生活中的成分数据对我们来说并不陌生：一天中分配的时间比例、从不同膳食中获得的能量比例、来自不同地区的学生的百分比等。体力活动（PA）数据是组合数据，其中总的体力活动取决于操作定义的方式，可看作由轻度、中度和高强度的体力活动组成。同样的原则也适用于久坐行为数据，这些数据可以进一步细分为电视、阅读、电脑和电子游戏时间。请注意，目前的体力活动研究文献通常将久坐行为视为体力活动的关联体。要将久坐行为与体力活动区分开来（详见第一章），本章有意不将久坐行为放在这个整体中。在未来的研究中，久坐行为这样一个有机整体被更好地称为体力和久坐活动关联体。

据 van den Boogaart 和 Tolosana-Delgado（2013）所述，组成结构的每个部分都称为组成部分，其数量代表其对总量的贡献。该数值可以以其原始计量单位（如时间、数量、大小）或比例或百分比表示，该比例或百分比可由组成部分数量除以总数来确定。根据为综合测量选择的单位，总数中各部分的实际部分可以变化。例如，在不同类型的体力活动（PA）或久坐行为上花费的时间百分比可能不同于在同一时期内在不同行为中的能量百分比。一部分可以进一步细分为子部分。例如，久坐行为是在日常所做动作总数的一部分，本身可以进一步细分为不同类型的久坐行为（例如看电视、玩电子游戏、使用电脑、驾驶和阅读）。

久坐行为数据的第二个特征是经常收集数据为行为数据，特别是每个人的连续时间序列中的设备衍生数据（如第十四章所述），因此产生了大量丰富的时间序列数据。时间序列是由发生时间顺序排列的观测序列。虽然大多数久坐数据是连续的，但它们也可以是离散的（如一个特定的行为，如玩电子游戏，发生在特定时间间隔内）。从数据结构的角度来看，有两种查看时间序列数据的方法。

首先，根据 Cattell 著名的数据框（1952，1988），时间序列数据整合了三个主要维度：人、变量（例如体力活动和久坐行为时间）及场合（图 17-1），从中至少可以利用以下六种不同的结构关系来解决具体的研究问题：

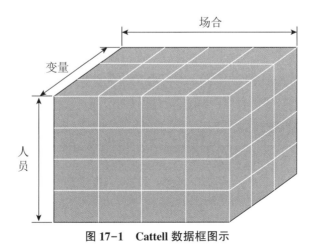

图 17-1　Cattell 数据框图示

①变量超过人员，固定场合；

②人员超过变量，固定场合；

③人员超过场合，固定变量；

④场合超过人员，固定变量；

⑤变量超过场合，固定人员；

⑥场合超过变量，固定人员。

其次，时间序列数据也可以被认为是一个多层次的数据结构、个人层面的场景相关变量和个人层面的人口统计学或团体成员资格（Bolger 和 Laurenceau，2013，27-39；Zhu 1997）。一个例子可能有助于解释这个结构。表 17-1 给出了一个假设的时间序列数据，其中 ID 是个人的身份，O 是场合或时间点（在第一次观察中使用代码0），X 是一个自变量（例如体力活动和久坐行为），Y 是一个因变量（例如心率或能量消耗），W 是一个预测变量，仅在人之间（例如性别、运动干预与控制）。因此，X 和 Y 变量属于个人内变量，W 属于人员间变量。

此外，还有一些与时间序列数据相关的特性。第一，在时间序列数据中通常有一个趋势分量，它通常由一个因变量（DV）相对于一个自变量（IV）随时间的变化而单独地或与其他自变量共同表示。此外，其他几个特征与时间序列数据有关。变化还包括基本方向（例如向上或向下运动）和变化率。第二，通常有一个周期性的组成部分描述 DV 与 IV 相关的正常波动或周期。工作日和周末体力活动是一个可识别的周期，这是比较好的工作范式。第三，可能存在季节性因素，表明时间序列数据的变化与一年中的时间有关。户外体力活动或室内久坐行为在不同季节的增加或减少就是此范式中的一个典型例子。在概念上，季节性因素可以被认为是周期性因素的特殊情况，因为前者是与季节相关的周期，而后者与数据中的任何周期相关。

表 17-1 时间序列数据

ID_j	O_i	X_{ij}	Y_{ij}	W_j
1	0	X_{11}	y_{11}	W_1
1	1	X_{21}	y_{21}	W_1
1	2	X_{31}	y_{31}	W_1
1	3	X_{41}	y_{41}	W_1
2	0	X_{12}	y_{12}	W_2
2	1	X_{22}	y_{22}	W_2
2	2	X_{32}	y_{32}	W_2
2	3	X_{42}	y_{42}	W_2
n	0	X_{1n}	y_{1n}	W_n

ID_j	O_i	X_{ij}	Y_{ij}	W_j
n	1	X_{2n}	y_{2n}	W_n
n	2	X_{3n}	y_{3n}	W_n
n	3	X_{4n}	y_{4n}	W_n

最后，研究时间序列数据的最后一个组成部分称为不规则分量，也被称为噪声，此分量是在考虑其他分量后留下的数据的变化。

久坐行为数据的第三个特征与数据的变化有关。虽然这个特点尚未得到充分研究，许多体力活动和久坐行为研究者也没有意识到这一点，我们从体力活动和久坐数据分析经验中了解到，低强度体力活动数据和久坐行为数据的变化可能比中度和高强度数据具有更大的差异，对于总体力活动时间或总分钟及总时间的比例都是正确的（表17-2）。该表列出了 2005—2006 年 NHANES 研究对所有参与者（48.22%的男性）、成人（47.77%的男性）和儿童（49.05%的男性）的统计结果。众所周知，运行统计分析时，即使组间存在明显的差异，也会导致很大变化（如以标准差表示），致使效果不显著或较差。

表 17-2 2005—2006 年 NHANES（全国健康调查数据，The National Health and Nutrition Examination Survey）体力活动和久坐行为的描述性统计

活动类型和比例	数量	平均数	标准差	最大值	最小值
总计					
每日久坐行为的分钟数	6344	459.20	125.72	1044.86	67.50
每日轻度体力活动的分钟数	6344	344.73	100.30	769.43	16.00
每日中度体力活动的分钟数	6344	25.53	22.90	307.00	0.00
每日强度体力活动的分钟数	6344	5.04	9.96	115.00	0.00
每日 MVPA 的分钟数	6344	30.57	28.61	331.00	0.00
每日久坐行为的分钟数/总计	6344	0.55	0.13	0.98	0.10
每日轻度体力活动的分钟数/总计	6344	0.41	0.11	0.79	0.02
每日中度体力活动的分钟数/总计	6344	0.03	0.03	0.32	0.00
每日高强度体力活动的分钟数/总计	6344	0.01	0.01	0.15	0.00
每日 MVPA 的分钟数/总计	6344	0.04	0.03	0.39	0.00
成人≥18 岁					
每日久坐行为的分钟数	4130	478.29	124.97	1044.86	67.50

续表

活动类型和比例	数量	平均数	标准差	最大值	最小值
每日轻度体力活动的分钟数	4130	333.65	105.19	769.43	16.00
每日中度体力活动的分钟数	4130	22.97	24.71	307.00	0.00
每日高强度体力活动的分钟数	4130	0.98	3.53	53.00	0.00
每日 MVPA 的分钟数	4130	23.95	26.23	331.00	0.00
每日久坐行为的分钟数/总计	4130	0.57	0.13	0.98	0.10
每日轻度体力活动的分钟数/总计	4130	0.40	0.12	0.79	0.02
每日中度体力活动的分钟数/总计	4130	0.03	0.03	0.32	0.00
每日高强度体力活动的分钟数/总计	4130	0.00	0.00	0.08	0.00
每日 MVPA 的分钟数/总计	4130	0.03	0.03	0.39	0.00
儿童和青少年<18 岁					
每日久坐行为的分钟数	2214	423.61	119.25	865.20	110.71
每日轻度体力活动的分钟数	2214	365.40	86.78	639.43	22.50
每日中度体力活动的分钟数	2214	30.30	18.13	159.14	0.00
每日强度体力活动的分钟数	2214	12.61	13.14	115.00	0.00
每日 MVPA 的分钟数	2214	42.91	28.78	252.14	0.00
每日久坐行为的分钟数/总计	2214	0.51	0.12	0.79	0.14
每日轻度体力活动的分钟数/总计	2214	0.44	0.10	0.74	0.03
每日中度体力活动的分钟数/总计	2214	0.04	0.02	0.21	0.00
每日高强度体力活动的分钟数/总计	2214	0.02	0.02	0.15	0.00
每日 MVPA 的分钟数/总计	2214	0.05	0.03	0.33	0.00

注：MVPA（moderate-to vigorous-intensity physical activity）= 中大强度体力活动。

久坐行为数据的这一特征意味着即使干预已经使得久坐时间减少，但是我们的统计分析也可能无法检测到。

除了所有上述特征外，分析久坐数据的另一个关键问题与其操作定义有关。虽然久坐行为本身已经在文献中得到了很好的描述和定义（Owen 等，2010；Pate，O'Neill 和 Lobelo，2008；见第一章了解更多细节），如何使用特定设备进行测量在操作上虽已被定义，但可能不一致。如 Cain 及其同事（2013）所述，仅对于青少年来说，ActiGraph 加速度计已经有 11 个久坐行为临界分数，这是用于体力活动和久坐行为研究的最流行的加速度计。预计会有更多的临界分数，此外，并不是所有的坐姿对健康的影响都是一样的（如坐着看电视和禅坐，在使用姿势肌肉方面有很大的不同），而目前大多数久坐行为的测量方法忽略了不同类型坐姿的不同性质，无法区分它们。

第二节 久坐行为数据分析中的困难与对策

目前，大多数久坐行为数据均是使用传统的参数统计方法进行分析的，如相关性分析、回归分析、t 检验、方差分析和多元方差分析。不幸的是，由于如前所述的久坐行为数据的结构和特征，这些统计数据有时不合适，或者不能充分利用数据所提供的信息。这是因为这些常规统计的基本假设之一是数据应该相互独立。久坐行为和体力活动数据属于成分数据，这意味着数据可以相互关联。此外，这些常规的统计方法假定了估计和估计误差的正态分布，这与分量数据的有界频率分布相冲突。因此，简单地将常规统计学方法应用于成分数据可能不合适，并且可能导致诸如假相关、恒定、负相关、无相关和难以闭合等问题（Aitchison，Barcelo-Vidal 和 Pawlowsky-Glahn，2002）。

分析久坐行为数据的另一种常见的不当做法是忽略嵌入在连续数据中的丰富信息，例如可以从加速度计导出。在报告的研究中，研究人员经常只计算和分析每日平均的久坐时间。相比之下，最近关于体力活动和久坐行为的研究表明，检查体力活动和久坐行为的模式可以提供更多有用信息，并且可以确定其他对健康至关重要的属性。据 Owen 及其同事（2010）的报告，身体活跃、高度久坐、经常移动与移动更多一样重要。也就是说，一个"断路器"或长时间坐着的、休息时间更长的人比一个"延长者"更健康（Dunstan 等，2010；Healy 等，2008；Healy 等，2011）。因此，传统的分析体力活动数据的方法只对特定类型的活动（例如中度和剧烈的体力活动或久坐行为）进行单独分析，显然无法利用体力活动和久坐行为时间序列数据中蕴含的丰富信息。

另外，如前所述，设定临界分数的不一致也是一个令人担忧的问题。尽管人们对如何设置加速度计或类似设备的临界值投入了大量的精力（最常见的是这些与使用强度测量的设备产生的信号相关，如 VO_2 消耗、VO_2max 的百分比和最大心率），但仍然需要进一步验证开发临界值。

最后，在所有研究领域都存在一个共同问题：体力活动和久坐行为研究的统计结果通常仅基于 p 值进行解释，因此数据的解释是错误的。例如，当验证体力活动测量值时，许多低相关性被称为显著性，因为 p 值小于 0.05。幸运的是，目前已有方法来解决前面描述的问题和难点。这些在本节中进行简要说明，更具体的细节可以在引用的参考文献中找到。

一、匹配数据结构、研究问题和方法

有了理论框架和对特定数据结构的理解，就可以针对具体的研究问题选择适当的

统计方法。举例来说，在 Cattell 的数据框（Cattell，1952，1988）的框架下，R 技术（如一种常用的因子分析方法）可用于"变量超过人员，固定场合"的数据维度，Q 技术（如针对人群的聚类分析）可用于"人员超过变量，固定场合"的数据维度，S 技术（如基于增长模式的人群聚类）可用于"人员超过场合，固定变量"的数据维度，T 技术（如基于人员的时间依赖的集群）可用于"场合超过人员，固定变量"的数据维度，O 技术［如基于时间依赖的（历史）集群］可用于"变量超过场合，固定人员"的数据维度，P 型技术（例如个体间时间序列分析）可用于"场合超过变量，固定人员"的数据维度。事实上，许多现代统计方法都是从这些技术中获得的（如动态 P 技术，在用于检查单个人或一小群人的动态结构之间的关系时很有用）（Engle 和 Watson，1981），或在 Cattell 数据框（如增长曲线建模和纵向因子分析）的框架下进行解释（Ram 和 Grimm，2015）。

时间序列数据的多层结构为选择合适的分析方法提供了另一个有用的方面。例如，如果研究的目的是确定是人们内部变量（X、Y、或 X 和 Y 之间的关系）是否有变化或模式；如果有，是否是由人与人之间的变量引起的变化或模式，在这种情况下，就可以采用多层次统计方法，如线性模型（Raudenbush 和 Bryk，2002；Zhu 和 Erbaugh，1997）进行数据分析。如果研究者感兴趣的是当 Y 变量在两个水平上都不同，或者 X-Y 关系在两个水平上是否存在，时间作为第三个变量，或随机效应（即受试者之间的异质性）和自相关误差，则可以使用一组密集的纵向方法（Bolger 和 Laurenceau，2013）分析。

二、组合数据分析

将常规统计方法应用于组合数据时出现的问题并不是什么新信息。事实上，Karl Pearson（1897）在 100 多年前的一篇关于虚假相关性的论文中就指出了这些问题。地质学家 Felix Chayes（1960）也提出了这个问题，并警告不要将标准的多元分析应用于组合数据。但是，Aitchison 于 20 世纪 80 年代（1981、1982、1983、1984 和 1986）出版的著作使得组成数据分析成为统计数据分析的一个分支学科，他证明了对数比更容易用数学方法处理，并且在对数比转换后，可以将标准的无约束多元统计应用于转换的数据，此后可以进行统计推断。2000 年左右，广大研究人员进一步开发和应用了基于坐标原理的新的统计方法（如 Billheimer，Guttorp 和 Fagan，2001；Pawlowsky-Glahn 和 Egozcue，2001）。此后，还陆续出版了一些关于数据组成分析的教科书：

① 《组合数据统计分析》，J. Aitchison（2004）；

② 《地理科学中的组合数据分析：从理论到实践》，A. Buccianti，G. Mateu-Figueras 和 V. Pawlowsky-Glahn（2006）；

③《组合数据分析：理论与应用》，Vera Pawlowsky–Glahn 和 Antonella Buccianti（2011）；

④《组合数据的建模与分析（实践统计）》，Vera Pawlowsky-Glahn，Juan José Egozcue 和 Raimon Tolosana-Delgado（2015）。

目前，人们已经开发了基于 R 的计算分析程序用于组合数据分析，一本名为《分析 R 的组合数据》的书籍已于 2013 年出版，作者是 van den Boogaart 和 Tolosana-Delgado。

三、实时监测的误差网络分析

除了一些特殊情况（如在人们久坐时提醒他们）外，大多数体力活动和久坐行为监视器目前都被用于提供摘要信息（如 MVPA 时间的分钟数），长期的实时体力活动和久坐行为可穿戴设备已经在实践中得到广泛应用。为了有效的训练、干预或康复，在目标区域内控制运动强度或行为的能力是非常重要且有价值的。为了类似的目的，一套变异性控制方法已经在糖尿病护理中被开发出来，用于血糖监测。其中 Clarke 的误差网格分析（EGA）（Clarke 等，1987）被广泛研究和应用。EGA 将参考血糖监测仪和评估血糖仪的散点图分解为五个区域（图 17-2）：

A 值在参考传感器的 20% 以内；

B 值在 20% 以下，但不会导致不当处理；

C 值可能导致不必要的处理；

D 值表示检测低血糖或高血糖存在潜在危险；

E 值可能会混淆低血糖和高血糖的治疗，反之亦然。

自那时以来已经产生了许多新的方法和有用的信息（Breton 和 Kovatchev，2008；Gilliam 和 Hirsch，2009；Rice 和 Coursin，2012；Wentholt，Hoeskstra 和 DeVries，2006）。体力活动和久坐行为的研究和实践将受益于更多地利用这些方法和它们所能产生的新信息。

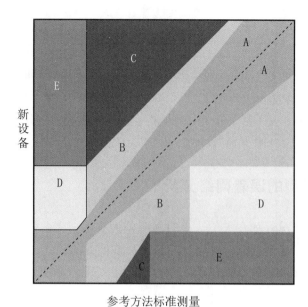

参考方法标准测量

图 17-2　Clarke 误差网格分析的图解（EGA）

四、验证临界分数

由于样本的差异和验证中采用的标准评价等因素，预计体力活动和从加速度计及相关设备中得到的久坐行为数据设定的临界分数的不一致性将会存在。同时，在建立起评分标准后，应该做出系统性的改变，从而可以积累更多的有效性证据，并进一步评价临界分数的可信度。Kane（1994，2001）在验证临界分数或标准时，提出收集以下四种有效性证据。①标准制定过程的概念一致性证据（如标准制定方法和相关评估程序与基于决策程序的成就概念相一致；如一个新的设备可以正确地区分涉及有目的的任务表现的休息与诸如电视观看的更为被动的坐姿）。②描述性和政策假设的程序性证据（如标准由知道标准目的并熟悉标准制定程序的人以合理的方式设立）。③内部一致性证据（如可以确认临界分数和绩效标准之间的假定关系，这在实时、长期监测中可能非常重要）。④与外部标准的一致性证据（如所做的决策是否与其他基于评估的决策程序或结果变量一致）。当采用不同的健康结果变量（如心血管健康与骨骼健康）来检验外部效度时，应该会发现一些差异（Zhu 等，2011）。另外，必须检查标准制定中的后果作用和标准相关的任意性（另见 Zhu，2013，从运动学角度讨论标准和临界分数设置）。

五、p 值滥用

尽管对基于 p 值的统计解释一直受到批评（Cohen，1994），但在体力活动和久坐行为研究领域仍然存在这种现象（Zhu，2012，2016）。对于相关和回归的研究，统计解释应该基于绝对标准或预测因子解释的方差百分比；对于推断性统计结果，解释应基于效应大小或置信区间（Zhu，2012，2016）。此外，还应研究结果变量的统计意义和实际意义（如对于一个特殊的年龄和性别群体而言，应该减少其多少久坐的时间，从而会对其健康产生有益影响）。对于实时的、长期的监测，应该考虑到丰富的基线信息，这样才能从一个人的基线信息中确定真实的或有意义的个人变化。

第三节 总结

随着人们对久坐行为会给健康造成负面影响认识的加深和可穿戴式体力活动监测设备可用性的增强及被更广泛地使用，体力活动和久坐行为研究的大数据时代已经到来。然而，体力活动和久坐行为研究的实践领域尚未充分利用可以更好地分析体力活动和久坐数据的新统计方法。事实上，一些现行做法要么是不适当的（如使用错误的方法来分析组成数据），要么是不正确的（如对统计结果的解释仅基于 p 值，而 p 值因样本量大小而有偏差）。

为了解决这些问题，本章介绍了实时、长期体力活动和久坐行为数据的结构，还介绍了如何根据数据结构和研究兴趣选择适当的统计方法，还引入了一些可以解决这些问题的新的统计方法。随着数据的正确分析，这些方法的应用将加深我们对体力活动和久坐行为的理解。

关键概念

①Cattell 的数据框（Cattell's data box）：Cattell（1952，1988）开发的一种方法，通过整合人员、变量和场合三个主要维度来描述数据结构。

②组合数据（composition data）：相对部分总和为 1% 或 100% 的数据。

③组合数据分析（composition data analysis）：组合数据的统计方法。

④截止值（cutoffs）：分类数据值。

⑤数据特征（data characteristics）：数据是一组定性或定量变量的值。它们的特征反映了它们如何被测量、收集和存储，并对如何分析和报告有直接的影响。

⑥误差网格分析（error-grid analysis）：Clarke 及其同事（1987）最初开发的一种方法和插图，通过比较测量（真实值）和估计值来量化监测仪的精度。

⑦多级数据（multilevel data）：根据主题和上下文之间的关系来组织数据。

⑧p 值滥用（p-value abuse）：仅基于 p 值进行统计推断，这是不恰当的，因为 p 值因样本量的大小而存在偏差。

⑨Cattell 数据框的技术（techniques of Cattell's data box）：这些数据分析技术包括 R、Q、S、T、Q 和 P 技术。

⑩验证临界分数（validating cutoff scores）：收集相关证据以验证设定的临界分数。

研究问题

①久坐行为的关键数据特征是什么？

②什么是组合数据？

③什么是 Cattell 的数据框？使用 Cattell 的数据框描述久坐行为数据。

④什么是多级数据结构？使用多级数据结构描述久坐行为数据。

⑤为什么久坐行为数据的变化在久坐行为研究中是一个难点？

⑥在测量久坐行为时与设定临界分数有关的问题是什么？

⑦久坐行为数据分析中常见的问题是什么？

⑧列出基于 Cattell 数据框的技术，并描述它们如何与统计方法相关，以及如何在数据分析中使用。

⑨什么是组合数据分析？了解其概念、历史、主要统计方法和相关软件。

⑩什么是误差网格分析？它如何在久坐行为监控中被使用？

⑪描述验证临界分数的关键证据和步骤。

⑫为什么基于 p 值的统计推断会成为报告科学探究中的一个问题？

第四部分

久坐行为与亚群

为了制定有效的政策和方案来减少久坐行为对健康的影响，我们需要更好地了解特定人群久坐行为的特征。这些政策和计划在第三部分的前几章有较为详细的阐述。第四部分将有四章针对这一问题展开论述。

在第十八章中，Gregory J. Welk 和 Youngwon Kim 讨论了关于青少年久坐行为的可行证据，阐述了年轻人久坐行为所特有的问题，这些问题反映了人们对理解和影响年轻人长时间久坐的广泛关注。在第十九章中，Wendy J. Brown 讨论了在职成年人中与工作相关的久坐行为。成年人在清醒状态下有很长一部分时间是在工作环境中度过的，对于许多职业的从业者而言，工作时大多都处于坐姿状态。因此，Brown 的这一章解决了久坐行为与健康的主要问题之一，并为高风险群体提供了宝贵建议。第二十章讨论了老年人的久坐行为。Jorge A. Banda、Sandra J. Winter 和 Abby C. King 提供了一份非常全面的（几乎是百科全书式的）关于老年人久坐行为对健康影响的报告。在第二十一章中，Melicia C. Whitt-Glover 和 Tyrone G. Ceaser 着重思考关于少数族裔/外来族裔久坐行为的可用证据。他们明确指出，对于一些少数群体（以及这些群体的亚群）而言，长期久坐可能会导致其处于社会劣势。当然，第四部分并没有考虑久坐行为可能是所有亚群的重大健康风险。久坐行为是残疾人的一个关键问题，他们面临着特定的与久坐行为相关的问题。本书其他章节部分论述的久坐行为与健康后果的性别差异是另一个关键的亚群问题。例如，可以通过居住地和他们生活的环境性质来确定：城市与农村、郊区与城市生活的人，在获得服务和设施便利方面有很大差异。

第十八章

青少年的久坐行为

格雷戈里·J.韦尔克（Gregory J.Welk）和金永元（Youngwon Kim）

通过阅读本章，读者将会了解青少年久坐行为的独特之处和久坐对健康影响的概况，以及加深对评估久坐行为相关影响的理解。阅读完本章后，读者应该能够做到以下几点：

①了解评估青少年久坐行为所使用的各种测量工具及相关问题。

②总结久坐时间过长对青少年各种健康指标的不良影响。

③记录青少年久坐行为的患病率和时间相关性及其在不同人群中的变化。

④描述青少年久坐行为的背景、性质和基本模式。

⑤阐述青少年久坐行为研究的局限性。

⑥提出未来青少年久坐行为的研究方向和重点。

人类注定是要发展的，但节省劳动力的设备和技术已经显著地、长久地改变了我们的社会和生活方式。青少年是社会中最活跃的群体，但有人担心，我们社会中的一些因素正在导致青少年变得越来越不活跃，例如久坐、超重。一则经常被引用的预测表明，当代人将是第一代比他们的父母寿命更短的人（Olshansky 等，2005）。

青少年久坐行为引起人们的关注，有研究表明，过度看电视可能是青少年肥胖症患病率日益上升的原因之一。成年人的体力活动与久坐行为影响其健康状况的众多研究佐证了关于青少年的相关研究，从而进一步激发了人们对青少年久坐行为的研究兴趣（Healy 等，2008）。这些研究证据引起公共卫生研究范式发生明显转变，但研究青少年久坐行为的措施和方法仍在不断发展。

不断变化的技术环境是久坐行为研究中的一个复杂因素，虽然多年来体力活动的常见形式基本保持一致，但是久坐行为并不是如此。早期研究和公共卫生指南（美国儿科学会，2001）强调了看电视和玩电脑游戏过程中的久坐行为，但现在青少年花费在手机、手持设备和平板电脑上的时间比看电视花费的时间更多。一系列新媒体选择也使得久坐行为越来越难以被区分和描述。例如，现在可以在电脑上观看电视节目，亦可以在电视上登录互联网。随着计算机尺寸多样化,智能手机或平板电脑的应用程序取代指令序列和游戏,技术发展的模糊性使得久坐行为很难被定义。另一个复杂因素是,久坐行为总时间可能包括有价值的行为所花费的时间,如在家庭作业、阅读或乐曲制作上花费的时间,因此需要将随意或娱乐性的久坐行为与需要或有价值的久坐行为区分开来。

虽然研究还处于起步阶段,但是目前可达成的共识是,久坐行为与青少年体力活动行为不同,缺乏体力活动不能反映较高水平的久坐行为(Biddle 等,2004;Marshall 等,2004;Pate 等,2011);同样,不能通过高水平的体力活动反映较低水平的久坐行为,因为年轻人有可能既是好动的又是久坐不动的。上述结论是基于体力活动和久坐行为的指标之间持续的弱关联或无效关联而得出的(Feldman 等,2003;Marshall 等,2002)。这些行为的独立性在研究中也显而易见,研究表明,男孩比女孩有更高水平的体力活动和久坐行为(Fairclough 等,2009)。有人认为进行久坐行为会取代体力活动(通常被称为取代假设),但事实并非如此(Pearson 等,2014)。体力活动和久坐行为似乎都有足够的机会相互置换,男孩可能比女孩更大程度上优先选择两者。有趣的是,Feldman 及其同事(2003)报告说,体力活动与久坐行为形成方式有关,这表明可以管理和控制其久坐行为的学生可能更活跃。

本章进一步探讨了青少年久坐行为方面的研究问题和挑战,对青少年久坐行为的相关因素(Pate 等,2011)、健康结果(Tremblay 等,2011)和干预措施(van Grieken 等,2012)进行了一系列综述,并鼓励读者阅读这些报告以获取具体领域中最新的研究内容。本章的重点是整合现有研究结果,并提供有关下一步研究的思路。为了便于整合,本章采用行为流行病学框架来区分久坐行为所需的不同类型研究(Welk,2002)。这些类别通常类似于其他行为流行病学模型(Owen 等,2010;Sallis,Owen 和 Fotheringham,2000),但是本模型的优点在于它显示了不同类型的研究如何以顺序或整合的方式相互关联。如模型所示(图 18-1),公共卫生官员依据与久坐行为相关的健康风险的证据来制定指导方针和建议。反过来,指导方针推动了监测研究的基本优先事项,其目的是评估人口部分的模式和趋势。理论和相关研究旨在解释行为的潜在模式,并为改变久坐行为的干预确定适当的策略。该模型的另一个优点是它显示了准确测量技术对于推进健康结果、监测、相关性和干预有效性研究方面的核心作用。该框架首先描述了久坐行为的测量问题,然后总结了每种特定类型流行病学的研究内容。

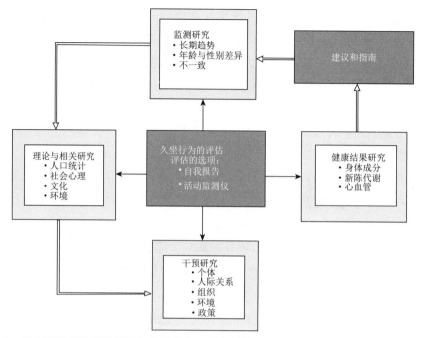

图 18-1　行为流行病学框架显示久坐行为中不同类型的研究和久坐行为精确测量的中心地位

改编自 C. J. Welk，2002，《健康相关研究中的体育活动评估》中体力活动研究导论，3-18。

第一节　青少年久坐行为的测量

久坐行为的准确测量对于推进久坐行为对健康影响的研究，以及评估影响久坐行为的相关因素和干预措施至关重要。评估久坐行为的隐性挑战在本书的其他章节中已有描述，此处将简要考虑评估青少年久坐行为所涉及的独特问题。与青少年体力活动评估类似（Welk，2002），随着年龄增长，青少年体型、生活方式和认知的显著变化，使得评估青少年久坐行为的难度较大。有几篇综述性文章描述了评估青少年久坐行为方法的优缺点（Hardy 等，2013；Lubans 等，2011；Sternfeld 等，2012），因此，本章只对其具体方法和相关问题进行简要评论。本章重点则放在对基于报告测量（如自我报告）和基于监测设备测量（如加速度计、测角仪）的相对优缺点，以及测量结果对回答青少年久坐行为问题能力的影响。基于报告方法和基于监控方法之间的区别，对于评估和解释青少年久坐行为研究意义重大。

一、基于报告方法

自我报告测量是用于检查久坐行为的最常用工具，但在青少年中使用此类工具难度较大。自我报告测量的优点在于，它可以提供有关久坐行为（如位置、目的和周围环境或设置）类型和背景信息（目前无法从典型的客观测量中获取详情）；而其关键性缺点是难以准确地表达和量化久坐行为。虽然客观监测拥有一些优势，但公众对提高自我报告测量效度的兴趣与日俱增（Bowles，2012）。Matthews 及其同事（2012）着重介绍了久坐行为自我报告测量的具体问题，并描述了这些测量偏差和错误如何扭曲久坐行为与健康指标之间的关联。他们提出了以下三条改进自我报告的方法措施：

①使用校准研究和测量误差模型来校正测量误差。

②使用久坐行为的客观指标（用客观手段评估）消除报告偏差。

③使用自我报告工具时，需要在相对较短时间内（即 24 小时内）回收，以最大程度地降低召回偏差。

另一份报告（Troiano 等，2012）阐明了自我报告工具的独特价值，并鼓励研究人员考虑一种能使结果多元化的方法；还提出了具体的指导方针，以协助研究人员选择适当的自我报告工具进行久坐行为评估（Sternfeld 和 Goldman-Rosas，2012）。该指南由 10 个问题组成，通过采用适当的自我报告方法和相关数据库结构总结了自我报告工具的基本特征。

先前的两项综合性系统评价研究（Foley 等，2012；Lubans 等，2011）为青少年自我报告测量的效度和信度、局限性和未来发展方向提供了详细的参考。Foley 及其同事评估了使用时间调查工具评估青少年体力活动和久坐行为的信效度，他们总结了 16 篇文章，相关系数范围在 0.30 到 0.40 之间的标准时间使用方法的有效性相对较低。Lubans 和其他人报告了关于儿童和青少年自我报告测量有效性的相似结论（即相关性约为 0.30）。以上两篇评论都表明，很少有专门用于评估青少年久坐行为的自我报告测量，并且自我报告测量的两次评估是依据其他未知效度方法进行评估的。这一局限性可能在一定程度上解释了信度和效度较低的原因。由于青少年的久坐行为被认为是独立于体力活动的建构（Pate 等，2011），因此关键的研究重点是专门为青少年久坐行为开发自我报告工具，并通过适当的参考措施加以验证。

二、基于监控方法

自我报告测量的局限性导致公共卫生研究越来越重视更加客观的测量技术。基于加速度计测量的方法已被广泛用来评估体力活动行为，并已提出程序使这些工具能够用于评估久坐活动。基于加速度计的设备在评估久坐活动方面具有相当显著的优势。例如，除了可以对久坐总时间进行相对准确的估计外，这类设备还可以提供用户关于休息和活动时间的信息。但是，基于加速度计的设备也存在一些重要的局限性，如客观技术无法区分久坐行为的特定类型或提供关于久坐行为的背景信息。

从表面来看，期望基于加速度计的监视器量化久坐行为自相矛盾，因为它们被用来量化运动。其逻辑是，只有当一个人久坐不动时，或在一定时间间隔内进行少量运动或没有运动积累才会发生。然而，最根本的挑战是建立一个恰当的识别特征识别久坐行为，避免对睡眠或者低强度运动进行捕捉。这是一个重要的区别，因为相对较高的中止阈值将导致对久坐行为时间的更高估量，反之亦然（Hislop 等，2012）。由于不能直接对活动量化值进行比较，所以要为每个监测器和人群设定专门的临界点。

ActiGraph 是最常用的监测仪器，并且已经趋向于以每分钟 100 次计数（cpm）为默认值（Evenson 等，2008；Treuth 等，2004）。100 cpm 值已被用于监测研究（Chinapaw 等，2012；Matthews 等，2008；Nilsson，Anderssen 等，2009；Ortega 等，2013；Ruiz 等，2011；Steele 等，2010；Troiano 等，2008）和健康结果研究（Celis-Morales 等，2012）。然而，专家们还提出或测试了其他临界值：200 cpm（King 等，2011；Trost 等，2012；van Sluijs 等，2010）、300 cpm（Stone，Rowlands 和 Eston，2009）、500 cpm（Eaton 等，2012）、800 cpm（Cliff 等，2013；Janz，Burns 和 Levy，2005；Pate 等，2006；Puyau 等，2002）和 1100 cpm（Guinhouya 等，2007；King 等，2011；Reilly 等，2003）。

默认 100 cpm 的分类准确性已经通过前文两项验证研究检验（Fischer 等，2012；Kim 等，2014）。Kim 和同事在 125 名青少年样本中比较直接髋关节佩戴或手腕佩戴式 ActiGraph 监测仪的 6 个常用静态临界点（即 100 cpm、200 cpm、300 cpm、500 cpm、800 cpm 和 1100 cpm）与直接观察到的强度分类。他们要求每个参与者在严格控制的实验室环境中进行一系列的 12 项活动（从 24 项活动中随机选择），每次 5 分钟。在髋关节活动的 6 个临界点中，100 cpm 在识别久坐行为方面的分类准确性最高，kappa 统计值为 0.81。然而，当将 6 个临界点应用于腕部佩戴的 ActiGraph 的数据时，分类精度较差：kappa 统计值为 0.44 到 0.67。Fischer 和其同事比较了 4 种不同的久坐临界点（100 cpm、300 cpm、800 cpm 和 1100 cpm），发现 100 cpm 是对 29 名 5 至 11 岁青少年 4 种久坐行为（即玩电脑游戏、玩非电子久坐游戏、看电视、户外活动）进行分类的最准确的临界点。这两项研究的一致发现支持继续使用传统的青少年久坐临界值 100cpm。然而，对于直接佩戴于髋部和腕部的 ActiGraph 加速度计需要更全面的验证性研究，在更真实的条件下测试更多具有代表性的青少年样本。

基于加速度计客观测量的另一个考虑因素是处理时间消耗问题。体力活动的研究通常设定最小消耗时间（例如 10～12 小时），以确保获得体力活动的有效时间。量化体力活动时间时，非测量消耗时间可以忽略不计，因为通常认为这些时间段不会影响体力活动时间，除非在某些类型的日志中另有说明。然而，分离非消耗时间在久坐行为的研究中具有更大的相关性，因为非消耗时间更有可能发生在久坐行为期间。先前一项研究表明（Tudor-Locke，Johnson 和 Katzmarzyk，2011），未考虑非穿戴测量时间可能会导致对久坐行为的估计产生相当大的偏差。另一项研究（Winkler 等，2012）也表明，根据不同的非消耗时间算法，对久坐行为的评估会存在明显不同。

量化青少年体力活动和久坐行为中特有的问题
量化青少年体力活动和久坐行为时，会出现一些特殊的测量问题。与本文相关的一个重要问题是如何用能量代谢当量来测量久坐行为。传统的基于能量代谢当量的定期活动阈值（<1.5 METs）已被提出作为久坐行为研究网络的通用定义，但该值并不一定适合青少年。青少年具有较高的静息能量消耗（REE）值，所以青少年体力活动行为的研究者广泛认为，4 METs 的更高阈值更适合量化青少年体力活动（Trost 等，2011）。因此，将高强度活动与低强度活动区分开来的阈值也是较高的。在成年人中，中等到较高强度体力活动的阈值（即 3 METs）是低强度活动阈值（即 1.5 METs）的两倍。为了在青少年时期保持这个比例，相应的青少年阈值将是 2 METs。最近的一项研究（Saint-Maurice 等，2015）证实，2 METs 值比 1.5 METs 的值能产生更好的一致性和久坐行为的分类准确度，所以这个值应被更广泛用于青少年久坐的研究。

尽管这些都是大多数设备普遍面临的挑战，但一些技术可以直接通过对久坐行为进行分类来规避临界值和非体力活动时间问题。例如，SenseWear 臂带监测器可以直接监测体力活动时间。它还使用专有模式识别方法来区分睡眠和躺卧的时间。SenseWear 使用模式识别技术来检测不同的运动，然后提供所观察行为的能量消耗（EE）估计值。因此，EE 阈值是区分久坐行为与轻度、中度和高强度体力活动的主要方法。类似地，activPAL（大腿佩戴的倾斜仪器）区分了坐或躺，站立和步行的时间，从而提供了一种直接区分姿势和监测久坐行为（即坐着或躺着）的方法。activPAL 已被用于成年人久坐行为的研究中（Clark 等，2013；Dall 等，2013；Hart 等，2011；Sellers 等，2012），但尚未广泛用于研究青少年的久坐行为。然而，已有大量验证性研究验证了用于评估青少年久坐行为的 activPAL 的准确性。其中以直接观察和视频分析为原则的两项研究（Aminian 等，2012；Davies 等，2012）支持了 activPAL 的分类准确性。但是，最近的另一项研究（Van Cauwenberghe 等，2012）却发现 activPAL 和基于加速度计的活动监测器（即 Actical）之间的一致性较低（kappa = 0.46）。activPAL 是计算久坐时间的最佳选择，但无法区分睡眠时间。因此，用于评估久坐行为的不同客观技术各有利弊。

第二节　青少年久坐行为对健康的影响

相关研究已证实成年人的久坐行为会对健康造成严重不良影响（Dunstan 等，2012；Owen 等，2010），但对青少年的影响尚不清楚。这很可能是由于慢性疾病的病程较长，青少年虽可能面临未来的健康风险，但这种影响可能直到晚年才会显现出来。由于潜伏期问题，这方面的研究一般集中在青少年可直接观察到的结果，如肥胖和青少年肥胖的更直接后果（如代谢综合征）。已有研究表明，在参与体力活动后，久坐行为对健康的不良影响就会减小，甚至可忽略不计。中等强度体力活动的潜在健康收益似乎能抵消久坐行为对健康青少年造成的直接健康风险，但这种风险可能持续存在于超重和肥胖的青少年或已经面临潜在健康风险的青少年身上。特定类型的久坐活动（即观看电视、坐着使用屏幕设备）似乎对青少年的心血管和代谢健康具有独特的不良影响。因此，深入探讨不同类型久坐行为的相互作用及其对青少年肥胖和其他健康指标的影响具有重要意义。

一、对肥胖的影响

早期的久坐行为研究表明，过度观看电视和玩游戏可能会导致青少年超重和肥胖（Andersen 等，1998；Dietz 等，1985；Ekelund 等，2006；Gortmaker 等，1996）。这些颇具影响力的研究和引人注目的干预措施（Robinson，1999）增加了大众对青少年久坐行为的关注。对 1995 年至 2005 年的几项研究进行综合分析后（2006 年营养与营养学学会，Must 等，2005）得出结论，增加体力活动和减少久坐行为在儿童期和青春期都能够防止体重（即脂肪）增加。这些研究都指出混合研究结果的整体效应较弱，但是模棱两可的结果归因于测量和设计问题。在同一时间框架内进行的荟萃分析（Marshall 等，2004）提供了对这些影响的定量指标。对于观看电视（0.07）和玩视频游戏（0.13）这 2 种久坐行为而言，评估久坐行为和身体肥胖之间联系的研究样本加权效应很小。尽管这些联系在统计学上是显著的，但作者认为，这些影响可能太小而不具有临床意义。

一些研究重新审视了这些发现，并得出了不同的结论。Fulton 及其同事（2009）使用 Project Heartbeat 的纵向数据评估体力活动和久坐行为对各种身体成分指标的影响。结果显示，久坐行为与身体成分指标之间没有关联，但这些无效结果可能是由于仅使用单次 24 小时回忆的方式来评估体力活动和久坐行为所造成的。然而，其他研究也得出了类似的结论（Chaput 等，2012；Mitchell 等，2009；Must 等，2007）。Byun、Liu 和 Pate（2013）的一项研究调查了两份学龄前儿童样本（总共 $N = 418$）中客观测量的久坐行为与体重指数的关系。作者发现，在控制中等到较高强度体力活动的时间后，客观测量（ActiGraph）的久坐行为与 BMI 的 Z 分之间没有关联。这些研究结果表明，久坐不动的年轻人如果进行体育锻炼，就不太可能超重。

已有研究的不确定性使得人们很难得出明确结论（Tanaka 等，2014）。近期研究对中高强度体力活动进行统计控制（moderate to vigorous physical activity），并倾向于使用更先进的分析方法。例如，Kwon 及其同事（2013）使用增长矩阵来评估青少年纵向样本中体力活动和久坐行为对肥胖的独立影响。与其他研究一致，Kwon 团队发现中等到较高强度体力活动所花费的时间与低脂肪含量（控制久坐行为和其他变量后）相关，但是在控制中高强度体力活动时间后，久坐时间与脂肪含量无关（Kwon 等，2013）。然而，另一个精心设计的研究（Mitchell 等，2013）使用纵向数据揭示了久坐行为与体重结果之间的联系。因此，这个问题仍然悬而未决。

解释这些研究所面临的难点是，久坐行为已经以多种不同的方式被操作和研究。早期的研究倾向于依靠自我报告的评测方法，如报自己观看电视的时间；后来的研究则往往强调客观测量方法。客观测量方法具有明显的优势，但如前所述，这些措施可能缺乏对各种类型的久坐行为之间的对比，因此，应当谨慎下结论。例如，当使用总的久坐行为时间，而不是在特定行为（如观看电视）上花费的时间时，这种联系可能会减弱。Tremblay 通过回顾文献得出结论，观看电视时间过长（超过 2 小时）与年龄在 5 岁到 17 岁之间青少年的 BMI 增加相关联，因此过多观看电视可能会导致超重（Tremblay 等，2011）。一项纵向研究（Fuller-Tyszkiewicz 等，2012）确定了观看电视和肥胖之间的双向关系，即经常看电视的青少年更容易增加体重，而肥胖青少年也更有可能看电视。未来的研究显然有必要进一步确定青少年观看电视与肥胖之间的因果关系。

二、对代谢健康和健康风险的影响

一些研究已经检验了久坐行为对慢性疾病危险因素和代谢综合征等代谢健康指标的直接影响。Tremblay 及其同事（2011）认为，久坐行为的时间与代谢综合征风险增加（剂量-效应方式）有关。然而，对 14 项基于加速度计研究的汇总数据进行的定量评估发现（Ekelund 等，2012），控制中高强度体力活动后，青少年久坐行为与慢性疾病风险因素无关。Colley 及其同事（2013）使用了原始数据和更精细的加速度计处理技术来解释中断久坐行为，他们的报告与 Ekelund 的研究结论相似。

关于久坐行为对健康影响甚微，甚至无影响的调查结果与早期关于 BMI 的一般结论相似，然而也有一些例外和不一致的发现值得注意。Saunders 和同事（2013）进行的横断面研究发现，较长的久坐时间与不良心血管代谢风险显著相关。然而，由于研究对象是一群具有肥胖家族史的青少年，因此父母肥胖的遗传因素有可能会影响此项研究。另一项研究（Cliff 等，2013）报道，在超重和肥胖的青少年样本中控制他们的体力活动后，久坐行为与高密度脂蛋白胆固醇显著相关；在其他研究中也得出了同样的结论（Kriska，2013；Mitchell 等，2013）。因此，可以认为，久坐行为对已经存在一定健康隐患的参与者的不良影响很有可能变得更加明显。Ekelund 和同事用荟萃分析（2012）进一步印证了这项研究，在久坐时间更长的人群中看到了更显著的影响。因此，不活跃（即低水平的 MVPA）和久坐（即大量久坐相关行为）的人也可能会面临健康风险增加的情况。Saunders 及其同事的系统评价研究整合了这些关系的复杂性（2014）。

导致结果变化的一个因素是，使用加速度计监测久坐行为的理想临界值尚未明确。

Atkin 及其同事（2013）采用荟萃分析方法来评估不同的久坐行为临界值对欧洲青少年心脏代谢风险指标的影响。这种关联受临界值的影响，临界值越高，关联越强（Atkin等，2013）。一项相关研究得出了类似的结论（Bailey 等，2013）。因此，考虑获得最佳久坐行为的临界数值不是监测阈值，也有一种情况可能是：进行数据测量的设备敏感度不高，不足以捕捉特定类型久坐行为潜在的负面影响。先前研究（Hsu 等，2011）发现，在中等强度体力活动中控制加速度计导出的时间估计值后，自我报告的久坐行为估计值与代谢综合征的高发生率相对独立。加速度计无法检测到久坐行为的类型，这可能在一定程度上掩盖了特定久坐行为的差异效应。例如，观看电视可能代表一种不同的行为，其风险状况与一般久坐行为不同。临床调查（Martinez-Gomez 等，2012）更直接地支持了这种理论，作者报告说，在控制混杂因素（例如 PA）后，客观测量的久坐时间与心脏代谢指标无关。相比之下，受试者主观报告的观看电视的时间与许多风险指标呈正相关。Chaput 及其同事（2012）的横断面研究中发现了类似的相关情况，其使用主观和客观方法检查了中高强度体力活动和久坐行为对心脏代谢健康的综合影响。作者发现，即使调整中高强度体力活动时间后，主观报告的使用屏幕时间与六个个体心脏代谢危险因素中的三个显著相关；然而，总的久坐时间（用加速度计评估）与六个风险因素中的任何一个都没有关联。另一项研究（Chinapaw 等，2012）报道，无论是客观（即久坐不动的时间）还是主观测量的久坐行为（分别是电视观看时间和电脑使用时间），与个体代谢危险因素均呈显著正相关。然而，Stamatakis 及其同事（2013）进行的一项精心设计的横断面研究报告显示，心血管危险因素与过度观看电视有关，但与使用计算机和电子游戏却不相关，这些研究结果表明，久坐行为的细节方面可能无法使用客观的技术捕获，单凭基于屏幕的活动指标可能无法完全阐释屏幕观看时间与心血管健康的关系。与肥胖的结果类似，观看电视和健康风险的独特关联可能是由于观看电视也与不健康的饮食习惯有关（Pearson 等，2011）。

使用替代性结果指标（如心肺适能或慢性肾功能衰竭）也显示了久坐行为对健康的潜在影响。例如，Mitchell、Pate 和 Blair（2012）研究认为，屏幕观看时间与慢性肾功能衰竭水平相关，与参与体力活动的重要性以及调控社会经济地位无关。他们的研究结果与另一项也适用于体力活动行为的研究类似（Hardy 等，2009）。这些研究表明，久坐行为可能对慢性肾功能衰竭有直接影响，可能会影响一个人的体力活动行为到其成年。Mitchell、Pate 和 Blair（2012）的研究报告显示，久坐行为在慢性肾功能衰竭值范围内影响各不相同，在慢性肾功能衰竭分布低端观察到的影响较小。Denton 及其同事（2013）的一项研究发现了相反的结果：久坐时间与慢性肾功能衰竭无关，而剧烈的体力活动与慢性肾功能衰竭有关。因此显然有必要进行更多的研究，以便更好地了解过多的久坐行为对青少年健康影响的具体机制。

第三节 青少年久坐行为的监测

目前，很难找到有关青少年久坐行为流行率的明确报道。这是因为久坐行为因年龄的不同有很大的差异，其评估方法也多种多样。另一个难点是，目前还没有标准化的指导方针来规定对青少年人久坐行为的推荐量（最大值）。美国儿科学会建议青少年每天看电视的时间应低于 2 小时，但美国的跟踪监测研究设定的阈值是每天看电视少于 3 小时，电脑使用时间少于 1 小时。Lowry 及其同事（2013）的一项研究通过总结国家青少年体力活动和营养研究的最新发现，报告了美国青少年久坐行为的模式。作者发现，大约 28% 的青少年超过了观看电视时间的建议水平（每天 3 小时），24% 超过了电脑使用时间的建议水平（每天 1 小时）。基于 2009—2010 年 NHANES（Fakhouri 等，2013）数据的另一个精心设计研究，评估了体力活动和屏幕观看时间的流行率（即使用电脑、玩视频游戏和电视观看时间的总和）以及组合的两个指标。总体而言，约有70% 和 50% 的美国青少年分别符合体力活动指南推荐量（即每天 MVPA 至少 60 分钟）和屏幕观看时间（即每天 2 小时或更少）（Fakhouri 等，2013），但只有不到 40% 的人同时符合这两项指导方针。Pate 及其同事（2011）回顾了 76 项研究，调查了久坐行为流行率和相关性，并得出结论，青少年每天的总久坐时间为 3.6 至 8.1 小时，具体取决于不同的群体和评估久坐行为时间的方法。

久坐行为监测的长期趋势更难确认。普遍看法是，现在的青少年比前几代人的久坐时间长得多，但很难找到数据来验证这些说法。一项纵向研究（Nelson 等，2006）指出，目前青少年电脑使用时间大幅增加，但这可能是由于使用电脑的机会大量增加，而不是因为个体本身。具有全国代表性的数据（Iannotti 等，2013）提供了一些指标，阐明青少年时期久坐行为的水平如何随时间变化。这项研究里（Iannotti 和 Wang，2013），在三个不同的测量周期中，使用"学龄儿童行为"调查估计了 3 种久坐行为（即观看电视、玩视频游戏和使用电脑）的时间：①2001—2002 年（$N = 14607$），②2005—2006 年（$N = 9150$），③2009—2010 年（$N = 10808$）。在测量的 3 种久坐行为中，只有看电视时间从每天 3.06 小时减少到每天 2.38 小时，呈显著下降；然而体力活动时间（在同一调查中进行评估）在同一时期内基本保持不变（Iannotti 等，2013）。从 Li、Treuth 和 Wang（2010）的研究发现了类似的模式，该研究使用青少年风险行为调查（YRBS）的数据评估了 1999 年至 2007 年美国高中青少年体力活动和久坐行为趋势。让我们感到意外的是，每天观看电视时间超过 3 小时的青少年比率从 42.8% 下降到 35.4%。这两项研究都没有报告青少年屏幕观看时间的长期趋势，但数据表明其他形式的屏幕观看时间正在增加。在图 18-2 中，对于电视（上）和使用电脑（下），都显示了来自 YRBS 的最新模式的图表。显而易见的是，看电视的比率持续下降，但总的来说，青少年的屏幕观看时间为 3 个小时或以上的人数所占的整体比例有所增加。因此，电视观看的减少时间已被增加的其他屏幕的观看时间所抵消。

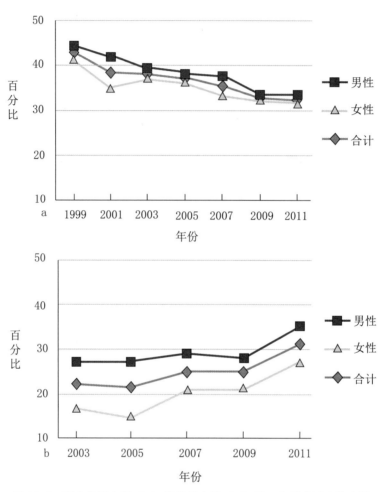

图 18-2　青少年看电视（a）及使用电脑（b）达 3 小时或以上的人数所占百分比的长期趋势（按性别划分）

数据来自 YRBS. Available：www.cdc.gov/healthyyouth/

一、根据年龄和性别的不同行为的差异

长期以来社会上的一个主要公共健康问题是人的体力活动随年龄增长而逐渐减少，久坐行为随着年龄增加而增加。尽管这些担忧存在一定道理，但青少年违背自然生长规律是不现实的。研究表明，所有动物物种的体力活动均随年龄增长而减少，因此这种转变在很大程度上是一种生物学现象（Rowlands，2009）。随着体力活动下降，预期久坐行为的相应增长是合乎逻辑的。然而，年龄的变化似乎在很大程度上依赖用于评

估久坐行为的仪器类型，以及所调查特定类型的久坐行为和研究人群。

　　具体而言，客观评估工具（即加速度计）的数据清楚地表明，久坐时间随着年龄的增长而增加。例如，在 Whitt-Glover 及其同事（2009）的一项研究中，NHANES 的客观测量数据表明，在三个年龄组（即 6~11 岁、12~15 岁、16~19 岁）中，人们每天总的久坐时间显著增加 2 小时以上。这种年龄效应在所有由性别、种族、社会经济地位背景和体重状况等所有亚组的比较中均非常明显。此外，van Sluijs 及其同事（2010）使用欧洲青少年心脏研究的客观数据，提供了年龄相关模式的跨文化比较。研究结果显示，四个国家的年龄增长率（横断面数据）非常一致。对于 3 年级学生，久坐行为的估计值每天约为 190 到 230 分钟，9 年级学生花费在久坐行为上的时间为 300 到 370 分钟。

　　与客观测量工具的清晰、一致的研究发现相反，主观测量数据提供了不同年龄组的久坐行为变化的不同模式。例如，在使用调查方法的纵向研究报告中，从青春期早期到晚期电视和视频观看时间没有显著变化，但在同一时间段内，计算机使用时间（约 8 小时/周增加到 15 小时/周）显著增加（Nelson 等，2006）。相比之下，YRBS（Li，Treuth 和 Wang，2010）的详细数据显示，高中时期，受试者看电视和电脑屏幕的时间随着年龄的增长而减少（图 18-3）。Sisson 及其同事（2009）使用 NHANES 数据报告了一些相反的结论。他们报告说，与 2~5 岁的儿童相比，年龄较大的青少年（即 6 至 11 岁和 12 至 15 岁）在所有三种类型的久坐行为（即看电视和视频、使用电脑和总的屏幕观看时间）中每天花费 2 小时或更长时间的比例较高。

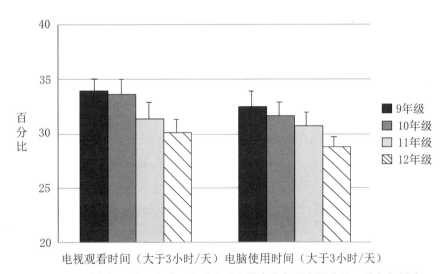

图 18-3　观看电视和使用电脑 3 小时或以上的青少年所占百分比（按年级划分）

　　无论趋势如何，对于行为研究者而言，一个最基本的问题是了解社会和环境的因素，这些因素会影响青少年选择久坐行为的决策过程。Mitchell 及其同事（2012）使用生长曲线模型研究了 Avon 的"父母与青少年纵向研究"中青少年样本的久坐行为。他们确定久坐行为的增加与轻度体力活动的减少密切相关。另一项研究（Treuth 等，2009）使用青春期女孩活动试验的纵向数据也得出了类似的结论。事实上，久坐的时间似乎并不受在中高强度体力活动上所花费时间多少的影响，这一事实进一步证明了久坐行为独立于体力活动这一观点。然而，基于群体水平分布的变化来概括青少年模式过于简单化。有可能在分配之间发生动态变化，而传统的群体水平分析无法检测到这些变化。显然，在中高强度体力活动中的花费时间较少，就会在低强度体力活动或久坐行为中花费较多时间，但需要更多的研究来理解这些转变以及它们之间的差异。根据现有证据，确实发现低强度的体力活动、中高强度体力活动和久坐行为在不同年龄人群中的相对变化，但效果可能会因评估的久坐行为类型（以及用于捕获它的方法）而有所不同。

二、青少年久坐行为的社会与文化差异

公共卫生的一个关键目标是减少人群的健康差异。少数民族和社会经济地位低下群体的肥胖和慢性疾病的患病率往往较高，而青少年较高水平的久坐行为也反映了其中的一些模式。根据 Li 及其同事（2010）的研究分析，近 70% 的黑人青少年每天看电视的时间超过 3 小时，相比之下白人青少年的占比为 30% 左右。白人青少年每天观看屏幕时间超过 3 小时（视频、电脑游戏或非电脑使用）的比率约为 25%。黑人青少年的这些比率也较高，其次是西班牙裔和白人。Fulton 及其同事（2009）报告说，在 NHANES 评估的儿童中，自我报告的看电视和使用电脑时间的情况普遍存在差异。例如，在黑人青少年中，符合每天看电视时间≤2 小时这一既定儿科指南的规定标准（美国儿科学会，2001）的比例约为 50%，西班牙裔受试者占 63%，白人受试者近 70%（Fulton 等，2009）。然而，另一个 NHANES 研究报告（Sisson 等，2009）称，非裔美国青少年看电视或视频、使用电脑和总的屏幕时间比例明显高于墨西哥洲裔美国人和欧裔青少年。Fakhouri 及其同事（2013）的最新 NHANES 研究报告指出，西班牙裔青少年比非西班牙裔白人儿童更有可能达到建议的总观看屏幕时间水平。引起不同结果的原因是，根据报告或评估的屏幕时间的类型，模式可能存在差异。为了更详细地检查这一点，研究人员使用最新的 YRBS 数据将报告的电视观看模式与其他屏幕时间行为直接进行了比较（图 18-4）。很明显，不同种族和民族的屏幕观看时间差异很大。

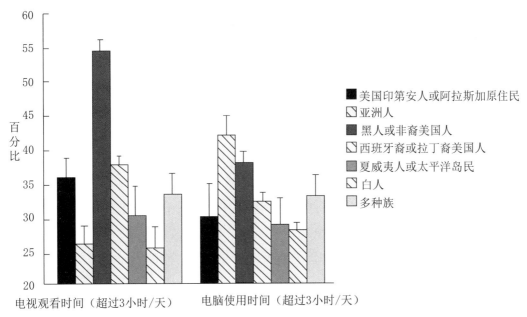

图 18-4　观看电视和使用电脑 3 小时或以上的青年所占百分比（按种族划分）

　　种族差异通常在文献中受到更多关注，但这种模式很可能比种族更直接受到社会经济地位的影响。Fakhouri 及其同事（2013）的研究表明不同种族间收入差距明显，因此可能需要具有相互作用的更复杂的模型来充分解释健康差异的本质。在解释这些文献时必须考虑的另一个因素是研究中使用的评估类型。Whitt Glover 及其同事（2009）使用来自 NHANES 的客观测量数据（即加速度计）来检查青少年体力活动和久坐行为的差异。与主观测量数据的结果相反，其研究报告称，不同社会地位和族群的人在久坐时间上没有差异。因此，尚不清楚观察到的久坐行为的差异是真实的还是由于测量偏差而产生的假象。

　　其他国家也报告了社会人口统计学模式。Brodersen 及其同事（2007）的一项研究报告指出，英国少数民族学生和社会经济地位较低的学生久坐时间往往更长。这与肥胖症和慢性疾病研究观察到的基本现象相符，促使专家认为：在体力活动和久坐行为中观察到种族和社会经济地位差异，这些差异预测了成人肥胖和心血管疾病风险的变化（第 140 页）。这一观点虽然不是直接可测试的，但指出了青少年久坐行为对其成年后的健康状况产生的潜在影响。如前所述，久坐行为可能对健康有独立影响，同时久坐行为可能有助于反映整体不健康生活方式的未来风险。使用地理空间分析的持续监测可能有助于确定以上这些观点的潜在社会和文化因素；使用更复杂的系统科学模型也可能有助于阐明社会、文化和经济因素对青少年久坐行为社会差异的影响。

　　显然，目前我们在调查青少年久坐行为的比例和差距方面已经做了相当大的努力，然而不同的研究的结果并不一致。与之前的观点类似，这主要是久坐行为类型的差异以及用于评估这些行为的各种测量工具的不同造成的。值得注意的是，主观工具已广泛用于大规模流行病学监测研究，以评估和跟踪流行率，并可提供有关青少年久坐行为的类型和背景的详细信息。然而，单一类型的久坐行为（如看电视或使用电脑）不能完全反映年轻人久坐行为的广泛性（Biddle 等，2004；Biddle，Gorely 和 Marshall，2009；Olds 等，2010）。因此，应该检查更多种类的久坐行为，以更好地了解儿童和青少年久坐行为的基本模式和差异。此外，为了研究青少年久坐行为的时间趋势，未来的研究需要积累更多客观测量的纵向数据。

第四节　影响青少年久坐行为的相关因素

行为流行病学的一个关键步骤是了解在这种情况下，久坐行为这一特定行为形成背后的相关因素。Owen 及其同事（2010）的开创性研究表明，久坐行为独立于体力活动。有趣的是，大多数研究久坐行为相关性的论文通常同时检查了久坐行为和体力活动行为（Dolinsky 等，2011；Lowry 等，2013；Rusby 等，2013；Van Der Horst 等，2007）。尽管这些比较已经被证明是有益的，但是这种方法的局限性正如先前的研究（Nilsson，Andersen 等，2009）所指出的——中等强度体力活动的相关性通常与久坐行为关系不大。然而，对 76 项研究的详细回顾（Pate 等，2011）确定了久坐行为的人口统计学特征似乎与低水平体力活动相关。例如，年龄较大、非白人或较低社会经济地位（SES）组的青少年可能比他们的同龄人有更多的久坐行为时间。

Lowry 及其同事（2013）利用国家青少年体力活动和营养研究中的代表性数据发表了相关研究。相关因素强调了预期与体力活动有关的构造。这些相关因素不一定与预期久坐行为相关，但是在调整后的逻辑回归模型中，观察到青少年对体力活动的态度与父母对其进行体力活动的支持度和体育器材设备之间存在显著的关联。然而，专家指出，这些结果表明体力活动的相关性研究可能对久坐行为具有预测效用。Lowry 及其同事发现一个有趣的观察结果，体力活动的预测效用很可能与常见的潜在变量（如育儿实践）有关。然而，Lowry 团队还指出，对进行体力活动持积极态度的影响只有在认识到他们生活在安全环境中的年轻人中才是明显的。运动受伤似乎是进行体力活动的重要障碍，也可能导致青少年花更多时间在室内进行久坐行为。这可以解释在较低的社会经济地位中较低的体力活动和较高久坐行为的常见观察结果（Fairclough 等，2009）。

一些关于久坐行为的独特见解已经在专门研究久坐行为相关因素的研究中有所报道。例如，先前一项研究（Babey，Hastert 和 Wolstein，2013）明确了影响观看电视的相关因素不同于影响闲暇时使用电脑的相关因素，因此这些因素可能反映出明显不同的行为。然而，另一项回顾性研究（Hinkley 等，2010）指出，父母对其子女看电视的规定似乎转移到约束其子女玩电子游戏和使用电脑上。同样，Jago 及其同事（2008）

也得出结论，认为自主性更强的青少年，每天看电视超过 2 小时，电脑游戏时间超过 1 小时的可能性更大。总而言之，这些调查结果强调父母监督的重要性，以减少青少年过多的久坐行为。教育青少年减少久坐行为似乎很重要，这与支持更权威的育儿方式总体优势的研究一致。例如，育儿方式已被证明与较不容易导致肥胖的家庭环境相关（Johnson 等，2012）。

从环境角度来看，研究普遍观察到久坐行为与家庭中的电视机数量或青少年卧室中是否有电视机相关（Delmas 等，2007；Jago 等，2008）。然而，Van Sluijs 及其同事（2010）指出，各国之间的情况并不一致。这些指标在以后的久坐研究中相关性可能较低，因为看电视时间并不会影响人们使用手机、平板电脑及 MP3 的时间。

要更好地了解久坐行为，重要的是要更好地了解青少年久坐行为的模式。Pearson 及其同事（2014）的综合评估和荟萃分析认为，儿童和青少年的久坐行为与体力活动之间存在负相关或关联甚小。这表明缺乏久坐行为不等同于体力活动的存在，反之亦然。然而，很难将青少年任何特定的久坐行为（和体力活动）模式进行概括。Hardy 及其同事（2006）获得了一些有趣的背景信息，他们在澳大利亚青少年大样本（$n = 2750$）中研究了小屏幕娱乐（SSR 定义为电视、电脑、视频和 DVD 使用）模式。这项研究表明，男孩 SSR 使用时间比女孩多，SSR 使用时间（>2 小时/天）的比率因城市化（城市与农村）、社会经济地位（SES）背景（高低对比）和体重状态（超重与正常体重）的不同而相异。先前的两项研究（Herman 等，2014；Olds 等，2011）表明，超重或肥胖的青少年久坐时间比正常体重的青少年更长。然而，此研究没有通过体重状态充分检查久坐行为的背景信息。Biddle 及其同事的另一项大型研究（2009）描述了 1500 名 13~16 岁的青少年在一天内看电视和使用电脑的时间和模式。这项研究表明，青少年最有可能在晚上到深夜看电视和使用电脑，而看电视是其周末最常见的活动。Van Cauwenberghe、Jones 及其同事（2012）和 Hesketh 及其同事（2014）进行的其他逐时详细分析显示，在早晨和工作日，学龄前儿童的久坐行为水平相对较高（和较低的 MVPA 水平）。此外，与周末相比，在一周的不同时段久坐行为和中高强度体力活动的水平因人口统计学和时间因素有很大差异。

在这一研究领域，一种有前途的分析方法是使用聚类分析，该方法可以根据经验推导和检验潜在的模式。例如，Zabinski 及其同事（2007）使用聚类分析来研究 6 种不同久坐行为（看电视、打电话、使用电脑、听音乐、做家庭作业和阅读）的时间评估模式。他们通过参与者的久坐程度将久坐群体分为四个不同亚组，并且证明了所有 6 个久坐行为所花费的时间从最低的久坐群体增加到最高的久坐群体。其他几项研究也使用了类似的聚类分析来创建不同的行为聚类（Boone-Heinonen，Gordon-Larsen 和 Adair，2008；Trilk 等，2012）。Boone-Heinonen 及其同事分别为男孩和女孩确定了 7 个和 6 个离散的群体。他们发现，久坐不动的群体中女孩相对于参考人群（即俱乐部和运动群体）更有可能肥胖，但是在男孩中没有发现此类关系。在另一项采用聚类分析的研究中，Trilk 及其同事（2013）在过去一年中确定了 6 个聚类（教育久坐、体育和娱乐、交通和家务、电子媒体、睡眠以及有组织的运动队、班级或课程）。这项研究报告了 957 名女生在 6 年级到 8 年级期间久坐行为的增加情况。这些研究有助于突出青少年久坐行为的内在复杂性。Straker 及其同事（2013）根据青少年使用屏幕媒体的情况，确定了三个集群：工具型计算机用户、多模式电子游戏玩家及计算机电子游戏玩家。在三组之间观察到了较长的电视观看时间，发现了所采取的步骤及中等强度体力活动累计的实质性差异（Straker 等，2013）。

第五节　青少年久坐行为的相关干预措施

在行为流行病学框架下，基于久坐行为相关因素的理论信息可以应用于干预研究中，以测试减少青少年久坐行为的方法。虽然此方面已稍有进展，但结果和方法的变化使得关于久坐行为干预措施的有效性结论很难被得出。Steeves 及其同事（2012）的一项研究回顾了 18 项专注于减少久坐行为的研究（9 项针对久坐行为、9 项针对多种行为）。Steeves 报告，大多数研究直接针对与屏幕相关的久坐行为，并且使用一种或多种行为修正方法，如目标设定（78%）和自我监控（67%）。研究发现，一半的干预措施可使人们的久坐行为产生统计学上的显著变化，其影响范围为每天 -0.44 ~ -3.1 小时。最成功的干预措施是使用电子监控设备。将允许看电视作为进行体力活动的奖励往往适得其反，因为它会间接使看电视成为更有价值的活动。作者建议，需要进一步针对不同的年龄段（如学龄前和青少年）和不同的环境（如儿科医师办公室、学校）等变量进行额外的研究，因为大多数研究是在有限的年龄范围内通过研究环境（而不是在社区环境中）进行的。作者还指出，绝大多数研究（89%）依靠自我报告方法来评估结果，因此如果采用客观措施，可能会产生不同的结果。

荟萃分析（van Grieken 等，2012）评估了过去 20 年中 34 项关于久坐行为的随机对照试验，发现平均差异很小，但对于久坐行为（平均差异为 18 分钟/天）和 BMI（平均差异为 0.25 kg/m²）均有显著差异。系统评价和荟萃分析（Kamath 等，2008）描述和评估了旨在通过减少久坐行为来预防儿童肥胖的随机对照试验。他们对 3003 名青少年进行了 14 次比较，总体效应大小为 -0.29（95% CI = -0.35，-0.22；I2 = 63%），这表明与对照组相比，干预组的久坐行为减少。Liao 及其同事最近进行的一项荟萃分析（2014）总共回顾了 24 项随机对照试验，旨在通过减少青少年的久坐行为来降低体重指数，并显示久坐行为减少会导致体重指数降低，综合效应大小范围从 -0.060 到 -0.089。DeMattia、Lemont 和 Meurer（2007）对干预研究进行了全面回顾，旨在减少青少年的久坐行为。他们共对 12 项研究进行了回顾：其中 6 项是针对临床人群的干预方案（即超重或肥胖或高危），而其他6项研究则是针对儿童期普通人群的预防方案。他们发现，所有12项干预研究结果都引起了久坐行为的减少和体重状况的改善。Leung和同事（2012）在对12项旨在减少学龄儿童久坐行为的随机对照试验的系统回顾中发现了类似的结果。他们得出结论，针对减少久坐行为的干预措施在减少久坐时间和改善儿童和青少年肥胖指标方面是有效的。体重指数下降的一致论证值得注意，考虑到相当一致的研究结果表明（前人研究回顾），体力活动后，久坐行为与体重指数无关，这表明针对久坐行为（作为独立于体力活动的构造）的干预措施对降低体重指数有积极影响。

第六节　总结

本章涵盖了关于健康结果、监测、相关因素和干预措施的研究结果。本篇综述中使用的行为流行病学框架的一个重要方面（见图18-1）——久坐行为的评估在使我们更好地理解每个研究领域中发挥关键作用。通过主观和客观的评估工具达成结果的不同对衡量问题的重要性是显而易见的。

虽然已经做了大量工作，但仍很难简要地总结和描述青少年的久坐行为，这在一定程度上是由于对青少年久坐行为的研究数量少、研究历史短。前文提到的研究都有助于确定青少年久坐行为的模式，但还需要更多的研究来充分理解久坐行为在儿童及青少年中的潜在特征。到目前为止，大多数关于青少年久坐行为的研究都强调了基于屏幕的活动，如看电视、使用电脑和玩电子游戏。很明显，这些都是青少年久坐行为的常见形式，但目前我们对于青少年其他形式的久坐行为（如坐着、聊天、学习）的模式知之甚少。此外，鉴于青少年久坐行为的位置和目的尚不完全明确，因此必须对青少年久坐行为的背景信息开展更多研究。

关键概念

①主观评估结果可能不同于客观评估：各种流行病学研究的结果往往会因使用的评估类型而异。通常的假设是使用客观措施的研究比使用主观措施的研究结果更准确，但这是一个过于简单化的结论。评估的局限性与两种测量形式相关，需要对两种评估方法进行改善，以促进对久坐行为的研究。

②健康差异的复杂性：许多研究使用各种社会文化相关因素和指标来研究久坐行为和健康方面的差异。使用单一变量的研究倾向于掩盖这些评估的复杂性，因为许多变量相互交织，互为作用。用于评估久坐行为的测量在不同人群中可能产生差异，因此应避免过度解释结果。目前，还需要更复杂的模型和分析技术来使我们更好地了解

这些问题。

③久坐行为并非完全相同：许多研究使用屏幕观看时间复合指标检验久坐行为，但证据表明，这些关联可能因为久坐行为的类型而异。研究人员在检查电视观看的研究中发现了更稳定的健康风险，但这可能是由于这种行为及在观看电视时发生的其他相关行为（如吃东西）有更强的指示作用。我们还需要对久坐行为类型进行更系统的评估，以了解这些行为的表现和其对健康的影响。

④青少年不是小成年人：公共卫生研究者倾向于认为成人研究的模式和发现将适用于青少年，然而事实往往并非如此。在考虑到 MVPA 水平后，成年人中关于久坐行为具有独立健康风险的一般观察结果并不适用于年轻人。有害因素可能需要较长时间才能产生影响，其他因素也可能更直接地影响青少年的健康状况。

研究问题

①研究青少年久坐行为时需要考虑哪些独特的测量问题？

②为什么成年人和青少年之间的久坐行为对健康的影响是不同的？

③什么因素有助于我们观察（发现）青少年久坐行为的差异？

④进行不同类型的久坐行为研究时（如健康结果研究、监测研究、相关性研究和干预研究），有哪些独特的测量因素需要考虑？

第十九章

成年人工作时的久坐行为

温迪·J.布朗（Wendy J.Brown）

通过阅读本章，读者会明确成年人职业久坐行为研究的总体概况，包括工作时久坐形式随时间的变化情况，并了解这些形式对健康的影响。读完本章后，读者应该能学习到以下几点：

①了解工作性质随时间推移发生的变化。

②明确久坐风险最高的职业群体有哪些。

③举例说明测试职业久坐时间的不同方法。

④描述典型的职业久坐时间和模式。

⑤了解职业久坐对健康的影响。

人们普遍认为，自从旧石器时代以来，乃至过去的50年中，人们的体力活动水平显著下降（Ng和Popkin，2012）。尽管闲暇时间里人们的体力活动有所增加，但是在上班时间中的体力活动减少，这反映了20世纪的一个转变：人们从依靠人力来完成农业和工业任务向普遍使用机械化和计算机化工作转变。随着这一改变的发生，人们坐着工作的时间大幅度增加。

第一节　工作本质的改变

一项对美国阿米什人的研究证实了工作能耗变化，其避免在日常生活及生产活动中使用汽油与电力驱动交通（Bassett，Schneider和Huntington，2004）。研究发现，阿米什人男性和女性每周的日均能耗分别为299和207 METs，这可以和欧盟的15个成员国进行对比，他们代谢当量的平均值仅仅是每周24 METs（95% CI：23.6，24.8）。二者使用相同的量表（Rütten和AbuOmar，2004），另有研究表明，自20世纪60年代以来，美国从事农业和生产性工作（通常是在工作时至少要求进行中等强度的体力活动）

的人员的比例逐渐下降，而从事久坐和小强度体力活动的服务性工作（在工作时需要长时间坐着）的人员数量激增（Church 等，2011）。

对美国、英国、中国、巴西和印度居民在 1960—2005 年间的睡眠、休闲、职业、交通和家庭活动等方面的时间进行数据统计与分析后，发现每日代谢当量的总和及工作中的能量消耗水平下降（Ng 和 Popkin，2012）。数据显示，居民每周职业活动年均下降 0.8（印度）至 9.0（中国）METs/小时，是这些国家 5 年和 18 年来总体能量消耗下降的全部原因。其中英国居民的职业体力活动下降了 35%，美国居民的职业体力活动下降了 41%，即在这一时期平均每周减少 1.5 METs/小时和 1.8 METs/小时。

尽管大多数关于能耗下降的研究并未明确测量职业性久坐的时间，但 Ng 和 Popkin（2012）提供了职业活动和整体久坐时间的估计值，两者呈负相关。研究显示，在中国，近 18 年来人们的整体久坐时间增加了 32%；在英国，34 年间增长了 47%。我们现在知道，在西方发达国家，大部分久坐时间是通过在工作中坐着累积起来的（使用该短语来定义职业性久坐行为）。这反映了近年来工作性质的变化，无论是小规模还是大规模的研究都表明，现在许多在职的成年人其一半以上的工作时间是坐着的（Brown，Miller 和 Miller，2003；Jans，Proper 和 Hildebrandt，2007；McCrady 和 Levine，2009）。这些数据将在后续内容中被提及。

第二节　职业久坐风险分类

20 世纪下半叶，职业病领域的流行病学研究活动大多集中在缺乏体力活动这一方面。尽管 Jeremy Morris 的研究工作引起了人们对久坐造成不良影响的关注，具有里程碑的意义，但还应关注缺乏体力活动的不良影响（Paffenbarger，Blair 和 Lee，2001）。直到 21 世纪初，关于职业性久坐行为或久坐时间的实际测量才开始出现在相关研究文献中（Brown，Bauman 和 Owen，2009）。

对工作中久坐时间的早期研究概括了职业的广泛类别，如管理和专业技术人员（如行政人员、律师、医生和教师）、白领（如行政和文书工作者）及蓝领（如行业人员、运输工人），但每个研究中的术语表达和涉及职业都因国家而异。

来自澳大利亚昆士兰州的首批职业久坐时间研究依靠自我报告的形成，并采用计步器措施来判断受试者是否缺乏运动。一项研究显示，与技术人员和蓝领工人相比，澳大利亚一家卫生机构的管理人员和专业人员久坐行为更多，计步器步数更少（Miller 和 Brown，2004）。另一项不测量久坐时间的早期研究表明，在昆士兰州的一所大学中，蓝领工人（8757 步/天）的平均日常步数明显高于专业技术人员（2835 步/天）和白领（3616 步/天），意味着那些步数偏低的人花更多的时间坐着（Steele 和 Mummery，2003）。

其他关于自我报告的久坐情况的研究证实：久坐时间存在梯度，一些因素影响着人们坐着的时间，专业工作人员坐的时间较多，而蓝领工人坐的时间较少，这些研究也注意到久坐时间在年龄和性别上的差异。即使在广泛的职业类别中也是如此（Brown，Miller 和 Miller，2003；Duncan，Badland 和 Mummery，2010；Mummery 等，2005）。这些研究发现，工作时坐着的时间随着年龄和工作地位的增加呈上升趋势，并注意到职业男性的久坐时间比职业女性更多（Mummery 等，2005）。这些性别差异可能反映出这样一个（不足为奇的）事实，即这些早期研究中大多数男性是全职工作人员，而大多数女性是兼职人员，所以男性与女性之间出现了性别的差异（Brown，Miller 和 Miller，2003）。研究显示，在家无偿工作（通常照顾幼儿）的女性的久坐时间最短。有趣的是，这些研究表明，与这些女性相比，全职工作人员的久坐时间不仅在工作中是她们的四倍，而且乘坐交通工具的时长也是她们的三倍（Brown，Miller 和 Miller，2003）。

基于人群的研究证实了这些早期关于广泛职业群体中与工作相关的久坐行为和时长存在显著差异。荷兰的一项具有代表性的样本研究表明立法委员、高级管理人员、文员及科学和艺术专业人员比从事商业、贸易、运输、服务和农业等方面职业的人员坐着的时间更长（Jans 等，2007）。当按部门进行评估时，从事计算机工作、商业服务、交通运输、银行和政府工作人员久坐的时间最多，而从事福利、零售、卫生、农业、其他服务和餐饮业的人员久坐时间最少（Jans 等，2007）。同样，对 2007—2008 年澳大利亚国家卫生状况调查数据的分析也证实，专业文员或行政人员最有可能在他们的大部分工作时间里都处于久坐状态（Chau 等，2012）。

总的来说，这些研究指出了最有可能长时间坐着工作的职业群体。然而，必须强调的是，即使在类似的职业群体中，在工作岗位上的时间也可能因具体的工作角色而不同。此外，由于大多数这些研究是在发达国家进行的，因此几乎没有资料来确定发展中国家最有可能久坐的群体。很明显，在发达国家蓝领工人通常比专业人员和白领的坐着的时间更少，但可以想象，发展中国家的生产工人（通常被称为蓝领）可能会在工作中大部分时间里坐着。例如，发展中国家中越来越多的大型服装生产和电子行业工人数量不断增加可以解释自 1991 年以来，像中国这样的国家的人们职业身体活动大幅度下降，而久坐时间增加的原因。

第三节　职业坐姿模式

在撰写本章时，西方发达国家关于职业久坐时间的测量工作大多集中在办公室和行政人员身上。然而，研究者对其他久坐的职业（包括驾驶员）的兴趣正在增加。如前所述，早期澳大利亚和荷兰对职业久坐的研究主要依靠自我报告的形式测量久坐时间，而最近的研究倾向于使用客观的方法来衡量久坐时间。但是，除非有一种方法可以用日志或日记来标记工作时间的久坐行为，否则这些研究通常会体现工作人群的整体久坐时间，包括工作时间、交通期间和闲暇时间（包括屏幕时间和其他闲暇时间的坐姿活动）的久坐时间总和，而非针对工作内的久坐行为。

一、自我估计

荷兰一项涵盖各种职业共计 7720 名全职工人大型研究报告指出，从 2000 年到 2007 年间，荷兰人平均每天坐着的时间为 7 小时，其中三分之一花费在工作上。立法会议员和高级管理人员每天最长的职业久坐的时间为 3 小时，而服务人员每天不到 1 小时。重要的是，这项研究发现荷兰工人并不会因为工作时间的长时间久坐而在闲暇时间改变状态，以减少全天久坐时间，而是延续了久坐状态（Jans 等，2007）。

澳大利亚国家卫生调查局的数据显示，该国居民久坐时间更长。平均而言，澳大利亚全职工作人员每天久坐时间为 3.8（SD 3.0）小时，而那些被认为工作性质需要长期伏案的工作人员每天久坐 6.3 小时（Chau 等，2012）。与荷兰的研究的结果相反，澳大利亚的这项研究发现，大多数久坐时间长的工作人员比更有活力的岗位的人员满足体力活动（physical activity）准则的可能性高出了 10%（基于步行运输和休闲活动）（Chau 等，2012）。

澳大利亚的数据还显示，职业久坐时间因社会人口特征而异。正如不同风险职业群体的预期，受教育程度和收入水平较高的人坐着的时间往往更长（de Cocker 等，2014）。在早期的昆士兰地区样本中，工作时男性平均坐着的时间比女性长 20 分钟，年长（>50 岁）工人比年轻（18~30 岁）工人久坐的时间更长（Mummery 等，2005）。对全职和兼职工作者的研究发现，全职男性工人每天平均久坐时间为 4.9 小时，全职女性工人每天平均久坐时间为 3.9 小时。兼职人员平均每天只坐 1.3 小时（Brown，Miller 和 Miller，2003）。然而，在澳大利亚这些性别差异受到职业选择的影响。因此，有更多的男性从事专业工作，而女性更多则从事技术或贸易、文书或行政职务（Chau 等，2012）。

二、客观评估

自从将加速度计引入 PA（physical activity）流行病学领域以来，尽管它（加速度计）难以区分静止和坐着或躺着的时间，但已有一些研究人员使用这些仪器来评估缺乏运动的状态，这也被称为久坐时间。几位研究人员将加速度计数据与日志信息相结合，以确定工作时的久坐时间（或缺乏运动）。

澳大利亚的一项使用加速度计和日记数据分析客户服务和呼叫中心工作人员在办公室坐着的时间的研究表明，这些工作人员把他们 56% 的清醒时间花在工作上。在此工作时间里，工作人员平均每天有 6.6 小时（77% 的工作时间）处于久坐状态（Acti-Graph GT1M 上的<100 cpm）（Thorp 等，2012）。这项研究发现，不同工作组（95% CI:

6.56~6.67 小时/天）的久坐时间几乎没有变化，但发现呼叫中心工作人员的久坐时间往往最长，客户服务工作人员的久坐时间最短。每天久坐时间为 6.6 小时的估计值与澳大利亚从事久坐工作的员工自我报告久坐时间的估计值相似（6.3 小时/天；Chau 等，2012）。

苏格兰一项使用 activPAL 倾斜仪评估久坐时间的研究报告称，工作日久坐时间的估计值稍低（Ryan 等，2011）。这可能反映出本研究中不同职业群体（讲师、研究人员、技术人员和管理人员），或者使用加速度计和倾斜仪测量久坐时间的方式具有差异（Lyden 等，2012；Ryde 等，2012）。例如，在使用加速度计时，站立在客服柜台前（静止）可以被视为坐着而不是站立。苏格兰的一项研究使用了 activPAL 评估久坐时间，并报告参与者每天久坐 5.3（SD 1.0）小时（$N=83$），占其总工作时间的 66%（Ryan 等，2011）。

与这两项专注于职位较高人士的研究相比，澳大利亚一项创新性研究比较了 65 名年轻成年女性（18~36 岁）的久坐时间，她们被要求做两种工作，其中一种是全天坐着的工作，另一种工作则要求她们全天处于站立状态（Wane，2012）。应用来自详细日志、activPAL 和 ActiGraph GT1M 的合并数据，两组平均每天工作时间约为 8 小时，"全天久坐"组中女性每天超过 6 小时久坐，占其工作时间的 77%，"全天站立"组中的女性每天久坐 4.55 小时，占其工作时间的 56%。尽管两组久坐时间的差异很大，但整体而言，两组工作时每天的平均久坐时间的差异仅为 93 分钟（95% CI：66.7，121.0）（图 19-1）。即使在非工作时间里，两组成员的一半以上的时间（平均 3.7 小时，或非工作时间的 52%）都是坐着的。

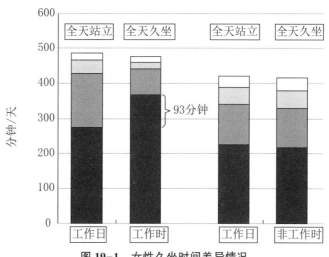

图 19-1　女性久坐时间差异情况

注：久坐时间高比例（深灰色），低比例（灰色），中低比例（浅灰色）和中等强度（白色）的活动中；在工作日（左）和工作日非工作时间（右）中，"全天站立（$N=32$）和"全天久坐"（$N=32$）的女性。组间差异 $p<0.05$。

久坐研究中的另一个创新研究是使用坐垫来测量员工坐在自己的办公桌前的时间，使用倾斜仪、加速度计和日记数据测量员工在其他地方度过的时间和在工作时的活动（如在午餐或远离办公桌的会议）。这种新颖的职业久坐测量方法是基于座椅的压力传感器来提供有关久坐时间模式的详细信息，包括久坐总时间和在公桌前坐着被中断的次数及所持续的时间（Ryde 等，2012）。

这项研究结果提出了观察全职办公室工作人员每天的工作时间（睡着时、工作时、不在工作时），以及如何将这段时间在久坐、轻度活动及中等或以上水平的活动中进行分配的观点（Brown 等，2013；Ryde 等，2014）。在这项研究中，108 名上班族（19~63 岁）平均每天离床 16.3 小时，其工作时间为 8.7 小时，其中，5.8 小时（67%）坐在办公桌前，另有 0.4 小时坐在其他地方。在对年轻成年女性的研究中，这些员工也有一半的非工作时间是坐着的。平均而言，她们每天至少有 44 分钟的中等强度体力活动时间，其中 17 分钟是在工作时间。图 19-2 展示了本研究数据的汇总情况。

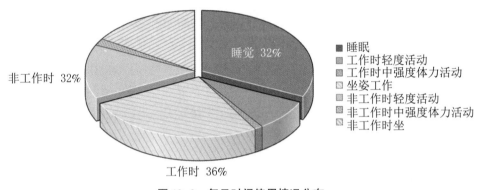

图 19-2　每日时间使用情况分布

注：数据来自 105 名澳大利亚上班族的客观（使用坐垫、加速计、倾角计和日记等工具测量）测量数据。

数据来自 Brown 等，2013；Ryde 等，2014。

"坐垫"的数据还显示，澳大利亚政府办公室的工作人员平均每小时中断办公 3 次，或每天中断 29 次。久坐时间超过 1 小时的情况在这组数据中很少发生。这点很重要，因为越来越多的证据表明，久坐对健康的不利影响可能不仅取决于每天坐着的总时间，还取决于久坐行为中断的模式（详见第三章）。虽然办公室职员坐在办公桌前的总时间可能很长，但是在同一间办公室的人可能会有不同的久坐方式，而且每个员工每天的坐姿也会不同（图 19-3）。对个人来说，超过 4 天的时间里，在办公桌前坐着的时间从每天 5.2 ~ 6.5 小时不等，被中断的次数从每天 45 ~ 97 次不等。数据显示，除了每天午餐时（大约中午 12 点到下午 1 点）坐于办公桌前的时间有明显中断外，一周内几乎没有一致的模式（Ryde 等，2014）。

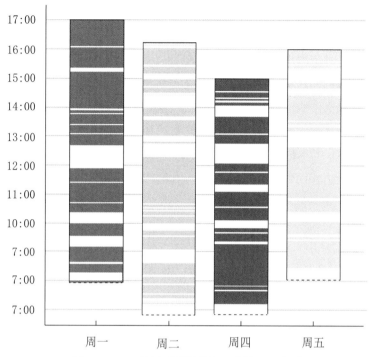

图 19-3　工作日时间平均每天坐姿 5.9 小时

注：黑色区为员工坐于办公桌前的时间，白色区为员工离开办公桌的时间，虚线表示员工每天开始工作的时间。转引自 G. C. Ryde 等，2014.

　　苏格兰大学职员的 activPAL 研究也发现，在平均工作日里，受试者在 27 个不同的场合中积累了 5.3 小时的久坐时间。然而，尽管中断次数很多，但在该研究中受试者的 25% 至 67% 的久坐时间累积都超过 20 分钟（Ryan 等，2011）。相比之下，最近一项针对瑞典呼叫中心工作人员职业久坐和活动模式的研究发现，工作人员每天久坐时间为 4.4 小时，并且每小时大约中断 5 次。即使在这一职业群体中，他们的久坐时间也被认为是较长的，他们每次久坐的平均持续时间仅有 11.2 分钟，在这种背景情况下，每次坐着超过 60 多分钟是十分罕见的（Toomingas 等，2012）。

　　同样，非办公室人员或蓝领工人的久坐方式也有很大差异。美国 NHANES 数据显示，在这一职业群体中，女服务员、销售代表和教师的坐着的时间非常少（Steeves 等，2015）。来自丹麦的研究数据显示，垃圾收集者和清洁工坐着的时间最短，移动设备运营商坐着的时间最长（Hallman 等，2015）。

　　最近的研究还表明，公共汽车和卡车司机的久坐时间很长，但在这些群体中也存在很大差异。例如，一项研究显示，澳大利亚昆士兰某地区公共汽车站的巴士司机的久坐时间只占总工作时间的 44%，这是因为司机工作是轮换制，并支持在休息时使用附近的健身房（Wong 等，2014）。相比之下，英国研究人员报告说，英国公共汽车司机久坐时间占到总工作时间的 85%（Varela-Mato 等，2015）。来自 44 名澳大利亚卡车司机样本的数据表明，他们中迄今为止最长的职业久坐时间为平均每天 9.1 小时（Gilson 等，2015）。

总之，采用各种不同测量方法的研究表明，全职员工每天约有三分之一的时间花费在工作上，而他们在这其中一半到三分之二的时间里（如果是司机，则比例更高）都是坐着的，这取决于职业、性别和年龄等因素。澳大利亚工人的职业久坐时间约为每天 6 小时，然而这一时间可能会在许多短暂的场合中累积，久坐行为中断模式则根据职业角色而变化。长时间久坐不仅限于办公室工作，即使是那些自称全天站着的人，也要长时间久坐于工作岗位上。总体而言，人们的工作时间要普遍多于交通通勤或休闲时间（Parry 和 Straker，2013），但那些全天坐着的人是否比那些更活跃的人在闲暇时间的活跃度更低还尚未明确。

第四节　工作时久坐对健康的影响

Bernadino Ramazzini 的《工人疾病》（De Morbis Artificum Diatriba）一书最早提到坐着工作的不良影响，该书于 1713 年在意大利帕多瓦市首次发行。Bernadino Ramazzini 现被称为职业医学之父，在他的书中涵盖了当时每一种可以想象的职业群体中（如矿工、金属加工商、清洁工、面包师、磨坊、酿酒师、农民、鞋匠、裁缝、文员、办事员、甚至"博学的人"）可能经历的疾病。

Ramazzini 说"那些坐着在工作岗位工作的人，被称为椅子工人，患有特殊的疾病"。他描述了他在久坐的工作者中所观察到的许多症状和状况，包括对脊椎韧带的损伤（尤其是那些伏案于书本的人）、胃部压迫性损伤、消化不良、内脏阻塞、胰液流动检查（现在推测为糖尿病）、肾炎、腰痛、腿部麻木、血液循环障碍、关节炎、跛足和坐骨神经痛（特别是翘二郎腿的裁缝）和"不健康的习惯"。

Ramazzini 指出，那些像陶工和织布工一样，坐着但同时锻炼手脚的人，不太可能出现上述身体不适的症状，因为他们血液中的杂质更容易分散。他指出，如果不锻炼，血液会被污染，其代谢废物会沉积在皮肤中，使身体状况恶化。

从 18 世纪 Ramazzini 的论文开始，一些早期研究职业流行病学研究的重点，如 20 世纪五、六十年代由 Jeremy Morris 在伦敦进行的研究，都是针对长时间久坐于工作岗位上的员工群体（Paffenbarger 等，2001）。这些研究是最早证明体力活动对健康有益的研究，还表明长期坐着工作的人（如公共汽车售票员和邮件投递员）比不怎么需要坐着工作的人更易患心血管疾病。

到 20 世纪下半叶，职业流行病学主要研究在工作中缺乏体力活动（Physical activity）的影响。随着人们对久坐行为研究的兴趣不断增强，研究开始关注久坐时间过长对健康的影响（Brown 等，2009）。到目前为止，此类研究的关注点大部分集中在与总的久坐时间相关的结果上。因为其很难分离久坐行为在特定领域的长期影响（如在工作中或在看电视时）。然而，很明显，对于大多数人来说，每天大部分坐着的时间都是在工作中积累起来的（Parry 和 Straker，2013）。本节将讨论职业久坐时间与健康状况之间的关系，首先考虑工作场所中的久坐时间对体重增加的影响。这很重要，因为体重增加是当今许多最常见的慢性健康问题出现的诱因。

第五节 工作时的久坐时间与体重增加

如前所述，澳大利亚早期的几项研究提及了职业久坐时间与 BMI 之间的关系。例如，研究不同带薪工作模式的工人的报告称久坐时间和 BMI 之间存在关联（每天久坐超过 7.4 小时的人最有可能超重或肥胖），并报告说男性全职工作人员超重或肥胖的概率是女性全职或兼职劳动者的两倍（Brown，Miller 和 Miller，2003）。对昆士兰地区全职工作人员的研究也发现，男性超重或肥胖的概率与职业久坐时间有关，女性则无关。每天坐着工作的时间超过 6 小时的男性，其 BMI>25 的可能性几乎是每天坐着工作时间少于 45 分钟的男性的两倍（调整年龄、职业和体力活动后）（Mummery 等，2005）。通过对 2005 年澳大利亚国家卫生调查数据的二次分析，确定了职业人群超重和肥胖的性别差异（Allman-Farinelli 等，2010）。然而，值得注意的是，这些横向研究并没有告诉我们关于工作中的久坐时间和体重之间的纵向关系。超重和肥胖的人可能更容易选择久坐职业，这也许可以解释一些早期观察性研究的结果。

澳大利亚妇女健康纵向研究数据（ALSWH）也揭示了久坐、体重和体重增长之间的关系。虽然这项研究并没有专注于职业久坐时间，但在 ALSWH 年轻妇女和中年妇女群体中的 80% 是工作人员，所以至少有一些久坐时间是通过工作积累。早期对 ALSWH 年轻队列（基线年龄为 18~23 岁；$N=8726$）的前瞻性分析发现，久坐时间最短的三分之一的女性在 4 年内最不可能增加体重（Ball，Brown 和 Crawford，2002）。在中年妇女（基线年龄为 45~55 岁，$N=8071$）中，久坐时间最长的五分之一的人更有可能在 5 年内发胖（Brown 等，2005）。对这些队列的数据进行分析很复杂，因为坐姿时间往往反映出工作状态（全职、兼职）和职业角色，并会随时间的推移发生变化。在中年人群中，每多坐 1 小时，超重（$N=2712$）和肥胖（$N=1896$）女性的体重就分别增加 110 克（0.22 磅）和 260 克（0.57 磅）。从 2001 到 2007 年，久坐时间也与体重变化呈正相关，但只有在体重正常的女性（$N=3625$）中是如此（van Uffelen，Watson 等，2010）。与早期的横断面研究一样，体重和久坐的时间同时变化也可以解释为随着女性体重增加，她们倾向于选择可以长时间坐着工作的职业。

因工作时长时间坐着而造成体重增加的问题很复杂，因为长时间坐着工作的人可能花费较少的时间进行其他耗能的活动，例如无偿的家庭任务和休闲活动。ALSWH 数据的另一个分析（*N*=5164）表明，保持稳定全职工作的年轻成年女性比兼职工作的女性更有可能增加体重，如果妇女从全职转为兼职，则她们减肥成功的可能性就明显增大。这是为数不多的能证实随工作时间减少，可降低体重增加概率的研究，但研究者并没有把久坐时间考虑进去（Au 和 Hollingsworth，2011）。

在研究体重增加的相关文献中，很难将久坐的影响与其他能量相关的变量区分开来。Chau 及其同事（2012）在 2012 年对 10785 名成年人的职业和休闲久坐时间和肥胖的横断面分析中发现，大多数从事需长时间坐着工作的工作人员比那些从事站立、步行或重体力劳动工作的人员在闲暇时间里更活跃。尽管如此，那些职位更高的人群超重和肥胖的比例高于那些主要从事站立工作的人。这些研究人员得出结论，在闲暇时间久坐可能比在工作时久坐更容易导致肥胖。

第六节　工作时的久坐行为及其他相关健康风险结果

一项系统性研究回顾了久坐的自评报告对工作和健康结果的影响，评估了 43 项不同设计的研究的结果（21%的横截面、14%的病例对照、65%的前瞻性）（van Uffelen，Wong 等，2010）。评估结果包括 BMI（12 项）、癌症（17 项）、心血管疾病（8 项）、糖尿病（4 项）和死亡率（6 项）。根据研究总久坐时间的证据，工作中的久坐时间与死亡率呈正相关（6 项前瞻性研究中，四项呈正关联，一项报告没有关系，一项研究发现：坐的越久，死亡机率就越低）。关于久坐与糖尿病关系的研究则不太令人信服，尽管一项最早的分析估计职业久坐时间每增加 2 小时，患肥胖和糖尿病的风险就增加 5%至 7%（Hu 等，2003）。在一项横断面和另一项前瞻性研究中，职业久坐时间和糖尿病之间存在中度关联，但另一项前瞻性研究发现没有关联。三项前瞻性研究和五项横断面研究也显示了职业久坐时间与心血管疾病（CVD）之间的关系，而四项横断面研究显示职业久坐时间与癌症相关。这些研究无法排除逆向因果关系的可能性。

这篇综述的作者指出，所有纳入的研究都使用了自我报告的工作时久坐时间测量措施（van Uffelen，Wong 等，2010）。他们还观察到，大多数评估 BMI 结果的研究要求人们报告他们在工作时的运动情况，而不是具体询问久坐的时间。许多研究询问受试者在平常的工作日期间久坐的时间，这可能包括在工作日晚上闲暇时间的久坐，而不是特定的工作时间的久坐。由于这类问题的局限性及研究设计和测量方式的差异性，研究人员无法就工作中久坐对健康的影响得出明确的结论。

自 2010 年发表该系统性综述以来，论证基础有所增加，但研究仍然面临诸多因素的挑战，比如测量职业性久坐，以及计算大量潜在的混杂因素，包括人们在不工作时做了什么。现在，几项大型团队研究正采用更客观的职业久坐测量方法，但在用客观数据证实职业性久坐时间与疾病间的关系前，还需要更多年的数据收集。

最早引入客观测量的前瞻性研究之一是 AusDiab，该研究正在跟踪大范围澳大利亚成年人的糖尿病发展情况。虽然研究人员并没有专注于职业久坐时间，但这项研究的开创性工作表明，客观测量的成人每天在工作中久坐的总时间与心脏代谢风险标记呈正相关。重要的是，AusDiab 的研究还表明，久坐时间（或休息时久坐时间>1 分钟）的中断频率与这些风险呈负相关（Dunstan 等，2012；Healy 等，2008），那些长时间坐着的人比那些经常中断久坐行为的人的危险因素更多。

尽管工作时久坐和背部疼痛之间的关系已成为职业健康和康复领域的大量研究主题，但目前仍存在一些关于久坐是否会引起背部疼痛的争论。2007 年的一项研究发现，久坐本身并不会造成背部疼痛。然而，久坐着与全身振动或使用笨拙的姿势相结合时，背部疼痛的可能性就会增加（Lis 等，2007）。第十一章更详细地介绍了久坐和背部疼痛之间关系的相关证据。

工作场所的活动和出勤

近年来，人们开始关注工作场所的活动模式（包括身体活动和坐着的时间）与生产力、旷工和出勤情况之间的关系。在制造业中，生产率最容易被评估，因为制造业的主要焦点是创造商品，但迄今为止，很少有研究检查过久坐与生产率或久坐与旷工之间的关系。相反，出勤主义（定义为身体或心理状况对即使身体不适也选择继续工作的人的工作效率产生不利影响的程度）正在引起久坐行为研究人员的注意（Chapman，2005）。然而，对出勤率的测量还处于起步阶段，这使得对坐着的时间和出勤率之间关系进行研究还存在一定困难。

最近的一项研究调查了工作中活动模式的详情，并使用工作限制问卷（WLQ）的分数来表明出勤的各个方面。研究人员并未证明职业性久坐时间（用加速计和日记测量）与影响出勤的因素之间存在任何关系，但发现工作前后久坐时间与 WLQ 指数得分存在关联（Brown 等，2013）。时间管理上的困难是造成这种关系的主要原因。

第七节　减少工作时的久坐行为改善健康状况

随着越来越多的证据表明工作时坐着的时间过长会对健康会产生不良影响，对于减少职业久坐时间的工作场所现场干预措施的功能和效率越来越受到人们关注。2010年一项对职业久坐时间干预的研究发现已有的 6 项研究中没有一项将缩短职业久坐时间作为主要目的。所有的研究都使用自我报告的形式统计久坐时间，但只有一项具体评估了职业久坐的时间。目前没有证据表明我们已经在减少人们工作久坐时间方面取得了成功（Chau 等，2010）。

本书第二十四章提供了更多相关研究的细节及在减少工作时的久坐时间这方面存在的困难的深入思考。如果职业久坐时间的有害影响在多数工作场所中被证实，那么就需要更多的研究来测试干预措施的有效性，以减少人们在不同的工作环境中坐着的时间。目前一些研究使用计算机来提示工作中的人们每隔 30 分钟站立一次，但这并未考虑个人久坐时间的日常变化。坐垫有可能为员工提供反馈，以便实时中断他们的久坐行为，并测量和促进办公环境个性化的久坐行为变化（Ryde 等，2012）。目前，还需要进行更多大规模试验，旨在减少和中断人们在工作时的久坐行为。

第八节　总结

在过去的 100 年中，职业发生了显著的变化，这一变化伴随着工作时坐着的时间的显著增加。虽然这方面的研究还处于起步阶段，但测量职业久坐时间的方法正在不断创新与发展，从而帮助我们更好地了解了工作场所的坐姿和活动模式。然而，由于很难将职业久坐行为与其他领域中久坐行为的影响区别开来，了解职业久坐行为对健康的影响将是本世纪一个比较新颖的研究领域。虽然目前很多工作人员长时间久坐于工作岗位前，但职业久坐行为的中断模式却是高度可变的。频繁中断久坐行为可能会减轻在工作时需经常坐着的工作人员的一些疾病症状。在休闲时间中进行体力活动也可以消除长时间坐着工作的不利影响（除非在久坐时间既延长又不间断的极端情况下）。

从本章提出的证据可以看出，发展中国家和发达国家都有必要对不同职业群体（不仅仅是公务员）进行更多的工作时久坐时间的测量研究。随着技术的快速发展，新的客观测量方法不断涌现，这有助于我们区分并明确不同职业群体的久坐模式。久坐持续时间和久坐频率的更多细节将有助于我们更好地了解久坐时间与健康状况之间的关系。此外，我们还需要明确体力活动可对健康状况发挥潜在调节者的作用，已有证据显示，每天进行 1 小时的体力活动可以减弱甚至消除久坐的不良影响（Ekelund 等，2016）。

关键概念

①职业流行病学（occupational epidemiology）：研究开放式工作场所模式对健康的影响。

②职业性久坐行为（occupational sedentary behavior）：在本章里被概念化为坐着工作。

③职业久坐时间（occupational sitting time）：在工作时坐着的时间。

④坐垫（sitting pad）：一个包含压力传感器和开关的坐垫，用于确定某人何时坐着，能够在需要中断他们的久坐行为时给予提醒（Ryde 等，2012）。

⑤坐的模式（sitting patterns）：总体坐着的时间，与久坐时间、每天久坐行为中断或久坐次数有关。

尽管在过去 100 年里，职业发生了很大的变化，坐着工作的人数明显增加，但不同职业人群的坐姿模式却有很大不同。男性在工作中的坐着的时间比女性更长，并且随着资历的增加而增加。

虽然大多数研究都是以办公室和呼叫中心的工作人员作为实验对象，但其他职业群体的久坐风险也可能会增加，对于一些受特殊工作性质（如司机）或工作场所政策（如生产）影响的人来说尤其如此。目前，人们正在探索创新措施以便更好地了解一系列职业中人们的久坐模式。

越来越多的流行病学证据表明在工作中久坐具有不良影响，但这可能与乘坐交通工具和看电视时久坐的影响有所不同，这可能是由于坐着的时间不同造成的。

研究问题

①在过去的 50 到 100 年里，工作性质的变化对人们在工作时的坐着的时间和整体能量消耗有什么影响？随着时间的推移，哪些职业群体经历了最大的变化？在发达国家和发展中国家中，哪一个国家的人在工作时坐着的时间最长？

②在西方发达国家，人们每天通常在工作中花费多少时间？在总的工作时间中坐着的时间又有多少？"全天坐"和"全天站"工作的人们一天中坐着的时间分别有多少？

③在不同职业从业者中，久坐时间模式有什么不同？办公室职员每天大约有多少次中断他们坐着的行为？

④如果要设计一项测量在工作中坐着的时间的研究，你会使用哪种测量方式？为什么？

⑤与工作有关的健康危险因素有哪些？

⑥职业状况和久坐时间如何影响体重增加？

⑦久坐和糖尿病之间的前瞻性关联的证据有多强？

⑧为什么在工作中久坐对健康的影响与在旅游和休闲时久坐对健康的影响不同？

第二十章

老年人的久坐行为

蒙尔赫·A.班达（Jorge A.Banda）；桑德拉·J.温特（Sandra J.Winter）和艾比·C.金（Abby C.King）

通过阅读本章，读者将明白久坐行为与老年人健康之间的复杂关系，并了解到关于减少这一独特人群久坐行为的新型公共卫生策略。读完本章后，读者应该能够做到以下几点：

①了解老年人的久坐行为及其对健康、身体功能和幸福的潜在影响。

②清楚老年人久坐行为的概念模型。

③解释老年人久坐行为的驱动因素。

④确定可促使老年人久坐的相关背景环境。

⑤强调旨在减少老年人的久坐活动的干预措施。

大量的流行病学研究已将久坐行为确定为健康的重要影响因素（Thorp 等，2011）。美国国家监测数据表明，绝大部分老年人（这里定义为≥60 岁）会受到久坐行为的影响，2003—2004 年国家健康和营养调查（NHANES）数据显示，通过加速度计监测，老年人的久坐行为比任何其他年龄组的人多（Matthews 等，2008）。根据 2003—2006年 NHANES 数据显示，在美国，60 岁以上的成年人每天有 8.5 小时的时间都是在坐着（Evenson，Buchner 和 Morland，2012）。尽管老年人属于这种久坐行为的高危影响人群，但是在已有研究文献中，关于老年人的研究却不足；很少有研究调查老年人特有的久坐行为的决定因素，或者测试这一年龄组久坐行为干预措施的疗效。

目前，已有专家提出了一种成年人久坐行为的生态模型，该模型确定了久坐行为的决定因素，描述了久坐行为发生的背景，并提出了减少成年人久坐行为的干预措施（Owen 等，2011）。虽然这个模式为老年人久坐行为的研究提供了一定的参考，但我们要知道老年人面临生活过渡（如退休）及身体和心理健康的变化，这些变化通常难以在其他人群中被观察到。目前的研究表明，老年人与年轻人相比更倾向于进行久坐行为，另外老年人久坐的背景也可能不同。因此，应考虑如何将关于久坐行为的概念模型更好地应用于老年群体中。因此，我们提出了一个老年人特有的久坐行为的概念模型，以便进行以下几点：

①强调老年人进行久坐行为的驱动因素。

②指导研究考察老年人久坐行为的决定因素和为该人群制定干预措施。

我们建立的针对老年人的久坐行为的概念模型（图20-1）包括三个部分：久坐行为的假定驱动因素、久坐行为的可能背景和久坐行为的潜在影响。由于关于老年人的研究有限，我们的概念模型的支持也来源于研究成年人（非老年人）久坐行为的相关文献、成年人体力活动文献以及我们在研究和社区设置中与老年人合作获得的丰富经验。

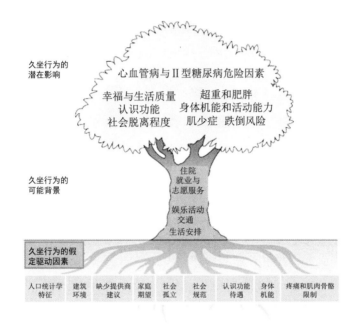

图20-1 老年人久坐行为的概念模型

第一节 老年人久坐行为的测量

图20-2显示了可能与老年人相关的从久坐行为到身体活动的连接体。尽管缺乏身体活动和久坐行为这两层概念通常可以互换使用，但它们在许多方面越来越被认为是两种不同的行为。缺乏身体活动通常被认为不符合当前美国身体活动指南（美国卫生与人类服务部，2008），久坐行为通常被定义为能量消耗低的活动（≤1.5 METs）（Tremblay等，2010）。在测量和干预方法及其对身体的生理作用方面，久坐行为也可能与缺乏身体活动不同（Tremblay等，2010）。

睡眠呈现出了一些与久坐行为相关的复杂性。Tremblay及其同事（2010）指出，睡眠不应该被认为是久坐行为，他们认为睡眠是一种对身体具有不同生理影响的单独行为。然而，他们认为无意识的睡眠（如白天午睡）可以被认为是久坐行为。这与老年人尤其相关，因为他们全天中的任何时候都能睡着（Foley 等，2007）。

久坐行为可以通过首字母缩写 SITT 来表征：久坐行为频率（Sedentary behavior frequency，如在一定时间里的久坐次数）、中断（Interruptions，如在观看电视时站立）、时间（Time，如观看电视的持续时间）和类型（Type，如看书、使用电脑）（Tremblay 等，2010）。这些特征不仅更明确地界定了久坐活动与健康结果之间的关系，而且在制定适当的干预措施方面发挥着重要作用，应纳入到久坐行为的评估标准中。例如，用加速度计测量后发现久坐行为的增加与心脏代谢健康的改善有关，而与成人的总静坐时间和中度至剧烈强度的身体活动无关（Healy 等，2008）。此外，不同类型的久坐活动可能会对老年人产生不同的认知影响，例如，使用计算机与观看电视相比，能对老年人的认知能力产生更好的促进作用。（Kesse-Guyot 等，2012）。

久坐行为在每天的各种环境中（如工作、休闲和交通）通过一系列活动发生（如观看电视、使用计算机、开车）。因此，以可靠、有效的方式测量久坐行为是具有挑战性的，特别是在老年人中，由于其记忆力衰退或认知功能下降，在自我报告久坐行为时，他们可能在更大程度上受到回忆偏差的影响。虽然加速度计越来越多地被用于客观地测量久坐行为，但是目前还存在用加速度计来表征老年人的久坐行为的局限性。例如，大部分的加速度计用于确定不同强度的活动时间的分割点是在年轻的健康人群中开发的，对老年人几乎没有普适性。这一点很重要，因为研究表明，随着成年人的年龄增长其心肺适应度会降低，加速度计切点与感知运动之间的关系不大（Evenson，Buchner 和 Morland，2012）。此外，人体运动能耗检测仪目前无法区分躺卧、斜躺、坐姿或站立行为，但这些行为对于老年人群可能特别重要（Tremblay 等，2010）。进一步研究证实，使用加速度计切点值来确定老年人的久坐行为是非常有必要的。

如图 20-2 所示，区分久坐行为连续体的各个点与感兴趣结果的关系对于老年人来说可能尤其重要，因为老年人往往在这个连续体的下端花费过多的时间。例如，对于老年人和其他年龄组的人来说，目前不清楚通过简单站立（而不是移动到甚至很小程度）中断长时间的久坐状态是否足以减少久坐行为对某人的负面生理影响。对于老年人而言，区分延续这个连续体的任何积累的好处也是很重要的，例如用躺着代替白天打盹，或者用坐着代替躺着。

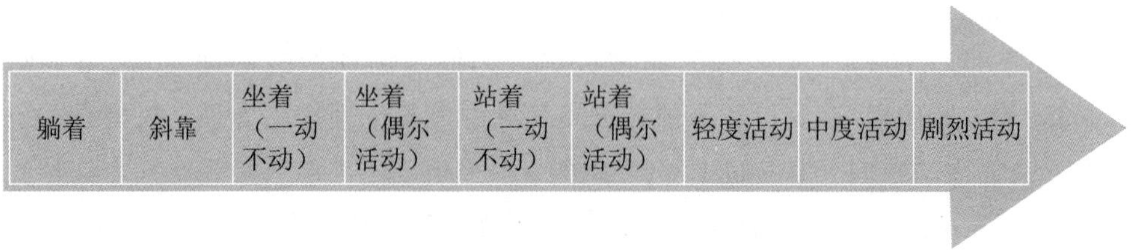

| 躺着 | 斜靠 | 坐着（一动不动） | 坐着（偶尔活动） | 站着（一动不动） | 站着（偶尔活动） | 轻度活动 | 中度活动 | 剧烈活动 |

图 20-2　持续行为和身体活动的连续性

与这个问题相关的是考虑与其他年龄组相比，与老年人特别相关的能量消耗和其他生理过程的相对与绝对水平的重要性。鉴于老年人在健身健康方面存在巨大的异质性，这一领域的定义和测量问题变得更具挑战性，值得特别注意。

第二节 老年人久坐行为相关的健康和功能研究

图 20-1 显示了与老年人的久坐行为相关的潜在结果。虽然这不是一个详尽的结果列表，但代表了老年人不同类型（如生理、认知）的关键健康结果。

一、心血管疾病和 2 型糖尿病危险因素

现有文献表明，客观测量和自我报告的久坐行为与老年人心血管疾病和 2 型糖尿病的危险因素有关。使用 2003—2006 年 NHANES 的数据对老年人（≥65 岁）的横断面研究发现加速度计测量的久坐行为与 C 反应蛋白和血糖之间存在显著的正相关（Gennuso 等，2013）。在英格兰一个以人口为基础的样本中对老年人（≥60 岁）的横断面研究中也观察到了类似的结果，其中加速度计测量的久坐行为和总自我报告的久坐行为与糖尿病的患病率呈现显著的正相关（Stamatakis 等，2012）。此外，一项针对澳大利亚老年人（≥60 岁）的横断面研究发现，男性在总体自我报告的久坐时间和甘油三酯水平、HDL-胆固醇水平和代谢综合征水平之间呈现显著的正相关，女性在整体自我报告的久坐时间和甘油三酯水平与代谢综合征水平之间呈现显著的正相关（Gardiner，Healy 等，2011）。

二、身体机能和活动能力

现有文献表明，久坐行为的增加与老年人的身体功能下降有关。使用 2003—2006 年的 NHANES 数据对老年人（≥65 岁）的横断面研究发现加速度计测量的久坐行为与功能限制数量之间存在显著的正相关性（Gennuso 等，2013）。同样，加拿大人口基础样本的老年人（≥65 岁）的横断面研究发现，较少的自我报告的久坐时间与身体功能（Dogra 和 Stathokostas，2012）存在显著相关性。此外，使用妇女健康计划的数据进行的一项研究发现，自我报告久坐时间更长的老年妇女（基线年龄为 50~79 岁）更有可能在随访时报告较低的身体机能水平（平均随访长度=12.3 岁）（Seguin 等，2012）。

三、肌少症

文献表明，体力活动对于预防老年人的肌肉减少症（即与衰老相关的骨骼肌质量、

强度的退化）是非常重要的（Wang 和 Bai，2012）。有证据表明久坐行为可能导致老年人患肌肉减少症。11 名健康老年人（平均年龄＝67 岁）的实验研究发现，10 天的卧床休息可导致老年人腿部力量和身体力量显著降低（Kortebein 等，2008）。此外，最近的一项关于老年人（平均年龄＝79 岁）的横断面研究发现，加速度计测量的久坐行为与男性的腿部力量和肌肉质量呈现负相关（Chastin 等，2012）。

四、跌倒风险

考察久坐行为对跌倒的影响的研究表明，两者之间可能存在重要联系，值得进一步的系统调查。例如，观察性研究的荟萃分析发现，体力活动增加与老年人跌倒次数的减少显著相关，特别是伴有损伤的跌倒（Thibaud，2012）。由于跌倒是老年人的主要公共卫生问题，因此考察久坐行为对跌倒风险的影响是研究重点。

五、超重和肥胖

现有文献表明，久坐行为与老年人的体重和身体成分呈正相关。使用 2003—2006 年 NHANES 的数据对老年人（≥65 岁）的横断面研究发现，加速度计测量的久坐行为与体重、BMI 和腰围之间存在显著正相关（Gennuso，2013）。在英格兰（Stamatakis，2012）和澳大利亚（Gardiner 和 Healy，2011）的基于人群的横断面研究中也观察到类似的显著结果。

六、认知功能

目前研究久坐行为对认知功能的影响的文献数量是有限的。然而，2008 年身体活动指南委员会报告的结果表明，身体活动降低了老年痴呆症的发病率，延缓了与老龄化相关的认知衰退速度（身体活动指南咨询委员会，2008）。一项使用护士健康研究数据的老年妇女（70~81 岁）的前瞻性研究发现，长期较高水平的身体活动与较高水平的认知功能和较轻微的认知衰退有显著相关性（Weuve 等，2004）。在中国基于老年人（50~85 岁）的横断面研究发现，身体活动与认知功能之间存在显著的剂量效应关系（Xu 等，2011）。在对老年人进行的前瞻性研究的荟萃分析中发现了类似的结果，其中从事低至中等的 PA 水平（风险降低 35%）和高等 PA 水平（降低风险降低 38%）的老年人患认知功能障碍的几率显著降低（PA 分类为低、中、高等身体活动量和强度）（Sofi 等，2011）。

因此，减少久坐行为可能能够预防老年人在年龄增长过程中发生认知功能障碍这一说法是合理的。对于这一假设，Apropo 在法国基于人口的研究中对老年人（平均年龄＝66岁）的横断面研究发现，较高的电视使用率与认知执行功能降低呈显著相关（Kesse-Guyot 等，2012）。然而，这项研究证明了特定的久坐活动对认知功能的差异影响，更多使用计算机与更好的口头记忆和执行功能显著相关（Kesse-Guyot 等，2012）。这些结果表明，某些类型的久坐活动，特别是那些涉及积极认知参与（如填字游戏、计算机使用）或社交参与的活动可能会使认知功能受益。由于认知功能是老年人重要的健康指标，因此建议进一步研究不同类型和量的久坐行为对老年人认知功能的影响。久坐行为可能影响认知功能的不同机制也值得研究。

七、社会脱离程度

与认知功能类似，不同类型的久坐行为可能对老年人的社会脱离程度产生不同的影响。在加拿大一项基于老年人（≥65 岁）的横断面研究中，自我报告的休息时间减少与社会老龄化显著相关（即强烈的归属感和轻度的孤独感）（Dogra 和 Stathokostas，2012）。与这一发现相反，通过主要的久坐活动（如需要久坐不动的团体活动）进行的社会参与可能与健康有正相关关系。

美国老年人的前瞻性研究（基线平均年龄＝79 岁）发现，诸如玩棋盘游戏和玩乐器（通常涉及与其他人接触社交等）的久坐休闲活动与随访中受访者患痴呆风险的降低相关联（分别为 74% 和 69%、中位随访＝5 年）（Verghese 等，2003）。此外，瑞典老年人的前瞻性研究（基线平均年龄＝81 岁）发现从事社会活动（如欣赏戏剧、音乐会或艺术展览及玩扑克牌或其他游戏）与随访中痴呆风险降低（平均随访＝6 年）显著相关（Wang 等，2002）。因为社会脱节是老年人研究的重要领域，所以我们建议未来的研究应考察久坐行为对社会脱节的影响，以及是否存在着不同类型的久坐行为（如观看电视、使用计算机进行社交网络化、参加群众性的久坐休闲活动）的差异效应。

八、幸福和生活质量

文献综述发现，较长时间观看电视与成年人的心理健康状况较差有关（Rhodes，Mark 和 Temmel，2012）。西班牙老年人前瞻性研究结果（基线平均年龄＝70 岁）发现，久坐时间减少与健康相关生活质量的六个组成部分（即身体机能、身体作用、身体疼痛、活力、社会功能和精神健康）的有利变化相关（平均随访时间为 6 年）（Balboa-Castillo 等，2011）。在澳大利亚成年人的前瞻性研究中也发现了类似的结果：久坐行为增加和身体及精神健康相关的生活质量下降显著相关（Buckley 等，2013）。

第三节　影响老年人久坐行为的假定驱动力

如图 20-1 所示，一些因素可能会影响老年人长期久坐的行为。鉴于老年人的久坐行为的影响方式可能与其他成年人有所不同，以下部分重点介绍了与老年人相关的若干潜在驱动因素。

一、人口特征

成年人和老年人的数据表明，性别、种族/民族和社会经济地位等人口特征有可能影响老年人的久坐行为（Evenson，Buchner 和 Morland，2012；King 等，2010）。虽然人口学特征影响久坐行为的机制尚未完全明确，但人口学特征可能与影响久坐行为的更基本的驱动因素相互作用或反映出来。例如，低收入老年人相对于较富裕的而言，具有较高的功能障碍水平，这可能导致更多类型的久坐行为出现（Chen 等，2012）。进一步了解人口特征与久坐行为之间关联机制的研究将有利于帮助我们减少老年人的久坐行为。

对未来研究的建议

除了对久坐行为对老年人的健康、身体功能和健康成果的影响进行额外研究外，我们还建议研究人员在未来进行如下工作：

①检查久坐行为与健康结果之间的关系是否与自我报告及客观测量的久坐行为有所不同；

②检查久坐行为与这些结果之间的剂量－效应关系；

③探讨不同类型的久坐行为（如使用计算机、观看电视）如何与不同的结果相关联；

④调查人口学特征（如年龄和性别）及其他的久坐行为驱动因素如何影响久坐行为与这些不同结果之间的关系。

二、建筑环境

虽然基于老年人的久坐行为的相关研究证据有限，但关于年轻人的研究表明，建筑环境对久坐行为的影响可能很大。来自邻里生活质量研究的成年人（平均年龄＝45岁）的横断面研究发现，较低的社区步行率与更多的自我报告的观看电视和更多的驾驶时间（即久坐时间）显著相关（Kozo 等，2012）。一项与老年人退休相关的澳大利亚纵向研究的结果（样本中的 45% 在基线年龄为 51~70 岁）发现社区步行率与观看电视时间存在显著的相互作用（Ding 等，2012）。这项研究发现，在四年随访期间，不工作（如退休）的人中居住在高步行度街区的成年人观看电视的人数减少了 23%。

判别久坐行为的影响因素时，重要的是要注意环境特征，而不是客观测量的社区步行能力。美国成年人（平均年龄=48.2岁）的全国代表性样本的结果发现，邻里环境的感知方面与长时间的电视观看有关，邻里环境包括交通拥堵情况、缺乏照明设施、风景的吸引力不足以及附近散步人数少等（King等，2010）。这些结果是重要的，因为他们对社区的负面印象可能会使人们回到家中，进而致使久坐行为在家发生。在对得克萨斯州的非洲裔美国成年人的横断面研究中也发现了类似的结果，其中关于垃圾、黑夜无光照环境下及缺乏购物场所的问题与女性更长的观看电视时间相关（Strong等，2013）。由于大多数对建筑环境和老年人久坐行为之间关系的研究都是与年轻人一起进行，因此仍需要进一步的研究，研究如何区别社区步行能力和行人友好因素（如照明、是否有人行道）等特征（客观测量和感知）与老年人久坐行为之间的关联性。

三、缺乏医疗保健提供者给予专业建议

医疗保健提供者可以成为老年人身体活动建议的重要来源（King和Guralnik，2010）。因此，他们可以在促进身体活动的公共卫生战略中发挥重要作用。2020《健康人》（美国卫生和人类服务部，2013）和美国运动医学学院的"运动是良医"计划（美国运动医学学院，2013）旨在增加医疗保健提供者访问比例，包括使他们以公众为对象，进行与身体活动相关的辅导或教育活动。

讨论久坐行为可能是健康咨询和教育机构目前提供的卫生服务提供者的自然延伸，考虑到老年人对医疗服务提供者的访问次数，这一点尤其正确。来自2010年国民健康访谈调查的数据显示，65~74岁的人中有42%，75~84岁的人中有29%，85岁以上的人中有29%采纳了来自医生或其他医疗保健提供者的与运动或身体活动相关的建议（Barnes和Schoenborn，2012）。对于老年人而言，针对个人久坐行为可能比制定身体活动方案更容易，因此值得探讨。

四、身体和认知功能衰退

与身体健康、功能和身体活动之间的双向关系相似（King和Guralnik，2010），我们假设久坐行为与老年人的身体和认知功能衰退之间存在双向关系，如本章所讨论的，久坐行为与老年人的功能障碍有关。然而，由于久坐行为和功能之间的双向关系，与具有较少这种限制的老年人相比，具有更严重功能障碍水平的老年人更有可能进行久坐行为，这可能在功能与久坐行为之间形成恶性循环。这种双向关系的两个方面值得进一步研究。

五、社交孤立

相关文献表明社交孤立程度和孤独感的上升与老年人身体活动降低有关（Hawkley，Thisted 和 Cacioppo，2009；Shankar 等，2011）。在这项研究的基础上，社会孤立可能是久坐行为的重要推动力。来自美国老年人（平均年龄=71 岁）的全国代表队列研究的结果为该假设提供了支持（Perissinotto，Stijacic Cenzer 和 Covinsky，2012）。在这项研究中，孤独的老年人在日常生活中有可能出现身体功能下降的趋势，难以用上肢干活、行动力下降、爬楼梯困难。这些身体功能的衰退应引起重视，因为它们可能导致久坐行为增加。因此，防止老年人的社交孤立可能是预防功能限制和久坐行为发生的重要方法。实现这一目标的方法之一是通过志愿服务和其他角色增加社会参与的干预措施（King 和 Guralnik，2010）。

六、疼痛或肌肉骨骼限制

毫无疑问，老年人疼痛感的增加和肌肉骨骼的限制可能会影响久坐行为。这种关联的证据来自一项研究，这项研究表明疼痛与老年人的身体活动减少和不健康衰老相关。来自英国的基于人群的成年人队列研究（25~65 岁）发现，与无慢性广泛疼痛的成年人相比，慢性疼痛患者在 32 个月随访中的身体活动明显减少（McBeth 等，2010）。

另外，英国一项基于人群的成年人（≥50 岁）研究发现，在 6 年的随访中，肌肉骨骼疼痛的发病概率与健康老龄化（物理、生物医学、社会心理学指标和社会因素）的降低显著相关（Wilkie，Tajar 和 McBeth，2013）。

七、家庭期望与社会规范

很大一部分老年人经历了家庭角色的需求和与非正式照料（通常是有疾病的配偶）有关的期望，以及可能对某人产生强烈影响的社会规范。来自美国国家心脏、肺和血液研究所的一项试验结果发现，相比于非照顾者，心脏病患者的家庭照顾者（平均年龄=50 岁）更有可能缺乏体力活动（Aggarwal 等，2009）。同样，在美国老年人（平均年龄=81 岁）的前瞻性队列研究中，较差的自我评估的健康水平与女性的步行速度下降（即残疾的重要预测因子）显著相关，而更多地参与家庭照顾加剧了步行速度的下降（Ashburner 等，2011）。

文化因素也与老年人身体活动水平降低有关，包括缺乏文化适宜的方案和促进身体活动及与家庭有关的规范性职责的榜样（King，2010）。这些因素是否与老年人的久坐行为相关，还未完全明确，应该在其他的研究中对其进行探讨。

第四节 老年人久坐行为发生的可能背景

大量的研究可以为长期久坐的行为设定一个可能损害健康和功能的阶段。以下几点突出强调了与老年人的久坐行为特别相关的几个背景。

一、住院

医院可能是促使老年人久坐行为发生的有害的背景驱动因素，因为住院治疗是许多老年人生活中的常见经历。尽管在住院之前有进入门诊，并且有医疗保健提供者要求进行户外活动，但老年患者通常将大部分住院时间花费在久坐上（如躺在床上或躺椅上）（Brown 等，2009）。这些结果不容忽视，研究表明，绝大部分住院的老年人出院时身体功能水平与住院前相比会下降，尽管之前导致他们住院的疾病已被治愈（Covinsky 等，2003；Covinsky，Pierluissi 和 Johnston，2011）。

如本章前面所讨论的，身体功能水平的下降可能会对老年人的久坐行为产生很大的影响。不幸的是，住院治疗不仅使人立即处于不动状态，而且还可能导致其在之后进行长期的久坐行为。根据这些观察结果，结合干预措施、减少住院治疗有利于老年人久坐行为的减少，以减少他们在医院和出院后的久坐行为。由于身体活动增加与住院概率的降低及住院时长的减少有关（Sari，2010），因此鼓励老年人进行身体活动并减少久坐行为可能是一种避免他们住院的有效方法。

二、生活安排

虽然探索高级生活安排和久坐行为之间的关系的相关研究文献有限，但现有证据表明，生活安排会对久坐行为产生很大影响。来自澳大利亚成年人（40~65 岁）的纵向多层次研究的数据发现，单身和独居的成年人相比于与其他人一起生活的成年人或者与其他重要人物生活在一起的成年人而言，会花费更多的时间在坐着观看电视、使用计算机和一般休闲活动上（Burton 等，2012）。在一项基于日本老年人（65~74 岁）的研究中发现了类似的结果，其中独居的老年人比与其他一起生活的老年人更有可能长时间观看电视（>2 小时/天）（Kikuchi 等，2013）。未来的研究需要确定生活安排（如社交孤立、孤独、生活空间的布局、更少的参与体力活动的机会）影响久坐行为的机制。还需要进一步研究，以确定老年人群体中其他常见的生活安排（如居住在大家庭情况下）如何影响他们的久坐行为。

三、就业和志愿服务

相关文献表明，尽管业余时间更加充足，但已退休的成年人比同龄的还在工作的人有更多的久坐行为。来自美国成年人（≥20岁）的全国代表性样本的结果发现，74.2%的已退休成年人每天观看电视超过2小时，满足同条件（每天观看电视超过2小时）的人中失业的比例为69.6%，兼职的比例为56.2%，全职的比例为51.1%（Bowman，2006）。在美国成年人（45~64岁）单独的基于人群的纵向研究中发现了类似的结果：通过6年随访，退休的成年人相对于继续工作的成年人而言更有可能增加观看电视的时间（Evenson等，2002）。

虽然目前这方面的研究有限，但干预试验的结果表明，志愿服务可能是增加老年人身体活动的有效方法（Fried等，2004）。这些结果可以扩展到久坐行为，这表明志愿服务不仅可以用于增加身体活动，而且可以作为减少久坐行为的方法。检查退休导致久坐行为增加的机制、制定有效的干预措施，减少久坐行为，增加老年人退休后的身体活动、考察减少退休人员的久坐行为的可行性这几方面是未来研究的重要领域。

四、娱乐活动

目前已有证据表明，老年人会从事一些休闲活动，包括观看电视、坐着和社交、使用电脑、听音乐、阅读、驾驶和在电话中交谈（Clark等，2009；Lee和King，2003）。尽管如此，流行率数据表明，老年人花费了大量时间观看电视。来自美国成年人的全国代表性样本的数据发现，66~75岁的老年人花费超过25%的时间观看电视，76岁以上的成年人更是花费了超过30%的时间观看电视（Depp等，2010）。

Depp及其同事（2010）进行了一项有趣的调查，结果显示，尽管年龄较大的成年人的电视观看次数比普通年龄的成年人高三倍，但65岁以上的成年人观看电视节目的次数反而较少。在这项研究的大部分内容中都缺少一个可以在老年人和其他人群中观看电视节目的多点任务。也就是说，在电视播放时，老年人可能正在从事其他类型的任务。此外，除了观看电视外，我们对老年人花费在不同类型的久坐活动（如阅读、社交、使用电脑）中的时间也缺乏了解，因为到目前为止，大多数监控系统和研究出版物都把注意力集中在儿童和年轻人身上。

五、交通因素

虽然大部分的研究都是针对年轻人进行的，但也有相关文献表明，城市设计特征对老年人在汽车中花费的时间（即坐着的时间）有较大影响。来自邻里生活质量研究的成人（平均年龄=45 岁）的横断面研究发现，较低的社区步行率与驾驶时间的增加有显著的相关性（Kozo 等，2012）。在对美国、澳大利亚和比利时的成年人（20~65岁）的汇总分析中发现了类似的结果。较高水平的土地利用结构多样性、步行和骑自行车设施、安全的交通设施与减少人们在机动交通设备中花费的时间显著相关（Van Dyck 等，2012）。研究还表明，有限的交通选择可能与老年人的久坐行为相关。针对日本老年人（65~74 岁）的人口调查结果显示，女性的非驾驶状态与长时间观看电视（>2 小时/天）显著相关（Kikuchi 等，2013）。可假设由于缺乏便利的交通选择，在一定程度上阻碍了老年人走出家门，从而导致他们经常在家观看电视和久坐不动。未来还应对老年人这一领域进行进一步的研究。

第五节　旨在减少老年人久坐行为的干预措施

目前，研究减少老年人久坐行为的干预措施的相关文献还较为有限。我们确定了 7种针对减少老年人久坐行为或增加身体活动的干预措施，但也考虑将久坐行为的变化作为次要结果。在这 7 项干预措施中，有 5 项是试点研究（De Greef 等，2010；Fitzsimons 等，2013；Gardiner，Eakin 等，2011；Hawkes 等，2009；Steeves 等，2012），另外 2 项是根据前测-后测设计的（Gardiner，Eakin 等，2011；Hawkes 等，2009）。一项干预措施测试了在电视节目中插播广告的效果（Steeves 等，2012），而其他干预措施则依赖于传统方法，包括在线和基于电话的行为干预策略，以及使用自我监测和反馈（De Greef 等，2010；De Greef 等，2011；Fitzsimons 等，2013；Gardiner，Eakin 等，2011；Hawkes 等人，2009；Lee 和 King，2003）。虽然这些干预措施为相关研究文献提供了重要参考，并且在减少老年群体的久坐行为方面取得了成功，但仍需要采取全面的公共卫生方法来减少老年人在群体层面上的久坐行为。

研究老年人久坐行为的相关文献通常遵循普遍的问题导向研究范式（Robinson，2012），主要侧重于确定老年人久坐行为的决定因素和健康结果。虽然这项研究为老年人的久坐行为提供了一些有用的参考，但我们主张采用更注重解决方案的研究方法，该方法在政策和实践决策方面具有更大的潜力（Robinson，2012）。以下是一些可行的减少老年人久坐行为的干预措施，可用于在个人、社区和人口层面上激励以解决方案为导向的方法来设计、评估和实施针对老年人的干预措施。

一、使用健康促进信息技术

现代技术在我们的社会中无处不在，它是提供低成本、方便、个性化和基于证据的健康干预措施的一种有希望的途径（Atienza 等，2007）。目前，越来越多的老年人开始使用现代科技及其相关产品：目前有 53% 的 65 岁及以上的老年人使用互联网或电子邮件，69% 的人拥有手机（Zickuhr 和 Madden，2012）。以前针对老年人进行的研究使用自动电话连接计算机（交互式语音响应）系统（King 等，2007）、个人数字助理（King 等，2008）、对话代理（King 等，2013）、基于网络的平台（Irvine 等，2013）和智能手机应用程序（King 等，2012）。这些技术也可用于减少老年人的久坐行为。

二、促进志愿服务

2015 年，美国约 1100 万名志愿者年龄在 65 岁以上（美国劳工部，2015）。志愿服务与身心健康的改善有关（美国卫生与人类服务部，2011）。体验团队是一个非营利组织，连接老年人与学龄儿童，目的是提高儿童的学业成绩。该计划已经成功地增加了老年人的社会和认知活动，而且增加了老年人的身体活动（Fried 等，2004）。这种模式可以在其他环境（如宗教机构、社会服务机构、医院、公民和艺术机构）中进行复制，从而更直接地使老年人走出家门，进行更多的社会和身体活动来减少久坐行为。

三、加强室内设计

通用设计是一种简化环境的概念，以保证每个人（无论年龄大小或残疾与否）的功能独立性和安全性。使老年人更容易看到的设计元素包括增加地板、墙壁、门口和家具之间的视觉对比度；更多的照明，包括自然采光、和眩光减少策略（Bowerman，2006）。改善步行性的设计元素包括具有连续和可抓握的扶手的走廊，铺有地毯的地板和座位，具有电梯、方便的活动空间和洗手间及艺术品、植物和窗户等（Lu 等，2011）。

四、开发运输解决方案

如本章前面所讨论的，交通通勤方式选择有限的老年人更有可能呆在家里进行久坐行为。增加老年人交通工具的选项包括安全驾驶计划、志愿者驾驶计划、辅助客运服务（如轮椅无障碍）、门到门护送服务、运输凭证计划（即票价援助计划）和旅行训练（高级运输国家中心）。旅行训练的一个例子是加利福尼亚州圣马特奥县的流动大使计划。该计划是一项同行推动的计划，向老年人和残疾人展示如何通过教育演示、团体和一人骑手训练及组织团体旅行来使用公共交通工具。此外，老年人与"流动大使"合作，学习如何使用路线图和时间表，计划使用哪些公共汽车站，在哪里换乘，以及如何付款等内容。

五、改善建筑环境

生活在步行率较低的街区（包括交通流量大、街区照明条件不佳、风景不佳、居民常乱抛垃圾、商店少的地方）的老年人更有可能进行久坐行为（如观看电视）。Smart Growth America（www. smartgrowthamerica. org）和 Active Living Research（www. activelivingresearch. org）等组织已倡导改善老年人居住地的建筑环境，老年人自身也可以在此过程中发挥作用。公民科学家模式的应用表明，老年人可能是关于环境特征的重要数据的收集者，这可能会促进健康的建筑环境的构成。使用这些数据，可令老年人成为改善社区环境的有力倡导者（Buman 等，2013）。

六、减少看电视

为减少儿童看电视而采用的策略（如父母的强制规定、电子屏幕时间控制器）并不容易应用于老年人。然而，前面讨论的许多公共卫生策略可能导致老年人看电视的次数减少。此外，提高公众认识可能是减少老年人电视观看时间的一个重要的人口层面的办法。专门针对老年人的大众媒体宣传活动可能有用，这些宣传活动可为老年人过度观看电视会产生极大负面影响这一说法提供有说服力的证据。这些运动应告知老年人久坐与健康和身体功能衰退之间的潜在联系，提供有关电视观看替代品的信息，并建议老年人每天看电视不超过 2 小时。目前还需进一步研究以确定实现这一目标的可行和有效的策略。

七、防止跌倒

流行率数据显示，三分之一 65 岁及以上的老年人有过跌倒经历，跌倒是造成老年人（美国疾病预防控制中心，2009）受伤和死亡的主要原因。2010 年，在美国有超过 200 万老年人在急诊部接受了非致命性跌倒相关损伤的治疗（美国疾病预防控制中心，2012）。对跌倒的恐惧与老年人缺乏身体活动有关（Kempen 等，2009）。可用于减少跌倒的干预包括定期进行身体活动、检查可能增加眩晕的药物副作用、定期进行眼科检查和改善家庭安全情况（美国疾病控制和预防中心，2012）。另外还应给予老年人有效的活动建议和指导，以降低其跌倒的可能性，这包括针对平衡、力量和耐力的运动训练计划（国家护理与支援服务合作中心，2004）。

八、使用隐形干预

隐形干预措施包括将健康促进工作与能对不同人群产生显著激励作用的社会运动

相结合（Robinson，2010）。在这些干预措施中，人们有动机通过运动改变健康行为，而不是为了改善健康本身，因为这些干预措施对健康的益处被视为潜在的副作用（Robinson，2010）。环境可持续性和气候变化对老年人而言可能是强大的隐形干预因素，因为它们鼓励老年人采用积极的交通方式，以改善公共交通系统和社区的步行率（Egger，2007；Robinson，2010）。社会参与是减少老年人久坐行为的另一种隐形干预措施（King 和 Guralnik，2010），其中体验团队（Fried 等，2004）等计划表明志愿服务可能会使老年人的身体活动显著增加。

九、促进教育和技能建设

在个人层面上，行为概念的改变已被应用于身体活动，如目标设定、社会支持、自我效能、积极解决问题以及自我监督，也可以用于减少老年人的久坐行为；在人口层面，需要对所有年龄组人群，特别是老年人进行教育，使他们认识到久坐行为的严重负面影响。对于这种人口层面的方法，一种有用的框架是调整世界卫生组织最初开发的 MPOWER 概念，通过减少吸烟以减少久坐行为（Wen 和 Wu，2012）。在人口水平上减少久坐行为的策略包括改善对久坐行为的测量和监测，为老年人提供在安全环境中进行身体活动的机会，开展大众媒体宣传活动，突出强调老年人久坐行为的特殊危害，鼓励卫生保健提供者向患者询问有关久坐的行为，并提出减少久坐行为的适当建议。

第六节　总结

老年人的久坐行为是一个重要但未被充分研究的公共卫生问题。已有研究表明，老年人久坐行为时间的增加与许多疾病都相关。本章介绍了老年人久坐行为的定义和测量方法与其他年龄组群体的差异。另外，本章还提出了老年人久坐行为的概念模型，描述了老年人久坐行为的驱动因素、可能的背景以及老年人久坐行为的潜在结果。在测量久坐行为、研究久坐行为特征（频率、中断、时间和类型）对健康结果的影响以及调查久坐行为驱动因素与健康结果之间的相互作用等方面还需要进一步的研究。未来的研究应注重使用以邻近地区和社区内的人们为对象，以解决方案为导向的研究方法。

关键概念

①久坐行为和体力活动的连续性（continuum of SB and PA）：从躺下到剧烈运动的连续运动，其能量消耗递增。

②久坐行为的驱动因素（putative drivers of SB）：可能会使老年人久坐的因素，包括人口特征、建筑环境、缺乏医疗保健提供者给予的相关建议、家庭期望、社交孤立程度、社会规范、认知功能衰退、身体功能及疼痛或肌肉骨骼的限制等。

③肌少症（sarcopenia）：与衰老相关的骨骼肌质量、力量的退行性衰退。

④ SITT：用于表征久坐行为的首字母缩略词，包括久坐行为频率、中断、时间和类型。

老年人的久坐行为与其他年龄组群体的久坐行为显著不同，需要重点关注。

年龄较大的老年人往往比其他年龄组群体有更多的久坐行为，并且其认知能力和身体状况较差的可能性更大。

目前，需要一种全面的解决方案来设计和实施减少老年人久坐行为的干预措施。

研究问题

①分别描述身体活动和久坐行为这两个概念。

②描述使用加速度计测量老年人活动的局限性。

③通过身体活动描述久坐行为的连续性。

④讨论与年轻成年人相比，老年人的久坐行为–身体活动连续性有何不同。

⑤描述老年人进行久坐行为的三个驱动因素。

⑥描述老年人进行久坐行为的三种可能背景。

⑦描述老年人进行久坐行为的三个潜在结果。

⑧讨论为什么医疗保健提供者给予的关于减少久坐行为的建议可能会减少老年人的久坐行为。

⑨描述可能导致老年人久坐不动的关键生活转变和变化行为。

⑩描述可用于减少老年人久坐行为的隐形干预措施。

第二十一章

外来族裔/少数族裔群体的久坐行为

梅丽西·C.蕙特格洛弗（Melicia C.Whitt-Glover）和泰龙·G.凯瑟（Tyrone G.Ceaser）

通过阅读本章，读者将会了解到外来族裔/少数族裔群体久坐行为的相关情况和特征以及相关影响因素和后果。阅读完本章，读者应能够做到以下几点：

①在评估久坐行为的数据中，了解久坐和缺乏身体活动这两个概念；了解美国外来族裔/少数族裔的久坐行为流行率。

②明确至少三个与美国外来族裔/少数族裔久坐行为相关的因素。

③明确久坐行为会对健康产生的影响。

④确定已经用于减少外来族裔/少数族裔群体中久坐行为的策略。

⑤了解未来潜在的关于研究如何减少少数族裔群体的久坐行为问题。

⑥考虑如何改善已有的关于减少人们久坐行为的策略，使其更加有效。

根据 2014 年"美国社区调查"显示，有超过 3.18 亿人生活在美国（美国人口普查局，2014）。美国人口中的很大一部分是外来族裔/少数族裔（约占 24%），其中包括约 4000 万非裔美国人（13%）、约 1700 万亚裔人（5%）、260 万印度裔美国人和阿拉斯加土著人（1%）、共计超过 55 万的夏威夷土著和其他太平洋岛民（<1%），以及约 5500 万拉美裔和西班牙裔（17%）。

虽然外来族裔/少数族裔只占美国人口的 24%，但他们却是美国慢性疾病的主要负担来源（国家卫生统计局，2016）。2014 年，造成美国外来族裔/少数族裔人群死亡的 10 个主要原因中有 4 个是与生活方式行为相关联的，即与可改变风险因素直接相关的慢性疾病（国家卫生统计局，2016）。这些慢性疾病包括心脏病、癌症（特别是结肠癌和乳腺癌）、糖尿病和中风。对于以上疾病及其相关的影响因素，与非西班牙裔白人相比，外来族裔/少数族裔的发病率和死亡率更高。长期居高不下的疾病患病率和发病致残率以及相关的危险因素（如肥胖和高血压）导致生活质量下降，给外来族裔/少数族裔群体带来了巨大的痛苦和折磨，并产生了高昂的医疗保健支出（国家卫生统计局，2016）。缺乏身体活动是慢性疾病发病的主要因素，这对美国的外来族裔/少数族裔人口产生了巨大的不利影响，并且与一系列的社会、生物和环境因素有关（美国卫生部和人类服务，1996；2001）。尽管当下美国在公共卫生、医药、经济等方面已取得重大进展，但医疗卫生问题差距仍然存在，在糖尿病等疾病中表现得更为明显。由于缺乏体力活动是美国外来族裔/少数族裔群体患许多疾病的主要危险因素，且体力活动是可以被改变的变量因素，因此，把重点放在体力活动上被认为是减少或消除美国种族与民族间差异的重要一步（美国卫生与人类服务部，1996；2001）。

最近的研究已经将久坐行为与低水平的体力活动区分开来，作为发病率和死亡率的独立危险因素（Katzmarzyk 等，2009；Thorp 等，2011）。虽然它们是与健康相关的连续且统一的一部分，但体力活动和久坐行为分别具有明显的特征，因此应作为单独的概念来处理，在代表性不足的外来族裔/少数族裔民族群体中尤其应如此。本章提供了有关外来族裔/少数族裔群体的久坐行为流行率与久坐行为相关因素和健康结果的统计资料，并为未来的研究需求和探寻减少美国外来族裔/少数族裔群体久坐行为的方向提出了建议。

第一节　相关统计

三项国家调查——行为风险因素监测系统（the Behavioral Risk Factor Surveillance System，BRFSS）、国家健康和营养调查（the National Health and Nutrition Examination Survey，NHANES）和国家健康访谈调查（the National Health Interview Survey，NHIS）提供了自我报告的人口水平估计（BRFSS，NHANES，NHIS）和客观监测（NHANES）的美国成年人和儿童的体力活动参与情况。3 项国家调查中提供了有关久坐行为的相关信息，其他国家调查提供的报告既没有参与体力活动或锻炼（BRFSS）的受访者的比例，也没有符合体力活动建议（NHIS）的受访者的比例。来自疾病控制和预防中心的数据显示，1988—2008 年，在 BRFSS 上没有闲暇时间进行体力活动的美国人口百分比从 31% 下降到 25%（CDC，2010a）；2001 年，34.7% 的非洲裔美国人和 39.8% 的西班牙裔美国人没有休闲时间进行体力活动，而白人所占比例为 22.5%（CDC，2010b）；2008 年，相比于白人 22.2% 的占比，31.9% 的非洲裔美国人和 34.6% 的西班牙裔美国人没有休闲时间进行体力活动（CDC，2010c）。

Matthews 及其同事（2008 年）针对久坐行为，使用 NHANES 客观监测 2003—2004 年的体力活动数据，描述了 6 岁及以上的美国居民的久坐行为。NHANES 使用加速度计来评估体力活动，久坐行为的判定标准定义为每分钟<100 次计数。这项研究发现，6~11 岁的儿童每天进行 5.9~6.1 小时的久坐行为，12~15 岁的儿童则为 7.4~7.6 小时，年轻的非西班牙裔黑人女孩比非西班牙裔白人和墨西哥裔美国人显著地减少了久坐行为。这些年龄组别成员在久坐行为方面没有其他性别或肤色、族裔的差异。此项研究还发现，16~

19 岁的人久坐不动的平均时间为每天 7.6~8.2 小时，墨西哥裔美国人的久坐时间总体上比非西班牙裔白人少得多，但是当数据进一步按性别分层时，这些差异并没有持续。Whitt-Glover 及其同事（2009 年）使用 2003—2004 年 NHANES 数据在一项关于儿童和青少年久坐行为的研究中也发现了类似的结果。2003 年美国全国儿童健康调查报告的另一个大型国家数据集测量了移民体力活动参与率和久坐行为，结果显示无运动参与率为 42%，移民群体中每天观看电视超过 3 小时的人数的占比为 17%（Singh 等，2008）。

从 20 岁开始，久坐行为的肤色、族裔差异变得更加明显。报告显示，按性别分层时，墨西哥裔美国人的久坐行为比其他肤色、族裔的所有年龄段的人都要少。总体而言，非西班牙裔黑人平均每天的久坐时间（标准差）为 7.61 小时，而墨西哥裔美国人为每天 7.18 小时，非西班牙裔白人为每天 7.74 小时。与非西班牙裔白人和黑人相比，墨西哥裔美国人的久坐时间较少。非西班牙裔黑人男性每天的久坐时间是 7.54 小时，而非西班牙裔白人为 7.74 小时，墨西哥裔为 6.89 小时。墨西哥裔美国男性的久坐时间明显比非西班牙裔黑人和白人男性更少。女性的趋势相似非西班牙裔白人、非西班牙裔黑人和墨西哥裔美国女性分别为 7.74（0.04）、7.67（0.06）和 7.47（0.05），而墨西哥裔美国女性的久坐时间明显低于其他两个小组。NHANES 2003—2006 年的数据显示，60 岁以上的非西班牙裔黑人成年人平均每天的久坐时间为 516.7（95% CI：504.7~528.6）分钟，而非西班牙白人、西班牙人和其他族裔类别的人平均每天的久坐时间分别为 507.6 分钟、479.4 分钟和 528.7 分钟（Evenson 等，2012）。

来自较小区域样本的自我报告数据提供了类似的估计情况。美国印第安儿童和护理人员的一项研究表明，儿童平均每天有 3.0 小时的电子屏幕观看时间，其父母每天则有 2.4 小时。南卡罗莱纳州的一项研究发现，学龄前儿童平均每小时的久坐行为时间为 32.8±3.9 分钟（Byun 等，2011）。来自区域数据集的青少年的久坐行为估计，青少年每天看电视或玩视频游戏为 2~3 小时（Babey 等，2013；Hanson 等，2007；Norman 等，2005），每周约有 10 小时的用于非学习活动的电脑使用时间（Babey 等，2013）。动脉粥样硬化多民族研究的参与者报告显示（Allison 等，2012），受试者每星期坐着的时间为 2205 分钟（占每周清醒总时长的 46%）。在南部社区中进行的对这些动脉粥样硬化患者中居住在美国东南部的 22948 名黑人和 7830 名白人妇女进行的研究中发现，女性每天进行久坐行为的时间为 8~10 小时（Buchowski 等，2010）。Shuval 及其同事（2013 年）发现，非裔美国人和西班牙裔美国人每天坐着的时间约 5 小时，使用计算机 2.3 小时，驾驶机动车 2.5 小时。一项关于西班牙裔女性的研究估计，女性每周坐在汽车上的时间的平均值（标准偏差）为 97.4（110.0）分钟，周内为 415.4（252.4）分钟，周末则为 323.0（228.3）分钟，低于非西班牙裔黑人和白人的水平（Lee 等，2012）。入选芝加哥乳腺健康项目的西班牙裔女性阐述了其每周坐着的时间为 1478 分钟（约 25 小时）。

第二节 外来族裔/少数族裔群体的久坐行为

描述美国儿童、青少年和成年人的久坐行为普遍性的研究已经确定与久坐行为流行率增加或减少有关的因素，主要涉及参与者的人口统计学特征，然而，一些研究还发现建筑环境中也存在影响久坐行为的因素。

一、人口统计学

尽管人们普遍接受的是，外来族裔/少数族裔群体中报告的存在久坐行为人数的比例比非西班牙裔白人的比例高，但研究结果取决于评估久坐行为的方法（如客观与自我报告的数据）和比较人群。例如，来自 NHANES 2003—2004 年的客观监测数据表明，6~11 岁的非西班牙裔黑人女孩比非西班牙裔白人女孩有更多的久坐行为，12~15 岁的中等收入的非西班牙裔黑人比同等收入的非西班牙裔白人有更多的久坐行为（Whitt-Glover 等，2009），没有发现其他外来族裔/少数族裔的差异。Matthews 及其同事（2008 年）发现，墨西哥裔美国青少年比白人的久坐行为更少，而 20~39 岁的墨西哥裔美国男子是所有外来族裔/少数族裔群体中久坐行为最少的一个群体。在同一数据集中，可发现40~59 岁的非西班牙裔白人男子比同年龄组的非西班牙裔黑人的久坐行为更多。

与白人相比，较小的区域自我报告的数据集一致地报告了外来族裔/少数族裔群体中较高的久坐行为（Barr-Anderson 等，2012；Hanson 等，2007；Sidney 等，1996）。例如，Singh 及其同事将久坐行为定义为缺乏运动和观看电视，在美国出生的非西班牙裔白人儿童和青少年以及在美国出生的父母与非西班牙裔黑人和西班牙裔美国父母之间（Singh 等，2008），父母中至少有一位在外国出生的儿童和青少年比父母都不在美国出生的西班牙裔白人更有可能缺乏运动。然而，拥有两位外来族裔父母的儿童和青少年比父母都在美国出生的非西班牙裔白人每天观看 3 小时以上的电视节目的可能性更小。外国出生的西班牙裔人士比其他群体更有可能每天观看 3 小时以上的电视。加利福尼亚州的一个研究样本发现，美洲印第安人和非裔美国青少年比白人、拉丁裔和亚裔青少年（Babey 等，2013）每天坐着的时间更长。

大多数比较男性和女性体力活动参与度的数据表明，女性的身体活跃度低于男性（Troiano 等，2008；National Center for Health Statistics，2013）。然而，性别与久坐行为之间的联系并不显著。来自地方和国家调查的部分数据显示，与男孩和成年男性相比，女孩和妇女在所有年龄组中进行久坐行为的比例更高（Adegoke 等，2011）。其他报告则指出与女孩和妇女相比，男孩和成年男性在久坐行为中的参与程度更高，特别是当久坐行为被定义为使用电脑或玩视频游戏时（Barr-Anderson 等，2011；Babey 等，

2013；Evenson 等；2012）。

虽然目前没有较多的研究特别关注外来族裔/少数族裔群体的久坐行为，但对体力活动相关性的研究表明，女孩不太可能进行过多的体力活动，如走路上学或参加课外活动，因为父母觉得让女孩独自在外时间过长不安全（McDonald，2008），这使得女孩进行过多体力活动的可能性变小，因而会令她们有更多的久坐行为（如父母驾车接送时的久坐行为及在家中的久坐行为）。根据儿童参与的体力活动类型，女孩可能会感到身体不适，因此可能会选择不参加体力活动或进行久坐行为（Rees 等，2006）。随着女孩成长到青春期和成年早期，由于专注于个人表现，许多年轻女性避免体力活动，以防止出汗或弄乱她们的发型（Boyington 等，2008）。对青少年非裔美国女孩的一项研究指出，她们认为体重增加是她们不应该去刻意控制的规律，非裔美国女孩偏爱大体型，并且当在体力活动和其他活动中选择时，非裔美国女孩更愿意选择其他活动（可能是久坐行为）而不是参与体力活动（Boyington 等，2008）。

在成年人中，由于要优先考虑工作和照顾家庭，女性往往较少进行体力活动（Henderson and Ainsworth 2000a；2000b；2000c；2001；2003）。集体主义观念教育人们应优先考虑群体的需要，而不是群体内的个人，这一思想在非洲、非裔美国人和拉丁美洲文化（Airhihenbuwa 等，2000；Airhihenbuwa 等，1995）中根深蒂固。集体主义表明，在群体中的每一个人都被照顾到之前，群体内的人不应该从事只能使个人受益的活动（如在休闲时间中进行体力活动）。参与工作和照顾他人也会使妇女感到疲惫，从而更多地进行休息形式的久坐行为（Chang 等，2008；Miller 等，2012；King 等，2000）。此外，外来族裔/少数族裔群体妇女往往不认为她们有闲暇时间（Sanderson 等，2003；Ainsworth 等，2003；Parra-Medina 等，2011）。因此，由于没有考虑与日常生活、交通或职业有关的体力活动，通过缺乏参与休闲时间里的体力活动来定义久坐行为的自我报告研究可能会过高地估计外来族裔/少数族裔妇女的久坐行为。某些人口统计学特征（如年龄增加）或健康状况（如怀孕、患慢性疾病、身体残疾）可能导致家庭成员被要求进行久坐行为，以此作为安全预防措施（Stathi 等，2012；Sander 等，2012；Mathews 等，2010；Eyler 等，1998；Evenson 等，2009）。

年龄也是人们参与久坐行为的重要影响因素。NHANES 为各种年龄段的久坐行为参与情况提供了最全面的估计。来自 NHANES 2003—2004 年的数据表明，人们的久坐行为从 6~11 岁的每天 6 小时增加到 16~19 岁的每天约 8 小时（Evenson 等，2012）。大多数小学都提供某种形式的课间休息或体育教育，随着儿童年龄的增长，上学期间的体力活动逐渐减少，在学校中的久坐行为开始增加，因为初中、高中的课间休息时间可能被占用，体育教育要求也不尽相同（Moore 等，2010）。对英国 11~16 岁的男孩和女孩之间体力活动相关性的研究表明，随着女孩年龄的增长，她们认为进行体力活动看起来很幼稚，不是女性应该做的，而年轻男子则认为进行体力活动能让自己更成熟

（Rees 等，2006）。NHANES 关于年龄在 20 岁及以上的成年人的研究数据显示，年龄与久坐行为之间呈正相关，即年龄增长，久坐行为增加（Matthews 等，2008）。随着年龄的增长，久坐不动的行为在老年人中持续增加（可增加至每天 8~10 小时），与 60~79 岁（Evenson 等，2012）相比，80 岁以上的老年人的久坐时间更长。

一些研究将教育、社会经济地位、就业与久坐行为联系起来。总的来说，这些研究已经揭示出每个因素与久坐行为之间的反比关系。父母因素也会影响儿童和青少年的久坐行为。例如，父母没有工作的青少年比父母有工作的青少年（Babey 等，2013）观看电视的时间更长。然而，父母均有工作的青少年在家中看电视的时间比至少一位家长没有工作的青少年看电视的时间要长。父母受过高等教育的青少年比父母受教育程度低的青少年观看电视的次数更少。来自低收入社区的青少年比来自高收入社区的青少年的电脑使用时间更短。CARDIA 研究中来自成年人的数据确定了教育、收入和全职工作与久坐行为之间的反向关联（Sidney 等，1996）。关于教育、社会经济地位和就业对久坐行为的影响的进一步讨论将在以下关于环境障碍的章节中表现。

人的身体质量指数（BMI）（体重与身高^2 的比值）与参与久坐行为有着正相关关系（Adegoke 等，2011；Buchowski 等，2010；Shuval 等，2013）。学龄前儿童的 BMI 评分与客观监测的久坐行为呈负相关（Byun 等，2011）。具有较高 BMI 水平的人可能会因为各种原因选择进行久坐行为，而不是参与体力活动，这些原因包括与正常体重的人进行相同活动时相比所需额外的能量消耗、缺乏体力活动经验、进行体力活动时潜在的自信心不足/羞愧以及进行体力活动时身体部位（如关节）疼痛。父母的 BMI 指数也与儿童和青少年的久坐行为呈正相关，这可能是因为 BMI 与成年人的久坐行为具有直接联系及儿童和青少年会模仿父母的行为。如果 BMI 水平较高的父母更多地进行久坐行为，那么无论他们的孩子的 BMI 水平如何，孩子也会较多地参与久坐行为。

二、一般体力活动

如预期的那样，观察性研究表明参与一般体力活动和久坐行为之间存在负相关（Hanson 等，2007）。在学龄前儿童中，运动协调性和家中的体力活动设备的存在与久坐行为呈负相关（Byun 等，2011）。研究发现不参加体力活动的青少年观看电视的次数多于每天进行至少 1 小时体力活动的青少年（Babey 等，2013）。较少的体力活动也与青少年更多的电脑使用次数有关。在成年人中，低水平的体力活动参与与高水平的电视观看时间（每天≥4 小时）相关（Sidney 等，1996）。

家长参与久坐行为也会影响儿童和青少年的久坐行为。对印度裔美国儿童的研究发现，父母观看电视的时间与儿童观看电视的时间呈正相关（Barr‑Anderson 等，2011）。有趣的是，在同一研究中，有 23% 的家长认为孩子们花费太多时间观看电视，

15%的家长认为孩子们花费太多时间玩电子游戏，81%的家长认为很容易限制孩子观看电视的时间。父母认为孩子玩电子游戏的时间与孩子的屏幕使用时间呈正相关，产生这一联系的理由是父母更有可能注意到长时间玩电子游戏的孩子。相反，父母认为他们限制孩子观看电视时间的情况与孩子的屏幕观看时间呈负相关，这意味着父母对观看电视时间进行限制的认知度越高，孩子们看电视的时间就越少。在西班牙裔美国人中，父母对积极生活方式的支持与他们的子女较低水平的久坐行为相关，同时女孩受父母这一支持的影响比男孩小（Cong 等，2012）。

三、知识、态度和信念

非裔美国人久坐行为的另一个相关因素可能与他们对休息和睡眠对体力活动重要性的态度相关。Airhihenbuwa 及其同事（1995 年）的一项重要定性研究中包括 10 个焦点小组，其中 53 名非裔美国人参加了关于休息、睡眠和运动的重要性研究。研究结果表明，相比于运动，样本参与者更重视休息，并认为休息是最重要的，然后才是进行锻炼。这表明增加体力活动的人也可能增加久坐行为，以补偿运动消耗并准备额外的体力活动。上述这项研究还指出，非洲裔美国人最容易获得的工作是体力劳动工作，这减弱了他们在工作环境之外闲暇参加体力活动的意愿（Airhihenbuwa，1995）。这项研究的实施者还认为，运动帮助年轻的非洲裔美国男性获得了更好的身体素质，这使他们能够在低收入地区生存或吸引女性。体力活动在其他小组中没有被认为是好的或必要的，这表明，这些亚组（即女性、年长的非洲裔美国男性）更多地鼓励和接受久坐行为。事实上，此项研究认为，非洲裔美国老年男子在经过一辈子的体力劳动后获得了久坐的机会，或因为身体问题而被迫退休，这些情况都将促进他们进行更多的久坐行为。

一般来说，大多数人了解体力活动的益处，但是他们并不真正了解久坐行为的危害。另外，由于许多父母的时间被工作或其他事务占据，使得他们可能不了解其子女的屏幕使用时间和进行久坐行为的情况。加利福尼亚州的青少年数据显示，家长均有工作且不知道其子女如何度过闲暇时间的孩子比在家中至少有一位家长知道孩子们如何度过闲暇时间的孩子更有可能进行久坐行为（Babey 等，2013）。在非洲裔美国女孩中，其父母承认他们更关心女儿看电视的质量而不是时长，他们也普遍不知道他们女儿看电视的时长（Gordon-Larse 等，2004）。研究还指出，电视发挥着安全和监督儿童的重要作用，这对于犯罪率高的社区居民和可支配收入有限的家庭而言尤其重要。

四、建筑环境

环境因素与体力活动参与有关，也可能影响久坐行为（Whitt-Glover 等，2013；

Casagrande 等，2009）。以前的研究强调了在公园和娱乐设施方面的种族和民族间的差异（Wolch 等，2005；Powell 等，2004；Gordon-Larsen 等，2006；Moore 等，2008）。对环境质量的担忧可能会成为低收入外来族裔/少数族裔群体进行社区体育活动的障碍，并可能促使这些群体增加久坐行为（Boslaugh 等，2004）。缺乏安全或足够设备的公园和娱乐场所可能会促使久坐行为的发生，即使对于公园的使用者而言，如果在公园里无事可做，也就只能坐下来放松。然而，居住在拥有足够建筑资源的环境中，也并不意味着久坐行为的时间将减少。对西班牙裔和拉丁美洲女性的研究发现，社区在步行和骑车方面的吸引力与社区居民的开车时间存在正相关关系（Lee 等，2012）。令人惊讶的是，有吸引力的社区的研究参与者大多住在郊区，通勤时间较长，因此会在交通上花费更多的时间。同一项研究显示，邻里吸引力与在周末闲坐的时间存在负相关，这表明研究中的女性受试者参与更多的体力活动和更少在周末久坐的原因大概是她们不必每天通勤。

将环境与久坐行为联系起来的大部分研究都集中在一般人群上，没有足够的证据表明，环境中的哪些因素会对外来族裔/少数族裔群体的久坐行为产生影响，或者影响外来族裔/少数族裔群体的环境因素是否不同于影响其他人群的环境因素。一般来说，居住在城市中老旧居民区和混合土地居民区里的人们，相比居住在郊区或没有合适的可步行场所的社区的居民而言，身体活跃程度更高（Trowbridge 等，2008；Ewing 等，2003；Rosenberg 等，2009；Grow 等，2008）。这一联系的产生很可能是因为居住在郊区或没有可步行场所的社区的人们为了交通需要在机动车辆中花费更多的时间而造成的。未来，还需进行进一步的研究来了解建筑环境对外来族裔/少数族裔群体久坐行为的影响。

第三节 减少外来族裔、少数族裔群体的久坐行为的干预措施

与久坐行为和体力活动之间的连续性相关的大多数干预措施都集中在提高体力活动水平上。然而，一些干预研究仅侧重于减少久坐行为或在增加体力活动时减少久坐行为。同时，减少久坐行为的大多数干预措施主要集中在儿童和青少年群体中。在这些报告中，不到一半的研究包括主要由非洲裔美国人、拉丁美洲人、美洲原住民或其他少数群体组成的样本（Gortmaker 等，1999；Fitzgibbon 等，2002；Fitzgibbon 等，2005；2006；Fitzgibbon 等，2011；Robinson 等，2003；Weintraub 等，2008）。平均而言，干预持续时间从 5 天到长达 2 年。大多数研究使用通过父母或监护人报告屏幕媒体使用时间（如孩子们观看电视或视频的时间、视频游戏的时间、家庭观看电视的时间）的主观测量方法来评估久坐行为，很少有研究使用久坐行为的客观测量方法，如电子电视监视器等。大多数干预措施使用随机对照试验，包括父母参与，并试图干预

多种行为（如饮食调整、社会支持和体力活动）。此外，这些试验主要发生在学校环境中（主要是学前班和初中），包括上课期间及放学后。在学校环境中进行的这些试验中，教师经常是干预措施的主要实施者，特别是在实施同时针对多所学校的干预措施时。除了在学校环境中使用干预措施外，使用干预措施的环境还有家庭。

尽管有几项研究报告显示，在减少儿童和青少年的久坐时间方面（如屏幕时间、DVD 使用、观看电视）有着积极的变化，但这些变化较小。大多数研究显示儿童或青少年每天使用屏幕的时间显著减少，平均减少了 30~150 分钟。然而，没有一项研究能够减少儿童或青少年玩电子游戏的时间。由于孩子平均每天观看屏幕的总时间为 7~8 小时，因此每天 30~150 分钟将减少每日总屏幕使用时间的 6.5%~32%。在客观上减少屏幕使用时间是否有意义，尚待确定。此外，人们不知道如何使用之前观看屏幕设备的时间，这些时间是否被用于进行其他的久坐行为，或者孩子们是否利用这些时间参与体力活动都还需进一步研究。

目前，关于减少成年人久坐行为的干预措施的设计、实施和有效性的证据还十分有限。到目前为止，大多数关于成年人久坐行为的研究在本质上是横断面的。很少有人专注于包括一个有代表性的外来族裔/少数族裔群体的样本。鉴于年龄增长与久坐行为之间存在正相关关系，未来有必要对成年人减少久坐行为的有效策略进行进一步研究。

健康成果中的差异

在对拉美裔和非裔美国青少年的研究中，发现患有代谢综合征的人比没有代谢综合征的人具有更多久坐行为（Hsu 等，2011）。动脉粥样硬化的多民族研究表明，久坐行为中每 1 个标准差单位增加与瘦素（Leptin）和肿瘤坏死因子（tumor necrosis factor）的增加相关，瘦素和肿瘤坏死因子都是引起肥胖相关炎症的标志（Allison 等，2012）。在芝加哥乳腺健康项目中对 95 名西班牙裔妇女的研究显示，久坐时间与胰岛素、HOMA 或乳腺密度百分比无关（Wolin 等，2007）。关于久坐行为对健康结果影响的其他研究，并没有针对少数族裔群体。分层分析对于明确和协助规划可用于减少屏幕观看时间的有效干预措施而言非常重要。这些干预措施可缩短人们使用屏幕设备的时间，从而减少健康结果的差距。

第四节　总结

久坐行为与无数不良健康后果相关，其中许多后果在外来族裔/少数族裔群体中出现的概率较大。有趣的是，与非西班牙裔白人青少年相比，客观监测的体力活动数据显示，外来族裔/少数族裔群体青少年与成人之间的久坐行为水平较低。在成年人中，墨西哥裔美国人的久坐行为水平最低，非西班牙裔白人最高。与更高水平的久坐行为相关的因素包括女性、需承担照顾家人的责任、年龄增长、父母均参加工作（青少年）、更高的 BMI 水平、很少或从不参与体力活动、父母经常进行久坐行为（儿童）、对休息和睡眠相对于体力活动的重要性过高估计。与较低水平的久坐行为相关的因素包括社会经济地位较高、就业情况较好、父母受过高等教育（青少年）、经常运动以及家中有体力活动设备。目前，我们对可减少外来族裔/少数族裔群体儿童和成年人的久坐行为的最有效策略知之甚少。将体力活动与典型的久坐行为（如步行、会议）相结合的策略可能有用，但还需使用随机对照试验设计进行额外的研究。

关键概念

①久坐行为的相关性（correlates of sedentary behavior）：可能使一个人或多或少参与久坐行为的因素或变量。

②低体力活动（low physical activity）：指体力活动水平低于国家健康儿童和成人体力活动指南所要求的标准。

③外来族裔/少数族裔群体（racial/ethnic minority）：在美国，外来族裔/少数族裔群体包括黑人或非裔美国人、美洲印第安人或阿拉斯加本地人、西班牙裔或拉丁裔夏威夷原住民和其他太平洋岛民、亚洲人及多种族。

研究问题

①为什么要重视外来族裔/少数族裔群体的久坐行为？

②美国国家数据告诉我们，与非西班牙裔白人相比，外来族裔少数族裔群体的体力活动水平如何？外来族裔少数族裔群体与白人的久坐行为数据是否一致？

③久坐行为如何影响外来族裔/少数族裔群体的健康状况？

④描述久坐行为的三种相关性，阐明每种相关性如何有助于增加或减少久坐行为。

⑤至少描述一种可用来减少之前描述的每种相关性的久坐行为的策略。

改变久坐行为

关于久坐行为与健康这个话题，有一些基本的问题，比如，有哪些改变久坐行为的方法？它们分别能达到怎样的效果？因此，第五部分的六章将会介绍一些基于行为学理论、心理学模型的传统干预手段，还会提及与环境、社会、大众、工作场所相关的技术干预手段。

在第二十二章中 Kevin 和 John 基于心理学和行为学提出了深刻的见解。他们阐释了行为改变、干预措施相关的主流社会认知理论，强调了环境与行为关系的重要性，并提出了生态学观点来引导久坐行为改变相关的思考。第二十二章的中心主题和重点将在第二十三章中进行进一步详细阐述，Jordan 和 James 在这章中将详细介绍了改变久坐行为的环境和政策干预手段。第二十三章强调了通过环境创新、法规、政策制定减少久坐的专门化方法和创新选择。第五部分前几章的主题仍然是关于时代背景和环境对久坐行为的影响。在第二十四章，Nicolaas 谈到了在工作场所改变久坐行为的干预措施。他展示了一些相对简单的创新点，比如提供低成本坐立两用工作台，就可以在工作中显著减少员工久坐不动的时间。

第五部分的后三章讨论了久坐行为变化的不同方面。在第二十五章中，Adrian 和 Josephine 考虑以社区为基础的干预来改变久坐行为。第二十五章提供了一个全面的新观点，介绍了社区干预方法对于减少久坐行为的作用，还阐述了身体活动在此过程中扮演的角色。在第二十六章中，John 和 Kelly 提出了关于重新设计坐姿的人体工程学观点。这让那些对身体活动、久坐行为和健康感兴趣的人找到了工作中改善久坐的方法，非常有实际意义。研究坐姿一直是人体工程学领域的经典问题，在职业人体工程学领域中尤为如此。第二十六章是一个很好的教程章节，借鉴高度专业完善的理论研究和实践经验，让读者将人体工程学问题与行为变化的干预方法联系起来。

与第三部分提及的关于新信息技术应用的主题相呼应，第二十七章讨论了新的通信系统对体力活动的影响。Dolores 及其同事不仅描述了新的通信工具（特别是通过互联网、智能手机、平板电脑和其他设备的通信）导致人们体力活动不足的证据和长期的负面影响，而且依据这一理论提供了一个绝佳的视角，阐明这些技术将如何用于行为改变。

这本书的最后一章（第二十七章）的内容更能引起读者共鸣，久坐行为干预的研究还处于早期阶段，在提出强有力的可改善久坐行为的证据前，还有很多东西有待开发和测试，以寻求改变久坐行为的潜在选择。

第二十二章
基于心理和行为的干预方法

凯文·O.英兰（Kevin O.Moran）和约翰·P.埃尔德（John P.Elder）

通过阅读本章，读者将从心理、行为和社会生态学理论的角度，对久坐行为内涵及其干预手段进行整体解读。阅读完本章后，读者应该能够做到以下几点：

①从行为主义和生态学模型的角度，对久坐行为有全面的理解。

②了解行为和行为转变的社会心理模式主要特点及其在促进公共卫生方面的局限性。

③掌握行为转变的跨理论模型基本概念和它们在影响改变久坐行为领域中的潜在应用。

④理解操作性条件反射、权变管理和实证主义行为变化模型的基本哲学观点。

⑤确定操作性条件反射和权变管理理论在改变久坐行为实践中的应用方案。

⑥掌握生态学模型为不同环境下久坐行为的改变提供的整体性视角理论。

在健康行为改变取代健康教育成为公共健康行为科学方法的主导力量以来的几十年里，各种社会心理模型逐渐主导了健康行为的理论结构。近年来，由于社会心理模式较多关注个人特点，被认为不足以解释广泛的行为变化和发展。模型和理论越来越强调干预需要超越个人层面，也提出应该同样关注群体、组织、社区甚至国家层次的干预措施。

健康行为改变的社会生态学模型已经从知识、态度和行为的直接变化扩展到通过政策、技术和其他干预措施等进行间接干预。长期以来，多级模式在发展中国家和发达国家的烟草控制和传染病防控等领域都得到了广泛应用，这些理论及模型的发展在很大程度上可称为社会生态模型，有助于人们更好地理解、衡量和改变行为策略。然而，大部分心理学模型都仍然强调人的认知和行为功能，至少在个体层面上是如此。目前，行为改变研究人员和程序开发人员尚未就解决各种公共卫生项目中广泛的健康行为和目标人群的共同理论结构达成一致。

久坐行为在日常生活中极为普遍，也正因如此，它很容易被忽视。相比之下，吸烟行为相对容易测量。人们能够记得昨天是否抽烟，而且可以很容易地确定他们一天大概抽了多少量。生物测定可以证实这种自我报告的有效性。就更广泛的社会生态层面而言，室内空气的洁净度、未成年人的烟草消费量和区域、国家各级烟草销售量等都比较容易测量。然而，对久坐行为的测量仍处于研究的早期阶段。另一不同之处是，无论吸多少烟，人体都会受到伤害，但久坐时间对健康有害的临界点仍有待确定。由于久坐行为在日常生活中是非常普遍的，这也在很大程度上导致其难以被测量。

久坐行为对社会心理学和社会生态学模型应用与发展提出了挑战。久坐经常被看作是身体活动的对立面。研究发现久坐行为是增加各种疾病风险的独立危险因素。因此，对于久坐行为的测量和干预都至关重要。

然而，从简单的人体姿势来看，久坐行为并不是真正的行为。在过去几年，对于久坐行为的操作化定义是"死人能做吗？"。换句话说，如果没有生命的人或事物可否与活人做同样的事情（如久坐不动），这不是好操作的定义。因此，界定久坐行为时，我们必须定义一些久坐行为或促进久坐行为的实证主义概念。此外，在我们的身体需要休息时，一定程度的久坐对人体是有益的。人们必须从久坐的行为中分辨出久坐健康和不健康临界点，这不仅对久坐的测量和干预方法有重要意义，而且对构成其理论和模型基础也必不可少。

第一节　理性行为理论及其扩展理论——计划行为理论

理性行为理论（TRA）旨在解释态度和意图在预测行为中的作用。而 TRA 之前的态度理论则侧重于人对感兴趣的事（如超重）的态度，TRA 的基础研究探讨了人对客体的态度（如通过身体活动来预防超重）。Fishbein（1967）指出，人们关于预防性健康行为的态度比对自身健康状态的态度能更有效地预测行为。这些态度是由对行为的期望或信念驱动的（无论是积极的还是消极的皆是如此）。计划行为理论（TPB）后来被提出以解释一个人不完全控制行为发生的情况，将控制概念作为一个单独的预测变量来研究（Fishbein 等，1975）。

理性行为理论包括以下概念：

①态度（attitude）。这包括一个人对于某种行为所产生后果的信念（行为的信念）及对这些后果的主观评估。如前所述，这里的态度是针对行为本身而不是这个行为的目的（如降低疾病风险）。

②主观规范（subjective norms）。作为行为的辅助预测因素，主观规范由两个部分组成：遵守的动机和规范性信念。理性行为理论认为，一个人会将同龄人和其他有声望者的意见作为参考，以此决定是否赞成某种行为。规范性信念是指，只有当一个人有强烈的动机去遵守这些指示对象（如同龄人）的期望时，这个信念才会影响行为。

③意图（intention）。TRA 的主要假设之一是，实施行为的意图是决定行为发生的主要因素。根据 TRA，态度和主观规范都会影响实施某种行为的意图。

④感知控制（perceive dcontrol）。计划行为理论还引入了另外一个预测行为意图的概念——感知控制。理性行为理论在很大程度上取决于个人控制下的行为，当人们对其行为的控制程度降低时，理性行为理论就开始失效。感知控制是由阻碍因素或启用因素（控制信念）的存在以及对这些因素所保持的感知力决定的。维持较少感知能力的因素不会在很大程度上影响感知控制。

理性行为理论和计划行为理论的研究较为成熟。然而，研究人员比较了 TRA 和 TPB 在体育活动干预中的作用并指出，计划行为理论更好地预测了行为意图（Hagger，2002）。已经发现干预预防行为态度和主观规范的身体活动研究对行为意图产生了积极影响（Hagger，2002），然而，面临的挑战在于前瞻性地将这种意图与行动联系起来。

第二节　社会认知理论

社会认知理论（SCT，在其早期的形式被称为社会学习理论）将人类行为解释为个体、社会和环境变量之间的相互作用，同时认识到个人具有创造有利于行为产生的环境的能力。社会认知理论最初与行为心理学（operant psychology）（Bandura，1969）密切相关，社会认知理论在健康行为研究人员中越来越受重视，因为它更多转向认知的基础。社会认知理论的核心是自我效能，它指的是人对自己实施计划或行为的信心（Bandura，1977；1986）。社会认知理论认为，无论技能水平如何，自我效能水平的提高都将导致参与某种行为的可能性增加。自我效能也延伸到人们对他们改变行为能力的信念。例如，自我效能高的人在闲暇时间更有可能进行更多的身体活动，而不仅是具有较高的体能水平。自我效能是社会认知理论最广泛引用的概念，并已被纳入其他几种健康行为模式（在以下部分中讨论）。

社会认知理论将结果预期（outcome expectation）作为行为的另一个重要的心理决定因素。结果预期被定义为对行为结果的积极强化的可能性的信念，它建立在人们希望利益最大化和成本最小化的基础上。这一概念是社会成果预期（social outcome expectation）的扩展，这是对别人如何评估我们的行为的依据。这种社会考虑类似于理性行为理论和计划行为理论中的社会规范。

社会认知理论认为，个人和社会都可以影响行为，但可能自我评估的作用更大。这可能解释了人们如何才能不以朋友或家人的久坐行为来为自己的行为制定评价标准。

社会认知理论还认为人们通过对朋友、家庭或公众人物的观察和强化进行替代式学习。已有研究一致表明，人物形象与观察者越相似的被观察者，其影响观察者行为的能力就越强（Schunk，1987）。从孩子们向兄弟姐妹、父母或者受欢迎的公众榜样的学习中，就能很好地说明这一点。为了改变个人和社会对行为改变的成果预期，身体活动干预措施中有一项是利用同伴作为榜样，以促进积极生活方式的形成。

社会认知理论已经广泛应用于健康行为改变，特别是通过电子设备、书籍和社交媒体进行"同行主导"的干预和健康促进活动。社会认知理论派生的变量也用于帮助说明青少年的身体活动（Sallis，2000）。

第三节　健康信念模型

在传统上，健康教育与健康信念模型（HBM）保持一致，而健康信念模型也与常规理论有一定共同点（如社会认知理论中的结果预期概念）。因此，健康教育主要体现在知识、态度和行为（KAB）等方面来改善公共卫生领域。知识、态度和行为这一理论的假设是，无论是在个人还是群体层面，如果能恰当地交换知识（或交流态度），将会带来疾病风险减小和其他行为变化的结果。通过自我反省、评估自身的行为，理性的人将会做出有益于自我的选择。

健康信念模型旨在解释人们采取行动以预防、监测或控制疾病的原因（Hochbaum，1958）。理论上讲，人们对特定疾病的感知程度很高。为了采取行动来减轻这种威胁，人们必须相信这些行动将会有一个有利的结果，并将以可接受的成本来实现（Hochbaum，1958）。健康信念模型核心结构如下：

①感知威胁（perceived threat）。这代表一个人对病情或疾病的危险性的感受。它由两个因素组成：感觉敏感性和感知严重性。感知敏感性代表一个人关于罹患疾病可能性的想法，而感知的严重程度代表与该疾病严重性（在医学方面如死亡的风险、在社会方面如污名化的风险）相关的想法。

②感知利益（perceived benefits）。这是人们通过采取特定的预防行动来获得收益的态度，这里可能包括与健康相关的收益，如更好的身体功能及非健康相关的利益（更低的医疗费用）。

③感知障碍（perceived barriers）。它代表了与特定健康行为的潜在消极方面相关的感觉。将这些行为的遏制因素与可感知到的收益进行权衡，实际上是对预防疾病性的健康行为进行成本效益分析。

健康信念模型假定了在预防行为过程中被认为是不可或缺的其他几个概念。第一，行为线索（cues to action）的概念，这被认为是触发诸如环境因素或生物事件的行动的提示（Hochbaum，1958）。然而，这种结构缺乏实证证据，因为线索难以被界定和测量。第二，自我效能（Bandura，1997）的概念后来被添加到健康信念模型中，以说明人们是否觉得自身有足够的能力来克服所感知到的障碍（Rosenstock 等，1988）。

关于健康信念模型的假设的核心是人们对于健康行为和疾病的合理思考。与

Watson 和 Skinner 提出的行为主义解释相反（Watson，1925；Skinner，1938），健康信念模型从认知理论的角度出发，认为行为结果的主观评估推动了行动（Tolman，1932；Lewin，1939）。这个模型的关键是推理、假设和预测行为结果的作用。更具体地说，它假设人会重视避免疾病或追求健康，或期望采取某些行动来预防或治疗疾病。

健康信念模型主要与强调健康教育的健康行为研究相关联。KAB 方法源于与健康信念模型相同的认知理论。知识、态度和行为建立的原则是改变人的知识也会改变相应的态度，这都体现在他们的行为中。例如，在工作场所进行久坐行为干预，目标可能是提高人们对长期久坐（感知威胁）风险的认识及对减少久坐行为将会获得的好处（感知利益）的认识。同时，管理者也可以通过鼓励进行频繁的站立或步行行为（障碍感知）来减少员工的久坐行为。

第四节　跨理论模型

跨理论模型（TTM）是对行为转变各个阶段的总结，它认为行为变化是分阶段发生的。这个概念最初是在研究吸烟者戒烟的意图时（或意图缺乏）提出的。DiClemente 及其同事（1982）确定了与戒烟有关的 10 个变化过程。这反映了行为改变（behavior modification）概念框架中的一个重大转变，而且现在认为这种转变是按时间顺序变化的。

跨理论模型概述了六个阶段的变化：

①决策前期（precontemplation）：是最早的阶段，人们不会在未来 6 个月内改变。

②决策期（contemplation）：人们打算在未来 6 个月内改变。

③准备期（preparation）：人们打算近期开始改变，如下个月。

④行动期（action）：人们行为发生改变，但改变不超过 6 个月。

⑤保持期（maintenance）：当一个人的生活方式进行了重大改变，持续了 6 个月以上，并正努力避免重新进行之前的生活方式时。

⑥终止期（termination）：人们完全过渡到新行为，重复之前行为的风险几乎为零。

跨理论模型概述的行为改变过程要经历各个阶段，这些过程包括来自各种心理方法的概念（跨理论的），最著名的是权变管理理论（contingency management）、刺激控制（stimulus control）和斯金纳的行为主义心理学传统的反向调节（counter conditioning）的概念。其他过程包括 Carl Rogers（1951）提出的帮助关系（helping relationship），以及弗洛伊德传统的意识理论（Freud，1969）。

关于跨理论模型还值得注意的是应用健康行为理论的三种补充条款。第一个是决策平衡（decisional balance）概念，人们通过这个概念来衡量一个特定变化的利弊。第二个是自我效能理论（Bandura，1982）。虽然不是严格的行为改变方法，但是这个理论是衡量开始或维持行为变化能力的评估。第三个是诱惑（temptation），通常被认为是自我效能的反义词，即在特定的情境下重复之前行为的冲动。

目前，跨理论模型在身体活动行为干预及多危险因素干预措施领域已经相当受欢迎（Prochaskaetal，2008）。该模型的优势是能够指导针对性的干预方法，人们可以通过一个简单的问卷判断他们所处的阶段，这有助于研究人员确定与特定阶段最常相关的变化过程。依据跨理论模型制定的沟通干预措施已经在工作环境的设置中取得效果（Prochaskaetal 等，2008），这对于久坐行为研究具有十分积极的作用，因为久坐行为在工作场所中非常普遍（Matthews 等，2012）。它还能引导人们从考虑期到行动期（甚至适度行动），这都对提高人体健康有重大意义。证据表明，中断久坐行为并进行仅 2 分钟的轻微身体活动就能降低血糖水平（Dunstanetal，2012）。

虽然跨理论模型被广泛地应用于各种行为和环境中，但是 TTM 确实存在不足。其中最值得注意的是应用于有害健康行为的初级预防。TTM 指导的、旨在预防药物滥用的干预措施收效甚微（Hollis 等，2005）。尽管预防性试验已经证实，但跨理论模型表明其应用最适合那些已经在进行不健康行为的人，因此可以界定他们在行为改变的阶段。此外，有时使用 TTM 的健康行为改变研究时显示，尽管行为已经发生了改变，但没有表现出阶段性的变化，这也许是因为参与干预的人在开始参与这个项目时就已经开始沉思或采取行动，这是在参与某项计划的内容。

第五节　实证模型

被称为实证主义（与哲学家 Mach、Wittgenstein 和 Russell 的思想相关联）的科学哲学断言，只有通过观察才能直接和可靠地评估的现象（即视觉和听觉，对于久坐行为研究而言）才是科学探究的基础（Russell，1950；Wittgenstein，1922）。实证主义者并不否认认知过程的存在，但质疑其相关性，因为对于正在思考或感觉到他们的人而言，认知经历都是不同的。因此，实证主义者也质疑认知过程测量方式的效度，如决策平衡、自我效能和结果预期理论中对于认知过程的解释。

在健康行为理论中，与实证主义保持一致的理论通常属于学习理论的范畴，特别是操作心理学。"操作心理学""操作性条件反射""行为改变""行为主义"（Behaviorism）、"权变管理"等术语在一定情况下可以互换使用。在本章中，我们指的是斯金纳操作条件反射各种诠释方式。在过去 125 年中，出现了强调行为与环境之间关系的学习理论。这种学习理论的早期先驱之一是 Thorndike（1911），他建立了效果律，强调如果在行为发生后进行奖励，相同的行为就更有可能再次发生；如果在行为发生后会受到某种惩罚，那么人们就不太可能这样做。不久之后，Watson（John Watson，1913）成为最先使用行为主义这一术语的人。Watson 的行为主义偏离了心理学领域，因为它完全基于实证主义。行为主义与其他认知导向的心理社会理论有着不同的根源。Watson 认为，在环境与行为关系方面，人类和低等动物都会受到类似的反应-结果的约束。

1938 年，Skinner 扩充了 Watson 的行为主义，开发了一种改良的学习理论，他将其称为操作性条件反射。具体来说，他援引达尔文的理论，界定了主要和次要刺激之间的区别。主要刺激是那些被认为有助于自然选择和生存的因素，如性、食物及自由、休息。次要刺激是可能被认为是中性的其他物体（例如纸币或硬币，其没有固有的或内在的生存价值）。然而，由于它们与主要刺激配对，次要刺激也具有对行为的强化能力。

因此，在所有的社会生态学模型中，操作性理论既与生物学的生态学模型有着最为紧密的联系，又与身体活动和久坐行为高度相关。动物物种之间的行为-结果关系最容易被证实。例如，一只雄鸟将根据三个关联的指标选择一块栖息地：划定栖息地所需的能量（例如监测其边界所需的飞行量）、与自然选择和领土扩张相关的机会成本（例如伴侣或巢穴的潜在损失）及由于暴露于竞争、掠食者追捕等环境中造成伤亡的可能性（Stamps，2005）。因此，鸟类做出的趋于不那么活跃的决定可能非常合乎逻辑。

斯金纳描述了支配行为的特殊情况，特别是行为-结果关系。他强调，行为改变的原因不能通过猜测一个人的认知过程来推断，而是必须通过行为-环境关系来观察。在他对行为理论的许多贡献中，他的负向强化概念经常被滥用于健康行为中。具体来说，它通过抵消与行为有关的厌恶条件来加强行为。它不应该与惩罚相混淆，惩罚会导致某一特定种类行为发生率的下降。

应用操作性条件来理解各种类型的久坐行为是非常重要且有意义的。具体来说，一个人可以通过办公、看电视和其他形式的久坐行为，来逃避会让自己感到不舒适的情况。这不同于惩罚，例如，该人可能已经发现进行身体活动并不舒适，因此使用久坐行为作为回避反应模式。显然，最先要了解的就是管理久坐行为的行为-结果关系。

在操作性理论的框架内，什么行为-环境适用于久坐行为呢？以下是示例：

①正强化（positive reinforcement）。久坐行为本身可能会加强。欣赏电影艺术、阅读书籍和杂志这些活动都要求参与者要久坐。使用互联网、手机和其他通信设备能给人带来社会成就感。坐着或躺下都会给人体带来放松的感觉。而且相比进行体育锻炼而言，久坐行为几乎是零门槛。

②行为的衰减（extinction）。如前所述，久坐行为不一定只有缺乏身体活动的特点。然而，两个行为类别（MVPA 和久坐行为）确实是不兼容的，也就是说，它们不能同时发生在同一个人身上。因此，当 MVPA 不再被积极地加强时，随着时间的推移，它可能会减少，并被久坐行为所取代。因此，我们可以说 MVPA 被抑制了。例如，一个年轻的成年人可能喜欢踢足球多年，但再也无法找到一群同龄人玩了，因此，这种

健康行为就会被衰减，因为它不再被提供社会强化（同时，一个更成熟的同龄人团体可能会聚在一起在电视上观看足球，为这种明显的久坐的替代品提供额外的正强化）。

③负强化（negative reinforcement）。不要将负强化与惩罚相混淆，负强化是逃避令人厌恶的事物或情境。"没有痛苦，没有收获"的身体健康理念可以说没有充足的吸引力。严重的腿部伤病，或公共运动场上平平的表现造成的社交尴尬可能会降低人们的MVPA水平，增加他们的久坐行为。

操作性理论为审视行为-环境关系提供了客观依据，并且不依赖于假设的认知结构。然而，考虑到复杂且长期存在的强化历史，它不能简单地引用即时环境来解释所有的人类行为。Fisher明确表达了这一点："关于行为主义的一个常见的误解是，它将个人的行为视为对当前刺激的反应。此误解没有认识到行为是后天习得的，过去的经验指导现在的行为这一基本观点。"（2008，第4页）。

第六节　社会生态学模型

社会心理模型在指导行为改变计划的设计中占主导地位。基于这种模型的干预，至少在少数实验环境的限度内（Fisher，2008）已经显示出了可行性（Glanz等，2008）。然而，对于心理社会模式本身，一旦超出个人水平，它就无法指导行为干预策略的发展。事实上，Craig和他的同事注意到：改变个人行为的科学研究已经掩盖了人口变化带来的影响。这种不平衡的关注点，使得促进人体力活动所必需的结构和系统变化的问题难以得到解决（2012，第72页）。

至少从这个角度看，基于健康教育、传统心理学和其他行为科学的个人行为变化模式，甚至可能对公共卫生领域体育活动的进展起到阻碍作用。在减少久坐行为方面，它们可能同样会妨碍新的公共卫生措施实施。

从人们开始研究健康促进领域的最初几年开始，指导框架一直在强调需要介入心理和社会变量之外的领域，如支持性环境、政策和卫生服务（WHO，1986；Green等，1991）。类似于行为经济学或行为主义，健康行为的社会生态学模型的特征是，多层次影响行为且强调环境和政策对人的影响，这种观点已经被普遍接受（Mclero等，1988；Stokols，1992；Cohen等，2000）。并且它对健康人群公共卫生（美国卫生与人类服务部，2000）和医学研究（Smedley等，2001）的科学政策议程的制定起到了积极的作用。尽管人们使用这些模型来解释健康行为并制定了许多政策，但当下许多健康行为改变计划仍然仅针对个人层面（Richardetal，1996）。

发展用于干预目的的生态模型提出了不同于心理社会模型的挑战。生态模型通常包括广泛的变量，并且不能确定哪些具体变量与久坐活动或其他目标行为有关。然而，其他模式和理论需要整合到生态模型中，以便为选定的领域提供个性化的改良。

因此，生态模型需要针对不同群体、不同行为、不同健康状况量身定制。例如，青少年在不同环境中使用进行身体活动的设备与老年人不完全一样。因此，每类人口的实施策略可能会有所不同，但模型的组成部分可以用于各种人群。考虑到科学方法的政治和逻辑上的限制，心理社会和指导模式通常依据相关研究（而不是实验研究）（Sallis 等，2008）来开发。因此，通常这些模式必须基于从业者和参与者的共识，而不是直接的科学证据。

在任何情况下，生态模型在身体活动领域的应用都会十分普遍，这可能是因为身体活动必须在具体环境中进行。除此之外，早期研究还表明身体活动与广泛的环境变量保持一致（Humpel 等，2002）。学界已经提出了几个专门针对体育活动的多层次模型，其中包括个人、社会、环境和政策层面的变量（Sallis 等，1999；Boothetal，2001；Saelens 等，2003）。社会生态学模型为学校和社区方案中干预方法（结合环境和个人）的成功提供了理论依据（Sallies 等，2003；Stevens 等，2005）。然而，研究人员还不了解狭义的个人和广义的生态层次对于这些努力的影响程度和这些层面之间相互影响的程度（Fisher，2008）。

分析：经济，政策和社会

操作性理论和心理理论难以解释所有的久坐活动，但操作性的框架更能适应广泛的社会和经济状况（可能是久坐或积极的生活方式），因为这个框架没有涉及存在（或不存在）的复杂和主观认知的途径。公共交通、自行车道、清洁安全的公园和游乐场可以降低人们参与锻炼活动的经济成本，而较高的汽油税和停车价格可能使人们更少地使用久坐的交通方式。父母可以通过搬走电视并限制儿童看电视的时间来减少孩子的久坐行为。就像在公司中给职员设定固定的休息时间一样，必要时甚至可以设置站立式工作台。这些身体上和环境中的巨大变化反过来又会导致大多数职员的行为变化，这有时被称为元事件（metacontingency），或者在群体层面的强化的偶然性（Hovell 等，2002）。衍生自其他社会科学的平行构造隐含在系统变化理论（Kohl 等，2012）、行为经济学（Bickel 等，2000）及其他相对较新的学派中。

第七节　总结

在很大程度上，心理社会理论未能为 Kohl、Rief 和 Glombiewski（2012）所说的全球范围内人们体力活动不足的现状提供解决方案。他们注意到，正如他们所指出的那样，"除了依赖行为科学外，对身体活动的系统性方法需要在个人、社会和文化、环境和政策层面上进行协调改变"（第67页）。前文提到的这几位作者断言，与以往控制非传染性风险（如吸烟）的努力相比，应对这一流行病的进展并不理想。在这些领域中有一些重要的经验教训，可以帮助我们了解和影响久坐行为。

这种来自体育活动领域的批评是很有道理的，但也许，它本身并没有考虑到久坐行为的普遍性。久坐行为与体力活动如此强烈地"对抗"，而基于个人主义观点的行为决定因素的理论和模式已经成为主流。

针对个人层面改变的关注也是普遍的。科学规范（和研究基金）要求在个体水平上具有统计意义，这导致了仅有少数随机研究，且这些研究采用的认知行为评估的样本量较少、较集中，随访也较为有限（Fisher，2008）。操作性模型和社会学生态学模型有助于进行更客观、全面的测量，但可能无法解释复杂的经历和不同干预尺度之间的相互作用。此外，没有确凿的证据表明，系统层面的干预措施比个人层面的方案要好。在环境层面上，个人层面的瞬时评估（Marshall，2003）与环境层面的观察评估（Mckenzie 等，2011），为科学干预久坐行为和提高全民健康体力活动水平方面提供了研究方向。如果研究设计强调对群体（而不是个体）的行为设置，将会被更广泛地接受，行为改变的实证主义理论在这项工作中有较高价值。

关键概念

①健康信念模型（health belief model）：对威胁的感知指的是一个人对一种状况或疾病危险程度的感受。这个概念涉及两个因素：感觉敏感性和感知严重性。对收益的感知是指采取特定的预防行动可以获得多少收益的估计。对障碍的感知表示与特定健康行为的潜在消极方面相关的感觉。

②社会认知理论（social cognitive theory）：自我效能和结果预期是可能使行为发生的可能性增强的认知过程。自我效能是指一个人能够执行某种行为的信心。结果预期是对行为后果的预期。社会认知理论还强调了三个实体之间的相互决定论的概念：行为、环境和人（即个人的认知过程）。后一个元素的加入代表了它与操作性理论的不同。

③理性行为理论和计划行为（theories of reasoned action and planned behavior）：一种态度包括一个人对行为后果的信念及这些后果的主观评估。主观规范由两个结构组成：规范性信念和依从他人的动机。当一个人有强烈的动机去达到家庭、同龄人或其他社区内重要人物的期望时，规范性信念就会影响行为。态度和主观规范都会影响行为的意图。对控制的感知是由不利或有利因素（控制信念）的存在及这些因素所保持的效力所决定的。维持很少感知力的因素不会在很大程度上影响感知控制。

④行为变化阶段的跨理论模型（transtheoretical model's stages of change）：决策前期是最初的阶段，在这一阶段，人们不会在未来 6 个月内改变。决策中期人们确定未来 6 个月内进行改变。准备期是在一个人计划很快改变的情况下开始的，可能对改变的预期就在下一个月。行动期是指人们行为发生改变了，但发生改变在 6 个月内。当一个人改变了自己已有地进行了 6 个月以上的生活方式，并且正在努力避免这一行为复发

时，就进入了保持期。终止期是人完全过渡到新行为的阶段，复发的风险几乎为零。

研究问题

①在心理社会模式的行为变化中，识别并解释三种阻碍公共卫生干预（以减少久坐行为）的方式。

②考虑到跨理论模型中决策前期和决策期的变化阶段，如何说服每天久坐 11 个小时的老年人减少久坐行为。

③举例说明如何分别利用正强化、削弱和负强化的干预手段减少还未工作的青少年看电视的时间。

④你认为影响健康行为决定因素的生态模型中三个最有用的因素是什么？说明理由。

⑤使用生态模型，判断促使办公室职员（用电脑工作的）进行久坐行为的个体、社会和环境因素。

⑥影响办公室职员久坐行为的最重要因素是什么？

第二十三章

环境与政策干预

乔丹·A.卡尔森（Jordan A.Carlson）和詹姆斯·F.萨利斯（James F.Sallis）

本章将对减少不同条件下的久坐行为的环境和政策干预措施进行了概述。阅读完本章时，读者应该能够学习到以下几点：

①列出有效的环境或政策方法，以缩短在家庭、学校和社区环境中人们的久坐时间。

②描述阻碍环境和政策干预实施的因素。

③列出减少久坐时间的环境或政策干预措施实施的优缺点。

④列出有关减少久坐时间的环境和政策方法的可行性研究。

如果每个学校的教室和办公室的桌子高度都可调会怎样？如果保险公司为办公室配备跑步机的用户提供购买折扣会怎样？如果所有餐厅和酒吧都使用站式餐桌会怎样？如果会议室半数的桌子不配备座椅会怎样？如果老板出台政策，鼓励员工们站着或走着开会会怎样？如果家具制造商为客厅环境制造高度更高的咖啡桌，不配备座椅，并且让人们站着看电视会怎样？如果电影院把最佳观影区设置为站立观影区会怎样？如果对柔软舒适的座椅比不太舒适的硬座椅征收更高的税会怎样？（以上社会中的这些改变是否会对久坐时间或慢性疾病风险产生影响？）

在上述问题中，我们通过创造不同的环境，出台不同的政策，提出了多种可能性来减少人们的久坐时间。这些环境和政策让我们能更倾向站着或保持运动的状态。同时，这样的干预还需要结合教育和激励计划，以鼓励人们更好地利用这些有利于站立的环境。干预措施并不会剥夺任何人的自由，而是提供更多站立的机会。越来越多的证据表明，久坐对大多数人的健康带来了负面的影响，因此，我们需要采取干预措施，减少久坐时间，增加站立时间。我们可以使用站式桌、站式会议、影院站立观影区、餐厅里的站式餐桌，并且鼓励零售员工站立工作。在某些情况下，禁止坐着或要求站立的干预措施无疑会引起争议，但这会有效地减少人们的久坐时间。

本章的重点是建立物理环境干预，用站立或体力活动取代久坐。我们考虑了几种形式的政策，包括正式的（立法、监管）和非正式的（不具有法律约束力）。公司、学校、医疗机构、社区组织、家庭、地方政府均可采纳控制久坐的政策。这些政策主要着眼于人们花时间（待在其中）最多的地方，比如家庭、学校和工作场所。尽管环境和政策干预有多种选择，但在控制研究中对其有效性评估很少，甚至连日常生活中也很少评估。因此，我们对现有的研究进行了讨论，并提出了更多可以尝试的干预方法。

目前世界上许多环境和政策创立的初衷是促进、鼓励或要求人们坐着进行日常活动。因此，环境和政策干预有极大的用武之地。在大多数学校、工作场合和娱乐场所，如餐馆和电影院，坐着几乎都是不成文的习俗，而非法律规定。当然有些地方也有规定，比如搭乘飞机时，人们必须坐着。日常用品的设计，使得我们基本上无法站着开车、办公或就餐。除非在环境和政策方面进行实质性的变革，否则我们将很难减少有碍健康的久坐行为。可以认为，环境和政策变革能明显地减少大多数人的静坐时间。

用站立代替久坐的干预措施可带来积极的生理影响（Owen 等，2010，参见第三章）。而用体力活动代替久坐的干预措施则可带来双重益处，一方面减少久坐的时间，另一方面增加体力活动。为了最大限度地提高干预措施的健康效益，我们应当尽可能多地用体力活动代替久坐行为。

在本书的其他章节，如工作场所（第二十四章）、社区（第二十五章）、人体工程学（第二十六章）和技术干预（第二十七章）中，不可避免地会有重叠内容。我们在此处仅简要讨论与这些主题相关的环境和政策干预措施，因此本章内容相对全面。当然，我们也会尽量避免赘述。由于很难将环境和政策变化与其他类型的干预措施明确区分开来，所以部分重叠内容也无法避免。例如，用需要运动的电子游戏代替久坐的电子游戏，它既是一种环境干预，也是一种技术干预。另一个类似的例子是，采用奖励政策，用软件提醒人们保持站立状态参加小组讨论，以减少久坐时间。

第一节　采取全方位、多层次方法

环境和政策干预措施本身是否能够显著降低久坐带来的健康风险呢？可能并不能，其原因有两方面。第一，环境和政策的改变降低了坐姿给人们带来的舒适和便利程度，因为我们拥有对久坐环境的依赖并非偶然，许多人可能会抵制这些改变。从进化角度来看，由于坐着会比站立或运动节省更多的能量，所以适应了长期久坐的人们更容易在饥荒中幸存，并把他们对于坐姿的倾向或习惯传递给后代。尽管关于坐姿的生物学机制还没有文献记载，但一些生物学机制会导致动物（并很可能导致人类）随着年龄的增长而减少体力活动（Ingram，2000）。从这个角度来看，我们很难在环境和政策上做出对久坐行为产生重大影响的改变。

第二，越来越多的证据表明，干预措施在多层面实施时最为有效。因此，仅仅靠环境和政策干预是不够的。生态行为学模型的一个原则是，行为会受到个体（如心理、生物）、社会、文化、组织、环境和政策层面的影响（Sallis 等，2008）。多层面的干预可以增强每个方面的影响力。环境和政策的改变可以通过消除障碍和提供奖励的方式来减少久坐时间。组织和社会的改变可以通过整个社区和媒体渠道创建支持性规范。针对个人的教育和激励计划可以鼓励人们利用有利的环境，为政策变化营造有利的气氛。已经建立的一种久坐行为的生态学模型表明，多层面的干预措施可减少人们在工作、学校、交通、娱乐和家庭环境中的静坐时间（Owen 等，2011）。

环境和政策之间存在着我们应当牢记的联系，政策可以通过多种机制影响人们的行为，可以激励人们参与或不参与某一行为。我们可以推出多种政策来鼓励站立，比如给使用站立或跑步机工作台工作的员工提供健康保险折扣，或让员工自行购买座椅；我们也可以利用预算控制鼓励员工购买不太舒适的座椅，或资助提倡少坐的教育项目来改变人们的行为。环境变化，如本章第一段所述，通常是正式或非正式政策的结果。当环境和政策共同作用时，能够对人们的行为产生更大的影响。例如，一家公司出台政策提倡站立会议，但会议室中却摆满了座椅，表现该公司为明显的言行不一。

第二节　环境和政策干预评估

环境和政策干预往往很难实施和评估，特别是当它们影响的区域广、人数多的时候。在评估宏观环境干预措施时，使用随机对照实验通常是不可行的。因为大规模的环境改变斥资巨大，通常由政府或公司发起而不是由研究人员发起。因此，研究人员无法对有关干预的决定进行控制，也难以在城市落实政策时寻找到合适的对照组。环境和政策干预效果记录所面临的另一个障碍是，政府或公司通常不对环境改变的影响进行评估。因此，我们需要在政府、研究人员和卫生部门之间建立多部门合作，以建立环境和政策干预影响久坐时间的证据。环境和政策干预实验研究同样还面临着其他的障碍（Sallis 等，2009）。

对于在家庭、学校和工作场所进行的环境和政策干预，在规定时间内进行指导和评价的可行性更高。我们可以随机对环境进行设置，使其达到实验条件，然后相对轻松地进行直接观察。其评估的难点是干预措施可能无法按预期实施。例如，政策可以被采纳，但无法被强制执行，或者人们可以规划和公布环境方面的改变，但资金可能无法按时或永远无法到位。在其他情况下，通过学校或公司的控制，决定干预措施的实施。而评估的另一个挑战是缺乏有效的与久坐相关的环境属性和政策措施。

一、家庭环境干预

减少家庭久坐时间的评估干预措施主要集中于减少青少年看电视、玩电子游戏和使用电脑的时间，即屏幕使用时间。这些干预措施大多数都通过教育来增强参与者的动机，并结合环境的影响以减少看电视的时间。已使用的环境干预手段分为三类：限制性屏幕时间、条件性屏幕时间和活动性屏幕时间（即在观看屏幕的过程中用更活跃的行为取代久坐行为）。

（一）限制性屏幕时间

限制性屏幕时间的环境干预措施使用了诸如电视监控之类的设备，这些设备可以插入电视或其他基于屏幕的设备，监视和调节设备可以使用的时间。在强制限制的研究中，干预者对电视监控进行了设置，观看一定时间之后，电视将自动关闭（如 2 小时/天）（Epstein 等，2008）。在开放限制的研究中，电视监控鼓励参与者遵守电视观看时间上限的规定，但并不强迫其遵守（Ni Mhurchu 等，2009；Robinson，1999）。在干预中经常鼓励家长来协助执行观看时间的规定。

在这些干预中，设定了每天减少 1 小时电视观看时间（Ni Mhurchu 等，2009）或者减少 50% 看电视时间的目标（Epstein 等，2008）（图 23-1）。在两项研究中，干预措施将每周电视观看时间减少了 5 个小时（Ni Mhurchu 等，2009；Robinson，1999）。而在另一项研究中，每周观看电视的时间减少了 10 个小时（Epstein 等，2008）。Epstein 和其同事还发现，经过干预，两年期间儿童的 BMI 的 Z 分数和能量摄入也出现了下降的迹象。

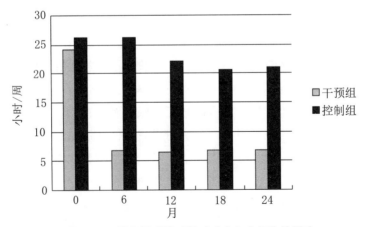

图 23-1　限制电视观看时间对减少久坐行为的影响

注：数据引自 Epstein 等，2008。

记录中，数值显著下降，说明减少观看电视时间对改善健康起到了良好的效果。很少有研究评估人们每天总的久坐时间，这是一个难点。几乎没有证据表明，人们能够接受在不同人群中限制屏幕观看时间的干预措施。另外，可持续性也是一个重要的问题，因为大多数针对年轻人的屏幕时间干预措施中并没有长期的后续评估。

（二）条件性屏幕时间

条件性屏幕时间干预措施要求参与者进行体力活动来赢得观看屏幕的时间。在一项研究中，干预措施规定孩子每走 400 步（通过计步器测量）就能获得 1 小时的电视观看时间（Goldfield 等，2006）。父母会对孩子的计步器进行实时监控，并根据步数给孩子提供电视监控设备中使用的密码。干预导致孩子每天的电视观看时间减少了近 2 个小时，并增加了他们中大强度的体力活动（MVPA）。

（三）活动性屏幕时间

一些干预措施要求孩子在观看电视时骑固定单车（Faith 等，2001）或在跑步机上步行（Lanningham-Foster 等，2006）。这些干预措施既是条件性干预也是活动性干预，它们要求儿童通过体力活动来赢得屏幕观看时间，并在观看屏幕时用体力活动代替久坐行为。一项研究表明，一边看电视一边骑着固定单车可将每天的电视时间减少到低于 2 个小时（Faith 等，2001）。在另一项研究中，虽然作者没有评估看电视时的时间变化，但证明了在跑步机上边走边看电视显著增加了能量消耗（Lanningham-Foster 等，2006）。

劲舞革命（Dance Revolution）、XBox Kinect、任天堂 Wii（Nintendo Wii）等运动游戏，已经取代久坐不动的电子游戏，帮助增加人们的能量消耗。干预研究发现，相比于久坐的电子游戏，运动类电子游戏会增加中等强度的体力活动，提高能量消耗（Barnett，2011；Lanningham-Foster 等，2006；Maloney 等，2008）。然而，研究者们通常并不对久坐时间减少的效果进行评估。对运动类电子游戏的研究发现，人们的游戏时间会在几周之内迅速减少（Barnett，Cerin 和 Baranowski，2011），不过研究缺乏可持续性。

二、工作环境干预

许多职业需要人们久坐于办公室中或坐着进行零售工作。迄今为止，大多数工作场所的干预对象每天大部分时间都在伏案工作，特别是需要使用电脑进行工作的人群。工作环境干预措施在这类人群中的应用前景极佳，因为他们的久坐基准率很高，因此，有很大的空间来减少久坐时间。

（一）站式办公桌

在工作场所久坐干预中最常用的策略是用站式或站坐式办公桌代替标准办公桌。

有几项研究报告显示，使用站式办公桌的可行性和可接受性都较高，是一种很有前景的环境改造策略（Beers 等，2008；Gilson 等，2012；Healy 等，2013）。到目前为止，最大规模地使用站坐式办公桌和员工行为指导进行干预的研究已经成功在工作日 8 个小时的工作时间中减少了 125 分钟的久坐时间（Healy 等，2013）（图 23-2）。

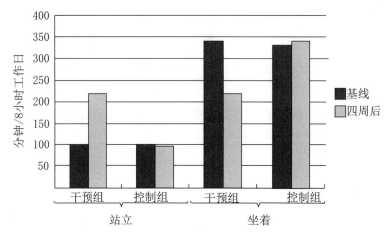

图 23-2 多层次的工作场所干预对减少久坐行为的影响

注：引自 Healy 等，2013。

工作环境干预在实施层面有一个主要障碍，就是部署大规模的站坐式办公桌的成本十分高昂。但是随着越来越多的证据表明了久坐会对健康不利，企业可能会增加采购。而且如今人们对站坐式办公桌或电脑升降平台的需求越来越大，这也会促进人们设计出更好的产品，并且可以降低成本。研究表明，久坐干预对工作绩效和生产力的正面影响可以促进企业采纳此类针对工作环境的干预手段。

（二）计算机提示干预

人们已经开始使用计算机软件来定期向用户推送提示信息。这类软件通常会在计算机屏幕上自动打开一个窗口，提示用户站起来休息。一项关于计算机提示的调查研究发现，在每 30 分钟使用一次提示时，可以有效减少人们久坐的时间（Evans 等，2012）。计算机提示还可以与其他策略相结合，例如，可将传感器连接到提示系统，这样只有在用户连续久坐达到一定时长时，计算机才会向用户发送提示。此外，计算机提示还可以修改软件，当出现提示时，可将计算机锁定一段时间，这样不仅能够限制用户在此期间对计算机的使用，还能够提高用户的遵从性。

（三）提供活动中断干预

研究者们还评估了另一类工作场合政策，即每天用数次短暂体力活动来中断久坐。

这可带来双重益处，一方面可以减少久坐，另一方面也能增加体力活动。在几种工作场合中，这种策略被证明是可行的，它们可产生的效果也引起了企业管理层的兴趣，因为员工的病假和受到的人体工程学伤害得到了有效减少（Lazarovici，2012）。

三、学校环境干预

传统上，大量课堂学习要求学生坐着上课。然而，有证据表明，当孩子们减少久坐时间，更积极地参与体育活动，他们的学习能力可得到有效提高（Singh 等，2012）。但很少有具备针对性的减少或中断学生在校期间的久坐时间的干预措施。研究人员调查过的环境和政策包括将体育活动纳入课程体系和将课桌进行改造两种手段，以让学生多站少坐。减少学生在校时久坐时间的干预措施非常有前景，因为它们可以惠及大量的年轻人，从而可能对公共卫生产生较大积极影响。

（一）活动课

活动课的目标是将体育运动纳入现有的学术课程体系，或通过身体活动进行教学（Kibbe 等，2011）。活动课程可能涉及数学、科学或语言艺术等学科。虽然活动课的主要目标是让孩子们积极锻炼，但这些课程也有助于减少久坐时间。然而，研究者们并没有评估活动课对久坐时间的影响。有证据表明，这些措施有效提高了学生的学习成绩和课堂注意力集中度（Kibbe 等，2011）。通过纳入活动课修改学术课程存在的障碍是它需要大量资源和教师培训。此外，目前的校园准则是要求教师鼓励孩子们在课堂上保持安静，因为过多的活动被认为是对课堂的干扰（De Decker 等，2012）。

（二）站式课桌

近来，一些学校设置了不少站式课桌，在减少学生的久坐时间方面，它们前景广阔。但是大多数关于站式课桌的研究针对的班级数量却相当有限（Blake 等，2012；Cardon 等，2004；Clemes 等，2015；Hinckson 等，2013）。研究人员曾进行过一项研究，旨在创建一所移动学校。在该研究中，教室中的教学设施被重新布置，教室中的学生有一片可以自由走动的区域，并使用了站式课桌。结果表明，有31%的学生的久坐行为被站立活动取代，还有10%的学生的久坐行为被步行取代（Cardon 等，2004）。而这并没有对学生的阅读和写作能力造成负面影响。一项在英国和澳大利亚的小学开展的研究中，用站坐式课桌代替学校标准课桌之后，发现学生在校的久坐时间占比从70%下降到了60%（Clemes 等，2015）。

虽然我们证明了在教室使用站式课桌的有效性和可行性，但大规模改造学校环境还存在很大的障碍，例如，为全体学生提供从坐到立式课桌需要大量资金。然而，很少有研究调查过这些障碍。

四、社区环境干预

社区环境中，许多地方都会涉及人们的久坐行为，包括餐厅、电影院、机场、体育赛场和会议室等。迄今为止，环境和政策干预研究还没有针对这些环境进行过调查。但目前有一些改造正在进行，我们应该评估它们会对久坐行为造成的影响。有些餐厅和酒吧配备了站式餐桌，还有许多餐厅使用了较高的餐桌和餐椅，一些机场也出现了站式工作台，这可能会对机场员工的久坐行为产生影响，电影院设置站立观影区，或为观众提供站立观影标语，其可能需要教育干预措施的支持，但这也许是减少久坐行为的可行性策略。

虽然会议、大型集会和体育赛事很少会对单个与会者产生较大影响，但此类活动往往要求成百上千人长时间久坐。"积极生活研究"（Active Living Research）将起立鼓掌这一行为纳入持续 3 天的年度会议中，要求全体人员为会议主持人起立鼓掌。在其他几次会议上，也采用了这一措施。在许多公共卫生会议上，我们可以看到越来越多的与会者选择站在座位旁边或会议室后方，而并不是坐在座椅上。在多种活动中，都可以使用提示或者设置站立区的方式来减少连续久坐的时间。

许多社区环境把减少久坐行为设为目标，在这些社区环境中，环境和政策策略的发展前景很好，但需要社会的支持。此外，我们还应该进行自然实验评估，因为许多影响久坐行为的环境正在发生改变。

五、交通干预、土地利用干预和公园干预

交通和土地使用政策通过提供自行车和完善人行步道等基础设施以及合理开发土地使用来影响人们的出行方式（Handy，2005）。建成的环境属性不仅与体力活动紧密关联（Bauman 等，2012），还可能影响人们的久坐行为。

特殊社区机构干预

在退休社区、老年中心、日托中心、教堂和礼拜场所等机构中，也可以采取与在家庭、学校和工作场合中采用的措施类似的环境和政策干预策略。以退休社区和日托中心为目标进行干预，可以影响到相当多的老年人和学龄前儿童，所以这些环境对干预帮助很大。而人们在教堂花费的时间通常较少，所以在这种环境下策略的影响也较小。对机构进行干预有一个好处，就是可以让这些干预变成永久性的改变。然而，目前我们还没有找到任何对此类环境的久坐干预进行评估的文献。

退休社区。考虑到减少久坐时间对健康老龄化潜在的重大影响，针对老年群体的干预可能是一项很有前景的公共卫生策略。采用在家庭环境和工作场所中使用的干预策略，如限制电视时间和提供站立休息的提示，在退休社区环境中尤其有效。有一项研究就是通过在老年中心和退休社区中对老年人进行政策干预，提倡在长期久坐的会议和活动中进行站立休息（Kerr 等，2012）。

续表

特殊社区机构干预
日托中心。在日托中心中，孩子们会大量观看电视（McWilliams 等，2009）。因此，在减少久坐时间的策略中，可能包括要求站立休息或仅限于教育目的的观看电视的政策。 **礼拜场所**。虽然在大多数礼拜仪式的过程中都有大量的久坐时间，但在祈祷或其他礼拜仪式的过程中，也存在不同长度的站立时间。在礼拜场所中潜在的环境和政策干预手段可以包括：在整个礼拜期间安排（而不是预先要求）站立休息的时间，或在礼拜区设立站立区。

（一）交通

驾驶和乘坐机动车是人们久坐行为的主要来源。交通干预政策可通过提供自行车和完善行人步道等基础设施来减少久坐行为，可以让人们选择主动出行而非汽车出行。虽然在很多城市中实行交通干预措施的案例已经证明，长期、综合、多层次的干预措施可以有效地增加人们使用自行车的频率（Pucher 等，2010），但目前我们还不了解主动交通方式的增加是否会导致久坐行为的减少。

交通政策对公共交通也会产生影响，这与减少久坐行为有关，因为公共汽车和火车通常包括站立区。要实施环境和政策干预来减少人们在公共交通中的久坐行为，可以增大车辆的站立空间，并增加站立提示。在长途列车和飞机中使用以上策略将尤为有效。

（二）土地利用与合理开发

城市土地利用与合理开发政策要通过增加居住密度和土地利用结构使家庭与学校、工作场所和商场的距离较近，以减少对汽车的依赖，促进人们主动步行。交通基础设施通常是面向行人设置的，与交通政策密切相关（Handy，2005）。有证据表明，在具有全面生活设施的步行社区生活的全年龄段居民出行时，会更多地选择步行，并进行更多的体力活动（Bauman 等，2012；Sallis 等，2012）。

一些研究还认为，步行社区的设计和特定久坐行为的减少存在关联。尽管目前尚无研究显示居住在步行社区和总久坐时间存在显著关系（Kozo 等，2012；Sugiyama 等，2007），但记录显示，步行社区居民的电视观看时间和驾驶机动车的时间出现下降。不过，一项在比利时进行的使用客观测量方法的研究并没有证明可步行社区与居民较少久坐时间有关联（Van Dyck 等，2010）。

通过控制下的干预研究来评估土地合理开发的可行性几乎为零，因为社区发展或二次开发是一个缓慢的过程，并且人们会自发选择到特定社区生活，因此无法进行随机对照试验。虽然准实验前瞻性研究发现，搬迁至不同的建筑环境与体力活动的变化有关（Giles-Corti 等，2013），但没有对久坐行为结果进行解释。与交通政策相似，土地使用政策可能会减少久坐行为的机制，同时可以增加 MVPA 和 LPA。

（三）公园

公园是公共领域的一种特殊的土地利用方式，有证据表明，公园的距离和设计均与人们的体力活动密切相关（Bauman 等，2012；Sallis 等，2012）。公园有许多用途，包括为人们提供安静放松和思考的空间，以及在繁忙都市生活中为人们提供休息之所。在公园的设计中，我们可以在不干扰人们的前提下，减少其久坐行为。例如，业余体育设施的观众区可以在靠近活动区域的位置设置站立区、步行区和户外运动设备，以此为人们提供更有吸引力的久坐替代方案。还可以在儿童游乐场提供成人健身器材，这样孩子们在玩耍的时候，父母就可以锻炼身体，而不仅仅是坐着看了。

在每个公园中，可以确保都有类似人行道和步道的线状特征，为运动提供便利，这样可以降低人们对长椅的依赖程度。另外还可在野餐区提供站式餐桌，但移除公园中的长椅则非明智之举，特别是对于老年人来说，休息的地方很重要，所以移除长椅可能会减少老年人去公园的次数。即使人们大多时候都在公园里坐着，他们也可以通过步行到公园和长凳得到锻炼。

位置佳且精心设计的公园可以减少人们在公园中的久坐行为。在步行或骑自行车可以到达的距离内，开发更多的面积较小或线形的公园，会比建设更大面积的公园更有效。同时，还应当优化通往公园的道路，以确保行人和自行车的安全通行，同时也使人们减少驾驶行为。

第三节　结合其他方法的环境和政策干预

前几节中提出的许多久坐行为干预可能看起来较为陌生，甚至有悖常理。当人们看到客厅中没有椅子，或者在电影院中看到站立观影区时，很可能会感到不适应。因此，我们不应该期待公众可以在短期内接受和支持这些干预措施。但与生态学模型相一致的是，在大多数干预措施实际应用之前，我们需要通过教育干预告知人们过多的久坐行为会对健康产生的不利影响，通过媒体宣传改变社会规范，进而建立人们对环境和政策干预的支持。即使在实施了环境和政策干预措施后，也可能需要在个人、社会和组织层面采取补充措施，以达到预期效果。

在实施环境和政策干预措施的过程中，还会遭遇到另一项阻碍，那就是必然会出现的反对意见。在产品或服务高度依赖久坐行为的行业中，肯定会出现大量反对意见。家具制造商也不会接受从办公室或学校中移除座椅的政策。不过，对站式课桌和餐桌的需求日益增加，也将催生新的产品线和设计创新。为现有的学校和办公室配备站式家具的费用，以及提供活动休息时间的成本，可能会导致人们抵制对促进健康的干预措施。家长们可能并不愿意为电视补贴设备付费，也不愿意对孩子观看屏幕的时间进行限制。而为减少久坐行为提供选择的提示和激励性的干预措施，可能比那些禁止久坐或强制站立的干预措施更能被接受。为了克服久坐行为干预的阻力，我们必须不断研究，明确久坐的负面健康影响，证明干预措施的有效性。

第四节 实用指南

如果说寻找久坐行为对健康造成的负面影响是新的研究领域，那么对减少久坐行为的干预措施的研究就更是新上加新。虽然环境和政策干预具有广泛和长期影响的潜在优势，但迄今为止，很少对此类干预措施进行评估。目前仅有数项研究针对成年人的工作场所干预和青少年的电视时间控制干预进行了评估，因此，制定许多基于证据的建议为时尚早。而基于现有证据提供的一些实验性的指导方针，并鼓励将研究扩展到各个方向，这样既可以进一步测试现有的方法，也可以对新的干预措施进行评估。表23-1总结了本章介绍的减少久坐行为的环境设置和策略。

表 23-1　减少久坐行为的环境和政策干预的设计和策略

场所	已评估策略	未评估策略
家庭	限制屏幕时间，有条件的屏幕时间，活跃的屏幕时间	重新设计的家具和装修
工作场所	站立式办公桌，电脑提示，工间操	重新设计的交通工具，无椅子的房间
学校	活跃的课程，站立式课桌	规律的休息
其他机构	和学校、家庭一样	会议中的站立式休息
社区场所	无	鼓励站立，站立的活动，站立式办公桌
交通和土地利用	可步行的路面	重新设计的公共交通和公园

在一项很有前景的研究中，评价了一种多层次方法，除了环境改造外，还利用教育和技能训练来减少久坐行为（如添加站式桌）（Healy 等，2013）。虽然一些干预的有效性得到证明，但它们的影响范围、可持续性和效度都可能有限，例如对减少儿童屏幕观看时间的干预（Epstein 等，2008）。因此，我们应该仔细设计进一步的干预措施，以最大限度地满足可持续性要求，并应该包括对可持续性的长期评估。也许媒体的宣传活动能够建立大众对环境和政策干预的支持，虽然这些改变看起来与当前的社会规范相去甚远。但由于久坐行为干预还是一个新的公共卫生话题，因此，该领域具有丰富的探索途径和研究机会。

第五节　下一步研究

下一步研究重点将放在干预措施的开发上，以减少以家庭为单位的久坐时间，并对低成本、高效度且可持续的策略进行评估。目前，成年人干预需求很大，需要新的研究思路。例如，可以重新设计家庭房间，不再把电视作为房间的中心，或者不在电视前放沙发。设计师们会面临很多挑战，他们需要设计具有吸引力的家具，如站式茶几。虽然人们很可能会认为这些策略极大地偏离了当前的文化规范，但它们确实能够有效减少观看电视的时间。

迄今为止，虽然大多数久坐工作环境干预都是针对办公室工作人员进行的，但如果也对其他久坐职业进行干预，同样会产生很大影响。对于其他职业的久坐干预可以包括多种策略，例如使司机（如公交车司机、出租车司机）进行站立休息，或让需要召开较长时间会议的职业从事者进行站式会议。大型运输车辆如公交车或卡车，可以安装折叠式座椅，这样方便司机轮流坐着和站着。

对于学校环境，下一步研究可以对其他基于学校的策略进行调查，包括旨在中断久坐时间的策略。设置环境提示或采用站式课桌等低成本的环境改造措施，都可以有效减少学生的久坐时间。在社区环境中需要更多的证据，来判断交通、土地使用和公园政策干预能否显著减少久坐行为。这类政策和环境往往难以改变，因为都牵涉到政治决策和大量投资，但建成环境却在不断变化。由于其高覆盖率且持续的效用，这可能在交通和土地使用的改善方面拥有巨大的潜力。对于花大量时间使用坐式出行方式的人们来说，交通和土地使用策略的效果尤其明显。减少久坐性休闲行为，鼓励人们步行前往公园可能会影响所有人群，减少他们的久坐时间。

第六节　总结

为了减少久坐行为，可以在工作场所和学校使用站式桌，出台政策鼓励站立式会议和活动性休息，在餐厅、影院和会议室等常用环境中设置站立区域等环境和政策干预措施。在家庭、学校和工作场所进行的少量研究表明，环境变化可有效减少久坐行为，但仍然存在一些问题。交通和土地使用政策则可以减少机动车驾驶这一最常见的久坐行为。本章中建议了许多环境和政策干预，可在广泛的环境中进行评估。对环境和政策进行调整，在减少久坐行为方面前景良好，因为此类改变可对许多人产生长期影响。与之相比，大多数个人和社会层面的干预影响范围有限，同时也只能产生短期效用。

因为人们会认为许多干预措施是陌生的甚至激进的，所以环境和政策改变的主要挑战是政策可行性和社会接受度。因此，我们应该先建立其政治意愿和个体动机，再采用全方位、多层次的方法来落实环境和政策改变。因为研究人员很少对环境和政策干预进行控制，所以我们建议对自然实验进行评估。未来几年的重点应该优先放在对研究问题的优化排列上，并建立一个环境和政策干预的证据库，为将来的努力提供指导，以便进行足够规模的改变，减少人类的久坐行为。

关键概念

①环境和政策干预（environment and policy interventions）：在成年人和儿童的日常生活中，久坐行为无处不在。针对个人减少久坐行为的动机这个方法不太可能造成实质的或可持续性的改变。因此，我们需要进行广泛的干预，使人们在社会规范、条例或法律的环境下，进行更多的身体活动，而不是大多数时间都坐着。

②对久坐行为的多层次影响（multilevel influences on sedentary behavior）：生态学模型表明，个体、人际和环境因素相互作用，并影响行为。虽然人们的各种减少久坐行为的动机的强弱均不相同，但即使是有强烈动机的人也会长期久坐，因为环境的许多因素使久坐成为一种规范和默认行为。因此，为了最大限度地提高效率，应该针对环境改变、意识、文化转变以及个人的技能和动机采取干预措施。

③基于环境的久坐行为控制方法（setting-based approaches to sedentary behavior）：人们日常生活中的大部分活动都发生在工作场所、学校、汽车和家庭环境中的屏幕媒体前。在这些情况下，干预措施的侧重也应有所不同。例如，对于办公室白领而言，提供站立办公的工作站可能是工作场所环境中最有效的减少久坐行为的方法。对于在汽车中的久坐行为而言，就要对公共交通工具进行改造且进行其他方面的城市设计，以减少久坐行为。而对于家庭环境而言，恐怕改变民众意识和社会规范才是最紧要的任务。

研究问题

①比较减少久坐时间的环境和个体层面干预方法，针对每种方法都列举出两个例子。

②描述促进久坐行为的三个环境特征，并解释在设计久坐干预时如何克服这些环境障碍。

③明确哪些环境配置最有可能减少久坐行为，并描述原因。

④选择一种学校或工作环境，并描述你认为最理想的对该环境多层次久坐的干预措施。

⑤提供两个你能想到的合作示例，以促进开发新的环境或政策干预措施，从而减少人们的久坐时间。

⑥描述减少久坐行为的环境改造措施所面临的两个主要社会障碍。

第二十四章
久坐行为和工作场所干预

尼古拉斯·P.普龙克（Nicolaas P.Pronk）

通过阅读本章，读者将会大致了解一些解决在工作中久坐所带来危险的处理方法，并将分析这些方法中所包含的关键要素。在阅读完本章全部内容后，读者应该能够做到以下几点：

①更好地理解工作场所是（影响）减少久坐行为的重要因素。

②确定用于减少久坐行为和延长站立工作时间的方法，并思考这些方法所能产生的影响。

③可提出对未来此领域内相关研究和实践的建议。

在工作场所的背景下，本章介绍了旨在减少员工久坐行为的方法和干预措施，还概述了这一新兴研究领域在今后的发展和研究建议。

久坐行为是一种健康隐患，目前避免长期坐着的建议正越来越为人们所重视，而工作场所的设置与这一问题之间存在特殊的关系。从历史上看，早在十八世纪，意大利医生 Bernardino Ramazzini（1713—1940）就已经强调过久坐着工作会对健康不利。被认为是工业医学之父的 Ramazzini 在 1700 年出版了《职业疾病》（*De Morbis Artificum Diatriba*）一书，这本书成了医学研究的基础。Ramazzini 发现，受静坐性质的工作内容影响，鞋匠、裁缝和做针线活的女工均饱受病痛折磨。另外，与静坐职业从业者相比，送信员（在送信时需要经常跑动）就可避免诸如此类健康问题的困扰。于是，Ramazzini 建议静坐职业的人们在节假日一定要参加体育锻炼来抵消长时间坐着工作对人体造成的不利影响。

1953 年，Eremy Morris 博士和他的同事对伦敦的巴士工作人员进行了研究，这成为身体活动流行病学领域的另一个里程碑。研究人员仔细记录了久坐对冠心病（CHD）的影响，并对比了在双层巴士爬上爬下的售票员和每天 90% 的工作时间处于坐着驾驶状态的巴士司机的冠心病（CHD）发病率。他们发现长时间坐着的公共汽车司机冠心病（CHD）的发病率比经常活动的售票员增加了一倍。

最近，通过研究现有的静坐行为对健康的影响，Owen 和他的同事（2010）得出结论，应当把久坐行为和缺乏中高强度体育活动（MVPA）区分开来，并提出久坐行为应被认为是疾病的一个独立预测因素。久坐行为被定义为以最小运动和极低的能量消耗（1.5 METs）为特征的活动，通常与肥胖、糖尿病、葡萄糖摄取受损和胰岛素抗性有关。即使在对中高强度体育活动（MVPA）和腰围进行统计调整后，这些联系仍然十分显著。此外，研究人员还观察到，成年人在醒着的时候，平均有约 60% 的时间处于静坐状态。即使对于那些满足了每周 150 分钟或更多中高强度体育活动（MVPA）每周推荐水平的人而言，每日长时间的静坐也会损害健康（Owen 等，2010；体育活动咨询委员会，2008）。Mummery 及其同事（2005）的研究表明，该发现同样适用于工作场所。该研究发现，在澳大利亚每天静坐超过 6 个小时的工作人员的肥胖率是每天静坐少于 45 分钟的工作人员的两倍。

在发现当下工作越来越久坐化后，人们对久坐行为特别是在办公室中的久坐时间有了普遍关注。Church 和其同事（2011）注意到，在 1960—2010 年的五十年中，被归类为久坐活动的职业占比从 15% 增加到 23%，轻度体力活动的职业从 37% 增加到 57%。另外，中度体力活动职业则从 48% 减少至 20%。结果表明，那些需要身体活动的职业正在变为静坐性质的工作。据估计，在这五十年中，美国职员日常能量消耗减少了至少 100 卡路里，这成为该时间段美国人平均体重增加的主要原因（Church 等，2011）。

目前，改变当今工作场所人们日益久坐不动的工作状态，已被认为是工商业领域的战略重点（Pronk 等，2009）。职场上久坐行为所带来的负面问题并不仅出现在健康方面。研究表明，体力活动相关变量对医疗成本（Pronk 等，1999；Goetzel 等，2012；Pronk，Tan，O'Connor，1999）和生产力相关问题，如旷工缺勤（Proper 等，2002）、工作出勤率（Cancelliere，2011；Brown，2011）均会造成影响。另外，体力活动不足引起的肌肉骨骼疾病也会对员工工作表现造成不利影响（Straker，1998）。然而，总的来说，目前已有文献仍缺乏有力证据证明久坐行为和生产力之间的关系，以及干预措施对减少久坐行为的影响和相关的成本、生产力与员工绩效结果的变化。其他重要的研究结果还包括：就业本身对员工保持体育活动水平观念的影响很重要。Van Domelen 和其同事（2011）的研究表明，基于全国健康和营养检查调查的横断面数据，无论是男性还是女性，只要是全职工作的人，即使是从事久坐性质工作的，也比失业人群具有更高水平的体力活动。此外，基于纵向调查和经济的数据模型，定期锻炼与工资增长6%~9%具有一定相关性（Kosteas，2013）。从多种角度来说，减少久坐行为都是一个应实现的重要的目标，它可以被视为雇主和员工之间的共同目标，也可以被视为公共健康层面的目标。

第一节　工作环境干预久坐行为的特点

　　已有的横断面研究记录了久坐行为的相关问题，并将这些问题与工作环境联系起来。然而，改变职场人员的久坐行为则是一项完全不同的任务。减少职场人员的久坐行为成功与否，取决于各种各样的因素、特点和工作场所环境设置。如前所述，在过去的五十年里，我们的工作场所变得越来越久坐化了（Church 等，2011）。此外，据估计，久坐性质职业从业者每天约有 11 小时进行久坐行为（Tudor-Locke 等，2011）。因此，尽管有足够的证据表明有必要减少坐着的时间，但不少职场人员在一天中似乎并没有多少时间来增加身体活动。

　　不过，工作场所环境干预在健康状况的改善方面也具有巨大潜力。在工作场所环境中可采用多种策略，以减少职场人员的久坐时间。在工作场所中，可以加强员工间的联系，并实施高效的健康干预措施，还可以调动多种工具、资源，以提高员工思想认识。公司之间也可相互协作，共同探求工作环境干预久坐行为的措施（Pronk，2009；Pronk 等，1999）。然而，旨在减少久坐行为的工作场所健康促进计划并不局限于在那些仅专注于体育活动或久坐行为的人上实施。事实上，系统性研究已一再证明，最有效的工作环境干预手段往往是多层次的综合性项目，能够在特定时间吸引更多员工进行体力活动（Pronk，2009；Pronk 等，1999；Goetzel 等，2010；Pronk，Goetzel，2010；Soler，Leeks，Razi 等，2010；Soler，Leeks，Buchanan 等，2010）。几项基准研究（Bench-mark studies）和总结文件从健康计划中总结出了一份与高效工作程序和政策相关的清单（O'Donnell，2002；Chapman，2004；Goetzel 等，2007；Pronk，2009；NIOSH，2008；Sparling，2010；Berry 等，2011）。具体到在工作场所如何促使人们进行体育活动，Pronk 和 Kottke（2009）在国家职业安全和健康研究所（NIOSH，2008）的"有效工作场所方案和改善工人健康和福利政策的基本要素"清单中广泛应用了生态学模型，在相关文献中提出了各个要素的示例，并最终概述了与每个基本要素的体育活动干预有关的支持性证据。

　　尽管所有这些基准研究都列出了不同的要素清单，但它们之间存在较大的重叠之处。为了便于研究，著者（2009）汇编了所有原始的基准研究（O'Donnell，2002；Chapman，2004；Goetzel 等，2007；NIOSH，2008），并将其整理为员工健康管理的最佳实践要素表。该清单确认了四个主要维度：领导与战略、实施（业务）、评估、整合与数据实践。每一个维度中都对关键要素进行了概述，并将其与有效的工作场所健康设计特征相结合，提出了一个综合的、多方位的特征列表，包括以下内容：

　　▶领导与战略

　　①组织认同感

②共享项目所有权（公司各级领导）

③确定健康先锋

④业务目标相关的项目

⑤体育与文化环境方面的扶持政策

▶实施（业务）

①明确界定的实施计划

②高效沟通

③可扩展、可持续和可获得的方案

④可扩展和有效的评估、筛选和分类

⑤有效干预

⑥有意义的参与激励

▶评估

方案测量和评价

▶整合与数据实践

①项目实施各部分的整合

②多个组织职能部门的一体化

③整合数据系统

④兼顾效率和效果的数据实践

⑤注重个人健康信息的私密性

因此，应用职场干预来减少久坐行为需要的一个重要考虑因素就是，这些干预措施是否适合公司更长远改善员工健康状况的策略。任何组织都必须考虑这种情况，并将干预活动置于一个行动体系内。这样的体系应作为美国国家商业和工业身体活动计划建议的一部分，并根据方案与受益者的关系及与社会生态模型相一致的多层次影响进行建设。表24-1显示，该体系用于减少久坐行为，而非促进体育活动。在这个体系中，每个单元（部分）都可能包含特定的干预措施或执行过程，而这些干预措施或共同执行过程则构成一整套干预措施。在所有这些活动中干预对象都会获得独一无二的体验。

表24-1 减少工作场所中久坐行为的措施概要

使久坐行为减少…	干预的层次			
	个人	基于团队的	基于组织的	基于环境的
可能				
简单				
提供社会奖赏				
提供经济奖赏				

续表

使久坐行为减少…	干预的层次			
	个人	基于团队的	基于组织的	基于环境的
个人相关的				
组织相关的				
社区联合的				

注：改编自 N. P. Pronk，2009。

如果没有较好的体验，那么干预对象很可能会拒绝再次或继续参与到计划或干预措施中来，同时糟糕的体验结果还会使整个干预计划面临失败，即使被干预者的体验感一般，计划产生的优化结果也只是局部的。所有的经验都会驱动人们对干预措施的参与，并推动多方面结果的产生，包括减少久坐行为、降低经济成本和提高生产力。

第二节 工作场所干预久坐行为的应用

我们可以设计多种形式的方案来减少人们在工作场所中的久坐行为。根据定义，久坐行为被定义为以最小运动和极低的能量消耗（1.5 METs）为特征的活动，这主要在办公环境中表现出来，如在办公室里坐着使用计算机办公或开会。进行工作场所干预方案的最低要求是，通过情景引入，让办公室中员工的能量消耗从低于 1.5 METs 到超过 1.5 METs。只有满足这一标准，推动员工从静坐到站立、行走或跑动的干预措施才算得上成功。此外，根据 Owen 等（2010），Healy 等（2008），Thorp 等（2012）的概述，工作场所干预要解决的主要问题还是缩短员工的久坐时间。因此，我们的目标是通过连续的站立、行走或跑步来代替员工的久坐行为，从而减少其久坐时间。

一项由 Chau 及其同事（2010）开展的工作场所干预措施的系统评估中分析了截至 2009 年 4 月的研究，这些研究专门将久坐行为作为主要或次要结果，发现只有六项研究符合要求。这六项研究都以增加体力活动为主要目标，而将减少静坐时间作为次要结果。Barr Anderson 及其同事（2011）系统进行了一次关于有组织的短期体育活动的回顾分析，包括 12 项与工作场所环境有关的研究。研究结果表明，短时间的体育活动会持续 10~15 分钟。这些计划在结构上融入了工作流程，并表现为在工作日中身体活动形式的放松，或通过改变建筑设计来增加工作场所中楼梯的使用频率。该研究认为，这些变化效果所需的平均时间约为 10 个月。在一系列结果中，研究总结了积极的干预结果，包括员工感觉公司为自己提供了支持，因而工作更积极，饮食更健康，情绪与心理状态得到改善，而员工绩效相关的结果则喜忧参半。另外，员工在工作能力方面也有了明显改善（如工作数据录入速度和准确性明显提高），但其他研究表明，员工的生产力水平并没有受到显著影响。

然而，尽管在减少（延长）久坐时间工作场所干预措施的有效性的证据有限（Chau 等，2010），但一些试点项目和小规模研究却发现了不同的观点。工作和非工作人口的可行性研究（Gardiner 等，2011；Kozey Keadle 等，2012；Thompson 等，2008）、有关工作通勤政策制定的探索性研究（Panter 等，2013），以及新兴的无比较组事前研究（Yancey 等，2006）均表明，我们可以创造出合理的工作场所干预计划并取得成功（减少员工的久坐行为），或者可通过出台政策，刺激员工的行为变化。此外，研究还发现，试验的干预措施，不仅着眼于减少员工的久坐时间，还包括有计划地增加员工的体力活动，以让他们避免长期久坐（Galinsky 等，2000）。上述研究并没有全都试图减少员工的久坐行为，而是以鼓励员工进行更多体育活动为目的进行干预。然而，它们的目标也是中断或减少员工的久坐行为。表 24-2 中提供了已有工作场所干预久坐行为的相关文献中与本章一致观点的总结，并为未来此领域的进一步研究和应用提供了依据。虽然在此并不打算对已有相关文献进行详尽的回顾，但它们确实提供了一个有用的视角，为我们在未来对该领域进行研究和实践提供了参考。

表 24-2　减少工作场所久坐行为的干预措施

小组	干预	研究设计	结果
Alkhajah 等，2012	坐-立式工作站	设计对照组的实验	干预小组成员减少了久坐时间并且增加了 HDL 胆固醇含量
Balci 等，2003	间歇体力活动	3 个干预组的对照实验（60 分钟工作/10 分钟休息，30 分钟工作/5 分钟休息和 15 分钟工作极少时间休息），没有控制组	15 分钟工作组成员在颈部、腰部和胸部的不适程度比其他组成员更轻微
Dishman 等，2009	间歇体力活动、计步器、组织层面的支持	多组对照实验，一个小组进行 12 个星期的随机干预，包括组织行动和个人、团队目标设置	达到建议体育活动量的参与者比例增加到 51%，而控制组成员无变化
Evans 等，2012	软件提示	对照实验，教育组与教育加软件提示组，以提醒员工在坐了一段时间后进行休息	受试者更少进行时长在 30 分钟以上的久坐行为
Galinsky 等，2000	间歇体力活动	实验性设计，比较两种休息日程表：2×15 分钟/天；2×15 分钟/天并且每小时休息 5 分钟	增加休息环节的小组成员在眼部、前臂、手腕和手不适程度更轻微。两组成员在生产力和准确性上几乎没有区别
Galinsky 等，2007	间歇体力活动	对照实验，一个被安排了休息环节的小组和不休息（控制组）的小组	增加休息环节的小组成员身体、眼部不适程度降低，数据输入的速度显著改进

续表

小组	干预	研究设计	结果
Gilson 等，2012	站立式办公桌	单组，重复测量	站立式办公桌并没有减少受试者的总久坐时间
John 等，2011	跑步机工作站	单组，重复测量	跑步机工作站使受试者站立和步行时间显著增加
John 等，2009	跑步机工作站	分别在两天坐着和站着工作中进行平衡训练	跑步机工作站导致了受试者的驾驶技术水平和数学能力下降了6%~11%，但并没有影响他们的选择性注意能力和阅读理解速度
McLean 等，2001	间歇体力活动和软件提示	实验性研究，3个任意被分配的小组：自由休息组，间隔20分钟休息一次组，每40分钟休息一次组	所有组成员的不适症状都得到了减轻，每20分钟休息一次组的成员结果最好
Nicoll 等，2009	楼梯行走和跳停电梯	对照试验，办公楼的电梯仅每三楼停一次	电梯的使用频率是楼梯的33倍，72%的受试者自我报告日常会使用楼梯
Pronk 等，1995	间歇体力活动、锻炼、组织性支持	先后比较飞行员小组和所有人口主要研究	由于实施了每日10分钟的柔韧性和力量干预项目，受试者的柔韧性和心情得到明显改善
Pronk 等，2012	坐-站式工作站	两组先后比较工作中断时间的系列研究	受试者坐着的时间减少，上背部和颈部疼痛症状有所缓解，心情改善。撤销这一装置（坐-站式工作站）后，两周之内受试者又恢复到原来的状态
Robertson 等，2013	坐-站式工作站	对照实验，实验组成员连续15天每天工作8小时，进行人类工程学训练；对照组不做处理	实验组成员身体不适的症状减轻，久坐行为减少，工作绩效提高
Roelofs 等，2002	坐-站式、站式和坐式工作站	针对银行出纳员的现场研究；坐-站式工作站要求受试者每隔30分钟在坐和站这两种状态之间转换一次。所有组成员都在三种条件下尝试一天	坐-站式小组成员的身体不适程度最低，且70%被试者乐于使用坐-站式工作站

注：HDL =高密度脂蛋白。

此研究结果表明，在进行常规久坐工作时进行持续10~15分钟的短暂休息在短期和长期内均可带来明显的改善。员工的本体感受，取决于雇主对他们在健康方面的关注及他们身体的几个指标（如手部力量、灵活性、眼睛疲劳度）。站坐式工作站是一种具有发展前景的实践方法，可有效取代久坐行为。几项研究报告表明，应用站坐式工作站之后，员工的久坐时间减少，工作表现、情绪状态得到改善，血脂水平略有改善。平均来看，使用站坐式工作站每天可以减少员工 1~3 个小时的静坐时间。而使用高度可调的站式办公桌时，员工的静坐时间并没有出现明显的减少。跑步机工作站则是另一种较为有用的干预手段，因为它们能有效增加总体能量消耗，但研究发现，使用跑步机也会削弱员工的精细运动机能。研究还发现，在办公电脑中安装提示软件来提示员工定期站立也是一种行之有效的手段。

然而，有关减少员工久坐时间的各种方法的持续使用所带来的长期的在员工健康和绩效方面的影响，我们仍知之甚少，此外大多数已有研究的样本量都较小。因此，为得出更加可靠的结论，未来我们必须采用更严谨的研究方法。

第三节　实践方法

在日常工作日中，经过一整晚的休息，许多员工起床后会坐下来吃早饭，坐着开车上班，上午坐着办公，中午坐着吃饭，下午继续坐着办公，然后下班坐着开车回家，坐着吃晚饭，晚上吃完饭坐在沙发上接着看电视。即使他们能够保持 30 ~ 45 分钟的体育锻炼，确保他们符合体育活动准则（Physical Activity Guidelines Advisory Committee，2008），这可能也无法消除他们一天在整个过程中如此长的静坐时间所带来的负面影响（Owen 等，2010）。鉴于人们的日常时间大多数都花在了工作上，我们有理由设计工作环境干预措施，以减少或消除工作场合中的静坐行为对人们的健康造成的不良影响（Pronk 和 Kottke，2009；Pronk，2009；Pronk，2010）。

工作场所是一个复杂的社会系统。人们并不仅仅因为所从事的特定工作而长时间静坐，工作场所的工作条件、工作站设计、组织政策、运营体系、个人之间的多重互动关系、员工的信念和行为、领导参与以及塑造工作场合行为模式的社会规范和企业文化，都是可能影响员工进行久坐行为背后的原因。因此，旨在减少久坐行为和久坐时间的工作环境干预措施尤其需要适应各自具体情况，并寻求全公司政策的支持。

为减少员工在工作场所中的久坐行为，任何公司都应将该计划（工作环境干预）视为一项优先级战略业务（Pronk 等，2009）。因此，对于计划以减少员工久坐行为为目标的干预手段，不局限于健康领域，还包含运营效率、质量、劳动生产率、绩效、人力资源管理、安全、成本降低、文化匹配等公司价值因素（Pronk，2009）。表 24-1 所示的框架可以帮助我们根据以上因素对结果（减少员工工作时的久坐行为）的影响程度及其与主要利益相关者（主要是雇主和员工）的相关性进行进一步研究。除了行动体系外，其他实用指南也包含在内。

其他组织也提供了有益的指导。例如，以美国疾病控制和预防中心（CDC）、美国国家职业安全与卫生研究所（NIOSH）、世界卫生组织（WHO）和美国国际工作环境健康促进协会（IAWHP）为代表的组织和协会，为从业者和有关雇主提供了持续的专业指导。CDC 和 NIOSH 通过总体员工健康计划（见 www. cdc . gov／NIOSH／TWH）及上述的要素清单，提供健康指导（Pronk 等，2009；NIOSH，2008）。WHO 也介绍了一个健康的工作场所模式，将健康改善和安全活动纳入改进模式（见 www. who. int/employational_ health/en），并提供有力的指导来支持该模型。最后，IAWHP（见 www. iawhp. org）已批准了 WHO 的工作场所干预模式，并在世界范围内为工作场所健康促进从业人员提供支持（Pronk，2011）。

减少员工久坐行为的雇主指南

①全面规划。将减少员工久坐行为的具体手段纳入公司的工作场合健康系统中（Pronk，2009）。

②协作。使用包括员工在内的参与式协作方式（如微型站点、站立式工作站）可以提高健康干预措施的可接受性。

③一体化。将工作环境干预项目融入组织结构和产品的具体过程中，并与公司的使命结合（Pronk，2009；Carnethon 等，2009）。

④干预策略。运用多种策略和方法达到目标。

进行持续的沟通以使员工持有正确的健康意识。

行为矫正策略。

有意义的奖励。

行为经济学。

提示和提醒系统。

自我监测。

健康指导。

门户网站和访问在线资源。

社会支持。

支持性组织政策。

支持物质、社会和经济环境。

教育和技能发展。

培训。

⑤多方式干预。提供各种干预措施，在许多情况下，最优干预意味着同时提供多种干预方式。

组织政策。

在已建成的社会环境中进行干预。

分组工作场所。

以电话传达形成网络结构。

基于互联网。

⑥评价。通过实际的评价模型，可以向公司管理层报告员工久坐行为的相关数据，并基于经验对工作环境干预程序进行进一步改进（Langley 等，2009）。

计划—实施—检查—措施循环（PDCA）。

持续改进质量（CQI）。

快速循环改进模型。

行动研究循环。

第四节　总结

本章概述了工作场所环境为减少员工久坐行为提供的方法和已有相关文献中出现的几种可行策略。从横断研究中可知，久坐行为对健康有不利影响，而平时工作期间较长的静坐时间是决定人们久坐总时长的主要因素。

专门用于减少员工在工作时坐着的时间的干预研究最近才开始出现。从已有研究中可知，体力活动形式的休息、改良的楼梯、站坐式设备、跑步机工作站和软件提示员工定期站立等干预措施都拥有较好发展前景，但我们还需对这一新兴的研究领域进行额外的高质量研究。

关键概念

①复杂的社会制度（complex social system）：未来的研究和实践需将工作场所认定为一个复杂的社会系统，并认识到多层次干预及与利益相关者的重要性。

②员工健康管理最佳实践特征（employee health management best-practice characteristics）：与成功的工作场所干预项目相关的要素和因素不仅被用于减少久坐时间，而且能使这些措施很好地融入工作环境。

③短时休息（mirobreaks）：贯穿全天的短时休息可有效地分割员工的久坐时间。

④具备发展潜力的实践（promising practices）：旨在减少员工久坐行为和延长工作时间的计划可能具有较高可行性，但这还需进行进一步研究来证实。

⑤工作场所设置（workplace setting）：工作场所是实施减少员工久坐行为干预措施的重要场所。

研究问题

①指出两则阐释久坐工作会对员工健康产生不良影响的历史证据。

②过去五十年中，职业体力活动的平均能量消耗减少了多少？

③坐立式书桌可减少多少员工的每日久坐时间？

④为成功实施旨在减少员工在工作场所中的久坐行为的方案，列举出四个在实施时需实际考虑的因素。

⑤列举出三个针对工作场所健康促进以及对（具有久坐性质）从业人员提供持续健康帮助的机构。

第二十五章

社区干预

阿德里安·鲍曼（Adrian Bauman）和约瑟芬·Y.周（Josaphine Y.Chau）

通过阅读本章，读者将了解到以社区为基础针对久坐行为干预措施的特点和方法。读完本章后，读者应该能够做到以下几点：

①确定有效减少久坐行为的社区干预措施的特征。

②了解减少久坐时间的社区干预措施的环境和方法。

③为社区环境中的久坐行为干预提供框架。

④确定减少久坐行为的社区干预措施的特点和依据。

⑤了解当前基于社区的久坐行为干预措施的优势和局限性。

⑥提供未来久坐行为的社区干预的研究方向。

社区环境中的健康生活方式干预概念出现在 20 世纪 80 年代，主要是为了应对临床环境中实施的预防方案。将预防方案扩展到社区的必要性是基于增加人口覆盖面的需要，而不仅仅是通过临床实现的。社区干预的概念有时分为针对整个社区人群和侧重于特定人群和特定环境（如某一学校或工作场所）的干预。在本章中，我们将这些用途与社区级干预措施相结合，并提出了一些包括工作场所或临床环境等任何环境的干预内容。

许多久坐行为（sedentary behavior，SB）干预措施是针对工作场所的（详见第二十四章），但本章考虑了工作场所外的干预措施，如在学校、社区中心和整个社区中的干预措施，以及针对特定人群的干预措施。在本章中，我们将基层医疗或其他社区地点作为非工作场所。社区干预进一步分为针对成年人和针对儿童及青少年的干预措施。这是因为儿童和青少年久坐行为的决定因素和环境不同于成年人，特别是在空闲和上下班期间的屏幕使用时间（使用电子设备的时间）。

行为干预措施可以从美国疾病预防控制中心（CDC）的"社区体力活动干预指南"（Kahn，2002）中进行调整，并应用于久坐行为干预。在本章中，我们使用本指南对干预进行分类，其中三项与社区久坐行为干预有关：

①信息途径，以改变个人或社区对久坐行为潜在健康后果的认识和态度。信息途径为儿童、家长和临床医生指明了减少久坐行为（通常是减少观看电视、视频或数字化视频光盘及使用电脑或玩游戏的时间）的潜在益处。通常，这些是在鼓励减少久坐时间而花费更多时间在体力活动上这一干预措施的背景下进行的。

②行为和社会途径是为了采用管理行为变化去教授人们所需的技能（即减少久坐行为）。这些以自我调节和社会认知理论为依据的项目包括限制久坐行为时间、同伴干预和鼓励行为改变。

③通过改变物理环境和组织环境的政策方法，以减少久坐行为或减少干预久坐行为的阻碍因素（见第二十三章）。

干预可以使用单一策略或多个干预措施，以减少久坐行为。此外，许多久坐行为干预措施并不专门针对久坐行为。相反，它们主要是体力活动或肥胖干预措施，其干预因素有久坐行为特有的结果指标。迄今为止，社区干预措施很少有专门针对减少久坐行为的干预。

第一节　评估减少久坐行为干预措施的框架

通常使用社会生态学模型提出一种用于干预的逻辑的、线性的框架。用于开发减少久坐行为的干预措施的线性框架包括产生证据、描述性研究、效果研究和应对政策。图 25-1 显示了这种线性模型，其与社区干预十分相关（但也适用于工作场所干预）。社会公共卫生框架建议，收集行为对健康影响的证据应该是第一步，其次是了解人口中问题的严重程度（步骤 1 和 2），然后再进行干预测试（由研究人员完成）。由于资助研究的性质，这些通常是针对减少久坐行为的有效性研究（步骤 3）。大多数干预措施评估的是体力活动或肥胖，而不是久坐行为。在儿童中，与肥胖预防干预措施相比，减少久坐行为往往是次要的。在迄今为止发表的成人研究中，久坐行为通常被视为体力活动干预中的次要结果。这意味着关于久坐行为干预的基础研究有限，使得我们难以辨别真正的效果。

一个主要的问题是，有效性研究（第 3 步）的证据通常被认为与决策者直接相关，政策制定者将审查迄今为止的干预措施，考虑采取干预措施减少更大规模久坐时间，在证据产生干预功效和试验中测试（步骤 4）。在另外一个阶段中，转化形成研究（第 3 步）很少被资助或进行（O'Hara，2014），尽管它应该遵循有效性研究（步骤 3a）。这种研究对于研究转换是至关重要的，且将评估久坐干预措施的可行性，如果将其广泛应用于有效性研究之外的环境，则可实现高人口覆盖率。此外，任何扩散过程的要素都与将久坐干预措施扩大到更广泛的社区环境相关，包括可承受的成本、可接受性、可测量性（Rogers，2002）以及将长时间的久坐纳入不健康行为的生活方式。

这个概念框架旨在使我们增强对现有研究的理解，并指导未来的研究来减少人们在社区中的久坐行为。大多数能够查阅到的文献集中于有效性测试（步骤3a），即评估干预对久坐的影响的研究。可为该领域提供实践指导的成果转化性研究极少（步骤3b）。在公共卫生行为（线性）中也存在时间序列的假设，干预研究被推测为足以表征风险和流行性研究的流行病学证据，足以表征相关行为的人群。但实际上，这很少发生，因为干预研究与证据将同时发展。在公共卫生没有扩大范例的情况下，本章回顾的文献主要是在步骤3a中表达的类型。

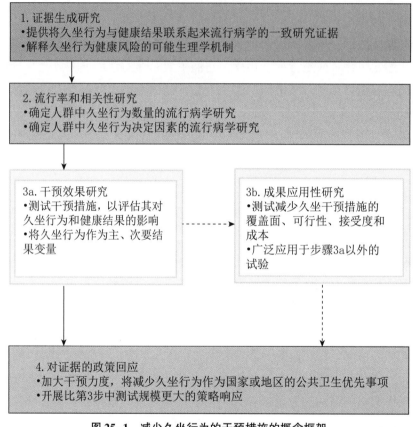

图25-1　减少久坐行为的干预措施的概念框架

第二节　基于社区评估的干预措施

目前，已经发表了几篇关于减少久坐行为干预措施的影响（特别是对儿童的影响）的综述，综述的数量几乎与实证研究的数量一样多。综述论文确定了一些相同的干预研究，但奇怪的是，即使在同一时期进行的文献搜索，约四分之一的研究在不同的综述中也不尽相同。

目前只有两篇关于成人久坐行为干预的综述，其中一篇专门针对工作场所的研究（Worksite studies）（Chau 等，2010），另一篇针对更普遍的干预措施（Owen 2011）。后一篇综述分为两个干预研究，一个在社区中，旨在减少看电视时间（Otten 等，2009），另一个在工作场所。减少看电视时间的社区干预是一项小型随机对照试验（RCT），仅对 36 名超重和肥胖成年人进行抽样，并采用电子锁定方式将看电视时间限制为干预结果之一（Otten 等，2009）。

几项研究评估了减少儿童和青少年看电视时间的方案。这些干预措施是在家庭环境中进行的，也包括社区或学校的干预措施。许多人报告体重或肥胖预防作为主要结果指标，并将减少的久坐行为的结果评估为肥胖预防计划背景下的次要变量。

Kamath 及其同事（2008）提出的早期研究之一提供了效应大小的定量估计，并从 10 份报告中得出结论：效应量（ES）为 -0.29（$p<0.01$），表明干预措施在减少久坐行为方面显示出从小到中等的效果。在一篇叙事评论中，DeMattia、Lemont 和 Meurer（2007）报道，7 项研究中有 6 项减少了受试者的久坐行为，并且所有研究都降低了受试者的体重或身体质量指数（BMI）。Salmon 及其同事（2011）报告了相反的结论，他们评估了在青少年中减少久坐的干预措施的潜力。这一叙述性综述的结论是："最近几项旨在减少青少年电视观看时间或久坐行为的研究很少取得成功"（第 197 页），仅有非常有限的证据显示干预措施在缩短久坐时间方面取得成功。Salmon 及其同事发现，之前进行过的四次综述，几乎与初级研究一样多。

Biddle 及其同事（2011）报道了 17 项减少儿童青少年久坐试验的 Meta 分析（Meta-analysis）。他们报告了不同的效应大小度量，Hedges'g 系数为 -0.192（$p<0.01$），表明与对照组相比，干预组久坐行为的减少水平是标准偏差的五分之一。虽然这个研究整体效应量很小，但 17 项研究中只有 2 项没有显示出任何效果。社区干预措施（-0.61）和短期久坐结果有更大的效应量，但干预措施是否以理论为基础，效果并无明显差异。小而一致的整体效应量表明方案的有效性，但是研究进一步指出，人们可能从主观上抵制久坐的改变，并且由于其强有力的自我暗示和行为强化因素，久坐类型得以被维持（Biddle 等，2011）。该研究还指出，纳入的研究缺乏进程评估措施，这些研究没有评估项目实施的可信度或非久坐行为选择的行为维持。

Campbell 和 Hesketh（2007）评估了针对 0~5 岁儿童的干预措施，发现了 9 项基于社区和初级保健机构的干预研究。这些研究主要针对肥胖预防方面，但大多数在肥胖预防行为（变化）方面表现出一定程度的有效性，包括减少久坐行为。Wahi 及其同事（2011）研究了减少儿童屏幕使用时间的干预措施，并将其作为肥胖预防试验的一部分。这些研究的平均样本量为 90 人，结果是 BMI 和屏幕时间，研究报告截止到 2011 年，针对 18 岁以下的儿童。学校和社区环境中有 13 项研究，但只有 6 项适用于 Meta 分析。平均 BMI 降低 0.1（不显著）时干预组比对照组儿童下降更多。在评估久坐的 9

项研究中，一半的研究显示有一些下降，但一半没有下降。总体而言，在干预组与对照组之间久坐行为的减少无显著差异；当分析仅限于学龄前儿童（干预儿童中减少 3.7 小时/周，$p=0.04$）时，观察到的影响很小。综述得出的结论是，尽管在文献研究中较热门，但作为预防儿童肥胖的策略的久坐研究中，没有明确的证据表明有效的干预措施可以减少久坐行为。

Leung 及其同事（2012 年）对学龄儿童的久坐和儿童肥胖的干预措施进行了描述性回顾。他们纳入了 12 项研究，主要结果是减少久坐行为并确定方法问题，包括研究设计和测量说明。选择的研究很大程度上与 Wahi 及其同事（2011）的结果存在重叠。他们的定性结论是，以久坐为重点的干预措施往往显示出久坐时间的减少，但没有提供定量估计。

所选的和得出的结论的差异是有趣的，因为尽管这些文献综述通常是系统的，但它们得出了不同的结论，报告了不同的结果指标，使得效果不能被直接比较。综述报告中的更广泛的结论也有所不同，其中一些引用了明显的轻度到中等影响的证据，而其他人认为这些证据是不确定的。为了审查这一领域的主要社区干预研究，下面将介绍个别研究。这将使我们更好地了解社区干预措施领域的优势和局限性，以减少久坐行为。在过去十年中，我们确定了具体的基于社区的干预研究，报告了明确的久坐实验组成部分和测量结果。我们的文献纳入标准是系统的，但我们没有检索所有可能的数据库。我们研究的目的是提供一系列试图减少成年人和儿童久坐行为时间的信息、行为和环境干预措施。

一、成人社区干预

表 25-1 第一部分的研究说明了在成人中评估久坐行为成果的干预措施。有六项针对成人的研究，有些是家庭干预措施，报告了他们孩子的研究结果。例如，Sepúlveda 及其同事（2010）的研究显示，父母和孩子的每日屏幕观看时间有显著的减少。干预说明了行为经济学的原理，并且是基于家庭层面健康生活方式变化的金融强化试验。这项研究部分地解决了普遍性问题，因为在大量符合条件的劳动力中，有一半人参与了研究。French 及其同事（2011）在明尼苏达州进行了类似的家庭研究，发现与对照家庭相比，干预家庭观看电视的时间减少。报告显示，父母观看电视时间的减少很明显，但青少年儿童的电视观看时间减少得不多。在这六项干预措施中，有三项重点关注个人行为变化，一项着重关注环境或政策变化，另外两项则采用多组分策略。两种多组分方法是全面的社区干预措施。比利时的一项被称为万步计划的研究，主要针对体力活动行为，并将久坐作为次要结果指标（De Cocker 等，2008）。这种多策略干预包括久坐，使干预社区人们的总体久坐时间减少，控制组并没有变化。苏格兰另一个

主要针对走路的社区干预措施（Fitzsimons 等，2012）表明，干预组参与者中所报告的久坐时间明显（下降幅度大）下降。

  Goldfinger 及其同事报告了一项针对肥胖成人的同伴教育计划。这项小型单组研究显示，使用该方案后，受试者的屏幕观看时间显著减少并可保持一段时间不变。该项目是基于社会认知理论和个人行为变化的理论进行的。相比之下，加拿大当地家庭的干预措施以饮食和体力活动为目标，实施行为改变计划，并显示干预家庭在屏幕观看时间上没有差异（Anand 等，2007）。

表 25-1 以成人为重点的社区干预措施

Sepúlveda 等，2010：IBM 的儿童健康促进计划，美国（前后对照）		
久坐行为结果	干预	结果
每日屏幕观看时间（接触电子娱乐模式）	向家长提供现金奖励（150 美元），以完成 12 周的互联网交付计划，针对家庭食品计划和餐饮，家庭体力活动以及屏幕观看时间（电子娱乐）等自选活动	儿童和成人达到每天屏幕观看时间<1 小时的目标的比例显著增加。儿童：基线时为 22.4%，随访时为 30.7%，$p<0.001$。成人：基线时为 18.1%，随访时为 24.2%，$p<0.001$

Goldfinger 等，2008：HEAL 项目：健康饮食，积极的生活方式，美国（前后对照）		
久坐行为结果	干预	结果
观看电视、视频和 DVD 的时间（久坐时间）	给当地社区发放斯坦福大学慢性病自我管理计划修订版；包括每周行动计划、团体反馈、变革支持及自我管理和解决问题的建模	基线平均静坐时间：5.4 小时/天。10 周时，平均静息时间 4.1 小时/天（Δ：$p=0.034$）。22 周时，平均静坐时间 4.5 小时/天（Δ：$p=0.246$）。1 年后，平均静坐时间 2.5 小时/天（Δ：$p<0.001$）

De Cocker 等，2008：万步计划，比利时（准实验，前后对照）		
久坐行为结果	干预	结果
总的坐着的时间（IPAQ），乘坐交通工具的静坐时间（IPAQ）	宣传计步器的使用和每天 10000 步，包含体力活动和 MVPA；使用当地媒体宣传活动、网站、工作场所项目、老年人项目和环境（步行街道、公园）进行干预。	日常休息时间：Ix 组的基线久坐时间（396 分钟）到随访（384 分钟）（Δ：-12 分钟；95% CI：-24，0），时间不显著减少；Cx 从基线（378 分钟）到随访（396 分钟）（Δ：+18 分钟；95% CI：0，24）无显著性增加；总体干预效果显著（$F=9.5$，$p=0.002$）。工作日休息时间：Ix 显示无明显下降（基线 378 至随访 366 分钟/天）（Δ：-12 分钟；95% CI：-24，0），而 Cx 没有变化（从基线 354 到随访 360 分钟）；总体上看，干预效果显著（$F=4.1$，$p=0.044$）。

De Cocker 等，2008：万步计划，比利时（准实验，前后对照）		
久坐行为结果	干预	结果
		周末久坐时间：Ix 社区显示久坐时间没有变化（基线 294 到随访时 288 分钟）；Cx 显示效果显著（基线 276 到随访时 312 分钟）；总体上干预效果显著（$F=17.7$，$p<0.001$）。乘坐交通：没有明显的干预效果（$F=1.2$，$p=0.265$）

French 等，2011：采取行动，美国（随机对照试验）		
久坐行为结果	干预	结果
电视观看时间（电视观看和电脑使用时间）	每月 6 次与体重控制相关的面对面小组会议；在所有家用电视机上放置限时装置；行为策略（目标设定、自我监督）；12 个家庭活动，以加强行为信息（为完成的每项活动提供奖励，如礼品卡）。通过电话和每月通讯交流	与 Cx 家庭（从 2.67 到 2.04 小时/天）相比，Ix 家庭电视观看时间显著下降（从 2.82 下降到 1.70 小时/天）（Ix 效应：$p=0.03$）。与 Cx 相比，Ix 家庭（包括成年人和青少年）看电视的时间显著减少（$p<0.0001$）。与 Cx 相比，Ix 中"吃饭时通常开着电视"的成年人的比例降低，但青少年的比例没有下降。Ix 成人：从 52.1% 至 29.2%；Cx 成人：从 43.7% 至 42.8%（$p=0.02$）；Ix 青少年：从 59.8% 至 36.8%；Cx 青少年：从 45.2% 至 46.0%（$p=0.23$）

Anand 等，2007：共享行动，加拿大（随机对照试验）		
久坐行为结果	干预	结果
屏幕时间（电视、视频游戏、电脑使用）	共享行动计划，当地卫生顾问进行定期家访，为每个家庭成员进行评估和设定饮食和 PA 目标；个人和家庭目标	与 Cx 组相比，Ix 组的屏幕时间变化没有显著差异（$p=0.69$）。Ix 组：3.7 减少至 3.1 小时/天；变化为-0.6；Cx 组：3.5 减少至 3.4 小时/天；变化为-0.1

Fitzsimons 等，2012：为幸福而走，苏格兰（随机对照研究）		
久坐行为结果	干预	结果
总的坐着的时间（IPAQ）	基于计步器的步行计划加上 PA 咨询	平日久坐时间总体显著交互作用（$F=4.16$；$p<0.05$）。干预后，不同组间在久坐行为时间上存在显著差异。对第 12 周的预干预（$p=0.035$，$d=0.48$）：Ix 组平均变化为-325.00 分钟；Cx 组平均变化为-36.25 分钟。第 24 周至第 48 周（$p=0.042$，$d=0.47$）：Ix 组：Δ：44.6 分钟；Cx 组：Δ：27.0 分钟。平日久坐时间总体效应显著（$p<0.05$）。基线（平均值＝615.70 分钟）和 12 周（平均值＝505.8 分钟，$p=0.030$，$d=0.35$）与基线和 24 周（$p=0.030$，$d=0.19$）之间均有显著降低。

续表

Fitzsimons 等，2012：为幸福而走，苏格兰（随机对照研究）		
久坐行为结果	干预	结果
总的坐着的时间（IPAQ）	基于计步器的步行计划加上 PA 咨询	总体上来说，久坐时间存在显著相互作用（$p<0.05$）。 干预前至 12 周后（$p=0.046$，$d=0.46$）：Ix（Δ：-451.1 分钟）；Cx（Δ：-130.2 分钟）。

注：Ix = 干预，Cx = 控制，PA = 体力活动，RCT = 随机对照试验。

二、儿童和青少年社区干预

针对儿童的干预措施涵盖三个干预领域：行为变化、人员变动和环境变化策略。只有一项研究单独使用信息，11 项侧重于个人行为改变策略，5 项报告了多因素干预措施。环境方法超出了本节的范围，但在本书其他章节进行了描述（第二十三章）。

两项研究侧重于社区干预措施（表 25-2）。Cong 及其同事（2012）对德克萨斯州的西班牙裔家庭进行了一项大型研究，并开展了一项针对积极生活的多元干预措施。结果表明，相比于对照组，干预家庭中的儿童屏幕观看时间显著下降，尤其是女孩，但 4 个月随访后干预效果下降。Ford 及其同事（2002）描述的另一项家庭研究是通过城市社区诊所提供的，并就久坐提供了简短的咨询。通过干预，儿童家庭电视时间没有明显改变。

一些研究主要针对儿童肥胖（表 25-3），但将久坐行为作为项目实施的一部分，并将其作为次要结果进行测量。Shrewsbury 及其同事（2011）研究了参加社区肥胖诊断的青少年，并提出了针对性的行为改变计划，这导致久坐绝对时间的减少，但是没有实现该指南所倡导的每天不到 2 小时的休闲屏幕使用时间这一要求。在同一研究的后续报告中，Nguyen 及其同事（2012）审查了 12 个月的结果，并指出每天屏幕观看时间减少 0.8 小时。Faith 及其同事（2001）报道了一项关于肥胖儿童的小型研究，该研究使用了自行车供电的电视用于观看，这种行为强化干预减少了受试者的电视观看时间，增加了受试者的体力活动。Sacher 及其同事（2010）报道了肥胖儿童的 MEND 试验，与对照组相比，干预参与者每天久坐的时间大幅减少（约 50 分钟）。Foster 及其同事（2008）也报道了一项肥胖预防试验，但对屏幕观看时间的影响很小。

在"5-4-3-2-1 Go!"干预中，儿科医护人员接受短期培训，为在日常护理中看到的患者提供儿童期肥胖预防干预（Stahl 等，2011）。这是卫生专业人员仅针对资料的干预措施。在受过培训的医生中，儿童久坐行为为每天超过 2 小时这一标准的参考度有所提高。在 6 个月的随访中，与对照组患者相比，实验组患者报告每天看电视的时间小于 2 小时的比例明显更高（36% 对比 24%，$p<0.01$）。

校本研究组成了最大的实验组（表 25-4）。Robinson（1999）描述了加利福尼亚州一所小学的干预措施，采用行为改变方式进行自我调节，与对照组相比，实验组电视观看时间显著减少。Salmon 及其同事（2008）介绍了澳大利亚小学儿童参与基于课程的技能发展的试验，表明行为矫正实验组增加了他们报告的电视观看时间，这是一个反常规的发现。Gortmaker 及其同事（1999）报告了一次学校课程干预，发现干预组观看电视的时间减少且呈现显著下降。另一个学校计划（Platcha-Danielzik 等，2007）在德国进行了大规模的试验，对实验组儿童的电视观看时间（0.3 小时/天）影响较小，并且仅进行了短期随访。Cui 及其同事（2012）报道了北京初中生使用同伴主导的方法，对总体久坐行为时间的影响不大。Simon 及其同事（2004）提供了法国初中学生的数据，与对照组相比，他们进行了多组分干预，发现仅有久坐水平基线较高的青少年的久坐水平呈现下降趋势。Jones 及其同事（2008）报道了一项旨在改善 6 年级和 7 年级女孩体力活动和骨骼健康的试验，发现实验组女孩在随访期间的电视观看时间较少（总久坐时间减少约 15 分钟/天）。

有几项针对婴儿和学龄前儿童的研究（表 25-5）。Wen 及其同事（2012）在澳大利亚报道了一项健康启蒙的实验，发现到 2 岁时，干预组儿童不太可能在电视前进餐，不过，母亲的电视观看时间并没有下降。Dennison 及其同事（2004）还描述了针对学龄前儿童的教育课程，发现每周屏幕观看时间在实验组和对照组之间存在 5 小时的差异。De Silva-Sanigorski 及其同事（2011）还介绍了一项针对学龄前儿童的课程，对电视观看时间和其他类型的久坐行为产生了显著的干预效果。

表 25-2　以青年为重点的社区干预措施

Cong 等，2012：健康转型，美国（准实验，前后对照）		
久坐行为结果	干预	结果
家长报告的屏幕观看时间（电视、DVD、电脑、互联网和视频游戏）	修改学校课程（武术、园艺）；向儿童、家长、学校和社区提供的资源（工作表、通信、家庭娱乐之夜），经验丰富的服务人员为超重和肥胖儿童提供个性化教育和社会支持	Ix 中的儿童每天的屏幕观看时间显著减少（$p<0.05$）。Cx 儿童在研究期间无变化（$p>0.05$）。父母支持的儿童屏幕观看时间较短（$p<0.05$）。女孩在基线时少于男孩，但是她们的屏幕观看时间受到父母支持的影响比男孩少（$p<0.05$）。干预效果随时间推移而降低；屏幕观看时间从第 4 个月到第 12 个月呈下降趋势，而从第 12 个月到第 22 个月呈上升趋势
Ford 等，2002：美国（随机对照试验）		
久坐行为结果	干预	结果
花时间观看电视、视频和玩游戏，以及每天边看电视边吃早餐和晚餐	BC 提供（5~10 分钟）与过度使用媒体有关的潜在问题，讨论如何设置电子媒体使用时间管理器	在每周电视、视频和视频游戏使用方面，不同组之间没有差异。B：-13.7±26.1 小时/周；BC：-14.1±16.8 小时/周，$p=0.71$。

续表

Ford 等，2002：美国（随机对照试验）		
久坐行为结果	干预	结果
		在家庭电视总使用量方面，组间无差异。B：-3.4±6.8 小时/周，BC：-2.0±7.5 小时/周，$p=0.57$。在早餐时观看电视天数方面，组间没有差异。B：-1.7±2.6 天，BC：-1.1±1.9 天，$p=0.52$。在晚餐时观看电视天数方面，组间没有差异。B：-1.4±2.7 天，BC：-0.4±1.6 天，$p=0.29$

注：B＝行为，BC＝简短咨询，Ix＝干预，Cx＝控制，RCT＝随机对照试验。

表 25-3　以青少年为重点的针对肥胖的干预措施

Shrewsbury 等，2011：Loozit 研究（2 个月结果），澳大利亚（前研究）		
久坐行为结果	干预	结果
屏幕和非屏幕久坐（儿童休闲活动研究调查）	提供低至中等强度（每周 1 次接触）的基于社区的生活方式计划；单独交付给青少年及其父母或照顾者	≥2 小时/天（即超过指南）的青少年的百分比没有变化；$n=82$，基线 28%，2 个月时 32%，$p=0.664$。总久坐时间显著减少：$n=82$，从基线平均 39.7 分钟降至 2 个月 34 分钟；$p=0.004$。基于屏幕的休闲时间显著减少：从基线 22.4 分钟到 2 个月 19.9 分钟；$p=0.04$。电视、视频和 DVD 观看时间显著减少：从基线 14.0 分钟下降到 2 个月平均 11.9 分钟；$p=0.02$。在使用电脑或花时间玩电子游戏的时间里，没有发现任何变化。非屏幕久坐时间显著减少：从基线 17.3 分钟到 2 个月平均值 14.1 分钟，$p=0.009$

Nguyen 等，2012：Loozit 研究（12 个月结果），澳大利亚（RCT）		
久坐行为结果	干预	结果
屏幕时间	改变生活方式，关注与饮食和 PA 相关的自我效能、动机、毅力和自我调节的行为改变。RCT 组 1：2 个月至 24 个月，每 3 个月强化一次。RCT 组 2：加强组会议及额外的电话辅导、手机短信和电子邮件	12 个月的屏幕观看时间显著减少：平均减少 0.8 小时，$p=0.045$。电视观看时间显著减少：平均减少 0.8 小时，$p=0.02$。没有显著的组×时间交互。在 12 个月时，额外的电话和电子联系没有带来额外的好处

Sacher 等，2010：思考、运动、营养，动起来（MEND）计划，英国（RCT）		
久坐行为结果	干预	结果
在久坐行为时间方面（电视、电脑使用时间）	父母和孩子在体育中心和学校参加了 18 次小组教育（营养、PA、缺乏活动）和 PA 会议，每周 2 次，并被给予 12 周免费家庭游泳通行证	6 个月时，久坐时间显著降低：Ix 平均为 15.9 小时/周，而 Cx 平均为 21.7 小时/周；Δ：−5.1 小时/周，$p=0.01$。仅分析 Ix 儿童：在 0～12 个月久坐时间无变化；Δ：−2.0 小时/周，$p=0.10$

Stahl 等，2011：5-4-3-2-1 Go！，美国（前后对照试验）		
久坐行为结果	干预	结果
屏幕时间	对儿科住院医师进行简短培训，以便在预防儿童肥胖的临床护理期间提供行为干预。住院医师完成了简短的在线培训（<60 分钟），患者接受干预。久坐相关组件：减少电视观看时间	居民了解屏幕时间指南（小于 2 小时/天）比例在培训前明显改善（38%，前者为 96%，$p<0.0001$）。Ix 组患者与 Cx 相比，电视观看时间显著减少（36%比 24%，$p<0.01$）

Faith 等，2001：美国（随机前期研究）		
久坐行为结果	干预	结果
观看电视时间	Ix 参与者被允许使用（观看）由蹬踏固定自行车提供动力的电视。Cx 参与者被给予静止周期，但电视功率不依赖于蹬踏	超过 10 周的干预阶段，Ix 组的电视观看时间显著低于 Cx 组（1.6 小时/周比 2.1 小时/周，$p=0.006$）

Foster 等，2008：美国学校营养政策倡议（RCT）		
久坐行为结果	干预	结果
花时间观看电视、视频	学校实施了学校营养政策倡议，包括学校销售评估、员工培训、营养教育、营养政策、社会营销及父母干预，与久坐相关的方面包括教育和家庭在减少久坐时间方面的干预（每天≤2 小时的电视、视频观看时间）	与 Cx（基线时为 2.81 小时/天，2 年 3.02 小时/平日）相比，Ix（基线时为 2.92 小时/天，2 年为 2.89 小时/天）的每天电视观看时间显著减少

注：Ix＝干预，Cx＝控制，PA＝身体活动，RCT＝随机对照试验。

表 25-4　青少年校本干预

Robinson，1999：美国（RCT）		
久坐行为结果	干预	结果
观看电视、视频、玩视频游戏的时间及其他久坐时间（使用电脑、做家庭作业、阅读、听音乐、做艺术或手工艺、与家长谈话、上课或参加俱乐部活动）	1 所学校的儿童接受了 18 节课程，重点是在 6 个月内减少观看电视、视频和玩视频游戏的时间（总共约 18 小时）；家长收到通信，帮助儿童控制其使用屏幕设备的时间，设计减少家庭屏幕使用时间的策略，以及电视锁定设备	**儿童自报电视观看时间** Ix：15.35 至 8.8 小时/周；Cx：15.46 至 14.46 小时/周；调整后的 Δ：−5.53（95% CI：−8.61，−2.42），$p<0.001$。与 Cx 相比，Ix 组的视频游戏时间显著减少：Ix 为 2.57 至 1.32 小时/周，Cx 为 2.85 至 4.24 小时/周；Δ：−2.54（95% CI：−4.48，−0.60），$p=0.01$。在观看视频（$p=0.11$）或其他久坐行为方面，（$p=0.44$），各组之间没有差异。 **关于父母对儿童久坐行为的报告** Ix：与 Cx 相比，电视观看时间显著减少（Ix 为 12.43 至 8.86 小时/周，Cx 为 14.90 至 14.75 小时/周，$p<0.001$）。在观看视频（$p=0.60$）或玩视频游戏（$p=0.13$）或在其他久坐（$p=0.16$）的时间内，各组之间没有差异
Salmon 等，2008：澳大利亚开放式游戏（RCT）		
久坐行为结果	干预	结果
屏幕行为（观看电视、使用电脑、玩电子游戏）	干预 A：行为修改（BM）；自我监控、决策能力、基于屏幕娱乐的目标设定、父母通信，以配合儿童的目标，使电视保持在关闭状态。 干预 B：基本运动技能（FMS）；游戏和活动专注于掌握六个 FMS。 干预 C：BM + FMS 每个 Ix 条件都有 19 节课（40 ~ 50 分钟），由合格的体育老师授课	BM 儿童平均看电视时间明显多于 Cx（6 个月：229 分钟/周，$p<0.05$；12 个月：239 分钟/周，$p<0.05$）。这种效应与预期相反。在 BM 的其他屏幕行为（玩电子游戏、使用电脑）上观察不到显著的干预效果。在其他研究组中没有发现久坐无干预效果
Gortmaker 等，1999：Planet Health，美国（RCT）		
久坐行为结果	干预	结果
观看电视、视频的时间	健康课程（教师培训讲习班、课堂课程、健康课程和健身基金）。相关部分：鼓励学生通过减少电视观看时间，为生活中的其他活动腾出时间	男孩和女孩从基线到后续的电视和视频观看时间显著减少：Ix 与 Cx 相比。 男孩：Ix 在随访时将电视观看时间从 2.98 小时/天减少至 2.28 小时/天，Cx 从 3.10 小时/天减少至随访时的 2.99 小时/天，Δ：−0.58，$p=0.001$。 女孩：Ix 将电视观看时间从 3.73 小时/天减少到随访时的 3.03 小时/天，而 Cx 从 3.78 小时/天减少至随访时的 3.43 小时/天，Δ：−0.40，$p=0.0003$

续表

Plachta-Danielzik 等，2007：Kiel 肥胖预防研究（KOPS 4 年随访），德国（RCT）		
久坐行为结果	干预	结果
观看电视、玩电子游戏的时间（高：≥1 小时/周；低：<1 小时/周）	行为教育干预针对学生的健康饮食和 PA，加上教师培训和家长支持。相关要素：将电视观看时间缩短到<1 小时/天	仅使用一个子样本 $n=775$（Ix：$n=164$；Cx：$n=611$）分析了久坐行为结果。干预后 3 个月，Ix 电视观看时间显著减少（从 1.9 减少到 1.6 小时/天，$p<0.05$）（Muller 等，2001）。在 4 年的随访中，Ix 与 Cx 组相比电视观看时间没有显著变化

Plachta-Danielzik 等，2011：Kiel 肥胖预防研究（KOPS 8 年随访），德国（RCT）		
久坐行为结果	干预	结果
观看电视、玩视频游戏的时间，在 6 岁的孩子中，高：>1 小时/周；在 14 岁的孩子中，高：>3 小时/周	行为教育干预针对学生的健康饮食和 PA，加上教师培训和家长支持。相关要素：将电视观看时间缩短到<1 小时/天	在 8 年随访期间，Ix 和 Cx 组之间的电视观看时间没有发现显著差异

Cui 等，2012，中国（RCT）		
久坐行为结果	干预	结果
7 天 PA 问卷；8 项久坐评分，包括电视、DVD、游戏和其他类型的久坐行为	同伴主导的以理论为基础的干预（社会认知理论、赋权教育、目标设定）；有 4 个部分：食品、碳酸饮料、身体活动和久坐。年龄较大的同伴提供了多种干预因素，包括游戏、讨论和演示	在基线、3 个月和 7 个月的总久坐时间不显著（NS）（$p=0.06$）；Ix：248，237 和 229 分钟；Cx：256，256 和 258 分钟。Ix 在工作日 SB（20 分钟/天）显著下降，电脑使用量减少了 14 分钟/天（均 $p<0.02$）。其他类型的久坐没有显著差异

Simon 等，2004：对身体活动和久坐行为（ICAPS）的干预，法国（RCT）		
久坐行为结果	干预	结果
花时间看电视、玩视频游戏	针对青少年，涉及教育、环境和家庭成分的多层次干预措施。久坐的相关要素：每天看电视和玩电子游戏的时间	Ix 与 Cx 组相比（OR：0.54，95% CI：0.38~0.77，$p<0.01$），有高久坐行为（>3 小时/天电视和视频游戏）女孩比例显著降低。Ix 与 Cx 组相比（OR：0.52，95% CI：0.35~0.76，$p<0.01$），有高久坐行为（>3 小时/天电视和视频游戏）的男孩比例显著降低

续表

Jones 等，2008：青少年中加入更多体育活动和钙（IMPACT）研究，美国（RCT）		
久坐行为结果	干预	结果
电视和视频观看时间，使用计算机或玩视频游戏的时间，总共每天的久坐时间	以社会认知理论和跨理论模型为基础，通过学校课程提供的身体活动干预来改善骨骼健康	随访期间：Ix 学生的日常电视或视频观看时间明显少于 Cx 学生（94.7 分钟/天，106.8 分钟/天；平均差异 = −12.1，95% CI：11.7 ~ 12.5；$p = 0.05$）。Ix 和 Cx 学生在使用电脑或玩视频游戏（38.0 分钟/天与 44.4 分钟/天；$p = 0.16$）的日常时间上没有差异。Ix 组的总每日久坐时间明显少于 Cx 组（134.9 分/天与 151.9 分/天；平均差 = −16.99，$p = 0.04$）

注：Ix = 干预，Cx = 对照，NS = 不显著，PA = 体力活动，RCT = 随机对照试验，OR = 优势比。

表 25-5 婴儿和学龄前儿童的研究

Wen 等，2012：健康起点试验，澳大利亚（RCT）		
久坐行为结果	干预	结果
2 岁以下小孩的电视观看时间	由训练有素的社区护士在婴儿出生后的头两年对其进行 8 次家访（促进健康喂养、体力活动、增强亲子互动），基于儿童发展的关键性事件进行家访	Ix 组中在电视机前吃晚餐的儿童比例显著低于 Cx 组：56% 和 68%，$p = 0.01$。Ix 组中观看电视 >60 分钟/天的儿童比例显著低于 Cx 组：14% 和 22%，$p = 0.02$。母亲看电视 ≥120 分钟/天的比例没有差异：65% 和 64%，$p = 0.84$
Dennison 等，2004：美国（RCT）		
久坐行为结果	干预	结果
花时间观看电视或视频，玩电脑游戏	受过训练的幼儿教师和音乐教师每周访问每个日托或学前班一次，提供 1 小时的音乐活动或促进健康饮食的教育，促进班上儿童的健康饮食（22 节），减少他们的电视观看时间（7 节），共 39 周	父母报告的儿童屏幕时间：平均每周电视和视频观看时间在 Ix 组儿童中减少 3.1 小时/周，而 Cx 组（Δ：−4.7 小时/周；$p = 0.02$）则增加 1.6 小时/周。观看电视和视频 ≥2 小时/天的儿童比例 Ix 显著下降（33% 至 18%），Cx 增加（41% 至 47%）；Δ：−21.5%（$p = 0.046$）
De Silva-Sanigorski 等，2011：Romp and Chomp，澳大利亚（仅后测）		
久坐行为结果	干预	结果
基于屏幕的久坐行为（观看电视、使用电脑、玩电子游戏）	涉及工作人员（日间护理提供者）能力建设、媒体意识提高、儿童期信息指南政策整合、倡导和伙伴关系建设的多重干预	与 Cx 组相比，Ix 组的儿童看电视的时间要少得多（$p = 0.03$）。与 Cx 组相比，Ix 组的儿童使用电脑或玩电子游戏的时间要少得多（$p = 0.03$）

注：Ix = 干预，Cx = 控制，PA = 体力活动，RCT = 随机对照试验。

第三节　实用指南

对于有兴趣实施循证方案（研究结果为基础方案）的决策者和实践者来说，迄今为止研究中得出的不同结论可能被证明是实施政策行动的障碍。更多关于减少久坐行为的重点研究将对这一领域有所帮助，进一步的系统评估在不久的将来将不那么重要。成年人久坐行为减少的领域主要限于减少工作环境的干预措施，较少关注社区久坐行为。未来的研究可以考虑替代社区环境及电视观看以外的其他类型的久坐行为，其在成人的非工作时间中对久坐行为加以代替。在发展新的干预问题和人群时，干预措施可以考虑延长通勤时间，作为不活跃旅行的一部分，以及其他非屏幕时间的家中久坐行为。此外，成年人家庭形式的久坐行为的决定因素可能在文化上根深蒂固。不只是关联研究（图 25-1 中的步骤 2），随着时间的推移，久坐行为的观察结果的决定性研究，可能会提供更多的因果证据。此外，社区参与和久坐行为的其他背景可能改变，包括探索在不同的社会场合、餐馆和社区中心减少久坐行为的潜在性。类似地，报告的干预效果通常是短期的。不间断行为的维持随时间而变化会对决策者至关重要，但目前的研究基础非常有限。在儿童和青少年中，针对肥胖和不活动的干预措施通常作为主要结果，久坐行为通常被报告为次要结果。评估久坐行为的主要形式是电视或屏幕设备观看时间，这可能占到年轻人家庭的久坐行为的很大比例。对于儿童和年龄较大的青少年而言，需要将其他形式的久坐行为纳入作为更具体的行为结果，包括（主要是久坐）在线游戏、智能手机使用以及社交网络行为（如 Facebook）方面花费的时间。

这表明在久坐行为评估中应进行进一步的方法学的改进，以及制定减少青少年在不同环境下的久坐行为的干预措施，而不是将这些行为一概分类为屏幕或电视观看时间。与成年人一样，具体的干预措施在短期是否可以持续减少人们的久坐行为还是未知，需要更多的研究去探索如何减少久坐行为，而不是将久坐行为嵌入更复杂的生活方式或活动计划。这将允许我们对针对久坐行为的主要目标的干预措施进行研究测试，并要确定最佳情况的效应大小。此外，我们还需要进行与政策有关的干预研究，以确保久坐行为干预措施的可扩展性（Milat 等，2013）。换句话说，干预措施的长期影响，其对更广泛人群和社区的普遍适用性，以及干预的可持续性仍有待探讨（图 25-1 中的步骤 3b）。在公共卫生当局和决策者可能会更大规模地实施久坐干预措施之前，需要在这些领域中进行研究。

利用媒体宣传

随着社区对久坐行为认知度的提高，久坐行为干预等观点可能会更加受到社会人士的重视。一些大规模的社会营销和大众媒体宣传已经开始针对久坐不动的行为，并告知了人们长期久坐会带来的风险。这些举措带来的影响最终会扩散至整个社会，影响支持高水平久坐行为的文化和社会规范。目前，英国和澳大利亚的全国性社会宣传活动把减少久坐行为作为宣讲内容之一（如公共卫生给英国带来的改变、健康和老龄化），把重点放在增加人们的体育活动上，其中也包括特定的大众媒体信息。

第四节　总结

本章重点介绍在社区环境（如学校和社区中心）中进行的久坐行为干预措施，以及针对成人、儿童和青少年的整个社区干预措施。实施久坐行为干预措施时可注意以下 5 点：①依据久坐行为与健康结果之间流行病学关联的证据和关于基础机制的坐姿生理学研究的证据；②久坐行为的流行率和相关性；③久坐行为减少策略的功效；④形成性研究评估的可行性和可推广性；⑤通过政策回应和研究证据来增强久坐行为干预措施的效果。

系统综述的结论表明，社区干预措施可有效减少久坐行为这一结论并未被大多数人认可，因此还需要进行更多的政策制定的研究来探索这一结论的可信度。迄今为止，干预证据主要基于将久坐行为评估为其他主要结论（如体力活动或 BMI）的继发性试验。社区环境中的大部分文献涉及儿童和青少年的久坐行为（电视观看和使用屏幕设备），近来才开始关注成人久坐行为。在社区环境中考察具体的久坐干预措施，突出了已有研究中将减少久坐行为作为主要目标的干预研究的差距，以及在对比电视观看和屏幕使用时间更广泛的范围内检查久坐行为的研究。此外，还需要进行研究来探索工作场所之外的成人减少久坐行为的方法。有必要开展更多的形成性研究，以增加对于干预措施的可行性的了解，增强我们对通过具体的社区干预措施减少久坐行为这种方式的认识，从而提高对这些策略的广泛认识、应用和解释的水平。

关键概念

①应用公共卫生框架（applying a public health framework）：这种方法首先收集有关久坐行为的健康关联的证据，以及久坐行为在一般人群和群体亚群中流行的概况。接下来，研究人员进行有效性试验，以测试减少久坐行为的干预措施的有效性（例如，干预是否减少了受试者的休息时间？如果是这样，减少了多长时间？对健康是否有利？）。除了有效性试验外，研究人员还要进行研究，以确定在不同人群中进行干预的

可推广性。最后一步涉及政策回应，并将有效和可行的干预措施推广到更广泛的社区环境中。当我们将这个公共卫生框架应用于检查基于社区久坐行为干预措施的总体指南时，可得到明显结论：大部分已发表的文献是关于测试干预措施对久坐行为（即有效性）的影响。

②基于社区的干预（community-based interventions）：基于社区的干预针对临床或工作环境之外的环境（如学校、社区中心）和特定人群或分组。基于社区的干预措施可能采取信息化、行为化或环境方法减少久坐行为，并将重点放在一种或多种久坐行为上（如日常休息时间、看电视、使用电脑和被动通勤时间中的久坐行为）。然而，到目前为止，很少有干预措施仅专注于减少久坐行为；相反，与体力活动和肥胖相关的结果相比，久坐行为的结果往往是次要的。

研究问题

①什么是以社区为基础的减少久坐行为的干预？
②在社区环境中开展久坐行为干预的依据是什么？
③当前以社区为基础的久坐行为干预措施有哪些优势？
④当前以社区为基础的久坐行为干预措施有什么局限性？
⑤今后，需要采取什么步骤来建立基于社区的久坐行为干预措施的证据？

第二十六章
重设坐姿的人体工程学

约翰·B.谢伊（John B.Shea）和凯利·J.鲍特（Kelly J.Baute）

通过阅读本章，读者将会了解到坐姿作为工作场所行为的演变过程，以及根据人体工程学改善坐姿后可能会降低健康相关风险的有关情况。阅读完本章后，读者应该能够做到以下几点：

①了解人类工作姿势行为和坐姿的演变过程。

②了解早期人类的姿势行为。

③明白现代人类高速进化发展中存在的选择性压力的重要性。

④描述椅子的历史（椅子的出现方式以及椅子的最初用途是什么）。

⑤描述传统的椅子是如何导致肌肉骨骼疾病（musculoskeletal disorders，MSDs）的。

⑥了解改变久坐行为可能降低健康相关问题风险的条件和情况，并对这些信息进行分类，以便将其应用于常见的专业场景中。

⑦确定未来评估久坐行为的方向，并将此内容应用到专业场合中，以增强用户或患者对久坐行为的了解。

人体工程学的研究重点已从早期提高工人生产率发展到对日常生活场所健康促进的重视。这种观点鼓励我们考虑人类的进化适应和生态环境，这些环境为我们的高度进化和独特的生物系统的发展提供了框架。在有关久坐行为和健康的任何讨论中都必须包括这种观点。我们进化过程中的生态环境为我们提供了获取资源的策略和活动模式的基础，促进了我们生理、解剖和形态学特征的独特组合，从而为我们的成功提供了条件。Astrand 建议："深入了解我们的生物遗产/生理承袭可能有助于我们以积极的方式改变当前的生活方式（1992，第 1235S 页）。"我们目前赖以生存的生态环境和人类生产、生活模式的重大变化是造成当今人们健康问题的罪魁祸首。

获取资源以确保生存是所有生物的生理需要，人类也不例外。在过去的一万年里，保护这些资源的策略发生了巨大的变化。99% 的现代人类（解剖学意义上）的生活方式都与获取策略和活动模式有关，这些活动涉及粗大运动（gross movement）和精细运动（fine motor movement），而如今被归类为体力活动（Malina 和 Little，2008）。我们生态环境的快速变化将过去这些活动模式和相关的位置行为变成了今天的久坐、受限的位置行为，这对我们的生理（健康）产生了巨大的负面影响，并表现在由各种原因和心血管疾病（cardiovascular disease，CVD）导致的死亡率增加上（Katzmarzyk 等，2009）。这些行为也对我们的肌肉骨骼系统产生了显著的负面影响，表现为肌肉骨骼疾病（musculoskeletal disorders），并伴随有（但不限于）腰部、颈部（Kumar，2001；Magnusson 和 Pope，1996）以及肩部疼痛（Lundberg，2002）。"运动是活动的基础"（Malina 和 Little，2008，第 373 页），我们的生物系统是在包括有规律的体力活动及其相关运动的生命周期基础上进化而来的。我们目前的活动模式和后来的久坐生活模式是资源获取的方法，但这正在给我们的健康带来巨大危害。随之而来的一个问题是，我们的生存是否仍然建立在健康的基础上。

现代人类的生物进化起源于基于运动的生活方式。狩猎-采集生存模式的存在和成功依赖于各种运动方式（步行、搬运、跑步、攀爬、砍伐、娱乐和休息）（Hill 等，1985）和各种复杂性表现（敏捷性、准确性、粗大运动和精细运动的速度）（Malina 和 Little，2008）。例如，早期的人类可能需要走路辅以跑步来追踪或跟踪猎物。在观察当今现存的狩猎-采集群体时，很少能看到持续高速长跑的现象（Hill 等，1985）。相反，Malina 和 Little 指出现代的狩猎—采集模式是间歇性的。他们写道，在过去，我们应该有高水平的心血管需求，但这只是我们体力活动计划总量的一小部分。此外，我们以狩猎-采集为生的祖先并没有把自己的行为置于孤立或局限于运动之中。这些行为对早期人类身体提出了要求，然而这些要求更多关于间歇性活动以及偶尔的持续活动。正如 Malina 和 Little 指出的那样，在我们的生物谱系中，不应该以当前静止、受限的姿势工作。

农业生活方式的生存策略维持着与狩猎-采猎相似的间歇性活动模式，并一直持续到 20 世纪初的工业革命。紧随其后的是 20 世纪 50 年代开始的科技革命，第一波久坐职业出现了，包括办公室、文书工作及长途司机。我们生物系统的这一戏剧性变化导致了生理系统的退化和疾病。20 世纪 50 年代还出现了心血管疾病这一重大健康流行病的最初迹象。

到 20 世纪 70 年代，心血管疾病患病率已达到了流行病的水平。人们基于健身的干预措施制定了心血管运动指南（ACSM 1978）和健身计划，包括跑步（Morgan，2013）和有氧运动（Cooper，2013）。第一个 ACSM 准则是由健康与运动科学研究人员制定的，为改善美国人的心血管健康提供一个框架。因此，该指南的唯一重点是心肺适能健康。直到 1990 年，ACSM 才认识到肌肉调节的重要性，并将其纳入修订版。直到 1998 年才增加了柔韧性，2009 年才聚焦在神经肌肉上。

尽管 ACSM、Copper 和其他一些人在开发以健身为基础的项目在改善心血管健康方面发挥了重要作用，但这些干预措施并没有成功地促进美国人口的健康活动模式。当久坐行为与大多数工作相关的任务结合时，对生物学产生了深远的影响，并确定了一个新的研究领域：体力活动不足生理学（Ekblom-Bak，Hellenius 和 Ekblom，2010）。Katzmarzyk 和他的同事们（2009）将体力活动不足生理学描述为不仅仅是运动不够，还有不使用生理和生物力学系统。相反，它是一种导致多种退行性疾病发病的机制，即使有计划锻炼的情况下，也会影响人们的生活质量。体力活动不足生理学研究表明，静坐时间与非运动活动之间的联系是代谢综合征、2 型糖尿病、肥胖症和心血管疾病发生率的影响因素（Hamilton，Hamilton 和 Zderic，2007）。这些发现强调了需要重新设计或考虑替代传统座椅设计和改变坐姿行为的必要性。

第一节　座椅设计和姿势行为的特点及影响

回顾历史，坐姿行为已被用来为完成特定任务提供最好的启示：蹲着收集、切碎、捣碎和清洁（Hill 等，1985）。我们前工业化的先祖所能选择的坐姿行为或模式包括蹲、跪坐和蹲坐（Hill 等，1985；Kroemer 和 Grandjean，2005）。但是椅子起源于哪里呢？人类学证据表明，椅子或座位最初用来表示在群体中的地位，例如，地位较高的人坐在地位较低的人之上（Kroemer 和 Grandjean，2005）。

Kroemer 和 Kroemer-Elbert（2001）介绍了椅子在中国的使用情况。商代至汉代（公元前 1600 年至公元 220 年）的文物表明，人们跪着或坐在垫子上。丝绸之路的开通使人们得以前往西亚，从那里中国游客引入西方国家的椅子。在公元 3 世纪前后，中国宫廷里出现了可折叠的凳子。到了公元 4 世纪，中国的凳子和西方的凳子差不多高了。在 7 世纪到 10 世纪，垫子逐渐消失，凳子变得流行起来。在 1200 年前后，中国出现了成套的家具。

这样就开始了椅子的发展，这些椅子至今仍然被认为是地位的象征。一般来说，随着薪水的增加，椅子的精致程度也会提高（Kroemer 和 Grandjean，2005）。那么，座椅或椅子是如何与职业任务联系起来的呢？简而言之，生理机能。正如 Kroemer 和 Grandjean（2005）所评述的那样，如果允许员工坐着，就能最大程度地提高他们的幸福感，因为坐着可以减少他们在长时间站立时下半身所需要使用的肌肉力量带来的疲劳感。有四个主要因素与久坐工作有关：

①减轻了腿的承重。

②维持了上身姿势的稳定性。

③降低了身体的能量消耗。

④对循环系统的需求减少。

不幸的是，长时间坐着对躯干肌肉的负面影响与长时间站立对下半身肌肉的负面影响相同，均会导致肌肉骨骼疾病（musculoskeletal disorders，MSDs）的发展。研究表明，长期坐着的人会感到腰背部的疼痛和不适（Kroemer 和 Grandjean，2005；Magnusson 和 Pope，1998；Vieira 和 Kumar，2004）。久坐除了会对背部肌肉组织产生影响外，坐着时相关椎间盘的压迫会减少营养物质流入这些组织。有观点认为，频繁的姿势改变会同时改变肌肉的需求和椎间的压力（Kroemer 和 Grandjean，2005；Magnusson 和 Pope，1998）。其他调查显示，通过管理与坐姿（chair sitting）相关的生物力学因素并评估要执行的任务和座椅设计，可以减少与工作相关的肌肉骨骼疾患（Musculoskeletal disorders，MSDs）的发病率（Magnusson 和 Pope，1998；Vieira 和 Kumar，2004）。例如，流水线装配或机械性工作的任务允许工人使用半坐的姿势（Magnusson 和 Pope，1998），从而使工人可以在静坐和站立之间进行姿势转换，改变肌肉组织的使用和椎间压力。座位的设计，如高度和倾斜度、扶手和靠背的位置是最重要的，因为这些因素会影响坐着的工人完成他们任务时的姿势，本质上是创造位置或姿势的功能可供性。Grandjean、Hünting 和 Pidermann（1983）对计算机工作站进行调查后得出结论：工作站操作员的姿势调整受到了工作站设计的限制。

除了久坐行为对我们的生理系统造成的负面影响之外，久坐、静止和受约束的姿势构成了绝大多数的职业任务。因此，由长期的、受约束的位置行为所引发的投诉是大部分工人获得索赔的原因。每 1 万名工人中就有 1 人因工作条件相关的背部疼痛而获得至少 3 天的带薪假期，这就导致了单位 2%～4% 的净利润损失。Malina 和 Little（2008）提出，今天我们的工作条件与过去有很大的不同，今天大部分的职业工作体系都是为了满足生产需求而设计的，并不关心工人的身体系统是否有能力满足这些要求（Vieira 和 Kumar，2004；Westgaard 和 Winkel，2011）。如果要求生产线生产指定数量的产品，那么这条生产线将以达到该配额的速度移动。工人必须保持这种速度，否则将面临失业的风险。因此，工人被迫从事可能超出或将超出其生物系统能力的工作行为。

Magnusson 和 Pope（1998）发现，限制或约束静态姿势是肌肉骨骼疾患（WMSDs）的一个风险因素。具体来说，当工人长时间保持相同的静止姿势时，其软组织就会遭受不良的生理影响。例如，当工人无法通过适当的运动范围移动其肌肉时，进入该组织的血流量就会减少，使得进入肌肉组织和细胞的氧气减少，代谢废物积累进一步增加。这使得人的软组织处于一个不良的生理状态，增加了其受伤的风险。因此，在工作中工人需要有变换不同姿势的自由，经常能够从坐转换到站立姿势的人不太可能遭受肌肉骨骼疾患（WMSDs）。Magnusson 和 Pope（1998）进一步指出，我们的身体习惯于运动。即使在睡觉期间，我们的身体也会移动以改变姿势，并重新引导关节和软组织受到的压力和作用力。

Lungberg（2002）研究了办公室职员的心理生理压力。他发现，即使工作任务不需要用到斜方肌，它仍然被激活并保持激活状态。他将这些较高的激活水平与工作需求的生理和心理压力联系在一起。Lungberg 的结论是，斜方肌的较高且长时间的激活与办公室（办公桌）工作人员的上身肌肉骨骼疾患（WMSDs）相关。

目前我们已经对与受限的静态姿势相关的腰部疼痛进行了许多研究（Hodges 和 Richardson，1997；Hodges，2001；Hodges 等，2003；Kumar，1990；1999；2001；Urquhart 等，2005）。这些研究推断出：不良的姿势、重复的力量及由于位置或姿势的限制而产生的笨拙的动作是造成这些状况的主要原因。有人建议采取干预措施，下背部疼痛是脊柱稳定器效果较弱的产物。因此，增强高脊柱稳定器的效果可以防止腰痛。公司在工作场所推广使用稳定球作为一种干预手段来增强核心肌肉组织的力量。研究人员因此研究了稳定球在提高核心力量方面的作用。McGill（麦吉尔）、Kavcic 和 Harvey（2006）发现坐在稳定球上和坐在没有靠背的凳子上没有什么区别。Callaghan 和 McGill（2001）也发现了类似的结果。Urquhart 及其同事（2005）研究了肌肉组织对脊柱稳定性的影响，并不能得出任何特定的肌肉对脊柱稳定性的影响更大的结论。他们的结论是，旨在改善脊柱稳定性的干预措施不应侧重于单独调节一块肌肉或一种肌肉，相反，身体应该以系统方法进行调节。

第二节　重设坐姿的应用

在工作场所中坐着意味着一直使用有腿、坐垫、靠背和扶手的座椅。促进健康坐姿行为的椅子设计的热点集中在这些组件的适当配置上。因此，有关坐姿的生物力学和生理学的研究结果在传统椅子设计的限制下得到了解释。这限制了坐姿设计的创新，并使我们有可能找到定义好的办公椅设计的清单。Kroemer 和 Grandjean（2005，第 81~82 页）引用了以下关于办公椅的黄金法则：

①办公室的椅子必须适应于传统的办公室工作和现代信息技术设备，尤其是在计算机工作站的工作。

②办公椅必须设计成向前和向后倾斜的坐姿。

③办公椅靠背的倾斜度应可调。

④办公椅靠背高度必须至少垂直于座椅表面 500 毫米。

⑤办公椅靠背必须有一个形状良好的腰椎垫，应该能够为第三椎骨和骶骨之间的腰椎提供良好的支撑。

推动办公椅设计研究的主要健康问题是：由于长时间保持静态姿势造成的肌肉和椎间盘劳损相关的背部问题。Andersson 和 Ortengren（1974）表明，增加座椅角度可以同时降低椎间盘压力和肌肉拉力。Krämer（1973）研究了人的椎间盘的营养需求。人的椎间盘内部没有充足的血液供应，必须通过纤维外环扩散。Krämer 指出，椎间盘上的压力会产生一个从内部到外部的扩散梯度，从而使组织液流出。当压力消失时，这种梯度就会被逆转，组织液体会扩散回来，带走营养。因此，椎间盘需要在位置上进行改变，以能够获得充足的营养。因此，从医学的角度来看，偶尔改变姿势是有益的。然而，现代工作站的设计已经以相当微妙的方式限制了操作人员的移动，这是由键盘-显示器之间的关系所定义的（Grandjean，Hünting 和 Pidermann，1983）。此外，许多骨科医生仍然建议坐着时应挺直身躯，因为这会使脊柱保持为细长的 S 形，并伴有腰椎前凸。骨科医生认为，在这种姿势下，椎间盘受到的压力要比身体在腰部和胸部的驼背向前弯曲时受到的小。这种矫形建议与稍微向前或倾斜的坐姿可以减轻背部肌肉受到的压力并使人感到更加舒适这一事实相矛盾（Andersson 和 Ortengren，1974；Lunder-vold，1951；1958）。Andersson 和 Ortengren 发现，当工作站操作人员倾向于倾斜坐姿，而忽略了推荐的躯干直立姿势时，他们会本能地做出正确的选择。根据 Kroemer-Elbert（2001）的说法，没有一种完全健康的姿势。研究不支持单一坐姿，即使它们健康、舒适、高效。他们接着指出，家具应该允许人们进行身体运动和做出各种姿势。为了实现这个目标，人们进行了大量的创新。

在椅子设计中，有一项创新挑战了现有的范式，并得到了普及，那就是使用稳定球来代替座椅。目前，越来越多的人对用稳定球代替办公椅来提高核心肌肉力量和创造动态就座机会产生了兴趣（McGill，Kavcic 和 Harvey，2006）。许多稳定球制造商声称，坐在稳定球上可以增强核心肌肉的力量，降低背部疼痛的风险。然而，研究并没有证明这一说法的真实性。McGill、Kavcic 和 Harvey（2006）认为，相对于凳子，长时间坐在健身球上对脊椎负荷、肌肉活动和由此产生的脊椎稳定性几乎没有影响（第 359 页）。另外一项研究发现，长时间坐着使用稳定球时，人们的坐姿几乎没有改变，而且稳定球的使用可能无法提供传统办公椅所提供的舒适感（Gregory，Dunk 和 Callaghan，2006）。Gregory 和他的同事们发现，相较于坐在稳定球上办公，坐在椅子上更让人感到舒适。有趣的是，Merritt（2007）进行了两项案例研究，其中患者采用了稳定球坐姿，一种在工作中使用稳定球代替办公椅，另一种是用稳定球进行锻炼，发现这两名患者的疼痛程度和疼痛频率均得到降低。这些作者进一步指出，稳定球坐姿有利于激活"本体感觉、平衡和平衡控制"（第 50 页）。

对工作岗位的其他考虑是与工作任务相关的动作。例如，伸手抓住物体、按下按钮或操纵杆是改变平衡和肌肉力学的常见动作。在达成任务的过程中，上半身和下半身的需求增加，包括肌肉吸收，以维持姿势并在支撑下半身的基础上平衡上半身。Dean、Shepherd 和 Adams（1999）发现，下肢对手的伸展距离有显著影响，而伸展距离对腿部肌肉激活有影响。他们还指出，"肌肉活动开始的时间不同，表明各个肌肉在伸手过程中扮演着不同的角色"（第 142 页）。这进一步证明我们需要研究不同范围的工作站坐姿和任务。Kingma 和 vanDieën（2009）的研究表明，在执行打字任务时，无论是坐在稳定球上还是坐在椅子上，脊柱的增强运动并无不同。迄今为止，专家们已经对人们使用椅子时的坐姿进行了研究。在稳定球的静态坐姿下，还进行了一些关于躯干肌肉活动和脊柱负荷的研究。

直到 2008 年，还尚未有人进行过任何研究来调查在上半身执行与工作有关的任务，下肢坐在稳定球上时的活动情况。Baute 研究了当人坐在稳定球上时下肢肌肉组织对达成目标的作用。具体来说，受试者坐在桌子上的一个稳定球上，记录惯用腿和非惯用腿的股四头肌、肌腱、胫骨前肌和腓肠肌的肌电图读数，同时受试者用其惯用手或非惯用手将一杯水从一个位置（目标 A 或 B）移到另一个位置（目标 A 或 B）。实验对象被要求在开始测试时把手放在膝盖上，在不拿杯子时把手放回膝盖上。每个动作由以下七个阶段组成：①手从膝盖上移开，拿起一个杯子到目标位置 A；②把杯子从目标位置 A 移动到目标位置 B；③手放回膝盖；④暂停或休息；⑤将手从腿上移开，拿起杯子移动到目标位置 B；⑥把杯子从目标位置 B 移动到目标位置 A；⑦手重新放回膝盖上。当用惯用手时，从优势下肢收集肌电图记录；相反，当用非惯用手时，从非惯用下肢收集肌电图记录。测量每个运动阶段所有实验过程中的肌肉起搏、持续时间和强度数据。

图 26-1 显示了所有肌肉收缩和运动阶段的持续时间。对这些措施进行的分析表

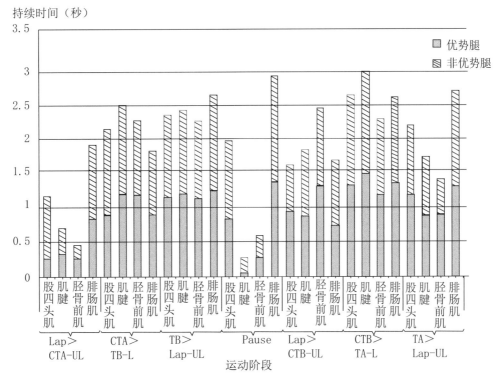

图 26-1 惯用（Dom）和非惯用（Ndom）腿部肌肉收缩时间（股四头肌、肌腱、胫骨前肌和腓肠肌）和运动阶段的持续时间示意图

注：①（Lap>CTA-UL）将手膝盖上移开，拿起一个杯子到目标位置 A；②（CTA>TB-L）将杯子从目标位置 A 移动到目标位置 B；③（TB>Lap-UL）手放回膝盖；④（Pause）暂停或休息；⑤（Lap>CTB-UL）将手从腿上移开，拿起杯子移动到目标位置 B；⑥（CTB>TA-L）把杯子从目标位置 B 移动

到目标位置 A；⑦（TA>Lap-UL）手重新放回膝盖上。

CTA = 目标 A 处的杯子，CTB = 目标 B 处的杯子，L = 手拿杯子的重量，UL = 手没有拿杯子的重量，TA = 目标 A，TB = 目标 B。

明，肌腱收缩的持续时间和胫骨前肌开始起作用高度相关。肌腱活动的持续时间很可能会影响肌腱在稳定球上前后移动时提供的稳定机制。考虑到在第四阶段肌腱的持续时间是最短的，此时手放在膝盖上休息，没有向前或向后移动。由于胫骨前肌是唯一促进前伸的肌肉，所以胫骨前肌的出现可以反映出在开始运动时，尤其是向前伸出时脚前部的抬起。此外，稳定性球很有可能通过滚动来更容易地向前移动。前肢的重量转移是由胫骨前肌的激活来控制的。

图 26-2 显示了所有肌肉和运动阶段的肌肉收缩强度。通过对四组肌肉群的惯用侧和非惯用侧肌肉收缩强度的分析，证明了惯用侧的前肌比非惯用侧的前肌具有更大的运动强度。相反，非惯用侧的后肌比惯用侧的后肌具有更大的运动强度。这两种情况

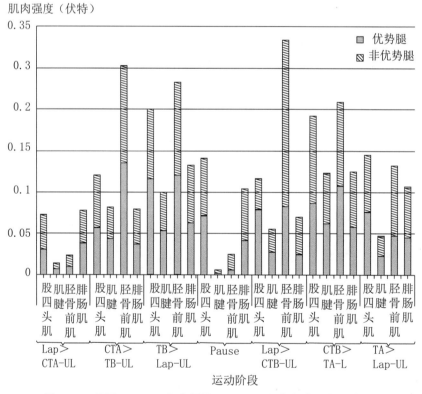

图 26-2　惯用（Dom）和非惯用（Ndom）腿部肌肉（股四头肌、
肌腱、胫骨前肌和腓肠肌）的肌肉收缩强度和运动阶段

注：①（Lap>CTA-UL）将手膝盖上移开，拿起一个杯子到目标位置 A；②（CTA>TB-L）将杯子从目标位置 A 移动到目标位置 B；③（TB>Lap-UL）手放回膝盖；④（Pause）暂停或休息；⑤（Lap>CTB-UL）将手从腿上移开，拿起杯子移动到目标位置 B；⑥（CTB>TA-L）把杯子从目标位置 B 移动

到目标位置 A；⑦（TA>Lap-UL）手重新放回膝盖上。

CTA＝目标 A 处的杯子，CTB＝目标 B 处的杯子，L＝手拿杯子的重量，UL＝手没有拿杯子的重量，TA＝目标 A，TB＝目标 B。

的对比表明，前优势侧肌肉比前非惯用侧肌肉更能预测运动。这一发现可能与主导或偏好的实践或经验有关。惯用侧的股四头肌快速活跃，而惯用侧肌腱开始明显延迟，这表明用手习惯可能是影响相互抑制的一个因素。在到达或移动后的运动阶段，肌肉的燃烧强度最高。此外，只有胫骨前肌在到达或向前运动阶段是活动的。稳定球创造了一种环境，允许通过滚动更容易地向前运动，在此环境中，胫骨前部对控制运动（如制动）做出反应，然而当回滚时，没有控制运动的因素。这就是我们在所有的肌肉中都能看到最高强度的原因。

第三节　实用指南

为了降低肌肉骨骼疾患（WMSDs）发生的风险，我们必须考虑传统的椅子并关注其设计。但首先，应该从自下而上（而不是自上而下）的角度来讨论人体因素和坐垫的设计。也就是说，应考虑坐姿的基本生理、解剖学和形态学要求，而不是任务要求。座位设计是针对环境的，而不是互动。传统的椅子是在不了解生理、解剖学或形态学因素的情况下设计的。此外，传统的椅子限制了我们对椅子的看法，所以要从自上而下的角度来看待解决方案。从下往上看，稳定球提供了座椅所不具备的功能。通过将一个稳定球变成传统的椅子，或者使用滚轮的底座，可以限制稳定球的作用范围。考虑到所有这些数据，最有效的椅子是稳定球。

然而，坐在稳定球上的能量消耗并没有明显高于坐在椅子上的消耗，当考虑到坐在稳定球上所产生的所有相关的影响因素时，很明显，稳定球是传统椅子的理想替代品。此外，有证据表明，在各种残疾的干预方案中使用稳定球会十分有效。之前对稳定球坐姿的研究已经确定了肌肉的协同效应。

一、体力活动的益处

体力活动不足生理学研究表明，久坐时间过长和体力活动不足是诱发代谢综合征、2 型糖尿病、肥胖和心血管疾病的重要因素（Hamilton 和 Zderic，2007）。这些发现强调了重新设计或考虑替代传统座椅设计和坐姿行为的必要性。一种新兴的替代方法是使用稳定球代替椅子。很少有研究报告稳定球对久坐期间的肌电图（EMG）的影响（Gregory，Dunk 和 Callaghan，2006；McGill，Kavcic 和 Harvey，2006；O'Sullivan 等，2006）。Markes、Hylland 和 Terreall（特瑞尔）（2012）报告了最近一项关于坐在椅子或稳定球上进行肌电测量时肌电图的研究，发现坐在稳定球上可以使老年人的股直肌 EMG 值更高，在年龄预测的三个最大心率（HR）水平（15%、30% 和 45%）。除了 45% 的预计最大 HR 下的外斜肌、躯干肌电图在坐稳定球和椅子之间均无差异。坐在稳定球上还可以使耗氧量（VO_2）比坐在椅子上增加 10%~16%，但最大心率（HR）不会受到影响。这两个发现表明，在坐稳定球期间进行锻炼可能是对心脏康复计划有用的锻炼干预措施。

二、课堂表现优势

稳定球已经被越来越多地用作教室椅子的替代品。尽管与椅子相比，有关稳定球益处的研究相对较新，但有越来越多的证据表明，坐在稳定球上可以改善儿童的课堂表现（Illi，1994；Witt 和 Talbot，1998；Schilling 等，2003）。感觉调节抑制了正在进行的生理过程的调整，以确保内部适应新的或变化的感觉信息（Miller 和 Lane，2000；Miller 等，2007），这是导致注意力缺陷和稳定性的一个因素。有人建议将坐在稳定球上作为改善注意力和学习成绩的一种干预措施。Schilling 和同事（2003）对这种可能性进行了调查，他们发现，稳定球可以改善注意力缺陷多动障碍（Attention deficit hyperactivity disorder，ADHD）学生的课堂表现。该发现被解释为，反映了每个学生对个人感官需求的自我调节，以保持最佳的唤醒状态。Fedewa（费德瓦）和 Erwin（2011）对患有注意力缺陷多动障碍（ADHD）的学生使用稳定球代替椅子提供了额外的支持，他们研究中的学生样本人数超过了 Schilling 和同事（2003）的实验中的样本人数。除了发现稳定球对患有注意力缺陷多动障碍（ADHD）的儿童有益处外，Schilling 和 Schwartz（2004）还提供了证据，证明坐稳定球有益于改善自闭症谱系障碍（Autism spectrum disorders，ASD）儿童的课堂表现。这项研究由 Bagatell 和其同事（2010）进行了扩展，他们论证了关于使用稳定球的研究应该考虑儿童之间的差异。作者认为，相比具有其他感官处理特征的儿童而言，稳定球对寻求前庭-本体感受输入的儿童更有用。

第四节 总结

在过去的一万年里，体力活动的模式已经从那些需要为生存而进行的粗大运动和精细运动转变为今天久坐不动和受约束的姿势行为。Åstrand（1992）和 Malina 与 Little（2008）及其他一些研究人员都认为久坐不动的行为与我们的生物学是对立的。关于体力活动不足生理学的研究表明，久坐和不锻炼与代谢综合征、2 型糖尿病、肥胖和心血管疾病的发生率升高之间存在联系。这些发现表明，我们需要重新设计座椅，以促进积极的坐姿行为。在座位设计的演变史上，这是件特殊事件。纵观历史，座椅设计仅仅专注于完成正在执行的任务。因此，它只专注于提高工作绩效这一个目标，而这是通过消除任何其他可能存在竞争的次要任务来实现的。在历史上，我们第一次面对座位设计的可能需要，以考虑通过增加体力活动来改善任务表现和健康状况。当前的难点在于，座椅设应能提供尽可能多的运动机会，但仍然保持对下半身的支持，以稳定上半身的任务表现（Baute，2008；McGill，Kavcic 和 Harvey，2006）。

已有研究进一步表明，经常改变姿势是有益的。本章所回顾的证据表明，稳定球是重新设计坐姿的理想选择。稳定球为人们的坐姿提供了一种传统椅子所不具备的环境，允许人们自由移动和改变姿势。稳定球还在自身和工人（Baute，2008）之间创造了一个协调结构或起到了功能协同作用。这种功能协同作用不会增加人们工作时的认知需求，但对于其他椅子的替代品（如跑步机式的办公桌）而言情况就不同了。跑步机式的办公桌最终会限制工作表现。而使用一个稳定球代替传统的椅子可以使人们同时进行两项任务，同时还可以自由活动。目前，稳定球已经被越来越多地用来代替教室的椅子。越来越多的证据表明，坐在稳定球上改善了孩子（包括多动症儿童）的课堂表现（Illi，1994；Witt 和 Talbot，1998；Shilling 等，2003）。

双重任务训练和认知益处

人们推测，稳定球提供了重要的前庭–本体感觉（Vestibular-proprioceptive）输入，提高了儿童的认知能力，尤其是可增强那些患有注意力缺陷多动障碍和自闭症的人的认知能力，这一推测是合理的。此外，越来越多的关于双重任务训练的证据表明，稳定球可以提供一种学习环境，通过帮助灵活地分配不同任务的注意力来促进执行功能。我们推测，这种功能本质上可能是通用的，而不是局限于运动性能，如坐在稳定球上。这一观点挑战了运动理论家提出的解释，即双重任务训练的益处是运动和认知功能的独特结合（如 Pesce，2012）。Kramer、Larish 和 Strayer（1995）提供的早期证据表明，双重任务训练可以促进多个过程、任务和技能的协调，特别是在老年人中。这一发现后来扩展到两个需要相似运动反应的运动任务的情况（Bherer 等，2005）。Erickson 和他的同事（2007）后来证实了学习诱导可塑性的神经关联是双重任务性能提高的基础。他们认为，这些增长反映了对中央行政部门业务的依赖程度增强。Pellecchia（2005）提供的证据表明，与无训练或单任务训练相比，双重任务训练可以减少姿势摆动，从而改善双重任务表现。Silsupadol 和同事（2009）采用双盲设计，将这一发现推广到步态表现的改善上。Yogev-Selingmann、Hausdorff 和 Giladi（2008）讨论了步态和执行功能的双重任务训练与临床人群的关系。Li 和他的同事们（2010）提出了老年人运动控制受执行控制影响的观点。这项重要的研究证明了非运动认知双重任务训练使双重任务站立平衡和行动能力的测量得到了改善。

关键概念

①活动模式（activity patterns）：一个人一生中所从事的日常生活活动和行为。

②生物系统学（biological phylogeny）：一组生物体的进化或谱系关系。

③生态环境（ecological contexts）：指影响行为的外在因素，人与环境被视为相互

依赖的（Dunn，Brown 和 McGuigan，1994）。

④人体工程学（ergonomics）：在本章中指的是适应工作的环境设计，而不是为了减轻身体和环境的压力而使工人适应工作。

⑤功能性协同效应（functional synergies）：在本章中指的是协调身体和环境组件来执行任务（如协调一个稳定球的运动所需要的臂展）。

⑥人的位置行为（human positional behaviors）：在日常生活活动中的如坐、站及任何与任务相关的姿势。这些包括但不限于操作重型机械或执行装配线的工作任务。

⑦位置或姿势功能可见性（positional or postural affordace）：用于促进一项任务的成功执行的姿势行为。

⑧感官调节缺陷（sensory modulation deficits）：反映了生理过程的变化，以回应改变的感觉信息，并被认为是导致注意力缺陷的原因。

⑨生存策略（subsistence strategies）：人们依赖于获取生存资源的方法、计划和行动，并考虑用于执行任务的姿势行为。

⑩亚态（substate）：在生物人类学范畴内（领域相关），是指在促进某一特定的位置或姿势行为上起作用的结构。延伸为一种人类学背景，指人们在日常生活活动中使用的设备或家具。具体来说，亚态在本章的上下文中主要指的是稳定球。

研究问题

①研究久坐行为时应考虑哪些进化因素？
②椅子的历史是怎样的？
③哪些替代坐姿行为对肌肉骨骼疾病有干预作用？
④除了防止 WMSDs 外，使用稳定球是否还有其他好处？
⑤评估久坐行为的未来可能性有哪些？
⑥长时间坐着或其他姿势行为会减少人们对认知任务的注意力吗？
⑦稳定球可以用于双任务学习吗？
⑧稳定球是否为学校教室的座椅提供了另一种选择？

第二十七章
利用新兴的通信系统改善体力活动不足

多洛雷斯·阿尔巴寰素（Dolores Albarracin）；Q.廖·薇拉（Q. Vera Liao）；伊·洁西卡（Jessica Yi）和
翟成祥（Chengxiang Zhai）

通过阅读本章，读者将会大致了解新兴的通信系统如何改善体力活动不足及人们的关键心理过程如何影响通信领域中的系统设计。阅读完本章时，读者应该能够做到以下几点：

①了解通信系统如何影响人们对信息的接触、关注和他们的行为变化。

②了解如何通过互联网或电子通信（包括推特、脸书及短信）促进在线信息技术和数据传输系统的发展。

③识别独立电子交互系统（如咨询网站）、社交网络、监控和跟踪系统、搜索引擎、推荐系统和游戏化系统的关键属性。

④从心理学的角度理解信息处理过程。

⑤理解并描述影响体力活动不足的相关信息系统的特征。

现如今，体力活动不足和久坐行为过于频繁已成为当下令人困扰的医疗保健问题，缺乏体力活动已被证明是中高收入国家公民死亡和残疾的十大主要原因之一（Davis等，2014；O'Reilly等，2011）。体力活动包括增加能量消耗和提高身体素质的日常活动（Pettee等，2012）。体力活动不足是一种重要的公共健康风险，我们必须降低这一风险水平以减少冠心病、乳腺癌、结肠癌、糖尿病及许多其他与此风险因素直接或间接相关的疾病发生率（Lee等，2012）。

目前已知增加体力活动对39种疾病的预防和健康状况均有益（Hillsdon等，2005）。一项对29项旨在促进体力活动或防止体力活动不足的随机对照试验的系统回顾表明，特定干预措施对增加受试者的体力活动具有积极的促进作用（Hillsdon等，2005）。这些干预措施包括咨询、运动处方、社会支持、提供书面信息和自我监督，所有这些技术在当前使用新兴媒体和电子系统来进行行为干预中仍然很重要。

对信息的接触和注意是包括在线程序和限制久坐行为的新电子系统在内的任何干

预产生影响的先决条件。信息接触意味着对信息的阅读、观看与聆听，而对信息的注意则是人们将注意力集中在当前呈现的内容上，以确保人们对信息的理解与复现。为了使信息被大众接受，信息的接触与注意都是不可或缺的。因此，对信息接触和注意是研究人员和从业人员寻求行为改变并增加体力活动的先决条件。新兴电子系统（如网站、搜索引擎、专家推荐系统）的设计旨在确保信息能够精准投放至有关受众，并以交互的、引人入胜的方式呈现出来。

新兴的电子干预措施对日常活动的影响可以通过受试者直接和间接的行为、临床或生物学结果的变化来衡量。行为改变是在早期（任意的时间内）对行为强度和持续时间的修改。该领域的重要生物成果包括减重、血压和血糖测量及疾病预防（如癌症、糖尿病）。促进体力活动的干预措施通常包括提高活动频率及转变人们的运动方式。提高运动成绩的干预措施的目标是增加运动的持续时间、提高技术动作的准确性。

在这一章中，我们将关注点放在了新兴通信系统上，并希望其能解决体力活动不足问题，这对于久坐行为领域具有重要的潜在影响，包括信息系统如何影响人们对信息的接触、注意和行为变化。在线信息技术的特点是使用互联网或电信提供的数据传输系统，包括推特、脸书及短信这种更普及的形式。这些技术包括但不限于独立的电子传讯系统（如咨询网站）、社交网络、监测和跟踪系统、搜索引擎、推荐系统和游戏化系统。我们首先从心理学的角度来描述信息处理阶段，然后为读者介绍体力活动不足的相关的信息系统，进而对这一领域进行探讨并分析其发展前景。

第一节　信息接触和态度的决定因素

态度研究的经典假设是人们在其态度受到挑战时会对态度进行积极维护（Festinger，1957；Hart 等，2009；Olson，Stone，2005），这种维护引导他们寻求和传播与自身态度一致的信息。在态度理论中（Albarracín 等，2005；Eagly，Chaiken，1993；Zanna，Rempel，1988），术语"态度"代表对一个实体（一个问题、个人、事件、行为）的评估。选择性信息接触和选择性传播都使人们可以选择性忽视与自己态度相左的信息，并以此确保信息与自己态度的一致性来捍卫自己的态度、信仰或行为。这种类型的选择性导致了所谓的"确认偏误"，传统上一般用于对信息的接触，但这里也用于信息的传播（Hart 等，2009）。

Festinger 可能是第一个正式提出态度选择性概念的人（1957；1964）。他的研究表明，当个体面对新情境，必须表示自身的态度时，其在心理上将出现新认知（新的理解）与旧认知（旧的信念）相互冲突的状况，为了消除此种因为不一致而带来紧张的不适感，个体在心理上倾向于采用两种方式进行自我调适，其一为对于新认知予以否认；其二为寻求更多新认知的讯息，提升新认知的可信度，借以彻底取代旧认知，从而获得心理平衡。在本章中（Cappella 等，2015），我们还认为认知失调可以触发一致信息的传播，从而避免在社交网络中出现不和谐的、具有威胁性的信息。

"认知一致性原则"通常通过试验范例来检验，在这种范例中，参与者从给定的各种方案中选择信息。在此选择之前，参与者需要对某事做出一个决定（如在模拟审判中被告是否有罪），并形成一种态度（如对艺术品的态度），在这之后陈述现有的某种态度（如对于堕胎的态度）或讲述先前的行为（如过去是否吸烟）。之后，参与者可以从通过标题或文章摘要呈现的选项列表中选择上述问题的有关信息（如堕胎、吸烟等行为的相关信息）。这些选项中的信息通常有一半支持参与者态度，另一半则与之相反。当参与者选择与之前态度或行为一致的选项更多时，表明存在"确认偏误"；选择不一致选项更多时，表明存在"非确认偏误"。

在选择性信息接触的早期研究中（Adams，1961），母亲报告说她们相信孩子的发育主要受遗传或环境因素影响。在后期的干预中她们被要求选择各种关于婴幼儿发育假说的文章来阅读，最终结果与"确认偏误"表现一致：绝大多数母亲选择去看与她们态度一致的文章。尽管态度选择存在周期性的规律（Freedman，Sears，1965），但研究的综合结果表明，即使存在重要的调节因素，人们还是倾向于选择与自己态度一致的信息。Hart 及其同事（2009）的荟萃分析综合了 67 份合格的选择性信息接触报告，其中包含了 91 项研究、300 个独立的统计组及大约 8000 名参与者。根据固定效应分析，表明确认偏误的平均效应估计为 $d=0.36$（95% CI=0.34，0.39），与随机效应分析结果一致：[$d=0.38$（95% CI=0.32，0.44）]，两者均表现为中度的确认偏误。

Hart 及其同事（2009）提出了一个选择性信息接触决定因素的模型。该模型可以扩展为在信息传播中也包含态度选择性（Cappella 等，2015）。在该模型中，信息选择的目的是实现捍卫自己态度、信仰和行为的目标，并准确地评价与代表现实问题（Chaiken 等，1989）。在分析人们如何处理与态度相关的信息时，防御动机和准确动机理论受到广泛重视（Chaiken 等，1996；Eagly 等，1999；Johnson，Eagly，1989；Prislin，Wood，2005；Wyer，Albarracin，2005）。防御动机可以被定义为对一个人现有的态度、信仰和行为进行辩护的愿望；准确动机是对刺激形成准确评估的愿望（Hart 等，2009）。尽管之前的理论家也提出了第三个动机（Lundgren 和 Prislin，1998），在这里我们称为社会动机，即形成维持积极人际关系的愿望，但 Hart 及其同事没有将这一动机包括在内，因为在他们的综合研究中，这一动机没有很好地体现出来。然而，社会动机由于在新兴电子系统传播信息的固有社会特性中所起的作用而被列入本章讨论范围。

当刚刚进行某项行为或产生了某种态度或信仰的人在选择接收新的信息前收到了具有挑战性（而不是支持性）的信息时，其防御动机会更强（Frey，1986；Hart，2009）。如果人们听到与自己最近表达的态度相矛盾的声音，他们就会试图减少认知冲突，这可能会增加意向性信息的选择率（Brehm，Cohen，1962；Kiesler，1971）。当人们的态度与社会争论已久的价值取向（如安乐死或堕胎等有争议的问题）相联系时，或当人们对这些价值取向相关的态度、信仰或过去的行为做出承诺时，其防御动机也会增强（Brehm，Cohen，1962；Kiesler，1971）。研究人员通过直接评估参与者对态度的忠诚度（Jonas，Frey，2003），或要求他们投入更多或更少的时间或精力做出与态度相关的行为（Betsch 等，2001），或公开肯定或否定他们的意见（Sears，Freedman，1965）来实现预期效果。此外，个体性格差异可能会影响人们捍卫自己的观点和行为的程度。思想保守的人可能会将具有挑战性的信息视为一种威胁，而思想开放的人可能会带着好奇心看待它（Adorno 等，1950；Altemeyer，1981；1998）。此外，那些认为自己无法抵制或反驳挑战性信息的人可能会更积极主动地防范此类威胁（Albarracín，Mitchell，2004）。如果是这样的话，对自己的态度、信仰或行为缺乏信心的人可能更容易产生确认偏误（Berkowitz，1965；Brechan，2002；Brodbeck，1956；Feather，1962；Micucci，1972；Thayer，1969）。

准确动机增加了人们对自身态度的关注及对有效信息的偏好，而不考虑态度与先前观点的一致性（Chaiken 等，1989；1996；Kunda，1990）。例如，对目标个体的判断负责的人会考虑并整合目标的更多特征，从而可以更准确地预测其未来行为（Tetlock，Kim，1987）。此外，当准确动机较强时，对其他个体缺乏足够判断的人就不太可能形成对他人的具体印象（Kassin，Hochreich，1977）。一般来说，任何可能对未来个人命运产生可预见影响的问题（即高结果相关性）都可能增强准确动机（Albarracín，2002；Eagly 等，1999；Johnson，Eagly，1989；Kruglanski，Freund，1983；Petty，Cacioppo，1986；Tetlock，Kim，1987；Darke，Chaiken，2005），并因此对不同类别的信息产生了无偏差的清晰认知。

任何不一致信息的效用增加也会通过增强准确动机来减少确认偏误。研究人员通过让参与者讨论一个问题或写一篇文章来表达他们的态度、信仰或行为（Canon，1964；Freedman，1965）。对参加辩论的渴望可以促使参加者选择可能对辩论更有利的不一致信息（Canon，1964）。相应地，在一篇文章中支持自我观点的期望促进了对一致信息的选择，这可能有助于作者构建更有力的支持论点（Canon，1964）。此外，人们可能选择新颖的信息，因为新信息通常比熟悉的信息更具价值（Frey，Rosch，1984）。最后，信息质量的任意提高都可能增加其被选择的可能性。与防御动机相反，准确动机应该引导人们获得最高质量的信息，尽管这可能会导致认知冲突等负面影响。因此，选择性信息接触中的确认偏误可能与不一致信息的质量为负相关关系。

Hart 及其同事（2009）的荟萃分析将防御动机作为确认偏误的一个来源进行了深入的研究。在这一综合分析中，在信息选择前持有支持态度（这一态度既非没有挑战亦非没有支持）的情况下，确认偏误较弱，即使后两种情况彼此并不存在差异时也是如此。此外，当可供选择的不一致或一致信息的质量较高或适中时，确认偏误比其（可供选择的一致或不一致信息）在质量低时更明显。并且在对于态度、信仰或早期行为具有较高而非中等承诺的样本内，其确认偏误也更大。最后，当问题的价值相关性较高，以及参与者对态度、信仰或行为的信心较弱或中等（相对于高水平）时，其确认偏误较大。

Hart 及其团队的荟萃分析也发现了准确动机在态度选择性中的作用。首先，当一致信息非常有用时，与无实验目标时相比，其确认偏误更明显，当一致信息无用时，非确认偏误则会显现出来。其次，当不一致信息的效用较高时，其确认偏差比一致信息的效用较低或无实验目标时要弱。当不一致信息的质量较高或中等，且与准确动机的调节作用相反时，其确认偏误较强。这一发现表明，高质量的不一致信息之所以具有威胁性，是因为防御动机主导了决策。

过去的各种研究观点都强调，态度和决策是用来管理社会关系的（Johnson，Eagly，1989；Prislin，Wood，2005；Schlenker，1980；Tetlock，Manstead，1985）。在公共环境中进行信息选择可以促进或阻碍社会目标的达成（Katz，1960；Tetlock，Manstead，1985）。例如，向社会群体传达某种态度的意愿可能会使公众选择一致的信息（Katz，1960）。相反，出于准确性或公开性的动机而表达的考虑可能会导致公众选择不一致信息。

防御动机、准确动机和社会动机在信息传播中也很重要，它们都是影响信息接触的关键因素。一项以他人为对象的信息接触决策的调查（Earl 等，2009）基于这样一种观点：对他人和对自己的选择性接触可能遵循相同的机制。在某种程度上，如果对其他人的选择性接触是在类似的原则下进行的，那么人们可能会根据自己的防御和准确动机来选择信息。例如，仅选择一致信息来呈现给他人，可能会使传播者避免出现认知失调，并产生愉悦的情感状态。同样地，做出选择的人可能会觉得他们在传播准确的信息，从而满足他们个人的需求。与自我决策相比，选择性传播更有可能为维护人际关系等社会动机服务，产生满足人们选择目标的倾向。

假设人们传播信息是为了满足信息接收者的防御动机，那么这种偏差就可能被我们对他人的喜好程度所影响，因为人们更容易凭直觉判断他们喜欢人的动机（Heider，1958）。体验被喜欢人的动机和情绪的可能例子包括：被喜欢的人的痛苦替代体验（Krebs，1975）和被喜欢的人的尴尬和不和谐替代体验（Miller，1987；Norton 等，2003）。与这种可能性相一致的是，Earl 及其同事（2009）发现，人们意识到其他人更愿意接受与自己意见一致的信息。此外，在做出传播决策时，传播者会自发地或在命令下尊重他人假定或已知的偏好。有趣的是，这种选择性的传播即使在与目标群体没有互动的情况下也会发生，这表明匿名网络受众也会出现同样的偏差。

Earl 及其同事（2009）的研究表明，维持或加强社会关系的动机是信息传播的基

础，因此产生了预期对接收者有利的信息传播。然而，传播者和接收者可能根据防御
动机做出不同的决定。例如，如果接收者的态度与传播者的态度相反，传播者就可以
选择传递满足传播者或接收者防御动机的信息。未来的研究需要确定到底哪种激励因
素是最重要的。或许当传播者的社会动机高于防御动机时，接收者的动机可能会推动
决策，但这种可能性需要在未来进行实证检验。

与许多其他健康行为一样，枉费唇舌可能是体力活动领域的一个重要问题。但
Steel 和他的同事（2007）指出，在涉及信息接触时，在线工具则产生了显著性的积极
影响。当在线干预方式被随机分配到不同类型项目的成年人的研究中时，与面对面组
相比，以互联网为媒介和只使用互联网的实验组更有可能达到高达 75% 的信息接受率。
因此毫无疑问的是，新兴的信息技术可确保以更好的信息接触效果及以相对经济有效
的方式吸引急需体力活动的受众。

新兴媒体的信息接触程度也取决于其他重要的影响因素（Cappella 等，2015），包
括信息的实用性、新颖性及信息所激发的情绪类型和强度。例如，Thorson（2008）研
究了新闻文章提供的关于医疗、房地产、金融、人际关系和就业等问题的建议。调查
结果表明，留在《纽约时报》最常发邮件列表上的文章较长，可能也包含了更多的信
息（Berger，Milkman，2012）。新颖的内容也比老生常谈的内容更容易被传播。同样
地，对《纽约时报》新闻文章的研究表明，别具一格、富有特点的文章比平铺直叙的
文章更能吸引受众的眼球（Berger，Milkman，2012；Thorson，2008），而且信息的被转
发量也已被证明与信息是否新颖相关（Kim 等，2013）。此外，积极的情绪和情绪强度
似乎都与信息的扩散式传播有关（Berger，Milkman，2012；Carter 等，2011；Eckler，
Bolls，2011）。

第二节　态度和行为改变的决定因素

网络信息和新兴系统是否会影响体力活动取决于信息的说服力这一说法及这些信
息与目标行为的紧密联系程度如何？与信息接触一样，信息的说服力在很大程度上取
决于社会动机，因此与信息接收者价值观相符的信息被认为是有说服力的，事实上所
有准确且符合社会规范的信息和数据都是令人信服的（Hart 等，2009）。然而，信息对
行为的最终影响取决于信息与推荐行为之间的联系。例如，人们可能会改变那种认为
运动有助于放松的观念，但这对于那些不关心身体放松的人来说却是无关痛痒的。又
或者有人可能会说锻炼是一种享受，但这种观点对那些懒得锻炼或缺乏运动机会的人
而言没有任何影响。总而言之，有效的信息与行为的决定因素有关。

过去大量的研究和理论支持这一观点：信息的最终效果取决于其影响行为的直接
决定因素的潜力。一些理论模型已经确定了健康行为的动机和认知前因效应，包括体

力活动（Albarracin 等，2005）。例如，理性行为理论（Fishbein，Ajzen，1975）和计划行为理论（Ajzen，Madden，1986）。Albarracín 等（2001）指出健康行为源于行为的感知期望（即积极的态度和对体力活动的期望）和参与行为的规范性压力（即社会规范）。计划行为理论还包括认为体力活动是易完成且由个人决定的这一说法（即行为控制认知）。社会认知理论（Bandura，1986；1989；1994）认为，能够表现行为的感觉是实现这种行为的核心，这意味着应该增加体力活动的有效感觉对运动建议的遵从性。此外，社会认知理论（Bandura，1989）和信息—动机—行为技能模型（Fisher，1992）都表明，一旦人们获得了相关的知识和行为技能，他们就更有可能做出相应的行为。

尽管学界已经提出了健康行为的其他决定因素（Janz，Becker，1984；Floyd 等，2000；Rogers，1975；Rosenstock，1974；Rosenstock 等，1994；Albarracin 等，2005），但态度、规范、自我效能和行为技能似乎是诱导行为意愿和实际行为的最强有力的途径。有证据表明，含有诱发这些决定因素变化成分的干预措施比缺乏这些决定因素的方案更有效。例如，健康促进干预可能试图通过增加有利的态度和规范来激励受试者。此外，具有说服力的信息交流不仅可以宣扬社会所提倡的行为（即态度论证）的优点，而且可以描述准备工作（即行为技能论证）对成功实现健康目标的帮助，如提前规划安排体力活动。再举一个例子，一种被大众广泛接受的策略是培养人们的角色扮演技能，包括对身边人的行为进行抵制（即行为技能论证）。据推测，行为实践练习和教学反馈有助于关键行为技能的习得。

在预防艾滋病干预措施效果的荟萃分析中，研究人员对不同干预策略的效果进行了深入的探究。作为该项目的一部分（Albarracin 等，2005），科学家选取了 350 多种干预策略和大约 100 个控制组，将许多国家与美国各州作为实验区域。研究人员对于每一组或每一种情况都分别计算了行为的变化量（如避孕套使用频率的增加）及各种心理变量的变化。提及目标行为结果的消息被认定为态度消息；提及接收者网络中谁可能支持该行为的信息被认定为规范性论据；收件人感觉如何更好地控制行为的消息被归类为控制论点，包含积极行为技能训练的程序也被规划为控制参数。

Albarracín 及其同事（2005）的荟萃分析得出的一个重要结论是，将态度、规范和控制论点纳入其中是有益的，但纳入行为技能训练的干预措施效果最好。此外，每种策略的益处还取决于人们对行为的控制程度。由于女性对避孕套使用的控制力不如男性，自我管理技能培训对女性的影响要大于男性。同样地，受教育程度较低、少数民族和较年轻的人群比受教育程度较高、年龄较大的人群从行为技能训练中获益更多。据推测，这是由于受教育程度低、少数民族地位不高和年龄较小，且缺乏相关的资源，这时人们对行为技能的需求更大，并更易于遵守相关行为建议。

对于增加体力活动的面对面干预效果的系统评价表明，信息提供和社会支持可能是有效的，但相当一部分的干预措施都无一例外地失败了（Kahn 等，2002；O'Reilly

等，2011）。一项荟萃分析报告了在线干预的积极作用（Davies 等，2014），表明需继续进行技术干预来减少缺乏体力活动的影响。研究人员已经设计了多个在线程序，使用有效的理论构造来促进人们进行体力活动。例如，Marshall 及其同事（2003）的一项研究显示，某网站通过对体力活动的分级显著缩短了人们的久坐时间，增强了他们参加体力活动的动机。然而，Steele 及其同事（2007）进行了一项随机试验，比较了基于社会认知理论的 12 周体力活动干预的具体实施方法，结果却表明各干预组之间无明显差异，任何一组的体力活动都没有随着时间的推移而增加。然而，Steele（2007）后来的一项研究表明，确保人们对相关信息的充分接触会导致体力活动显著增加。总体而言，目前人们对于运用新兴技术在这一领域取得成功有着相当大的兴趣，但还应系统地回顾新兴系统的特点和效果。

第三节　信息系统

互联网时代的到来促使人们利用网站在所有领域提供信息和咨询干预，包括促进体力活动减少久坐行为这方面。各种社交平台（如推特、脸书、博客）允许传递信息和社会规范性影响，因此可能会影响到人们的体力活动和其他健康行为。许多监测和跟踪系统的设计是为了提供准确的反馈和提高人们的体力活动水平，并往往通过社交网络加强社会监管力度。游戏化可同样用于社交网络和监控，并且可通过搜索引擎实现信息的主动搜索。搜索引擎和专业推荐系统都通过"推送"和"搜索"两种模式影响信息接触。在推送模式下，信息由系统直接推送给用户（如搜索引擎显示的广告或电影推荐），而在搜索模式下，用户主动寻找相关信息（如通过搜索引擎查询相关信息类型）。一般来说，在搜索模式下，用户有明确的信息需求，因此可以假定用户在这种模式下更关注信息，在推送模式下，用户则很容易忽略推荐的信息。然而，有时推送和搜索之间的界限并不那么清晰。例如，搜索引擎可以调整搜索结果，以将推荐信息直接整合到搜索结果中。这种响应信息需求的隐性推荐可能会对用户产生有效的影响，甚至可能比通过直接推送产生的影响更大。互联网用户往往不会意识到搜索引擎的结果中存在的不可避免的偏差，这意味着我们可以利用搜索引擎对搜索结果进行微调以纠正人们的久坐行为。表 27-1 描述了每个系统与信息接触、注意及行为变化阶段的关系。我们会在接下来的内容中为读者介绍这些系统的详细信息和可用的疗效数据。

一、网站是信息传递系统

自互联网出现以来，使用网站交互或通过电话交互而实施的干预措施的数量呈指数级增长，主要原因是在线信息的访问是不受到位置限制的，与印刷品相比，它为用户提供了更大的参与度与可调控程度（表 27-1）。大量的实证研究已经检验了这些项目在体力活动领域的有效性，但研究结果在某些项目上产生了分歧。我们的文献综述对 16 项研究进行汇总后发现，至少有某些体力活动的改善应归功于网络干预。Spittaels 及其同事（2007）研究了一种由互联网提供的体力活动干预的效果，该干预为一般人群样本提供了计算机定制的反馈。研究人员将接受互联网干预的两组受试者（有或无重复反馈）与无干预的对照组受试者进行了比较。结果显示，干预组在积极的出行方式和休闲体力活动方面的投入显著增加，在工作日的久坐时间明显减少，而对照组提供的结果没有显著差异。Irvine 及其同事（2013）评估了通过为期 12 周的互联网干预为 55 岁以上久坐不动的老年人设计锻炼方案的效果。在试验后，与对照组相比，受干预者在 14 项结果测量中有 13 项显示出显著改善。Glasgow 及其同事（2010）进行了一项随机试验，将基于互联网的糖尿病自我管理项目与常规护理条件进行比较。与常规护理条件相比，基于网络的干预可显著改善体力活动，但这些改善与干预剂量无关。Gow 及其同事（2010）对大学一年级学生的网络干预进行了评估，将这些大学生随机分配到四种干预方案中：无干预、6 周在线干预、仅 6 周体重和热量摄入反馈（通过电子邮件）及 6 周综合反馈和在线干预。干预治疗后，联合干预组成员在实验后的身体质量指数低于其他三组。Carr（2009）及其同事（2008）试图确定"每天积极生活"网络体育活动计划是否有效（干预与延迟干预控制），并在此后发现干预后受试者的体力活动有所增加。同样地，其他研究也报告了相似的结果（De Bourdeaudhuij 等，2010；Carr 等，2013；Dunton 等，2008；Huang 等，2009；Lau 等，2012；Liebreich 等，2009；Mailey 等，2010；Napolitano 等，2003；Winett 等，2007；Schwinn 等，2014；Van Wier 等，2011），这表明在线干预可以有效地引导体力活动。

除了研究表明网络传播干预的有效性外，我们还确定了 12 项显示效果无效和 3 项产生反效果的网络干预研究（体力活动反而减少）。例如，Cullen 及其同事（2013）测试了一个促进青少年进行体力活动的网站产生的影响。在 8 周多的时间里，参与者被要求每周登录干预网站，查看网页内容并设定改善饮食和体力活动行为的目标。在 8 周后进行的测试中发现，与对照组相比，干预组中很高比例的受试者在过去一周内每天食用三份或更多的蔬菜。尽管两组受试者报告的体力活动均明显增加，电视观看时间也明显减少，但两组之间并没有显著差异（近似结果见 Bosak，2007；Cooperberg，2014；Kosma 等，2005；Leung，2011；Morgan 等，2009；Maher 等，2010；Pekmezi 等，2010；Skår 等，2011；Van Genugten 等，2012；Webber 等，2008；Whittemore 等，2013）。研究表明，在线体力活动干预的回转效应是罕见的，但并非不存在。例如，Marks 及其同事（2006）将基于网络的体力活动干预与通过印刷工作手册提供相同内容的干预进行了比较。两组在体力活动自我效能感和锻炼主动意图上都有显著变化，但印刷组的锻炼意图和自我报告的体力活动比互联网组有更大幅度的增加。因此，在线课程的确提供了干预的可能性，但必须在干预开始前进行仔细的预实验（表27-1）。

表27-1　电子信息系统及其在信息接触、注意和行为变化阶段可能性的影响

心理阶段	对信息、短信和材料的接触	对信息、短信和材料的注意	行为改变
信息发布系统	可以使信息变得容易访问，特别是如果以与先前的态度和行为高度一致的方式呈现时	如果材料新奇有趣，则可以吸引人们的注意力	可能会发生（行为改变），但完全取决于材料的设计
社交网络	可以使信息易于访问，特别是如果以强调与先前态度和行为一致的方式呈现时，可以利用社交网络来确保信息的相关性	如果材料新奇有趣，则可以吸引人们的注意力	没有对所有平台进行测试，有关脸书的现有证据有好有坏
监控和跟踪工具	不适用	不适用	可能会发生（行为改变），但完全取决于材料的设计
搜索引擎	优秀的提供信息的工具，结果优先考虑对问题的正面回答，对其他用户的点击，以及对健康负面的影响结果	如果材料新奇有趣，则可以吸引人们的注意力	可能会发生（行为改变），但完全取决于材料的设计
推荐系统：隐式或嵌入式	优秀的提供信息的工具	如果材料新奇有趣，则可以吸引人们的注意力	可能会发生（行为改变），但完全取决于材料的设计
推荐系统：明确、独立	优秀的提供信息的工具	如果材料新奇有趣，则可以吸引人们的注意力，这取决于用户对系统的信任	可能会发生（行为改变），但取决于材料和（用户）对系统的信任
游戏化系统	可以使信息易于访问，特别是当如果以强调与先前态度和行为一致的方式呈现时	如果材料新奇有趣，则可以吸引人们的注意力	取决于材料。系统通常提供简单的信息，但也可以包含更复杂的程序，具有良好的"行为科学基础"的训练技能

二、社交网络的信息传递系统

由于社交网络具有强大的创新传播能力，因此，网络社区被吹捧为促进各种健康行为（包括体力活动）的灵丹妙药也就不足为奇了。网络可以利用人际关系有效地传播信息，它们也是信息的储存库（表 27-1）。在本节中，我们将回顾这些平台及其潜力，如果相关的程序项目能达到使人们行为发生改变的效果，那么这些平台的潜力显然是巨大的。

（一）推特

推特是一个可以在网络中快速传播信息的平台，诞生于 2006 年，直至今天已拥有超过 2 亿活跃用户，每天发布超过 3 亿条推文。毫无疑问，正如任何受欢迎的新兴媒体一样，人们使用它来发现和传播信息，并与他人建立关系。快捷简便的信息传递，以及随时随地就可以轻松随意地获取信息，使得推特成为传递卫生信息、促进公共卫生意识和人们积极行为改变的有效而强大的平台。通过跟踪现有的社交网络（如朋友、舍友）、卫生服务提供者（Chretien，Azar，Kind，2011）及国家卫生部门（如美国疾病控制与预防中心）（Neiger 等，2012），推特用户可能会收到各种与健康相关的信息，如促进牙齿健康（Heavilin 等，2011）、改善睡眠习惯（Jamison-Powell 等，2012）、戒烟（Prochaska 等，2012）、糖尿病和癌症管理（Dela Torre-Di'ez 等，2012 年）及治疗脑震荡（Sullivan 等，2012）等信息。推特也被证明对慢性病患者有积极作用，这些患者可在推特上寻求建议与治疗方案，并寻求其他人的支持和鼓励（Jamison-Powell 等，2012；Sullivan 等，2012）。例如，研究人员对推特上关于抗生素的讨论进行了研究，发现讨论涵盖了与治疗相关的广泛主题，如一般用法和使用建议，以及副作用和滥用的危害（Scanfeld 等，2010）。此外，基于推特的干预措施（如来自 CDC 的干预）通过信息推送或提醒，直接针对行为的改变。因此，推特可以通过网站增加对各种信息的链接访问。最终对信息的接触与注意取决于传播材料的内容（表 27-1）。

（二）脸书

脸书是目前最受欢迎的在线社交媒体。它允许用户、团体和组织创建他们自己的主页，发布各种内容（如文本、外部链接、图像、视频），并通过添加某人为好友（相互连接）或关注另一个用户（单向连接）来相互联系。脸书成立于 2004 年，目前拥有超过 10 亿活跃用户。

与推特不同，脸书是基于用户的现有关系（如家庭成员和朋友）来建立联系的。因此，社交动机在用户信息共享和信息搜索中扮演着重要角色。例如，研究表明，脸书经常被用来向他人展示自己的健康目标和实现目标的进展，增加个人的责任感及寻求和提供情感支持。这些特征使得脸书成为维持行为变化和诱导自我及社会监控的理想选择，尽管信息共享的公开性质可能导致成功的自我报告比失败的自我报告更多（Newman 等，2011）。但脸书相较于目前讨论的围绕特定健康问题的社交媒体而言，很少用于寻求相关信息建议（Skeels 等，2010；Newman 等，2011）。

然而，到目前为止，基于脸书的程序效果充其量是好坏参半的。一方面，一项为期 12 周的以增加中到高强度体力活动（MVPA）为目的的基于脸书的干预发现，12 周后，两组自我报告的每周 MVPA 时间均有所增加，但两组之间无显著差异。但与对照组相比，实验组受试者轻度体力活动的增加幅度更大，其报告显示，随着时间的推移他们的体重显著下降（Valle 等，2012）。另一方面，一项主要通过脸书进行的社会支持干预的有效性和可行性测试表明，不同群体的体力活动结果没有差异（Cavallo，2013）。

（三）专业在线健康社区

在线健康社区是由围绕共同的健康利益或关注点组成的群体构成的。它们提供了异地通信的便利，因此保证了信息访问的广泛临时性和匿名性（White，Dorman，2001；Farnham 等，2002；Hwang 等，2010）。例如，PatientsLikeMe 就是一个可以自动识别并与其他类似背景信息的人建立联系的在线社交平台（Wicks 等，2010）。

对在线健康社区的内容分析表明，它们是患者信息支持和情感支持的重要来源之一（Fogel 等，2002；Rodgers，Chen，2005；Mo，Coulson，2008；Ziebland，Wyke，2012）。用户可以在在线健康社区上交换有关疾病进程、治疗、副作用、与医师的沟通、财务和其他负担及治疗结果等方面的信息（Rodgers，Chen，2005；Coulson，2005）。在在线健康社区中，用户还可以获得情感上的支持，包括来自其他成员的鼓励和同情、更强的社区群体意识、孤立感的减少及自信心的增强（Salem 等，1997；Preece，1998；White，Dorman，2001；Klemm 等，2003）。对乳腺癌在线社区进行的纵向内容分析显示，患者对疾病和治疗的影响的态度发生了积极转变，其心理社会结果也有所改善（Blanchard 等，1995；Rodgers，Chen，2005）。

在线健康社区还为具有类似经验或在处理特定健康问题方面有更多经验的人开通了特殊账户。社区可以满足患者的信息需求，特别是可以满足健康知识水平较低且希望向某一领域有实际经验的人学习的人群的需求（Hibbard，Peters，2003）。从信息的角度来看，罹患同种疾病的患者对此疾病治疗情况的描述可能会使相关信息更加丰富（Sillence 等，2007），更有利于理解（Hibbard，Peters，2003），并能提供相关的佐证来支持对疾病原因和结果的推理（Ziebland，Wyke，1999）。分享和学习在线健康社区的个人经验也有助于促进行为改变。旨在促进行为改变的在线社区团体（如那些专注于减肥、戒烟和慢性疾病管理的团体）可以增强人们的自信心和自我效能感（Anderson-Bill 等，2011），为人们的行为改变提供社会支持，增加社会压力和竞争感以促使人们坚持下去（Hwang 等，2010），并加强人们对信息的关注和理解（Ziebland，Wyke，2012）。

在一项旨在促进体力活动的网络中介项目研究中，研究者探讨了在线社区的干预效果（Richardson 等，2010）。这项研究将一个以互联网为媒介的步行计划（参与者可以发布和阅读来自其他参与者的信息）和网络社区进行了对比。结果发现两组患者在基线和测试后的平均每日步数均明显增加，但两组患者在步数增加方面无显著差异。然而，在线健康社区的干预措施还处于初级阶段，必须完善其内容和方法，才能得出可靠的疗效结论（表 27-1）。

（四）博客和视频播客

博客和视频播客通常是由个人或一群人创建和维护的网站，这些人发布文章并使这些内容按照时间倒序呈现，这些帖子的读者可以在网上发表评论。如今，许多患者、健康专家、健康议题活动家和组织使用博客来记录经验、表达观点并提高公众健康意识。与在线健康社区相比，博客增强了作者对信息的控制，并且更容于操作，但它们通常需要作者定期定量发布相关内容并对评论进行回复。博客和视频播客也有助于通过共享外部链接、引用其他博客及鼓励作者和受众之间的交流（如通过评论帖子）来传播信息。

博客为健康促进和管理提供了许多社会效益。例如，Ressler 及其同事（2012）对撰写慢性疼痛和疾病方面内容的博客作者进行调查发现，通过提供对疾病的表达机会，博客增加了人与人之间的联系，减少了他们的被孤立感，增强了其社会责任感，并创造了帮助他人和交流新观点的机会。癌症患者（Chung，Kim，2008）也会使用博客进行情绪管理、信息交流并解决问题，比如寻求替代治疗方案。最近，视频播客变得流行起来。慢性疾病患者（如艾滋病、糖尿病和癌症患者）通过视频播客与观众建立了紧密联系，这对他们而言不失为一种获得社会支持的好方法（Liu 等，2013；Hoff 等，2008）。

三、以计算机为媒介的通信工具

电子邮件、短信和即时通信等以计算机为媒介的通信工具的广泛使用，使它们在传递与健康有关的信息方面变得方便快捷。例如，通过定期向订阅的用户发送消息，基于电子邮件的干预措施已被证明在促进人们体力活动和健康饮食方面是有效的（Franklin 等，2006）。目前，慢性病患者广泛使用计算机介导的沟通方式与医生、家人、朋友和其他患者进行沟通。与传统的沟通渠道（如电话）相比，以计算机为媒介的沟通减少了沟通障碍且更加灵活，可以带来更高的沟通满意度、社会心理内容共享度和更好的健康结果（Lin 等，2005）。针对特定疾病的邮件地址列表对患有慢性疾病（如癌症）或罕见疾病（如原发性胆汁性肝硬化）的患者而言是一个重要的工具（Lasker 等，2005）。患者可以就与治疗相关问题寻求建议，从同伴那里获得支持并学习他人的经验，就如何与医疗保健提供者沟通、获取问题管理信息及学习如何应对疾病等问题提出建议。所有的计算机通信途径都适用于行动不便、交流困难或患有慢性病和有精神健康问题的患者（如 Burke 等，2010）。

然而，关于使用电子邮件等计算机技术促进体力活动的效果众说纷纭。例如，Wadsworth（2006）评估了基于社会认知理论的电子邮件干预对女大学生体力活动增加的有效性。在这项研究中，干预组在开始 6 周内每周都收到电子邮件，之后从第 7 周一直到 22 周则调整为每隔一周收到一次。他们还分别获得了一个 Blackboard 账户和访问电子咨询师的权限。与此同时，对照组收到了关于开始体力活动的书面信息和他们的基线体力活动测量的信息。结果表明，干预 6 周后，被试的行为能力得到了增强，自我报告的中等体力活动天数有所增加，但高强度体力活动天数没有差异，并且在 22 周时未发现任何积极影响。同样，基于网络的体力活动干预在 6 周时显示出一定效果，但在 13 个月时则没有效果（Wanner，2009）。其他一些项目的结果也同样令人失望（Kelders 等，2011；Spittaels 等，2007）。

然而，其他研究则显示出了更宏大的前景。Oenema 及其同事（2008）进行了一项基于互联网、计算机定制的针对饱和脂肪摄入量、体力活动和戒烟生活方式干预的短期疗效的研究。这一干预措施显著降低了基线运动不足的受访者自我报告的饱和脂肪摄入量，并且其达到体力活动指南要求的可能性有所提高。同样，Hatchett（2009）对乳腺癌康复的久坐患者进行的 12 周干预评估表明，收到电子邮件和接受电子咨询后，经过 12 周干预的久坐患者自我报告中度体力活动天数增加，干预 6 周和 12 周时自我报告的高强度体力活动天数增加。该干预基于社会认知理论，表明相关信息的内容是行为改变的关键（表 27-1）。

四、电子监控和跟踪系统

现代研究者已经开发了许多技术来测量和跟踪体力活动、减肥（Purpura 等，2011）、睡眠（Kim 等，2008）、生物统计数据、疾病管理和心理健康等情况（Bardram 等，2012；Matthews 等，2008）。基于计算机的监控和跟踪工具通常侧重于记录过程和为总结提供及时反馈，从而改进自我管理。例如，可视化技术通常用于使结果易于被人们所理解，但有时也可以通过一些推动因素（如取得的进展、目标和社会）比较来激励用户。例如，UbiFit Garden（Consolvo 等，2006）使用花园这一生动的比喻来帮助用户以可视化方法来完成目标。Breakaway（Jafarinimi 等，2005）在电脑屏幕上使用了一个有趣的显示方式——随着时间的推移，雕塑会随着体力活动的减少而逐渐坍塌。

市场上的许多跟踪和监控应用程序都伴随着社交分享。在许多监测应用程序中，用户可以选择通过报告进展、发起讨论和寻求社会支持来分享到他们的社交网络。例如，Buddy Clock（Kim 等，2008）跟踪用户的睡眠状态并允许用户与他人共享数据，以此提高用户的健康意识并且激励他们做出健康行为。MAHI（Mobile Access to Health Information，移动健康信息获取）是一个移动监控应用程序，用于跟踪食物摄入量，也可以作为一个社交平台，供用户与同伴分享和讨论信息（Mamykina 等，2008）。研究发现，分享这些信息有助于增强人们的健康意识，并能提高人们的积极性，促使他们恪守健康计划并经常对健康行为进行反思（Maitland 等，2006）。对跟踪结果的社会共享也可能以社会支持、反馈、积极强化和社会压力等不同形式提供激励。

然而，监测系统究竟能够在多大程度上促进体力活动似乎很难界定。积极的一面是，Lubans 及其同事（2009）评估了包含计步器和电子邮件支持的学校干预对青少年体育活动的影响，发现干预组比对照组增加了更多的步数。然而这类实验并不是都能够顺风顺水地进行。例如，Slootmaker 及其同事（2009）评估了一项为期 3 个月的干预措施的可行性和有效性，在这项干预测验中，研究人员为荷兰的办公室职员提供了个人活动监测仪，并且提供了简明的基于网络的体力活动建议。3 个月后，对久坐行为或任何体力活动的测试结果均无显著影响。同样，Cavallo（2013）测试了结合教育、体力活动监控和社交网络（脸书）的体力活动干预的有效性。与单纯的教育控制相比，该干预增加了对体力活动的社会支持。虽然随着时间的推移，参与者的社会支持和体力活动均有所增加，但在监测和控制条件方面没有发现任何差异。在第三个失败的案例中，Robroek 及其同事（2012）评估了一项长期的促进体育锻炼的工作场所项目的成本效益。干预措施包括在线行动导向反馈、自我监控、提问论坛和每月的电子邮件反馈，但实验结果与标准方案（通过网站上的面对面建议和个人反馈进行检查）没有显示出任何区别。尽管如此，一项关于计步器干预的荟萃分析显示，由于电子监测作用中等体力活动有所增加（Kang 等，2009）。

五、搜索引擎

目前，最具影响力的信息系统是各种各样的搜索引擎，尤其是像谷歌和必应这样每天都有许多人使用的网络搜索引擎。像谷歌这样的大型互联网搜索引擎每天要处理 100 多万个查询请求，并提供对用户及其健康有重大影响的内容。根据皮尤互联网和美国生活项目（Pew Internet and American Life Project）（Fox，Duggan，2013）的最新调查，过去一年，59%的美国成年人在网上寻找与健康相关的信息，并且主要使用谷歌、必应和雅虎等搜索引擎。此外，一项关于寻求健康信息的调查（Sillence 等，2006）发现，超过73%的受访者使用互联网提供健康建议、健康支持或预约医疗服务。此外，网络内容还会影响人们的就诊选择（Baker 等，2003；White，Horvitz，2009；2013）。

最近一项涉及网络搜索日志分析和用户研究的报告表明，网络搜索用户有他们自己的心理偏差，同时也受到搜索引擎介入的偏差的影响（White，2013）。White通过对健康领域的多次调查研究了与搜索相关的偏差，包括探索性的回顾性调查，对网络搜索引擎返回的标题结果进行人工标记，以及对该引擎上搜索行为的大规模日志分析。结果显示，网络搜索引擎的用户倾向于寻找证据来证实他们在搜索前就已经持有的一种信念，这是一种明显的偏好倾向（Cappella 等，2015；Hart 等，2009；表27-1）。此外，大多数健康信息的寻求者都在寻找问题的答案，但搜索引擎通常给出特定且肯定的回答，而不考虑真相。当搜索者在询问问题点击确认信息的链接时，就会产生这种偏差，这种做法会导致两者中未知偏差的传播（即用户倾向于点击排名靠前的结果，不管这些内容是否与查询主题真正相关）（Joachims 等，2005；Pan 等，2007）及寻求与指导问题的最初信念（另一种形式的适意偏差）一致信息的倾向。

六、推荐系统

推荐系统（Ricci 等，2011）包括向用户发送电子邮件建议的独立平台和通过搜索引擎推送信息的嵌入式系统（如互联网搜索引擎中的广告组件，即语境广告）等形式（Broder 等，2007）。无论其具体形式如何，推荐系统通常都试图推断用户的兴趣或信息需求，将用户的兴趣与一组推荐内容相匹配并推送给用户。例如，本书的相关推荐主题是能够促进人们进行体力活动的运动器材等产品或其他健康信息。推荐系统还可用于推荐可能改变用户体力活动模式的干预措施（表27-1）。

与即时响应用户请求的搜索引擎不同，推荐系统只是将信息强加给用户。因此，一般来说，被动接触推荐信息的效果可能不如用户主动寻求有关资讯。然而，如果推荐的内容与用户相关且用户感兴趣，那么它就可能具有较大影响力，因为这些信息可能是用户从未得知的意外之喜。推荐系统的一个关键技术障碍是确保推荐的信息足够有趣和新颖，以吸引用户的注意力（表27-1）。现在我们可以利用许多先进的计算技术来跨越这一障碍，尤其是信息检索（Shen 等，2005）和机器学习技术（Liu，2009；Wang 等，2013）。

虽然关于用户如何对推荐的在线信息做出反应的研究很少，但一个值得信赖的朋友推荐的信息可能比系统直接推荐的信息对一个人的影响更大。例如，Berger 和 Milkman（2010）证明了为什么某些在线内容比其他内容更容易传播。他们利用一组新闻数据研究了情绪如何形成病毒式传播，发现了积极的内容比消极的内容更容易传播，并且积极价值观的信息往往比消极的更容易传播。这些发现表明，在线社交网络可以潜在地向需要改变久坐行为的用户推荐选定的积极内容。

为了促进行为的改变，推荐系统也可以作为一种劝导技术，向用户推送更健康、更有益的信息或选择（Felfernig 等，2013）。例如，已有大量的研究在开发推荐系统以鼓励人们进行更健康的食物选择（Mankoff 等，2002；Lee 等，2011 年；Wagner 等，2011）。也有研究开始探索促进体力活动和生活方式改变的活动推荐系统。例如，Hammer 及其同事（2010）提出了一个推荐系统，通过提供食物摄入和运动方面的建议来帮助糖尿病患者进行自我管理。Bielik 及其同事（2012）开发了 Move2Play（一个旨在提出活动建议的系统），该系统具有跟踪、评估和游戏化元素。虽然到目前为止，这些研究大多数集中在开发相关的推荐算法上，但初步的用户评估显示其平均接受程度较高。尽管最终对注意力和行为变化的影响取决于用户访问介质的性质，但推荐系统仍有望增加受众对体育活动项目的信息接受度。

网络疑病症

搜索引擎带来的另一种偏差倾向于负面的、引起焦虑的信息。具体来说，人们通常过于关注严重的疾病，因此增加了这类疾病的点击量，导致过分夸张的信息在网络上飞速传播（White 和 Horvitz，2009）。医学领域的搜索引擎结果偏差导致了一种被称为网络疑病症的现象，即根据搜索结果和对网上文献的查阅，毫无根据地加深对常见症状的担忧。这种情况进一步显示了网络搜索引擎对用户的巨大影响，特别是在以积极的方式影响人们久坐行为方面的巨大潜力。网络之外的搜索引擎也以类似的方式运行，并且有可能被用来促进人们的体力活动。然而，它们能在多大程度上激发行为变化，最终取决于用户所搜索到的信息（表 27-1）。

七、游戏化系统

除了用于娱乐外，游戏还可能带来各种各样的好处，这使得一个称为游戏化的新领域得以出现（Deterding 等，2011）。游戏化是指在非游戏环境中使用游戏思维和游戏机制，目的是鼓励用户积极参与解决问题。据报道，游戏化系统对商业企业益处良多，包括改进员工培训、吸引人才、提高员工工作积极性、提高生产率和创新能力（Object Frontier，2013）。很多游戏都是为了促进人们身心健康而开发的，比如 SuperBetter（www. superbetter. com）和 Zombies，Run！（www. zombiesrungame. com）。

随着智能手机的日益普及，这类游戏也可随时随地任人游玩。此外，与搜索引擎和推荐系统相比，游戏化系统具有显著优势，在于它不仅可以让用户接触所需的内容，还能促使用户长期参与其中。许多游戏使用精美的故事、天马行空的想象和极致的视听体验，以吸引和保持用户的注意力，创造沉浸式体验并通过与用户的交互及情感培养来吸引用户（如定制信息、目标设定）（Baranowski 等，2008）。

就其内容而言，游戏化系统主要专注于健康行为的改变，包括促进体力活动的游戏、饮食干预游戏和关于健康及疾病管理的教育游戏。在促进体力活动的游戏中，运动类游戏最受欢迎。这类游戏将玩家在体力活动中消耗的能量映射到虚拟游戏中，并通过一系列的积分与奖励制度吸引玩家长期参与（Orji 等，2013）。这类游戏通常使用传感器或诸如心率之类的生物特征数据来跟踪用户的运动（De Oliveira，Oliver，2008）。当下流行的运动游戏包括 Dance Dance Revolution（DDR）、Nintendo Wii/Switch 和 Xbox Kinect 上的各种视频游戏。先前的研究发现体力活动有助于健身和减肥（Biddiss，Irwin，2010；Staiano，Calvert，2011；Unnithan 等，2006）。Peng 及其同事（2011）在一项荟萃分析中得出结论：与轻度到中等强度的体力活动相比，用户在玩运动类游戏时心率、耗氧量和能量消耗增加的幅度更大。据报道，运动游戏还具有心理和认知方面的好处，如增强自尊、社交互动、动力、注意力和视觉空间技能（Gao，Mandryk，2012；Staiano，Calvert，2011）。如何鼓励人们持续游玩可能是这类游戏所面临的挑战，因此将它们融入人们的日常生活中是下一个将要解决的问题。

另一类虚拟游戏则侧重于促进用户的日常生活活动。这类游戏依靠计步器或移动设备来跟踪用户的步数或动作，并将目标设定、奖励和强化等游戏化元素整合在一起。此外，这些应用中的一个新趋势是使用社交游戏玩法来激发社会促进、社会比较、规范化影响和社会学习（Maitland，Chalmers，2011）。例如，Fish 'n' Steps（Lin 等，2006）跟踪用户的身体活动，并将其映射到虚拟鱼缸中的虚拟鱼的活动上。在一项为期 14 周的评估研究中，该游戏被发现可作为一种催化剂，可以促进试验期后的运动，并改善游戏玩家对体力活动的态度。"美国马力挑战（American Horsepower Challenge）"是一款基于网络的游戏，它跟踪用户的日常活动，并将活动量转化为虚拟比赛中的点数（Poole 等，2011）。一项对 61 所学校进行的大规模实地试验发现，该游戏显著增加了青年人的步数。

饮食干预游戏旨在促进人们养成健康饮食习惯以控制体重和改善健康状况。有些饮食干预游戏专注于跟踪和监测食物摄入，有些提供即时信息或短信，提醒用户在就餐时做出适当的饮食决定，另一些则注重培养用户健康的饮食习惯（Consolvo 等，2006；Grimes 等，2010；Orji 等，2013）。例如，"Order UP！"是一种基于目标的角色扮演游戏，在游戏中玩家（扮演服务员的角色）向顾客推荐健康食品（Grimes 等，2010）。"Lunch Time"是一个角色扮演的多人游戏，在游戏中一群有着特定健康目标的用户共同从餐厅菜单中选择食物（Orji 等，2013）。过去对这些游戏的研究表明它们对人们的学习、思考、态度和行为变化有积极影响（Consolvo 等，2006；Grimes 等，2010；Orji 等，2013）。

相较于教学教育和疾病管理，电子游戏可能在包括间接练习行为技能、促进复杂问题解决和基于偶然性的学习及交互方式获取程序性知识方面更有优势（Thomas 等，1997）。之前的研究已经验证了电子游戏对中风康复（Brown 等，2009）、物理疗法（Herndon 等，2001）、心理健康护理（Wilkinson 等，2008）、疼痛管理（Hoffman，2001），以及对糖尿病、囊性纤维化、癌症和哮喘等疾病的治疗（Bartholomew 等，2006；Brown 等，1997；Davis 等，2004；Kato 等，2008；Lin 等，2005；Mamykina 等，2008）具有显著影响。目前，已有的科学证据已可将游戏与有效的疾病管理、药物依从性、自我效能感、疾病相关知识和医疗服务联系起来。然而，最终疗效将由行为改变科学的有效内容加以驱动（表 27-1）。

第四节　总结

在本章中，我们使用心理学框架来系统地研究各种技术系统（如网站、社交网络、监控和跟踪工具、搜索引擎、推荐系统和游戏化系统）的潜在影响。我们的总体结论是，所有这些形式都有潜在影响人们的观点、态度和行为的可能，但每种形式都需要不同的策略（表 27-1）。从本章回顾的信息中我们可以得出以下几点。

①社交网络可能被用来创造病毒效应，并确保信息的高曝光度和高关注度，但对于信息接触、注意和行为变化的最终影响取决于网络内容在此段时间的影响程度。更多新颖信息将会吸引更多的关注，而那些能有效提高行为技能的信息也会增加人们的活动频率。

②搜索引擎可以通过在搜索结果的顶部推广特定内容来向受众推广体力活动，从而增加用户对有效内容的接触，并削弱不健康信息的负面影响。这些创新可以减少确认偏误的负面影响，并潜在地增强其积极影响。例如，搜索项可以输入用户的问题，即使该用户并不需要体力活动的信息，甚至相关信息与该用户的信念相悖，引擎仍可将体力活动信息呈现在顶部。

③推荐系统技术可以自动推断用户的需求，并根据这些需求调整推荐的内容或产品。然而，相对于通过一个明确的、独立的推荐系统提供的内容，将其与搜索引擎结果结合起来或者嵌入社交网络中可能会更有效。

④游戏化系统是通过网络游戏或互动，或结合网络游戏和体力活动影响人们的最有效的方式之一。然而如何保留玩家群体可能是一大挑战，这需要游戏内容不断进行更新与创新。

⑤尽可能结合多种策略也是可取的。例如，通过社交网络或搜索引擎推荐的游戏更有可能受到玩家们的青睐。

总之，新兴通信系统的有效性取决于计算机科学领域开发的智能信息处理技术的可用性，特别是在信息检索、数据挖掘、人机交互和机器学习等方面。幸运的是，在过去 20 年中，所有这些领域都取得了长足进步，许多实用的技术已可用于智能建模和推断用户的兴趣和偏好，并能分析和理解在线内容，以个性化的方式推荐信息。这些技术现在可最大限度地增强行为干预对抑制体力活动不足及其健康风险的效果。

关键概念

①准确动机（accuracy motivation）：掌握准确信息并得出真实结论的愿望或目标。

②行为变化（behavior change）：在任意时间执行的行为强度和持续时间的修正。

③防御动机（defense motivation）：想要传播与先前信仰一致的信息的意愿，从而使个人拥有认同和放心的情感体验。

④电子干预传递（electronic intervention delivery）：以网站为媒介传递的干预方案。

⑤电子监测和跟踪系统（electronic monitoring and tracking systems）：测量和跟踪体力活动、减肥（Purpura 等，2011）、睡眠状况（Kim 等，2008）、生物特征数据、疾病管理和心理健康（Bardram 等，2012；Matthews 等，2008）的系统。

⑥游戏化系统（gamification systems）：在某种情况下，一类旨在提供健康与健身益处的游戏。

⑦推荐系统（recommender systems）：包括向用户发送电子邮件推荐的独立平台和通过搜索引擎推送信息的嵌入式系统。这些系统试图通过推断用户的兴趣或信息需求，将用户的兴趣与一组推荐项目相匹配。

⑧搜索引擎（search engines）：如谷歌和必应这样每天被世界上大量人口使用的网络搜索引擎。

⑨选择性信息接触和传播（selective exposure and dissemination）：指防御动机、准确动机和社会动机在对信息的注意、选择和传播方面的偏差。

⑩社会动机（social motivation）：与他人建立联系并保持积极关系的期望。

⑪社交网络信息传递系统（social networks as information delivery systems）：面向网络开发信息的系统，包括推特、脸书、专门的在线社区、博客和视频播客及电子邮件或即时通讯等以计算机为媒介的通信系统。

研究问题

①防御、准确性和社会动机如何影响新兴系统中的信息暴露？

②每个动机在不同信息平台上的影响可能不同吗？

③如何通过群体的特征来决定使用哪种系统来减少体力活动不足的现象？

结语展望

越来越多的证据表明，久坐行为对健康不利，这一事实在慢性疾病预防中越来越被人们所重视。久坐行为对健康、工作场所实践和政策及其他社会、社区和环境问题也有许多潜在的影响。人们的久坐行为是技术、经济和社会变革的结果。现在，久坐行为已成为影响人类健康、日常生活和工作质量以及更广泛的环境设计的决定因素。

结语描述了关于久坐行为研究现状精选的大致结论，并确定了一些未来的研究策略和方向。在这个过程中，我们引用了几个关键章节，进一步强调具有广泛相关性的具体观点。这些资料为久坐领域研究的发展提供了较好的指导，也为久坐行为和健康领域提供了实践和政策指引。

更广泛的研究视角

解决久坐行为引发的相关问题，处理更广泛的公共、政治和政策领域的新研究结论的影响，需要细致入微的研究及观点。例如，考虑到椅子的历史作用和社会功能（正如在第四章中 Galen Cranz 所做的那样），确定基于屏幕的行为在儿童生活中的影响（第五章），并了解重力的基本作用和空间科学的历史根源（第二章），这些研究及发现提供了复杂的背景和更深更广的视角，以指导未来关于久坐行为和健康的研究、科研翻译及实践和政策应用。

第一部分的前三章着重论述了实验研究的因果逻辑。本书前三章指出观察性研究包括横断面研究和前瞻性研究，开拓了久坐行为与健康研究领域，产生了有影响的假说，并为后续的实验研究提供了有力的指导。在前三章中，作者希望通过观察和实验证据的交叉研究，使久坐行为和健康研究领域能够进一步发展。这两种证据都很重要，观察性研究证据有助于理解实验证据的相关性和潜在适用性；实验性证据提供了严格的研究工具，通过这些工具可以检验观察性研究所产生的假设。

在第四章和第五章中，我们讨论了久坐行为的主要环境驱动因素——椅子和屏幕。第六章论述了监管。细心的读者会发现我们精选了供稿人，统筹搭建了本书的整体框架结构。第一部分的最后三章反映了一个主题，贯穿构成第五部分章节的大部分材料：怎样才能改变久坐行为？在这一部分中，我们将重点放在行为设置上：如何改变久坐行为的环境，以减少坐姿时间并增加体力活动？尽管如此，在这些章节中还是承认了个人选择、意志和动机的重要性。环境变化是人们关注的核心问题，但环境是由人们以个人和集体的方式塑造的。

实验性研究与观察性研究的互补关系

正如本书第一部分和第二部分中的章节所阐明的，有必要更好地理解久坐行为影响健康结果的生物学和行为机制，并确定久坐行为与健康的剂量-反应关系。例如：

①坐多久才算过度？

②为了减少对健康的不利影响，多久坐一次才合适？

③如果有人一天中大部分时间都坐着，那么他需要进行多少运动或体力活动来抵消久坐带来的不良影响？

这些类似问题可以通过严格控制的实验室研究（如第三章所示）和流行病学观察研究（如第七、八、九和十章所示）来解决。这两种类型的研究对久坐研究的发展都至关重要。在这里，有必要更好地理解久坐行为和体力活动的关系，因为它们会对健康产生各自不同和相互关联的影响。

正如 Archer 和他的同事在第九章中所陈述的，关于促进健康的有力证据需要通过人们主动的行动来跟进。例如，如果要进一步降低心血管疾病的死亡率和发病率，那么增加活跃人口的比例和减少久坐行为就是必须达成的首要目标。尽管目前有令人信服的证据表明，行为干预在一级和二级预防中都能有效地减小心血管疾病发生的概率，但经验支持的干预措施在实践中的转化是有限的，只有一小部分临床有效的干预措施被采用。Archer 和他的同事提出了一个强有力的理由，即尽管在广泛颁布基于经验的指导方针之前仍需要进行研究，但限制久坐行为时间的基本建议对于儿童和成人来说都是合理的。

其他久坐行为研究领域可以为我们提供有益的经验。正如 Boscolo 和 Zhu 在第十一章中所阐明的，下腰背痛与久坐行为之间是否存在因果关系，仍需要进一步研究。他们认为，对于下腰背痛而言，目前的流行病学证据不足以证明久坐行为与其存在因果关系。对于下腰背痛的研究领域及对于久坐行为很重要但尚未被很好理解的其他领域，有必要开发针对具体问题的研究工具。与下腰背痛研究一样，研究其他领域时我们需要制定研究策略和发展测量技术，并提高方法学的质量。

在未来几年中，对久坐行为可能导致的一系列潜在健康问题的研究将特别重要。在对不同健康风险和久坐行为对健康结果的潜在独立影响进行流行病学分析时，可能会出现大量的研究问题：

①同程度的中等到高强度的体力活动将如何影响久坐行为可能导致的健康结果？

②在无处不在的饮食暴露（包括广泛提供的含糖饮料）背景下，久坐行为如何对不同年龄组的健康产生影响？

③基于未来对可归因于久坐行为的疾病风险的估计，相对于其他健康风险暴露，久坐行为会对我们的健康产生怎样的影响？

高质量的研究设计、测量和分析

本书的第三部分重点介绍了对久坐行为研究新领域特别重要的问题。如果要在科学和实践方面取得进展，就需要高质量的措施、强有力的证据和对实际行动精准的评价。第十四章、第十五章和第十六章强调了新测量技术的巨大潜力，而第十三章和第十七章则提供了一些可靠和明确的提示，说明了良好的测量方法和已建立及新兴的分析能力的重要性。进行临床研究、干预试验、大规模观察研究及对未来几年可能在工作场所出现的实际项目的监管和政策举措进行系统评估时，需要对与整体证据相关的久坐行为进行测量。在以人口为基础的研究中采用高质量的测量方法尤为重要，如第十三章、第十四章所述。在这种情况下，需要确定人群内和人群间久坐行为的变化，并准确描述久坐行为的趋势。

第十章很好地说明了先进统计理论和方法在癌症研究中的应用如何极大提高从观测数据中推断因果关系的能力。在第十章中，Lynch 和 Friedenreich 使用复杂的建模策略（如边际结构模型或结构嵌套模型）来确定未来研究的关系，以估计因果效应。这些方法将有助于解释久坐行为随时间的变化的混杂和调和。

贯穿整个生命周期的方法学研究问题

Welk 和 Kim 在第十八章中提出的问题不仅突出了理解和影响儿童和青少年久坐行为的研究重点，还提出了对所有年龄组和生活阶段都更为重要的几个关键问题：

①改进久坐行为的措施。需要开发和验证专门用于评估处于不同生命阶段的人的自诉报告工具。应建立更精确的测量误差模型，以修正各种类型自报告仪器固有的测量误差。加速计得出的测量值可能会排除由于应用不同的切点值而对研究中的久坐时间进行比较的可能性。

②进行详细的时间使用研究。为了更好地了解成年人和年轻人如何分配和积累一天中的久坐时间，需要开展有关时间使用调查的研究（例如，禁闭与非禁闭、主动游戏与非主动游戏、工作中的单任务与多任务）。

③强调各种各样的久坐行为的测试指标。以前对青少年和成年人久坐行为的研究主要集中在基于屏幕的活动或使用单一的行为指标。因此接下来在研究中需要更广泛的方法和多个久坐行为指标。

④对从儿童到成年的久坐行为追踪进行纵向研究。许多久坐行为研究是仅在儿童期或成人期进行的横断面或纵向研究。因此，需要进行纵向研究，以调查在儿童时期观察到的模式、相关性和健康影响如何延续到未来的成人生命阶段。

⑤研究久坐行为对人认知的影响。许多研究将体力活动和健康状况与学业成绩指标和认知功能的几个方面联系起来，但很少有研究考察久坐行为的潜在负面影响。持续的久坐行为可能会对儿童和成人的认知产生负面影响。

关注外来民族/少数族裔群体

在第二十一章中，Whitt Glover 和 Ceaser 指出，体力活动的研究主要集中在让人们起床和活动。然而，随着时间的推移，增加休闲时间的体力活动只在人口水平上产生了微小的变化，但在少数民族/少数族裔群体中几乎没有变化。这表明，增加有意在闲暇时间从事体力活动的人数这一举措可能是无效的，特别是在从事体力活动的内部动机较弱的社区群体中。

作为一种具有更广泛的包容潜力的替代策略，有人呼吁采取默认的积极策略来减少久坐行为并增加体力活动。这样的策略使保持健康成为一个轻松的选项，通过集体健美操、步行会议、停车场限停、会议期间及整个工作日或课堂上的体力活动休息，将体力活动纳入组织实践。默认情况下，大多数积极的策略都是与学校环境中的孩子结合在一起的，但部分在工作场所的成年人也已使用了即时休息的方法，并且成功地中断了久坐行为，减少了久坐时间。

可行的行为改变

正如第五部分的章节所阐明的，改变久坐的行为会带来许多新的问题。其中，改变行为的决定因素很重要。久坐行为的个人、社会和环境决定因素，特别是因为这些不同水平的决定因素是否可用于行为改变计划和其他活动等方面仍需我们进一步了解。大规模影响久坐行为的干预措施需要多个层面的协调配合。我们需要进行转化性研究和政策的相关研究，以检验在多种情况下扩大久坐行为干预的可行性。

在第二十三章中，Carlson 和 Sallis 描述了减少久坐行为的环境和政策干预研究，并给出了具体建议，包括：

①确定最有希望的环境和政策干预措施的系统过程，可以包括专家协商一致会议、对高危人群的看法进行定性和定量评估，以及对干预措施的可行性和障碍进行投票。我们建议让政治科学家和市场研究人员参与这些研究。

②为进一步发展选择环境和政策干预措施的建议标准，应以最普遍的久坐行为为目标，惠及慢性病高危人群，具有良好的政治和大众可行性，可能具有良好的成本效益比，并提供减少久坐时间和增加体力活动的双重好处。

③将环境和政策变化与个人或社会干预相结合的多层次、成本效益高的干预措施。

Pronk 在第二十四章中概述了一些基于实践的工作环境建议，包括使用多层次框架，通过有效性证据指导行为改变干预措施、纳入综合解决方案（确保该计划得到衡量和评估）、与社区资源的联系以及在保护个人数据和信息的同时测试政策层面的方法。此外，Pronk 还强调要让不同的人口参与进来，以解决健康公平和不平等的问题（正如 Whitt-Glover 和 Ceaser 在第二十一章中所强调的那样），并评估工作场所倡议的经济和财政效果。他指出了目前研究中仍然存在的难点，在这些难点中，额外的研究将是成功应用基于实践的解决方案的一个重要因素，包括：

①通过具有高外部效度的（实验性）研究设计确定有效干预措施的实践性试验。

②测试创造性解决方案和创新的研究，旨在有效和高效地减少人们在工作场所中的久坐行为。

③优化工作场所环境，使人们认识到此环境是一个复杂的适应系统。

④单一和多层次的研究可以确定干预的最佳选择。

⑤研究告诉我们减少久坐行为对降低经济成本、提高生产率和投资财务回报的相对影响。

我们希望读者能从这本《久坐与健康》的二十七章内容中获得新的见解，本书的每一章都是由各领域的权威专家撰写的，我们希望读者能够充分了解并做好准备，将久坐作为未来研究实际行动和公共政策的重要议程。

参考文献

编者简介

朱为模院士是美国伊利诺伊大学厄巴纳—香槟分校运动人体科学与社会健康系教授、博士生导师、世界顶尖的运动测量与评估专家。朱为模院士的主要研究方向是在运动人体科学领域研究和应用新型测量理论、统计模型和方法，特别是在青少年体质、身心锻炼对健康的影响、体力活动与公共卫生等方面卓有建树。迄今为止朱为模院士已经发表了100余篇SCI/SSCI期刊文章，其研究受到过许多基金会的资助，其中包括美国国立卫生研究院与基金会。目前担任国际著名体育研究期刊《体育与运动研究季刊》主编，《体力活动与健康期刊》和《生理学前沿》的副主编，美国国家科学院医学研究所"青少年健康措施和健康评估"委员会的小组成员（2011年至今），FINESS-GRAM/ACTIVITYGRAM 咨询委员会成员（2002年至今），曾任美国总统体质与竞技体育委员会科学顾问（2005—2008年）。朱为模院士还是美国运动科学院、美国运动医学学会、健康和体育教育大会的核心成员。

内维尔·欧文（Neville Owen）是澳大利亚国家健康与医学研究委员会高级首席研究员，澳大利亚贝克IDI心脏病与糖尿病研究所行为流行病学实验室主任，澳大利亚墨尔本斯文伯恩科技大学健康科学系教授，莫纳什大学医学院、墨尔本大学人口和全球健康学院及昆士兰大学公共健康学院的兼职教授。他的研究旨在确定环境和政策举措如何用于预防2型糖尿病、心血管疾病和癌症。欧文先生早期的研究集中在戒烟和锻炼带来的烟草戒断和行为改变，现在他专注于研究改变体力活动和久坐行为的环境决定因素。他专注于力学重点实验、流行病学观察研究、针对受试者的干预试验，期望通过影响建筑环境以增加体力活动来改善城市人们的健康状况。